LES

GRANDS ÉCRIVAINS

DE LA FRANCE

NOUVELLES ÉDITIONS

PUBLIÉES SOUS LA DIRECTION

DE M. AD. REGNIER

Membre de l'Institut

MÉMOIRES

DE

SAINT-SIMON

TOME IX

PARIS — TYPOGRAPHIE A. LAHURE
Rue de Fleurus, 9

MÉMOIRES
DE
SAINT-SIMON

NOUVELLE ÉDITION

COLLATIONNÉE SUR LE MANUSCRIT AUTOGRAPHE

AUGMENTÉE

DES ADDITIONS DE SAINT-SIMON AU JOURNAL DE DANGEAU

et de notes et appendices

PAR A. DE BOISLISLE

Membre de l'Institut

Et suivie d'un Lexique des mots et locutions remarquables

TOME NEUVIÈME

PARIS

LIBRAIRIE HACHETTE ET Cie

BOULEVARD SAINT-GERMAIN, 79

1892

MÉMOIRES

DE

SAINT-SIMON

(Fin de 1701.)
Guerre de fait en Italie.

Apres s'être tant tâtés et regardés par toute l'Europe, la guerre enfin se déclara de fait par les Impériaux en Italie[1], par quelques coups de fusils qu'ils tirèrent sur une vingtaine de soldats à qui Pracomtal[2] avoit fait passer l'Adige au-dessous de Vicence[3], près d'Albaredo[4], où ils étoient, pour amener un bac de notre côté[5]. Ils tuèrent un Espagnol et prirent presque tous les autres, et ne les voulurent pas rendre, quoiqu'on les eût envoyé répéter[6],

1. Le libraire P. Mortier mit alors en vente à Amsterdam une carte du théâtre de la guerre et une carte du duché de Milan.
2. Tome I, p. 240. — 3. Lisez : *Vérone.*
4. Albaredo-d'Adige, acheté par les Vénitiens en 1407.
5. Tout cet article est pris du *Journal de Dangeau*, tome VIII, p. 123, d'ailleurs exactement conforme aux correspondances analysées ou publiées dans le recueil du général Pelet, tome I, p. 251-252, 5 juin 1701.
6. Réclamer, redemander, terme de jurisprudence militaire ou civile. Littré a rapproché de ce passage des *Mémoires* un pareil emploi par le cardinal de Retz. Voyez aussi notre tome VIII, p. 605, le *Journal de Dangeau*, tome VIII, p. 455, et les *Mémoires de Sourches*, tome VI', p. 213.

et dirent qu'ils ne les rendroient point que le cartel[1] ne fût fait[2].

Ségur gouverneur du pays de Foix. Son aventure et celle de l'abbesse de la Joye. Ses enfants. [*Add. StS. 387*]

Le Roi fit donc partir les officiers généraux[3]. Tallard, qui en fut un, avoit fait de l'argent des petites charges que le Roi lui avoit données à vendre en revenant d'Angleterre[4], entre autres le gouvernement du pays de Foix, que la mort de Mirepoix avoit fait vaquer[5], à Ségur[6], capitaine de gendarmerie, bon gentilhomme de ce pays-là[7], et fort galand homme, qui avoit perdu une jambe à la bataille de la Marsaille[8]. Il avoit été beau en sa jeunesse, et parfaitement bien fait, comme on le voyoit encore, doux, poli et galant. Il étoit mousquetaire noir, et cette

1. Le cartel de rançon ou d'échange, comme en 1696 : tome III, p. 266. Ces cartels s'achetaient parfois : *Dangeau*, tome III, p. 250.

2. Le cartel ne fut demandé par M. de Vaudémont au prince Eugène que le 23 juillet suivant. Leurs lettres sont dans les *Mémoires* publiés par Lamberty, tome I, p. 694. Voyez aussi la *Gazette* de 1701, p. 306.

3. *Dangeau*, p. 129, 15 juin : « Le Roi donna ordre, le matin, à quelques officiers généraux de partir pour l'armée d'Allemagne. Ces officiers sont Tallard, le marquis de Créquy et Barbezières, lieutenants généraux; le duc de Villeroy, Bezons, Varennes et Locmaria, maréchaux de camp. » Le maréchal de Villeroy devait les rejoindre à Metz. Comparez les *Mémoires de Sourches*, tome VII, p. 79.

4. Tome VIII, p. 287. — 5. Tome VI, p. 234.

6. Henri-Joseph, marquis de Ségur : tome I, p. 279. Il paya ce gouvernement cinquante-cinq mille écus, en vendant sa lieutenance des chevau-légers d'Anjou pour cent trente-deux mille livres, et finit par obtenir en 1715 un brevet de retenue de quarante mille écus (*Dangeau*, tome VIII, p. 99, 131 et 146, et tome XV, p. 396; *Sourches*, tome VII, p. 73 et 89). Ses provisions de gouverneur furent signées le 10 février 1702. Il possédait depuis 1699 une lieutenance générale au gouvernement de Champagne et Brie.

7. Du Périgord ou du Limousin, et non du pays de Foix.

8. Et non à Nerwinde, comme nous l'avons imprimé par erreur au tome I, p. 279, note 1. Voyez le *Journal de Dangeau*, tome IV, p. 377, et le *Mercure* de février 1702, p 388-389. Racine écrivait à cette occasion (*Œuvres*, tome VII, p. 114) : « Il a eu la jambe coupée, ayant eu le pied emporté d'un coup de canon. Sa pauvre femme, qui l'avoit épousé pour sa bonne mine, a employé la meilleure partie de son bien à lui acheter une charge, et, dès la première année, il lui en coûte une jambe! » C'est en 1688 qu'il avait épousé Claude-Élisabeth Binet.

compagnie avoit toujours son quartier à Nemours pendant que la cour étoit à Fontainebleau[1]. Ségur jouoit très bien du luth, il s'ennuyoit à Nemours : il fit connoissance avec l'abbesse de la Joye, qui est tout contre[2], et la charma si bien par les oreilles et par les yeux, qu'il lui fit un enfant. Au neuvième mois de la grossesse, Madame[3] fut bien en peine que devenir, et ses religieuses la croyoient fort malade. Pour son malheur elle ne prit pas assez tôt ses mesures, ou se trompa à la justesse de son calcul. Elle partit, dit-elle, pour les eaux, et, comme les départs sont toujours difficiles, ce ne put être que tard, et n'alla coucher qu'à Fontainebleau, dans un mauvais cabaret plein de monde, parce que la cour y étoit alors. Cette couchée lui fut perfide : le mal d'enfant la prit la nuit, elle accoucha. Tout ce qui étoit dans l'hôtellerie entendit ses cris : on accourut à son secours beaucoup plus qu'elle[4] n'auroit voulu, chirurgien, sage-femme; en un mot, elle en but le calice en entier, et le matin ce fut la nouvelle. Les gens du duc de Saint-Aignan[5] la lui contèrent en l'habillant, et il en trouva l'aventure si plaisante, qu'il en fit une gorge chaude[6] au lever du Roi, qui étoit fort gail-

1. La première compagnie logeait à Montereau, la seconde à Nemours. Voyez le *Mémoire sur la généralité de Paris* publié en 1881, p. 165.

2. Abbaye de l'ordre de Cîteaux, au diocèse de Sens, fondée en 1181, sur le Loing, au S. O. de Nemours. L'abbesse dont il est question était Anne de Beauvillier, née en 1652, baptisée le 26 novembre 1655, reçue religieuse au couvent de Notre-Dame-des-Anges, nommée coadjutrice de sa sœur à la Joye en 1669, abbesse en 1671. A la suite du scandale qui va être raconté, et qui se passa en 1688 selon la *Gallia christiana*, elle se retira au couvent d'Argenteuil, puis au prieuré de Notre-Dame-des-Prés, dans la rue de Vaugirard, où l'on envoyait des femmes en reclusion, et elle y mourut le 14 février 1734.

3. C'est ainsi qu'on appelait l'abbesse dans son monastère.

4. *Elle* corrige *on*.

5. Le père de M. de Beauvillier.

6. « On dit figurément et proverbialement : *faire une gorge chaude de quelque chose*, pour dire : s'en réjouir, s'en donner du bon temps. Il signifie aussi faire des railleries de quelque chose en compagnie, en public. » (*Académie*, 1718.)

lard en ce temps-là, et qui rit beaucoup de Madame l'abbesse et de son poupon, que, pour se mieux cacher, elle étoit venue pondre en pleine hôtellerie au milieu de la cour, et, ce qu'on ne savoit pas, parce qu'on ignoroit d'où elle étoit abbesse, à quatre lieues de son abbaye, ce qui fut bientôt mis au net. M. de Saint-Aignan, revenu chez lui, y trouva la mine de ses gens fort allongée : ils se faisoient signe les uns aux autres, personne ne disoit mot. A la fin il s'en aperçut, et leur demanda à qui ils en avoient : l'embarras redoubla, et enfin M. de Saint-Aignan voulut savoir de quoi il s'agissoit. Un[1] valet de chambre se hasarda de lui dire que cette abbesse dont on lui avoit fait un si bon conte étoit sa fille, et que, depuis qu'il étoit allé chez le Roi, elle avoit envoyé chez lui au secours pour la tirer du lieu où elle étoit. Qui fut bien penaud[2]? ce fut le duc, qui venoit d'apprendre cette histoire au Roi et à toute la cour, et qui, après en avoir bien fait rire tout le monde, en alloit devenir lui-même le divertissement. Il soutint l'affaire comme il put, fit emporter l'abbesse et son bagage, et, comme le scandale en étoit public, elle donna sa démission, et a vécu plus de quarante ans depuis cachée dans un autre couvent[3]. Aussi n'ai-je presque jamais vu Ségur chez M. de Beauvillier, qui pourtant lui faisoit politesse comme à tout le monde. C'est le père de

1. *Un* corrige *enfin*, biffé.
2. Il écrit : *penaut*, contrairement à l'orthographe académique.
3. Ci-dessus, p. 3, note 2. Selon Mathieu Marais, qui parle de cette aventure dans une lettre au président Bouhier (*Journal et Mémoires*, tome III, p. 451), elle vivait dans son couvent de Paris sur une pension de sept cent cinquante livres. L'anecdote se trouve aussi, tout au long, dans la lettre XXXVIII de Mme Dunoyer, où, sans doute, Bouhier et Marais l'avaient lue, et c'est certainement là que notre auteur l'a prise, comme on le verra par la confrontation des deux textes : ci-après, appendice I. — Il y avait déjà une historiette de même genre sur une Marie de Beauvillier, abbesse de Montmartre, faussement confondue avec l'héroïne des *Amours du grand Alcandre* (Henri IV), comme il a été démontré dans le commentaire des *Historiettes de Tallemant*, tome I, p. 40.

Ségur[1] qui étoit à M. le duc d'Orléans, et qui, pendant la Régence, épousa une de ses bâtardes[2], qui a servi avec distinction et est devenu lieutenant général, et d'un aumônier du Roi[3] qui fut fait et sacré évêque de Saint-Papoul, et qui

1. Henri-François, comte de Ségur, né le 1er juin 1689, page de la chambre en 1699, mousquetaire en 1705, alla débuter en Espagne dans le régiment de son père, et en devint colonel en 1706, à dix-sept ans, puis acheta en 1709 la charge de guidon des gendarmes anglais. En 1718, il eut la survivance de la lieutenance générale de Champagne et du gouvernement de Foix. En 1719, il fut fait brigadier de cavalerie et mestre de camp du régiment d'Orléans-cavalerie, puis acheta une charge de maître de la garde-robe du Régent. Quand la guerre éclata en 1733, il fut chargé des fonctions de maréchal des logis et d'inspecteur de la cavalerie en Italie, passa maréchal de camp en février 1734, et, ayant négocié le mariage du roi de Sardaigne avec la princesse de Lorraine comme suppléant du maréchal de Belle-Isle au commandement des Trois-Évêchés et de la Lorraine, il fut promu lieutenant général le 1er mars 1738. Son rôle pendant la guerre de la succession d'Autriche vient d'être raconté dans l'ouvrage de M. le duc de Broglie. Il fut fait chevalier des ordres en 1748, et mourut le 17 juin 1751, commandant en chef dans le pays Messin depuis dix ans. C'est le père du maréchal de France ministre de la guerre sous Louis XVI (1780-1787), le grand-père du diplomate historien, le bisaïeul de l'aide de camp de Napoléon Ier qui a raconté la campagne de Russie.

2. Philippe-Angélique, dite Mlle de Froissy, née vers 1700 de la célèbre comédienne Charlotte Desmares, nièce de la Champmeslé, fut enlevée à sa mère aussitôt après sa naissance, et ne la revit qu'après son mariage. Déclarée d'abord sous le nom de Coche, premier valet de chambre du duc d'Orléans, et jamais reconnue par celui-ci, elle fut émancipée le 20 août 1718, mariée le 12 septembre suivant, et ne mourut que le 15 octobre 1785, à quatre-vingt-cinq ans : ce qui fixe à peu près la date de sa naissance à 1700, quoique Madame ne la dise âgée que de quatorze ans en 1716. Saint-Simon lui attribuera pour mère tantôt la Desmares, et tantôt la Florence, danseuse de l'Opéra.

3. Jean-Charles de Ségur, né le 28 décembre 1695, commença par faire un apprentissage dans les mousquetaires et aux gardes françaises, puis prit le parti de l'Église, se fit recevoir docteur de Sorbonne, passa quelque temps à l'Oratoire, devint grand vicaire de M. de Saint-Albin à l'évêché de Laon, et fut nommé évêque de Saint-Papoul le 17 octobre 1723, mais se démit le 26 février 1735, ne garda que l'abbaye de Vermand, qu'il avait depuis 1721, et mourut à Paris le 28 septembre 1748, très mal vu alors de l'autorité ecclésiastique.

le quitta, en 1739[1], par un mandement qui a tant fait de bruit dans le monde[2], et dont la vérité et l'humilité l'ont couvert d'honneur et de gloire, comme la vie pénitente, dépouillée et cachée qu'il mène[3] depuis en fera vraisemblablement un de ces saints rares, et dont le sublime exemple sera un terrible[4] jugement pour bien des prélats.

Maréchal d'Estrées gouverneur de Nantes

Le gouvernement de Nantes et la lieutenance générale de cette partie de Bretagne fut donnée[5] au maréchal d'Estrées pour commander en chef dans la province[6]. Il y avoit

1. Lisez : *1735*.

2. Par ce mandement, l'évêque, qui avait jadis accepté la Constitution, en faisait amende honorable à ses ouailles, leur demandait pardon, et annonçait qu'il se retirait pour faire pénitence. Les jansénistes célébrèrent cet événement comme un miracle; mais il y eut des arrêts très durs pour supprimer le mandement, des parodies, etc. (*Journal de Barbier*, tome III, p. 10-11.)

3. Il écrit : *meine*, et tantôt : *meineroit*, tantôt *meneroit*.

4. *Un* est en interligne, et les premières lettres de *terrible* en corrigent d'autres illisibles. Ensuite, le *p* de *pour* surcharge *à*.

5. *Donné*, au masculin, a été corrigé en *donnée*, mais non *demandé*, deux lignes plus loin.

6. *Journal de Dangeau*, tome VIII, p. 129; *Mémoires de Sourches*, tome VII, p. 80; *Gazette*, p. 312. Le gouvernement de Nantes valait de onze à douze mille livres, selon le duc de Luynes (tomes X, p. 335, et XII, p. 362); avec la lieutenance générale du comté Nantais, dont M. de Lavardin offrait cent mille écus l'année précédente, pour arrondir son commandement (*Sourches*, tome VI, p. 299), c'était un revenu de plus de cinquante mille livres (*Dangeau*, tomes VII, p. 408, et XI, p. 373; *Sourches*, tome X, p. 323, note 1). Une première fois, de 1689 à 1692, le maréchal d'Estrées avait été chargé de tenir les états de Bretagne et de commander sur la mer et sur les côtes pendant que le gouverneur, duc de Chaulnes, était à Rome. Il avait eu ensuite les mêmes fonctions en Poitou, puis était venu de nouveau en Bretagne, de 1696 à 1698, et s'y était montré encore plus magnifique en « chère épouvantable » que le duc de Chaulnes, mais aussi avait été trouvé plus hautain, plus raide avec les états; cependant Valincour le reconnaissait, au fond, très honnête, sans mauvais procédés, et facile à vivre. On a à l'Arsenal (ms. 4568) un volume de ses lettres aux ministres de la guerre, de la marine et des affaires étrangères. Voyez aussi le compte rendu de sa réception au parlement breton : Bibl. nat., ms. Clairambault 1162, fol. 73.

longtemps qu'il vaquoit par la mort de Rosmadec[1]. Beaucoup de gens l'avoient demandé[2], et M. le comte de Toulouse fortement pour d'O[3], qui, avec son importance, se donnoit pour être à portée de tout. Chamillart, dont la femme[4] étoit parente et amie de Mme de Chamilly[5], fit donner le commandement de la Rochelle, Aunis, Poitou, etc.[6],

et lieutenant général et commandant en Bretagne. Chamilly commandant à la Rochelle et pays voisins.

1. C'est le marquis de Molac, Sébastien IV de Rosmadec, mort le 3 novembre 1700, à quarante-deux ans, et inhumé aux Petits-Augustins, près du monument élevé à son aïeule; fils d'un autre marquis de même nom, qui avait été pourvu, le 18 octobre 1665, de la lieutenance générale et du gouvernement, par cession du duc Mazarin, et était mort le 6 octobre 1693, à soixante-quatre ans. Sébastien IV était mestre de camp de cavalerie depuis 1684, et brigadier depuis 1696. Il avait épousé, en 1681, Catherine d'Escorailles, fille du comte de Roussille et sœur de Mme de Fontanges; le Roi, en l'honneur de ce mariage, lui avait donné la survivance des gouvernements de son père, en en augmentant les appointements. C'était d'ailleurs un brillant cavalier, qui figura au carrousel de 1682 (*Sourches*, tome I, p. 106), et un beau danseur; le *petit* Molac dont parle quelquefois Mme de Sévigné. M. d'Estrées, pourvu le 15 juin 1702, paya aux héritiers deux cent mille livres de brevet de retenue et en obtint un pareil. La veuve se remaria au marquis de Curton.

2. *Mémoires de Sourches*, tome VI, p. 297 et 299.

3. *Journal de Dangeau*, tome VII, p. 284, et p. 408, 3 novembre 1700, jour de la mort de M. de Molac.

4. Mlle le Rebours : tome VI, p. 301.

5. Élisabeth du Bouchet de Villeflix, mariée en mars 1679, avec huit cent mille livres de bien (*Correspondance de Bussy*, tome IV, p. 328), et morte le 17 novembre 1723, à soixante-sept ans, chez le chancelier Daguesseau, alors exilé à Fresnes. Saint-Simon parlera beaucoup d'elle et de ses belles qualités, comme étant son amie et celle de Mme de Saint-Simon.

6. *Journal de Dangeau*, tome VIII, p. 129 : « M. de Chamilly, ancien lieutenant général, qui n'étoit point nommé pour servir cette année, a été choisi pour commander dans les provinces où le maréchal d'Estrées a commandé l'année passée. » Ce poste avait été donné à M. d'Estrées, en 1692, après plusieurs années de commandement en Bretagne, et il l'avait cédé à Tourville en 1696, pour retourner en Bretagne. Chargé de nouveau du Poitou et des côtes voisines en 1698, pour veiller sur les mouvements des nouveaux convertis et sur leurs intelligences avec l'étranger, il avait fort travaillé aux conversions avec l'évêque : Arch. nat., O^1 44, fol. 270, 516, etc.; *Gazette d'Amster-*

que le maréchal d'Estrées quittoit[1], à Chamilly[2], et remit ainsi à flot cet ancien lieutenant général illustré par bien des sièges[3], et surtout par la célèbre défense de Grave[4],

dam, année 1700, n°s III, LXXVIII, LXXXV, etc. Ces commandements étaient exclusivement militaires, et renouvelables chaque année. Celui du Poitou fut donné à Chamilly par commission du 20 juin 1701 : Arch. nat., O¹ 45, fol. 111 v°. Saint-Simon, par mégarde, l'annoncera de nouveau en 1702.

1. Le maréchal avait ordre de se rendre directement à Nantes, pour y présider l'assemblée des états, et de prendre le commandement de toute la province en l'absence du comte de Toulouse, comme l'avait eu le marquis de Lavardin. Sa commission fut signée le 6 juillet (Dépôt des affaires étrangères, vol. *France* 344).

2. Noël Bouton, marquis de Chamilly, né en 1636, lieutenant général depuis 1678 : tome II, p. 152.

3. Après avoir servi au siège de Valenciennes en 1656, avoir fait quatre campagnes en Portugal sous le maréchal de Schonberg (1663-1667) et avoir mené un régiment à Candie, il prit part aux premiers sièges de la guerre de Hollande et commanda les places de Grave, Oudenarde et Fribourg. En 1691, il avait pris Heidelberg. Depuis 1692 jusqu'à la paix de Ryswyk, il avait servi sur le Rhin dans l'armée du maréchal de Lorge, où Saint-Simon dut le connaître. Il possédait le gouvernement de Strasbourg depuis 1685. Voyez les notices de M. Eugène Beauvois sur *la Jeunesse du maréchal de Chamilly* (1885) et sur *les Trois Chamilly pendant et après la guerre de Dévolution* (1886).

4. Grave était une des principales places fortes du Brabant, sur la Meuse, et Chamilly avait aidé Turenne à s'en rendre maître le 3 juillet 1672 (Pellisson, *Lettres historiques*, tome I, p. 215, 227 et 229). Chargé de sa défense à la fin de 1673, il y soutint un siège aussi long que glorieux, où les assiégeants, en quatre-vingt-treize jours de tranchée ouverte, perdirent plus de douze mille hommes, les assiégés plus de deux mille, et il ne se rendit que sur l'ordre du Roi, le 26 octobre 1674 (*Gazette*, p. 723-730, 777, 783-788, 947-950, 975-980, 1061, 1105, 1110, 1119, 1123-1125, 1136, 1137, 1140, 1141 et 1166 ; Allent, *Histoire du Génie*, p. 114-121, etc.). Une *Relation* de ce siège fut publiée dès la même année, en 1674, et un *Journal* vient d'être édité en 1890. Revenu à la cour après une capitulation exceptionnellement honorable, Chamilly fut félicité publiquement par le Roi (*Lettres historiques*, tome II, p. 215-219 ; *Œuvres de Louis XIV*, tome III, p. 528-529) et nommé maréchal de camp. Dans la capitulation, le prince d'Orange lui avait permis d'emporter, outre vingt-quatre canons pour le Roi, deux pièces d'artillerie pour lui-même, et il fut autorisé, en 1686, à en orner, ainsi que de quelques autres pièces, sa terre d'Osny, près Pontoise.

mais noyé[1] par Louvois et par Barbezieux, son fils[2]. Briord, qui avoit fort bien fait en son ambassade d'Hollande, où il avoit pensé mourir[3], eut une des trois places, vacante depuis fort longtemps, de conseiller d'État d'épée[4], qui fut une belle fortune pour un écuyer de Monsieur le Prince[5].

Briord conseiller d'État d'épée.

Enfin, les bulles, et tout ce qu'il falloit pour l'abbé de Soubise[6], étant arrivées, il fut sacré le dimanche 26 juin[7], à vingt-sept ans tout juste, par le cardinal de Fürsten-

Abbé de Soubise sacré.

1. Voyez le même emploi de *noyé* dans notre tome VIII, p. 452, et dans une Addition au *Journal de Dangeau*, tome IX, p. 97. Le *Dictionnaire de l'Académie* de 1718 l'indique comme usité, avec un sens analogue, dans le vocabulaire du jeu de paume.

2. Comparez l'Addition au *Journal de Dangeau*, tome IX, p. 92, sur la promotion des maréchaux de France de 1703, et la partie correspondante des *Mémoires*, tome III de 1873, p. 372-374. Comme nous le verrons plus tard, l'inimitié de Louvois avait empêché Chamilly d'avoir l'Ordre en 1688; il ne l'obtiendra qu'en 1705, deux ans après avoir reçu le bâton de maréchal. Les vers suivants (Chansonnier, ms. Fr. 12692, p. 489) furent faits en 1701 :

Partez, courez, grand Chamilly,
La gloire vous appelle;
Allez dans le pays d'Aunis
Gouverner la Rochelle.
Je crois cet emploi bel et bon;
Mais, pour peu qu'on y pense,
Grave veut toujours le bâton
De maréchal de France.

3. Tome VIII, p. 50, 51 et 253.

4. *D'espée* est ajouté en interligne. — Dangeau était le seul conseiller d'État d'épée depuis longtemps, comme il le dit lui-même dans son *Journal*, tome VIII, p. 134 et 142, quoiqu'il dût y en avoir trois, pris d'ordinaire parmi les hommes de guerre ayant rempli des missions diplomatiques : voyez notre tome IV, p. 394-396, et l'Addition placée dans notre tome VIII, n° 372. La nomination de Briord fut signée le 2 juillet 1701 : Arch. nat., O[1] 45, fol. 117 v°.

5. Comparez notre tome IV, p. 34.

6. Élu coadjuteur du cardinal de Fürstenberg à l'évêché de Strasbourg, le 28 février 1700, contre le cardinal de Bouillon : tomes V, p. 232 et 288, et VII, p. 106, etc. Il ne put obtenir le *gratis* à Rome.

7. *Journal de Dangeau*, tome VIII, p. 137; *Mémoires de Sourches*, tome VII, p. 84; *Gazette*, p. 324; *Mercure* du mois, p. 245-252.

berg[1], dans Saint-Germain-des-Prés[2], assisté des évêques-ducs de Laon[3] et de Langres[4], tous deux Clermont, en présence de la plus grande et de la plus illustre compagnie. Il n'y avoit point de plus beaux visages, chacun pour leur âge, que ceux du consécrateur et du consacré[5]; ceux des deux assistants[6] y répondoient[7]. Les plus belles dames et les mieux parées y firent cortège à l'Amour, qui ordonnoit la fête avec les Grâces, les Jeux et les Ris[8], ce qui la fit la plus noble, la plus superbe, la plus brillante[9] et la plus galante qu'il fût possible de voir[10].

Mariage

Avant de quitter les particuliers, il faut dire que le pre-

1. Le rôle du cardinal dans cette élection a été exposé en 1700.

2. L'abbaye de M. de Fürstenberg et sa résidence ordinaire, lorsqu'il était à Paris. Le cardinal de Noailles eut peine à y faire admettre sa croix, comme simple honneur, et non comme marque de juridiction (*Mémoires de Luynes*, tome VIII, p. 362-363).

3. Louis-Anne de Clermont-Chaste, frère du favori de Monseigneur et de Mlle de Choin, nommé abbé de Landevennec le 25 décembre 1693, évêque-duc de Laon le 25 décembre 1694, abbé de Saint-Valery en 1695, puis, par échange, en 1701, de Saint-Martin de Laon, mourut le 5 octobre 1721, dans sa soixante-deuxième année. Il avait été, au début, vicaire général de l'évêque de Tournay.

4. François de Clermont-Tonnerre : tomes II, p. 366, et VIII, p. 370. Nous l'avons vu, en 1701, faire l'oraison funèbre de Monsieur.

5. Sur le consacré, ce fils de l'Amour, dont la paternité était attribuée au Roi, voyez notre tome V, p. 289, note 2, et, sur le consécrateur, notre tome VII, p. 86. En cette occasion, le *Mercure* dit que l'assistance remarqua dans le premier de ces deux prélats les signes de son extraction du plus beau sang du monde. On peut se rappeler (tome V, p. 551) que Mme de Maintenon estimait fort le jeune prélat et l'avait servi.

6. On a leurs portraits gravés en 1696, l'un par Tortebat, l'autre par Vermeulen, d'après Rigaud.

7. Ici, le manuscrit ne porte qu'une virgule.

8. Il n'a écrit que par des lettres minuscules ces quatre noms : Amour, Grâces, Jeux et Ris, que l'on croirait volontiers s'appliquer spécialement à chacun des quatre prélats, suivant leur caractère et dans l'ordre où ils ont été nommés.

9. Le *b* de *brillante* corrige un *p*.

10. A la Toussaint suivante, le nouveau coadjuteur, chargé de célébrer l'office de la veille à Fontainebleau, s'en acquitta « avec la grâce et la modestie qui lui sont naturelles. » (*Mercure*, novembre 1701, p. 93.)

mier écuyer avoit marié depuis peu[1] sa fille[2] à Vassé[3], dont la mère, seconde fille du maréchal d'Humières[4], s'étoit remariée à Surville cadet d'Hautefort[5], et en fut longtemps sans que sa famille la voulût voir[6]; et Torcy maria aussi sa seconde sœur[7] à Renel[8], dont le père[9] avoit été tué mestre de camp général de la cavalerie[10], et qui étoit Clermont-Gallerande[11]. Il y avoit longtemps que l'aînée de celle-ci[12] avoit épousé Bouzols[13].

de Vassé avec Mlle [de] Beringhen. Mariage de Renel avec une sœur de Torcy.

1. Le 10 juillet 1701 : *Journal de Dangeau*, tome VIII, p. 99 et 146; article dans le *Mercure* du mois, p. 239-248.

2. Anne-Bénigne-Fare-Thérèse de Beringhen, âgée de dix-sept ans et dotée de cinquante mille écus; morte le 26 septembre 1749.

3. Emmanuel-Armand, marquis de Vassé, fils du vidame du Mans, et son successeur comme capitaine du château du Plessis-lez-Tours dès l'âge d'un an (1684), obtint, à la fin de 1702, l'agrément d'un régiment de dragons, servit dans les campagnes suivantes, fut promu brigadier en février 1709, et mourut à Paris, le 30 avril 1710.

4. Tome II, p. 178 : Anne-Louise de Crevant d'Humières, veuve de son premier mari après deux ans de mariage.

5. *Ibidem*. — 6. *Ibidem*, note 6.

7. Marguerite-Thérèse Colbert de Croissy, dont il a été parlé en 1700, tome VII, p. 358. Elle fut mariée le 7 août 1701 : *Journal de Dangeau*, tome VIII, p. 154 et 164; *Mercure* du mois, p. 313-317. Le contrat est au Dépôt des affaires étrangères, dans le volume coté *France* 1093.

8. Louis IV de Clermont d'Amboise, marquis de Renel, bailli et gouverneur de Chaumont-en-Bassigny, capitaine de chevau-légers, obtint, à la fin de l'année, l'agrément du Roi pour acheter le régiment de Lagny, mais mourut de la petite vérole, en juin 1702, à Liège, et sa veuve se remaria, en 1704, avec le duc de Saint-Pierre.

9. Louis III, marquis de Renel, bailli et gouverneur de Chaumont, lieutenant général, tué d'un coup de canon au siège de Cambray, le 11 avril 1677, ayant alors quarante-sept ans environ. Selon Pellisson (*Lettres historiques*, tome III, p. 228-229), c'était un officier de beaucoup de mérite. Voyez aussi le *Mercure* de mai 1677, p. 200-202. Il avait pris part à l'expédition de Hongrie en 1664. Sa veuve ne mourut que le 30 décembre 1719.

10. Tome II, p. 142. C'est en août 1674 qu'il avait eu cette charge.

11. Notre auteur racontera, dans le portrait de Louis XIV (tome XII, p. 13-14), par quelle méprise ce Renel avait été exclu de la promotion de l'Ordre de 1661, malgré son excellente extraction.

12. Le *c* de *celle* corrige un *d*. — 13. En 1696 : tome III, p. 35.

Mort du président le Bailleul. [*Add. StS. 388*]

Deux hommes de singulière vertu moururent en même temps[1] : le Bailleul[2], retiré depuis longtemps à Saint-Victor[3] dans une grande piété, étant l'ancien des présidents à mortier. Il avoit cédé sa charge à son fils[4], qu'il avoit longuement exercée avec grand probité. Il étoit fils du surintendant des finances[5], et frère de la mère du marquis

1. *Journal de Dangeau*, tome VIII, p. 145 et 146.

2. Les le Bailleul, dont le nom était encore synonyme de rebouteur, prétendaient néanmoins se rattacher aux anciens de Bailleul normands, ou même aux Baliol écossais. Le président Louis le Bailleul, qui signait : *de Bailleul*, comme son père, seigneur de Vattetot-sur-Mer, Soisy et Étiolles, conseiller au Parlement en 1643, président à mortier après son père en 1652, créé marquis de Château-Gontier en 1656, grand maître et surintendant général alternatif et triennal des mines et minières de France de 1664 à 1670, se retira vers 1680 à l'abbaye Saint-Victor pour pouvoir payer ses créanciers, obtint la survivance de sa charge de président pour son fils le 18 avril 1685, devint le plus ancien des présidents le 24 du même mois, se démit en octobre 1689, et mourut subitement le 10-11 juillet 1701, à soixante-dix-neuf ans (*Mercure*, p. 211-221). Nanteuil dessina son portrait *ad vivum* en 1658 (au musée du Louvre, n° 1198), et Rigaud le peignit en 1687, pour la somme de deux cent vingt-cinq livres. Buyster sculpta son tombeau en marbre pour l'église de Soisy-sous-Étiolles. Sa femme, Marie le Ragois de Bretonvilliers, était morte en 1677. Ses filles avaient épousé le petit-fils du président Rose, le dernier des Raguier marquis de Poussé, et le maître des requêtes Guillemin de Courchamps.

3. La fameuse abbaye de Paris : tome IV, p. 248.

4. Nicolas-Louis de Bailleul, marquis de Château-Gontier, etc., etc., conseiller au Parlement en 1677, président à mortier en exercice depuis 1689, mourut le 17 avril 1714, aussi à Saint-Victor, âgé de soixante-deux ou trois ans, et sa charge fut donnée à son fils, qui, quatre ans plus tard, la vendit à M. Chauvelin, pour six cent cinquante mille livres.

5. Nicolas le ou de Bailleul, baron de Château-Gontier, seigneur de Soisy, Étiolles, Vattetot, etc., originaire du pays de Caux, commença par porter l'épée. Conseiller au Parlement en 1608, maître des requêtes de 1616 à 1621, ambassadeur en Savoie à la même date et président au Grand Conseil, lieutenant civil de Paris en 1621, prévôt des marchands de 1622 à 1627, il passa président à mortier en 1627, fut nommé chancelier de la Reine, puis, sous la Régence, surintendant des finances et ministre d'État le 10 juin 1643, se démit des finances le 18 juillet 1647, tout en restant ministre d'État, et mourut le 20 août 1652, dans sa soixante-sixième année. On a son portrait peint au musée de Versailles,

d'Huxelles et de celle de Saint-Germain-Beaupré[1]. C'étoit un homme rien moins que président à mortier[2], car il étoit doux, modeste et tout à fait à[3] sa place, d'ailleurs obligeant et gracieux[4] autant que la justice le lui pouvoit

n° 4491, et une gravure de B. Montcornet, son épitaphe dans l'église de Soisy, son éloge dans la *Gazette* de 1643, p. 499, et de 1652, p. 791-792, et son historiette dans *Tallemant*, tome V, p. 401-405. Pendant sa prévôté il embellit beaucoup Paris et le dota de nombreuses fontaines; sa surintendance fut moins fructueuse. Son hôtel était situé en face de la porte de l'hôtel de Clisson-Guise. Son père, valet de chambre du roi Henri IV, ne s'appelait que *le Bailleul.*

1. D'un premier mariage avec Louise de Fortia, le surintendant eut une fille, mariée en 1631 à l'ambassadeur Malier du Houssay; d'un second mariage avec la sœur de celui-ci, trois filles : 1° Élisabeth, mariée en 1643 à Charles Girard du Thillay, président des comptes, et connue comme maîtresse de M. de Lillebonne; 2° Marie de Bailleul, mariée en premières noces, le 28 février 1644, au marquis de Nangis, qui périt quatre mois plus tard devant Gravelines, et, en secondes noces, le 5 octobre 1645, à Louis-Chalon du Blé, marquis d'Huxelles, tué aussi devant Gravelines, en 1658, sans avoir pu être reçu maréchal de France ni chevalier des ordres: nous la verrons mourir le 29 avril 1712, à quatre-vingt-six ans; 3° Agnès, mariée le 28 mars 1644 à Henri Foucault, marquis de Saint-Germain-Beaupré, lieutenant général et frère du maréchal Foucault du Dognon, veuve en 1678, qui mourra le 21 novembre 1706. Le marquis de Saint-Germain-Beaupré, qui a sa part dans l'historiette du président le Bailleul (*Tallemant*, tome V, p. 397-400), était gouverneur héréditaire de son pays natal, la Marche, et un vrai tyran, comme son père, que Mme de Rambouillet comparait au Vieux de la Montagne; il n'épousa Mlle de Bailleul, qui était fort jolie, qu'après avoir été refusé dans bien des familles, et ils finirent par se séparer. Le marquis mourut le 10 septembre 1678. Le fils, nommé Louis, d'abord exempt et enseigne aux gardes du corps, gouverneur de la Marche en 1674, brigadier de cavalerie en septembre 1688, céda son gouvernement à son fils aîné en 1711, et mourut dans ses terres le 23 janvier 1719, ayant eu un second enfant outre le chevalier dont il a été parlé en 1700.

2. Le président à mortier, selon Tallemant des Réaux, était le plus glorieux des animaux après le paon et le cardinal. Saint-Simon aura plus d'une fois à parler des usurpations ou prétentions de ces Messieurs, surtout à l'endroit des ducs et pairs, avec qui ils avaient déjà eu un grand conflit au temps de son père.

3. *A* semble corriger *en*. — 4. *Gracieut*, dans le manuscrit.

permettre. Aussi étoit-il aimé et estimé au point que, personne n'ayant plus besoin de lui[1], et n'y ayant chez lui ni jeu ni table, il étoit extrêmement visité à Saint-Victor, et de quantité de gens considérables, quoiqu'il ne sortît guères de cette retraite. Il fut aussi fort regretté. Je l'allois voir assez souvent parce qu'il avoit toujours été fort des amis de mon père[2]. L'autre fut le bonhomme Bartillat[3], homme de peu, et qui, dans sa charge de garde du trésor royal[4], s'étoit illustré par sa fidélité, son exactitude, son

Mort de Bartillat.

1. Depuis qu'il avait remis la charge à son fils.

2. Il répétera cela plusieurs fois, et, dans la notice SAINT-SIMON (tome XXI, p. 60), il a dit que son père, comme ami de la famille, se prêta à vendre la charge de grand louvetier au frère du surintendant, lorsque la mort de Louis XIII lui fit quitter la cour. Voyez aussi, à l'Appendice, n° II, sa notice inédite sur ce grand louvetier.

3. Sur cette famille, venue de Montluçon, voyez les registres des *Honneurs de la cour* (Arch. nat., MM 810, p. 191-193), le *Nobiliaire de France*, par Saint-Allais, tomes XII, p. 303, et XVI, p. 237, et Lainé, *Origines des familles nobles*, tome II, p. 160. Étienne Jehannot de Bartillat, fait trésorier de France à Moulins vers 1628, puis trésorier général des maison et finances de la reine Anne d'Autriche en 1636, reçut en 1662 la commission de la recette générale des deniers du Roi, sous le nom de garde du trésor royal, se fit pourvoir d'une charge de secrétaire du Roi le 22 août 1665, fut un des directeurs de la compagnie des Indes orientales en 1668, et obtint plusieurs renouvellements de sa commission de garde jusqu'en juin 1678, époque où il y fut maintenu « tant qu'il plairait au Roi. » Il ne la quitta qu'en 1689, et mourut à Paris, le 11 juillet 1701, empoisonné peut-être par un pâté de lièvre (*Journal de Dangeau*, tome VIII, p. 146 ; *Mémoires de Sourches*, tome VII, p. 83 et 90 ; *Gazette*, p. 336 ; *Mercure* du mois, p. 221-223). Nanteuil avait peint et gravé son portrait *ad vivum* en 1666. Beaucoup de contemporains l'appelaient *Bertillat* ou *Bertillac*. Il avait épousé une fille de Lucas, secrétaire du cabinet de Louis XIII.

4. La caisse centrale des deniers du Roi, organisée par François Ier sous le nom d'Épargne, pour Philibert Babou, avait été tenue jusqu'au temps de Colbert par des trésoriers en charge, au nombre d'un, puis de deux, et enfin de trois. Ces trois charges furent supprimées en 1662, et l'exercice remis aux mains de Bartillat, mais en simple commission renouvelable, et c'est à la fin de la même année qu'on lui attribua le titre de garde du trésor royal, avec la qualité de conseiller aux conseils du Roi. Comme il avait besoin de temps pour apurer ses comptes de

désintéressement[1], sa frugalité, et sa bonté. Aussi étoit-il demeuré pauvre. Le Roi, qui l'aimoit, le vouloit voir de temps en temps et lui faisoit toujours amitié[2]. Il avoit été trésorier de la Reine mère[3], et je l'ai toujours vu fort accueilli de ce qu'il y avoit de principal à la cour. Il avoit près de quatre-vingt-dix ans[4], et laissa un fils[5], qu'il eut la joie de voir aussi applaudi dans le métier de la guerre, où il devint lieutenant général avec un gouvernement[6], qu'il l'avoit été dans celui de financier.

chaque année, on donna une seconde commission à Gédéon Berbier du Metz, et, à partir de 1675, ils exercèrent alternativement. L'édit de mars 1689 érigea de nouveau en titre d'office les deux charges de garde du trésor royal, auxquelles on en joignit une troisième en décembre 1695; mais celle-ci fut rachetée par les deux titulaires. Les charges de mars 1689 furent acquises, sur le pied de huit cent mille livres chaque, par M. de Frémont, grand-père de Mme de Saint-Simon, et par M. Brunet, que remplacèrent M. Gruyn, en 1694, et M. de Turményes, en 1696. La finance de ces charges était énorme; mais, selon un mémoire de 1748, le produit dépassait à peine cinq pour cent d'intérêt, encore que le travail et la responsabilité fussent considérables.

1. *Deressemt*, par mégarde, dans le manuscrit.

2. « C'est un des hommes du monde qui a le plus manié de mon argent, et qui en a le moins gardé, » dit le Roi en 1697, lorsqu'il donna au fils le gouvernement de Rocroy (*Dangeau*, tome VI, p. 118). Grand ami des Arnauld, son crédit, dans un certain temps, en 1665, avait été assez grand pour tirer M. de Pomponne de la disgrâce (*Mémoires de Coulanges*, p. 471 et 477-478). Boursault avait fait en son honneur une pièce de vers intitulée *le Piédestal*, publiée dans le *Mercure* de janvier 1693, p. 180-183, et qui se termine ainsi :

Toi dont le cœur tranquille, ennemi de l'extrême,
N'est jamais orgueilleux, ni jamais abattu,
Ton piédestal est ta vertu,
Et c'est là proprement être grand par soi-même.

Il avait servi Anne d'Autriche avec tant de dévouement, qu'elle lui légua soixante mille livres.

3. Huit mots ajoutés en interligne, au même temps que la manchette.

4. Quatre-vingt-onze ans et demi, quoique quelques auteurs du temps lui en donnent quatre-vingt-douze ou quatre-vingt-treize.

5. Nicolas Jehannot de Bartillat : tome II, p. 313.

6. Lieutenant général en 1693, gouverneur de Rocroy en 1697, il avait servi en 1691 et 1692 sous les ordres du maréchal de Lorge; mais

Mort du marquis de Rochefort.

La maréchale de Rochefort perdit aussi son fils unique [1], qui n'étoit point marié, et qui, à force de débauche, avoit, à la fleur de son âge, quatre-vingts ans [2]. Il étoit menin de Monseigneur; on a vu comment en son temps [3]. Ce n'étoit rien du tout [4].

Mort de la duchesse douairière de Ventadour.

La maréchale de Duras perdit sa mère la vieille duchesse de Ventadour la Guiche [5], qu'on ne voyoit plus guères à [6] l'hôtel de Duras [7], où elle logeoit, et qui, depuis long-

il ne fut plus employé qu'en 1702, à l'armée d'Allemagne. Son fils aîné, lui ayant succédé comme mestre de camp de cavalerie, en 1689, avait été tué dès l'année suivante; un autre fils acheta le régiment de Clermont en 1702. Sa femme, fille de l'académicien Henri-Louis Habert de Montmort et amie des Sévigné, était morte en 1680.

1. Louis-Pierre-Armand d'Aloigny, marquis de Rochefort : tome III, p. 181, et Additions et corrections, et tome VI, p. 55. Il mourut le 21 juillet, à trente et un ans (*Dangeau*, tome VIII, p. 154; *Sourches*, tome VII, p. 94-95; *Gazette*, p. 358).

2. Il avait eu une première attaque d'apoplexie en 1699, une seconde en 1700, et, ne pouvant plus se servir que d'un bras et d'une jambe, avait passé à son neveu Nangis le régiment de Bourbonnais, qu'il possédait depuis 1687. Les 11 et 13 septembre 1700, il avait fait une donation complète de ses biens à sa sœur Mme de Blanzac (Arch. nat., Y 274, fol. 68 v° et 69). Il habitait un hôtel de la rue Coquillière. A l'occasion d'une querelle avec Souvré, le fils de M. de Louvois, on avait fait ces vers :

Rochefort, ton ivrognerie
Enfin passe la raillerie.
Regarde ton emportement;
Tu vas faire dire à ta mère :
« Ah! que mon grand fils est méchant!
Il a battu son petit frère. »

3. En 1696 : tome III, p. 181.

4. La dernière édition avait absolument faussé le sens de ces derniers mots en supprimant le point qui est au manuscrit entre *temps* et *ce*.

5. Marie-Françoise de la Guiche, fille du maréchal de Saint-Géran : tome III, p. 16. Elle mourut dans sa terre de Sainte-Marie-du-Mont, en Normandie, le 22-23 juillet, âgée de soixante-dix-huit ans, et veuve depuis 1649 (*Dangeau*, tome VIII, p. 158; *Sourches*, tome VII, p. 96; *Gazette*, p. 358-359; *Mercure* de juillet, p. 343-345).

6. *A* corrige une *l*.

7. Sur la place Royale : tome III, p. 19.

temps, vivoit chez elle, en basse Normandie[1], en très grande dame qu'elle étoit et qu'elle savoit bien faire[2].

Armenonville et Rouillé directeurs des finances.

Chamillart ne put enfin suffire au travail des finances et à celui de la guerre à la fois, que celle où on alloit entrer augmentoit[3] très considérablement l'un et l'autre; mais il avoit peine à réduire le Roi[4], qui n'aimoit pas les visages nouveaux. Pour réussir à se faire soulager, il en fit une affaire de finance qui valut au Roi un million[5] cinquante mille livres d'argent comptant[6]. Pour cela, on fit deux charges nouvelles, qu'on appela directeurs des finances, qui payèrent huit cent mille livres chacune et eurent quatre-vingt mille livres de rente, qui furent données à deux personnages fort dissemblables, Armenonville et Rouillé. Le premier[7], qui ne donna que quatre cent mille livres parce qu'on supprima sa charge d'intendant des finances[8], qui lui avoit coûté autant, étoit un homme léger, gracieux, respectueux quoique familier, toujours ouvert, toujours accessible, qu'on voyoit peiné d'être

[*Add. St-S.* 389]

1. Sainte-Marie-du-Mont est situé à vingt-six kilomètres S. E. de Valognes, et très près de l'estuaire de la Vire.

2. Elle avait établi une maison de filles de la Charité dans ses terres de Normandie, conformément au testament de la maréchale sa mère (Arch. nat., S 6170).

3. La seconde lettre d'*augmentoit* corrige un *g*.

4. Vaincre ses répugnances, comme ci-après, p. 109.

5. Il a écrit ici : *milion*, comme il écrit : *mil*, et non : *mille*.

6. *Journal de Dangeau*, tome VIII, p. 135, 136, 138 et 142; *Sourches*, tome VII, p. 83-84; *Gazette*, p. 312; *Mercure* de juin, p. 372-379. L'édit, daté de ce mois, a été publié, en dernier lieu, dans l'Appendice du tome II de la *Correspondance des Contrôleurs généraux des finances*, p. 508. On saisit la même occasion pour exiger les comptes des fermiers et traitants, sous peine de poursuites.

7. Tome IV, p. 271.

8. Il avait eu cette charge par faveur, en 1690, n'ayant consigné que pour acheter une simple charge de maître des requêtes (*Dangeau*, tome III, p. 67-68). Son service comprenait les domaines du Roi et les dettes des communautés, et il touchait, comme appointements, gages du Conseil, augmentation d'appointements, cahiers de frais et acquit patent, trente-cinq mille cent livres.

obligé de refuser, et ravi de pouvoir accorder[1], aimant le monde, la dépense, et surtout la bonne compagnie, qui étoit toujours nombreuse chez lui[2]. Il étoit frère très disproportionné d'âge de la femme de [le] Peletier le ministre d'État, qui l'avoit fait intendant des finances pendant qu'il étoit contrôleur général[3]. Outre cet accès et la faveur publique, Saint-Sulpice le portoit auprès de Mme de Maintenon à cause du supérieur de tous ses séminaires, qui étoit fils de [le] Peletier le[4] ministre[5], et il avoit auprès du Roi le crédit des jésuites à cause du P. Fleuriau[6], son frère, qui l'étoit. Rouillé[7], procureur général de la Cham-

1. Sa manie était de dire à tous ses interlocuteurs : « Je vous baise les mains. » (*Lettres de Mme Dunoyer*, lettre xxxvi, tome II, p. 37.)

2. Sur son origine, voyez une note de d'Hozier, ci-après, appendice III, où l'on trouvera aussi son portrait par le président Hénault. Rigaud l'avait peint en 1692. Une toile de la même école, mais le représentant en 1722, garde des sceaux, et conservée aujourd'hui au musée de Versailles, n° 4403, fut gravée en 1724 : ms. Clairambault 1221, fol. 2.

3. Déjà dit en 1697 : tome IV, p. 271. Comparez la *Vita Claudii Peleterii*, par l'académicien Boivin, p. 26-27.

4. Ce *le* est ajouté en interligne.

5. Charles-Maurice le Peletier, cinquième supérieur général des séminaires : tome IV, p. 273.

6. Thomas-Charles Fleuriau, issu, comme l'intendant des finances, l'évêque d'Orléans et un autre jésuite, du second mariage de Charles Fleuriau avec une fille de Guillemin, secrétaire des commandements de Monsieur Gaston, et né le 20 novembre 1651, entra en 1670 dans la Société de Jésus, enseigna d'abord, puis eut la procure des missions du Levant à partir de 1701. On a de lui plusieurs publications sur ces missions : *État présent de l'Arménie* (1694), *État des missions de la Grèce* (1695), *Nouveaux mémoires des Missions* (1715-1717). Il mourut à la maison professe, le 15 juin 1735. Lui et son frère l'évêque d'Orléans passèrent pour être les collaborateurs des *Tocsins* qui firent tant de bruit en 1716 (*Journal de Buvat*, tome I, p. 154).

7. Hilaire Rouillé du Coudray, né le 2 octobre 1652 (Bibl. nat., *Pièces originales*, vol. 2558, fol. 323), fils d'un intendant, servit d'abord son parent Pomponne comme premier commis aux affaires étrangères, en 1673, acheta, le 5 mai 1674, une charge de conseiller au Grand Conseil, y joignit, en 1679, celle de grand rapporteur en la grande chancellerie, fut appelé, en août 1684, à faire par commission les fonctions de procureur général près la Chambre des comptes, dont le

bre des comptes[1], dont il accommoda son beau-frère Bouvard de Fourqueux[2], petit-fils du premier médecin de Louis XIII[3], étoit un rustre brutal, bourru, plein d'humeur,

titulaire était exilé à Carentan, fut pourvu en titre au mois de juillet 1686, passa directeur des finances en juin 1701, quitta cette situation pour devenir conseiller d'État le 15 octobre 1703, en surnombre, fut créé conseiller semestre le 30 décembre suivant, ordinaire le 18 novembre 1716, eut une place au conseil des finances de la Régence et au conseil du commerce, sortit des conseils avec le maréchal de Noailles, en 1718, et mourut le 4 septembre 1729, à soixante-dix-huit ans. Rigaud avait peint son portrait en 1693. — Il avait été question, en avril 1701, qu'il allât remettre l'ordre dans les finances en Espagne; mais il s'était dédit (*Mémoires de Louville*, tome I, p. 169). Chamillart le chargea des relations avec les traitants et donneurs de propositions, qu'il devait déjà connaître soit par la Chambre, soit comme gendre d'un homme d'affaires nommé Coquille. On le logea à Versailles, dans l'appartement du Grand-Commun devenu vacant par la mort de le Nostre, tandis que son collègue Armenonville prenait l'ancien logement de Chamillart.

1. La charge de procureur du Roi près la Chambre des comptes de Paris avait été créée en 1454; mais le titre de procureur général ne datait que du règne de François Ier. Ce magistrat, intermédiaire régulier entre le Roi ou ses fonctionnaires et la compagnie, poursuivait la vérification de toutes les comptabilités, l'observation des ordonnances et l'exécution des jugements de la Chambre. Ses attributions étaient exclusivement restreintes à « la plume, » et il laissait à l'avocat général le soin de porter la parole dans les audiences. Comme finance, cette charge était la plus considérable après celle de premier président, et elle donnait le titre de conseiller d'État. Elle valut jusqu'à cinq cent mille livres; mais Rouillé du Coudray n'en reçut que trois cent cinquante mille, et l'acquéreur ne vendit sa charge de conseiller au Parlement que soixante-dix-huit mille livres, en baisse de vingt-deux mille sur le taux de fixation (*Gazette d'Amsterdam*, 1701, nos LV et LXXI).

2. Charles-Michel Bouvard, seigneur de Fourqueux, sur la Seine, d'abord conseiller au Parlement (14 avril 1684), reçu procureur général le 4 août 1701, céda cette charge le 22 février 1716 à son fils Michel, qui la transmit, en 1743, à son propre fils, nommé aussi Michel, lequel devint ministre d'État et contrôleur général en 1787, entre M. de Calonne et l'archevêque de Sens, et mourut le 3 avril 1789. Le premier de ces Fourqueux avait épousé Marie-Françoise Rouillé, sœur de Rouillé du Coudray, le 27 janvier 1687. Il mourut le 9 mars 1725, à soixante-sept ans environ, et elle le 11 février 1728.

3. Charles Bouvard, né à Montoire en 1572, reçu médecin à la

qui, sans vouloir être insolent, en usoit comme font les insolents; dur[1], d'accès insupportable, à qui les plus secs refus ne coûtoient rien, et qu'on ne savoit comment voir ni prendre; au reste, bon esprit, travailleur, savant et capable, mais[2] qui ne se déridoit qu'avec des filles et entre les pots[3], où il n'admettoit qu'un petit nombre de familiers obscurs. M. de Noailles, qui, tout dévotement, étoit

faculté de Paris en 1606, nommé professeur au Collège de France, surintendant du Jardin royal des plantes, conseiller d'État et premier médecin de Louis XIII en 1625, anobli en 1639, mourut le 20 octobre 1658. Sorti d'une famille très humble, mais naturellement doué pour l'étude du grec et de la médecine, il se distingua en guérissant le jeune roi tombé malade à Lyon. Il le traitait par les médecines, lavements et saignées à outrance, et montrait une singulière virulence contre quiconque lui faisait opposition. C'est lui qui mit les eaux de Forges en vogue. Parmi ses fils, il y en eut un, abbé de Saint-Florent, qui finit en odeur de sainteté. (Papiers du P. Léonard, Arch. nat., MM 825, fol. 24.)

1. En relisant et ajoutant la virgule, il a aussi ajouté, par mégarde, une apostrophe : *d'ur*.

2. La première lettre de *mais* corrige un *q*.

3. Tous les contemporains confirment ce portrait. Mme de Sévigné, avec qui Rouillé était entré en relations vers 1693, dit (tome X, p. 545-546) : « J'aime toujours son esprit, et ses manières qui font les grossières, et que je trouve très polies. » On a même une lettre d'elle suivie d'une apostille de Rouillé, dont les huit ou dix lignes correspondent à ce que Saint-Simon vient de dire de cet homme qui, « sans vouloir être insolent, en usoit comme font les insolents » (*Lettres inédites*, publiées par M. Capmas, tome II, p. 492-493). Sa propre confession au Régent, en 1717 (*les Correspondants de Mme de Balleroy*, tome I, p. 172-173), caractérise encore mieux les bons et les mauvais côtés de ce singulier personnage. En 1711, M. de Chevreuse, qui eût voulu lui voir donner la première présidence du Parlement, si son humeur avait pu s'en accommoder, lui reconnaissait esprit, savoir, intégrité, et même sagesse de vues (*Correspondance de Fénelon*, tome I, p. 497). Quant au savoir, à l'érudition même, personne ne les lui contestait, non plus que le désintéressement (*Parallèle du cardinal de Richelieu et du cardinal Mazarin*, par l'abbé Richard, p. 281, note); mais, une fois tombé avec le duc de Noailles, qui l'avait pris pour mentor, il fut tout à la débauche la plus crapuleuse, et ne mérita que trop les épigrammes des faiseurs de gazettes ou de chansons. Avec cela, habile, et même très bon poète latin, savant en ancien droit et en chartes du moyen âge, musicien, etc. C'est sous sa direction que s'organisa, à la

sournoisement dans le même goût sous cent clefs, étoit son ami intime, et la débauche avoit fait cette liaison[1]. Il cultivoit fort tout ce qui sentoit le ministère, surtout celui de la finance; lui[2], ou plutôt sa femme, qui avoit plus d'esprit et de vrai manège que lui[3], avoient toujours affaire à ceux qui s'en mêloient. Ils n'étoient pas encore riches[4], leur fille de Guiche mouroit de faim[5]; ils avoient si bien

Chambre des comptes, le dépôt général des terriers de la couronne créé par l'édit de décembre 1691.

1. Nous avons annoncé par avance que Saint-Simon multiplierait contre ce maréchal des accusations souvent contestables : tome II, p. 154. Cependant les *Caractères* contemporains s'accordent sur le fait d'une dévotion suspecte, dévotion de routine et de famille, poussée jusqu'au bigotisme. Ézéchiel Spanheim dit, en 1690 : « Tout dévot qu'il est ou qu'il veut paroître, il n'en est pas moins attaché aux intérêts et aux volontés de la cour, et aussi plus en réputation d'un courtisan soumis et assidu que d'un grand et expérimenté capitaine. » (*Relation de la cour de France*, p. 341, 397-400 et 422; comparez les *Caractères de la cour*, éd. 1702, p. 22-23, éd. 1706, réimprimée par Éd. de Barthélemy, p. 22-23, et ms. Addit. 29 507, fol. 19, au Musée britannique.) Quant à la débauche, une note de Spanheim (p. 422 : « Dont les femmes sont les maîtresses ») semble prouver que c'était un bruit courant, et nous verrons plus tard (suite des *Mémoires*, tomes VI de 1873, p. 166-167, et VIII, p. 273) cette accusation se reproduire encore avec des détails précis; mais il ne faut pas la confondre avec celles dont son fils, ce duc de Noailles de la Régence qui prit Rouillé du Coudray pour mentor, sera l'objet.

2. *Il* a été surchargé en *luy*, mais de telle manière qu'on lit : *illuy*.

3. Tomes V, p. 124, et VIII, p. 63. Comparez la suite des *Mémoires*, surtout tome VI, p. 167 et 168.

4. En 1694, le P. Léonard dit (Arch. nat., MM 826, fol. 110) que le maréchal, avec près de deux cent mille livres de rente et point de dettes, ne vit cependant que sur les bienfaits du Roi, et que sa femme ne songe qu'à amasser. Leurs neuf filles vivantes et leurs quatre fils étaient une préoccupation constante : voyez un chapitre des *Mariages dans l'ancienne société*, par M. Ernest Bertin, p. 225-261. Dangeau a noté, en 1716, comme un fait singulièrement rare, que « huit filles de qualité de même père et de même mère se fussent toutes bien mariées » (*Journal*, tome XVI, p. 327; comparez tome IX, p. 104).

5. Marie-Christine de Noailles, première des vingt et un enfants et amie de Mme Guyon (tome II, p. 345-346), était mariée depuis 1687

fait auprès de Mme de Maintenon, que le Roi avoit ordonné à Pontchartrain, puis à Chamillart, quand il lui succéda aux finances, de faire en faveur de la mère et de la fille toutes les affaires qu'elles présenteroient, et de lui en procurer tant qu'ils pouvoient, et il est incroyable ce qu'elles en ont tiré[1]. Ce fut donc pour M. de Noailles un coup de

au futur maréchal de Gramont; toute la famille s'était alors cotisée pour faire une dot de quatre cent mille livres. Nous avons vu trois autres sœurs épouser, en 1696 et 1698, le marquis de Coëtquen, le comte d'Estrées et le marquis de la Vallière, les deux dernières grâce aux libéralités de Mme de Toisy et de la princesse de Conti. La même année, le Roi et Mme de Maintenon avaient doté le nouveau ménage Ayen-Aubigné.

1. Il répétera cela en 1703, puis en 1715, dans une conversation avec le Régent (tome XI, p. 280), et nombre de documents justifient ses dires. Parmi les affaires de finance auxquelles nous trouvons le nom de Noailles attaché, je signalerai seulement un privilège que le maréchal obtint, le 29 juin 1693, pour faire établir des machines de nouvelle invention destinées à mettre en mouvement, sans le secours du vent ni de l'eau, les marteaux à papeterie ou foulons; puis, un pot-de-vin de cinquante mille livres que la maréchale se fit donner, en 1703, par la compagnie nouvelle de la manufacture des glaces de Saint-Gobain. La duchesse de Guiche, sa fille, tira vingt-cinq mille écus d'une seule affaire, la création des receveurs des boues et lanternes, et nous verrons en 1702 le mari obtenir la confiscation des biens des Hollandais établis en Poitou. C'était d'ailleurs un usage général parmi les courtisans influents, et surtout parmi les grandes dames, de se faire payer pour l'appui qu'ils donnaient aux inventeurs, solliciteurs de privilèges, faiseurs de propositions, donneurs d'avis de finance, témoin l'anecdote rapportée par Madame sur la régence d'Anne d'Autriche (recueil Brunet, tome I, p. 440) et ces vers de Valincour (*la Princesse de Clèves*, édit. Adry, 1809, tome II, p. 506) :

> De là viennent tant de bassesses;
> De là marquises et comtesses,
> Genre de courtisans nouveaux,
> Descendent au fond des bureaux,
> En foule en assiègent la porte,
> Attendant que le commis sorte,
> Pour demander d'un air soumis:
> « Puis-je espérer le droit d'avis ? »

Une intrigante, la Rosemain, poursuivie et embastillée en 1703 pour avoir dirigé une agence de ce genre, c'est-à-dire pour s'être entremise partie et d'intérêt et d'amitié, de porter Rouillé en cette place, et c'est ce qui lui donna la protection de Mme de Maintenon. La fonction des deux directeurs fut de faire au conseil des finances tous les rapports dont le contrôleu général étoit chargé après le lui avoir fait en particulier : tellement que cela le déchargea de l'examen et du rapport d'une infinité d'affaires, et de travailler avec lui[1]. La charge d'intendant des finances qu'avoit eue pour rien Breteuil, conseiller d'État[3], fut supprimée, en lui donnant pourtant cinquante mille écus ; il ne laissa pas d'en être

entre les solliciteurs, inventeurs ou traitants et les gens de la cour (*Dangeau*, tome IX, p. 62-63), disait qu'il n'y avait femme de ce monde qui refusât de gagner cinquante pistoles à faire réussir une affaire (*Archives de la Bastille*, tome XI, p. 35). En 1698, on dénonça la comtesse de Fiesque comme ayant promis de faire avoir une commission de capitaine de frégate moyennant deux mille livres; le comte de Gramont, comme se chargeant de faire réussir un mariage avec le fils fort riche, mais mineur, d'un greffier du Parlement; la princesse d'Harcourt, comme prenant quinze cents livres seulement pour une commission de capitaine de frégate légère; le comte de Marsan, comme demandant des affaires de finance telles que celle des arts et métiers; nombre de dames de la cour, comme étant dans le même cas. (*Notes de R. d'Argenson, lieutenant général de police*, p. 3-5.)

1. Voyez la notice sur le conseil des finances, dans nos tomes VI, p. 496, et VII, p. 427. A l'occasion de cette création de 1701, les *Mémoires de Sourches* disent (tome VII, p. 83-84) : « Les .... intendants des finances.... devoient, à l'avenir, rapporter toutes les affaires de finance devant ces deux directeurs, lesquels, à leur tour, devoient les rapporter toutes devant le Roi, sans que le contrôleur général en rapportât jamais aucune (*en note :* Il est vrai qu'il diminuoit par là la fatigue de ses occupations; mais, en même temps, il donnoit atteinte à la beauté de sa charge). On ôtoit même plusieurs bureaux de chez le contrôleur général, pour les mettre chez les directeurs des finances, et, d'Héricourt, qui avoit toujours eu celui des lettres sous les contrôleurs généraux Colbert, le Peletier, de Pontchartrain et Chamillart, n'ayant pu se résoudre à travailler sous ces directeurs après avoir toujours travaillé sous des ministres, le Roi consentit qu'il se retirât et lui donna trois mille livres de pension. »

2. Il a écrit *eu*, et la première lettre de *rien* corrige un *B*.

3. Tome VI, p. 40. C'est en 1684 qu'il avait eu cette commission d'intendant des finances, sans bourse délier, ainsi que le Peletier de

bien fâché[1]. Ainsi il n'en demeura que quatre[2], qui, de garçons du contrôleur général qu'ils[3] étoient, le devinrent des directeurs, chez qui il leur fallut aller porter le portefeuille, dont Caumartin pensa enrager[4], lui qui avoit espéré d'être contrôleur général après Pontchartrain, et qui, sous lui, étoit le seul maître des finances[5]; mais, à force de bonne chère, de bonne compagnie et de faire le grand seigneur[6], il s'étoit mis hors d'état de se passer de sa charge, de sorte qu'il fallut en boire le calice[7]. [Le] Peletier de Souzy eut le choix d'une des deux places de directeur en supprimant sa charge d'intendant des finances[8]; mais, en homme sage, qui étoit conseiller d'État, et qui étoit devenu

Souzy, et tous deux avaient été maintenus lors de la création de quatre autres charges en 1690. M. de Breteuil était devenu conseiller d'État semestre en 1685, et ordinaire en janvier 1697, par ancienneté.

1. *Journal de Dangeau*, tome VIII, p. 136 ; *Mémoires de Sourches*, tome VII, p. 83. — De même, son père, en 1666, avait été forcé de recevoir cent cinquante mille livres pour céder sa charge de contrôleur général des finances à Colbert.

2. Voyez nos tomes IV, p. 5 et 264, et VI, p. 297, et l'appendice I du tome IV, p. 387-388.

3. *Il*, au singulier, dans le manuscrit.

4. L'annotateur des *Mémoires de Sourches* dit (tome VII, p. 83, note 2) : « Après avoir été le bras droit du contrôleur général de Pontchartrain, il lui étoit bien dur de voir d'Armenonville, son cadet, et du Coudray, un étranger, devenir directeurs des finances à son préjudice, et ui être obligé d'aller rapporter devant eux. »

5. Voyez nos tomes II, p. 194, et VI, p. 263-264.

6. Il a déjà signalé ce travers, et il en avait parlé dans la notice sur M. DE CLERMONT-TONNERRE imprimée à l'Appendice de notre tome VIII, p. 437 : « C'étoit un homme très bien fait, etc., qui.... étoit devenu un maréchal de Villeroy de robe à force de grands airs et de fatuités, qui lui rompirent le col auprès du Roi. » Il passera cependant conseiller d'État ordinaire en décembre 1702.

7. L'intendant Heudebert du Buisson « avoit les mêmes raisons d'être chagrin qu'avoit son collègue Caumartin, à la réserve qu'il n'avoit pas été favori du contrôleur général de Pontchartrain. » Quant à M. Bignon de Blanzy, il était jeune et nouveau venu. (*Mémoires de Sourches*, tome VII, p. 83, notes 3 et 4.)

8. *Journal de Dangeau*, tome VIII, p. 136-138.

une manière de tiercelet[1] de ministre[2] par son emploi de directeur général des fortifications qui le faisoit travailler seul avec le Roi une fois toutes les semaines, et qui lui donnoit un logement à Versailles et à Marly tous les voyages, avec la distinction de n'avoir plus de manteau, mais seulement le rabat et la canne[3], il aima mieux quitter sa charge d'intendant des finances et la donner à son fils[4], qui, par ce début à l'âge de vingt-cinq ans, fut[5] en chemin d'aller à tout, comme il lui est arrivé dans la suite[6].

1. Il a déjà employé cette expression figurée, pour le même personnage, dans notre tome VI, p. 265. Chapelain disait : *tiercelet* de favori (*Lettres*, tome I, p. 633) ; Loret : *tiercelet* de monarque, de fier-à-bras, et même : *tiercelette* de république (*Muse historique*, tomes I, p. 146, II, p. 126, et III, p. 106). J.-B. Rousseau a écrit (*Œuvres*, tome II, p. 366) :

Il est vrai que son ton de cuistre
Pour un tiercelet de ministre
Parott un peu trop emphasé.

2. *De ministre* a été ajouté en interligne.

3. Il a déjà dit tout cela plusieurs fois : tomes III, p. 282-283, VI, p. 266, et VII, p. 171. Voyez le portrait gravé par Edelinck d'après le peintre Van Oost.

4. Transmission de charge déjà annoncée en 1699, par anticipation : tome VI, p. 266. J'ai dit là que M. de Souzy, prévoyant cette nécessité, avait fait ériger sa commission d'intendant des finances en titre d'office, moyennant une finance qui fut modérée à trois cent mille livres, le 20 décembre 1700, et qu'il avait obtenu la survivance pour son fils (Arch. nat., O[1] 44, fol. 468, 623 v° et 634 v°; *Journal de Dangeau*, tome VII, p. 440-441 ; *Mémoires de Sourches*, tome VI, p. 322 et 332). Il eut en outre, pour lui-même, une pension de dix mille livres, dont le brevet fut expédié le 15 juillet 1701 (O[1] 45, fol. 121 v°), sans qu'il eût rien demandé, dit Dangeau (tome VIII, p. 136-137), et en reconnaissance de la délicatesse qu'il avait montrée dans toute cette affaire.

5. *Fut* est écrit en interligne, au-dessus d'*estoit*, biffé.

6. Ce jeune le Peletier des Forts (tome VI, p. 266), nommé maître des requêtes depuis le commencement de 1698, à la suite de sa mission au congrès de Ryswyk, avait fait un voyage en Angleterre au mois d'avril 1699 (Arch. nat., O[1] 43, fol. 133), et il remplaçait M. Bignon de Blanzy, comme commissaire au jugement des prises sur mer, depuis le 17 septembre suivant. En 1700, on avait cru qu'il épouserait la demoiselle de la Hoguette, nièce de l'archevêque de Sens, dont Saint-Simon a parlé dans notre dernier volume (voyez la *Gazette d'Amsterdam*,

Le roi d'Espagne reçoit le collier de la Toison et l'envoie aux ducs de Berry et d'Orléans, à qui le Roi le donne.

Le roi d'Espagne, qui se préparoit au voyage d'Aragon et de Catalogne pour y prêter et y recevoir les serments accoutumés aux avènements à la couronne d'Espagne[1], reçut en cérémonie le collier de l'ordre de la Toison[2] des mains du duc de Monteleon, le plus ancien chevalier de cet ordre qui se trouvât lors en Espagne[3], et tout de suite y nomma M. le duc de Berry et M. le duc d'Orléans[4], à qui, quelque temps après, le Roi le donna par commission du roi son petit-fils[5]. La cérémonie s'en fit à la messe en la même façon et au même temps que les évêques nouvelle-

de 1700, n° XXIII); mais nous ne le verrons se marier qu'en 1706, avec une fille de Bâville.

1. Ci-après, p. 102-103. — Il ne parle ni de l'entrée solennelle du 14 avril (*Gazette*, 1701, p. 221-223; *Gazette d'Amsterdam*, n° XXXVIII), ni de la prestation de serment comme roi de Castille et de Léon, suivie de l'hommage des grands et des députés des états. Ces deux dernières cérémonies eurent lieu le dimanche 8 mai, au monastère des Hiéronymites (*Gazette d'Amsterdam*, n° XLI; *Gazette*, p. 270; ci-après, p. 397). Une relation imprimée, avec estampe, s'en trouve aux Affaires étrangères, vol. *Espagne* 89, fol. 44-79, et une autre dans les Papiers du P. Léonard : Arch. nat., K 1332, n° 1[1], fol. 132. Le *Diario* d'Ubilla en contient un long procès-verbal, aussi avec estampes (p. 101-137).

2. Nous avons vu, en 1700 (tome VII, p. 340, et Additions n° 341 et 342), que le jeune roi avait pris d'avance le cordon noir de la Toison devant que de quitter Versailles. Il reçut le collier à Madrid, le 5 mai (*Gazette*, p. 270; *Gazette d'Amsterdam*, Extr. XLI). Ni le *Journal de Dangeau*, ni les *Mémoires de Sourches* n'en parlent.

3. Voyez le *Portrait de la cour en 1701*, dans notre tome VIII, p. 545-546. La nomination de M. de Monteleon datait de mai 1681 : tome VII, p. 263, note 5. En 1665, c'est le duc de Cardone qui avait donné le collier à Charles II, alors âgé de cinq ans (*Gazette*, p. 1203).

4. Philippe V avait annoncé ses intentions aux princes par une lettre du 3 juin (Affaires étrangères, vol. *Espagne* 90, fol. 94-96). La dépêche officielle arriva le 11 juillet à Trianon, et les colliers le 14. Le jeune roi disait qu'il les envoyait aux « deux seuls princes de France qui pussent avoir droit à sa succession; » mais on sut que, conformément aux stipulations intervenues, quelques seigneurs français recevraient aussi la même distinction (*Journal de Dangeau*, p. 146 et 158), et qu'ils pourraient porter la Toison avec le Saint-Esprit. Le *Mercure* d'août publia, à cette occasion (p. 201-210), un article sur l'ordre espagnol.

5. Cette cérémonie se fit le dimanche 7 août (*Journal de Dangeau*,

ment sacrés y prêtent au Roi leur serment de fidélité[1]. Torcy y fit la fonction de chancelier de la Toison. Comme il n'y avoit ici aucun chevalier de cet ordre, il n'y eut point de parrains, et, les grands habits de cérémonie, qui appartiennent à l'ordre, et non aux chevaliers, étant demeurés en Flandres[2], ils ne se portoient point en Espagne, où on recevoit et puis on portoit le collier sur ses habits ordinaires[3] : ce qui fit que ces deux princes le reçurent de même de la main du Roi[4].

p. 164; *Sourches*, p. 100; *Theatrum Europæum*, tome XVI, p. 383; copie du procès-verbal officiel fait pour l'Espagne, dans les Papiers de Saint-Simon, au Dépôt des affaires étrangères, vol. *France* 188, fol. 168-172). On suivit le même cérémonial que pour François Ier en 1516 et pour François II en 1559 (*Gazette d'Amsterdam*, 1701, n° LXVI).

1. Sur ces prestations de serment, voyez l'*État de la France*, 1698, tomes I, p. 18 et 23, et les *Mémoires de Sourches*, tomes X, p. 20, note 3, et XI, p. 153. Le 25 juillet 1701 (*ibidem*, tome VII, p. 95), le nouvel évêque de Noyon était venu prêter serment à Marly.

2. Il y avait trois costumes différents, le principal en velours cramoisi doublé de satin blanc et richement brodé d'or. Tout cet appareil superbe était en Flandre, avec le trésor de l'ordre, depuis Philippe II; il y resta jusqu'à l'invasion française, sous Louis XV, et fut alors porté à Vienne.

3. En parlant de la réception du duc de Ruffec, son fils, il s'élèvera contre l'inconvenance des habits ordinaires (tome XVIII, p. 355-359).

4. Au lieu d'entendre la messe de la tribune, le Roi descendit en bas après le Conseil; les princes, à genoux et sans carreaux, devant son prie-Dieu, prêtèrent le serment, lu par Torcy, en tenant une main sur l'Évangile, l'autre sur le crucifix, puis vinrent au côté droit du Roi, qui, étant dans son fauteuil, leur passa le collier au cou. La même cérémonie est détaillée, en forme de procès-verbal, dans la réception du maréchal de Villars en 1714 (*Dangeau*, tome XV, p. 110-116), et il y a des relations de réceptions du temps de Louis XV dans les *Mémoires du duc de Luynes*, tome II, p. 145, 313-314 et 391. On peut les comparer avec celle du duc de Mouchy, reçu par le roi Louis XVIII le 2 mai 1819 : *Cabinet historique*, année 1867, 1re partie, p. 207-213. Sur celle de 1701, les *Mémoires de Sourches* disent (p. 100) : « Cette cérémonie ne fut pas fort longue, et encore moins magnifique, parce qu'on accourcit de beaucoup le serment et que les princes reçurent l'ordre en habit de deuil, au lieu qu'ils devoient le recevoir en habit de velours couleur de feu. » Comparez ci-après, p. 235, la digression sur les grands.

Marcin ambassadeur en Espagne. Son caractère et son extraction.

M. d'Harcourt, un peu rétabli, mais hors d'état de supporter aucune fatigue ni aucun travail, obtint son rappel[1]. Marcin[2], qui servoit sous le maréchal Catinat et qui étoit en Italie, fut choisi pour l'aller relever en la même qualité[3]. C'étoit un très petit homme[4], vif, sémillant, ambitieux, bas complimenteur sans fin, babillard de même, dévot pourtant, et qui par là avoit plu à Charost, avec qui il avoit fort servi en Flandres[5], s'étoit fait son ami, et, par lui,

1. La lettre de septembre 1701, par laquelle il expliqua à Philippe V ses raisons pour quitter l'Espagne, a été imprimée dans le recueil d'Hippeau, tome II, p. 512. On en peut rapprocher plusieurs passages des *Mémoires de Louville*, tome I, p. 126, 137, 157, 175, etc., et une lettre inédite de Louville que nous donnons à l'Appendice, nº IV.

2. Ferdinand, comte de Marcin : tome I, p. 236. Saint-Simon écrit : *Marchin*, comme l'*Histoire généalogique* et le *Moréri*, dont il va se servir. C'était l'orthographe primitive, du pays d'origine ; mais la signature est : *Marcin*, et nous avons eu tort de suivre jusqu'ici l'orthographe française : *Marsin*.

3. On connaissait ce choix dès le 12 juin (*Dangeau*, p. 124), et, par une lettre du duc de Beauvillier à Louville (*Mémoires secrets*, tome I, p. 173), nous voyons que c'est M. d'Harcourt lui-même qui avait proposé quatre noms : Catinat, Albergotti, Briord, Marcin ; mais il ne s'agissait alors que de donner un adjoint à l'ambassadeur, et non un remplaçant. Voyez aussi une lettre du Roi, datée du 27 juin, à son petit-fils (*Œuvres de Louis XIV*, tome VI, p. 66-67 ; *Mémoires sur Mme de Maintenon*, par la Beaumelle, éd. 1789, tome VI, p. 265 ; *Mémoires de Louville*, tome I, p. 185), une lettre écrite par Marcin lui-même, le 27 juin 1701, à M. d'Harcourt (recueil Hippeau, tome II, p. 510-512), et l'analyse de son instruction, publiée en dernier lieu dans le tome I de *Philippe V et la cour de France*, par M. Alfred Baudrillart, p. 77-80. L'original est aux Affaires étrangères, vol. *Espagne* 98. — Louville eût préféré qu'on envoyât M. de Beauvillier (*Mémoires de Noailles*, p. 80 ; Baudrillart, *Philippe V*, tome I, p. 75).

4. « Le plus petit homme de la cour, mais bien fait, et d'un esprit également solide et agréable » (*Mémoires de Sourches*, tome II, p. 214, note 2 ; comparez tome IV, p. 174, note 2). Voyez à l'Appendice, nº V, la notice inédite sur ce maréchal et sur sa famille.

5. Ses états de service sont dans le *Mercure* de janvier 1703, p. 367-371, et dans la *Chronologie militaire* de Pinard, tome III, p. 167-170. Né à l'époque où son père commandait dans les Pays-Bas espagnols, il avait débuté à seize ans chez les Hollandais (*Gazette* de 1672, p. 1206

s'étoit fait goûter à Monsieur de Cambray, et aux ducs de Chevreuse et de Beauvillier[1]. Il ne manquoit ni d'esprit ni de manège, ne laissoit pas, malgré ce flux de bouche[2], d'être de bonne compagnie et d'être mêlé à l'armée avec la meilleure, et toujours bien avec le général sous qui il servoit[3]. Tout cela le fit choisir pour cette ambassade fort au-dessus de sa capacité et de son maintien[4]. Il étoit pauvre[5], et fils de ce Marcin[6] qui a tant fait parler de lui dans le parti

et 1230), mais avait été gagné à la France par Gourville, après la mort de son père, en 1673 (*Mémoires de Gourville*, p. 566-567), était venu s'offrir au Roi devant Maëstricht (*Lettres historiques de Pellisson*, tomes I, p. 342, et II, p. 22), et, dans la même année, avait obtenu des lettres de naturalité et le commandement de la compagnie des gendarmes flamands nouvellement créée pour lui. Promu brigadier de cavalerie en 1688, il avait commandé la gendarmerie à l'armée d'Allemagne, avait été blessé à Fleurus, était passé maréchal de camp en 1693, avait figuré à Nerwinde et à Charleroy, puis était allé remplir les fonctions de directeur général de la cavalerie à l'armée d'Italie (1695), et enfin avait servi aux sièges de Valence et d'Ath. Il avait vendu sa compagnie au chevalier de Roye en 1698. A la fin de décembre 1700, il était parti pour l'armée qui se formait en Italie.

1. Voyez notre tome V, p. 174. Comme notre auteur, les *Mémoires de Feuquière* disent (tome I, p. 127) que, sans mérite militaire, il s'était avancé par le secours de la cabale des dévots de la cour.

2. Emploi au figuré que donne encore le *Dictionnaire de l'Académie.*

3. En l'annonçant à Louville, M. de Beauvillier disait : « Félicitez-vous-en ; il a de la piété, de l'honneur, de l'esprit, du secret, n'est point jaloux, et m'a paru très disposé à vous aimer et à se conduire d'après vos idées. » (*Mémoires secrets*, tome I, p. 178.)

4. Il lui reprochera bientôt des fautes grossières d'ignorance en matière de cérémonial.

5. Partant en 1696 pour l'armée d'Italie, il avait représenté au Roi le mauvais état de ses affaires et obtenu un brevet de retenue égal au prix de sa charge de capitaine-lieutenant de gendarmerie, seule ressource qui pût couvrir ses dettes (*Dangeau*, tome V, p. 407).

6. Ici, *Marchain.* — Jean-Gaspard-Ferdinand de Marcin, dont l'*Histoire généalogique* donne l'extraction très modeste (ci-après, p. 354), ne fut agrégé à la noblesse du pays de Liège qu'en 1645. Il débuta comme cadet dans le régiment d'infanterie de Tilly, avec vingt-sept de ses compatriotes, dont quatorze devaient devenir généraux en chef (*Mémoires de Lenet*, p. 294). La *Gazette* raconte ses faits d'armes de

de Monsieur le Prince[1], et à qui son mérite militaire et son manège entre les diverses factions[2] valurent enfin la Jarretière de Charles II, au scandale universel, parce [que] c'étoit un Liégeois de très peu de chose[3]. C'étoit en 1658, qu'il

1638 à 1648 au service de la France, en Italie, aux sièges de Philipsbourg, de Mardyck, de Dunkerque et de Tortose, à Nordlingen, etc. Colonel du régiment des chevau-légers liégeois le 10 avril 1637, il fut promu maréchal de camp en 1645, et nommé gouverneur de Tortose le 25 juillet 1648, puis lieutenant général à l'armée de Catalogne et capitaine général de ce pays en 1649 et 1651, mais passa au service de l'Espagne en 1653, reçut du roi Charles II d'Angleterre, en 1654, le titre de généralissime de l'armée organisée pour le recouvrement de ses États, et, en 1658, l'ordre de la Jarretière, à quoi l'Autriche joignit un titre de comte de Marcin et du saint-empire. Malgré l'amnistie de 1660, il resta au service de l'Espagne, avec la permission du Roi, fut fait gouverneur de Badajoz en novembre 1663, puis mestre de camp général des Pays-Bas en mai 1665, y commanda l'armée espagnole en 1667 et fut défait par le marquis de Créquy, fut confirmé dans sa charge en décembre 1668, mais eut de graves difficultés avec les gouverneurs Castel-Rodrigo et Monterey, demanda par suite son congé en avril 1673, soit pour échapper à l'hostilité de son supérieur, soit pour sauver les biens que sa femme avait en France, et mourut à Spa, au mois d'août suivant, au moment où il venait de traiter avec Louis XIV, par l'intermédiaire de Gourville, pour rentrer en France avec son fils.

1. Condé, l'ayant marié, lui procura le commandement de la Catalogne avec un titre de vice-roi, et le prit pour son principal confident, ce qui lui valut une disgrâce en 1650 (*Mémoires de Monglat*, p. 232, et de *Lenet*, p. 294), après l'emprisonnement des princes. Rétabli dans son commandement et apprenant que les princes étaient sortis de Paris pour commencer la guerre civile, il passa à eux avec quatre régiments qui formèrent le premier noyau de l'armée de Condé, et les Espagnols en profitèrent pour se rétablir définitivement en Catalogne. Condé lui confia la Guyenne, puis les gouvernements de Bellegarde et de Stenay; mais c'était un homme sans caractère, toujours pris de vin, disait-on. (*Souvenirs du règne de Louis XIV*, par M. le comte de Cosnac, du tome I, p. 344, au tome VIII, p. 162; *Ministère du cardinal Mazarin*, par Chéruel, tome I, p. 30-31 et 114; *Mémoires de Mme de la Guette*, p. 89, 139-148 et 174.)

2. Le signe du pluriel a été ajouté après coup à *factions*.

3. Devenu capitaine général au service de l'Espagne et remarqué pour sa valeur au siège d'Arras, il reçut de Mazarin des offres pour rentrer au service de la France, mais demanda trop. C'est alors qu'il s'attacha au roi d'Angleterre Charles II, réfugié en Hollande chez son

commandoit l'armée d'Espagne aux Pays-Bas[1], et que l'Empereur le fit aussi comte de l'Empire[2]. Il eut des gouvernements et des établissements qui lui firent épouser une Balsac-Entragues[3], cousine germaine de la marquise de Verneuil[4], qui devint héritière, mais dont le fils, qui est

oncle le prince d'Orange, et, en 1656, ce prince le plaça auprès de ses frères les ducs de Glocester et d'York pour faire campagne avec l'armée espagnole (*Mémoires du duc d'York* [Jacques II], éd. Michaud et Poujoulat, p. 595-596), conformément au traité d'alliance du 12 avril. Il passait pour le meilleur général que possédât cette nation.

1. Voyez les *Mémoires de Chavagnac*, tome I, p. 229, 230, 241, 246, etc. Un tableau du musée de Versailles, n° 2106, représente sa défaite par M. de Créquy en 1667.

2. Il acheta la terre de Marcin ou Marchin, dans le pays de Liège, au sud-est de Huy.

3. Marie de Balsac, fille d'Henri, marquis de Clermont d'Entragues et comte de Graville, épousa Marcin le 19 mai 1651, et mourut à Paris, dans le couvent des filles de la Croix, le 9 novembre 1691, âgée de soixante-quatorze ans, n'ayant eu, outre son fils, qu'une fille, qui était morte jeune. Le fils releva les titres de marquis de Clermont d'Entragues, de comte de Graville et de baron de Dunes. — Ce mariage avait été préparé par Condé; mais il ne fut célébré qu'après que le futur eut obtenu des lettres de naturalité (Arch. nat., O[1] 11, fol. 383 v°). Le contrat fut signé avec l'assistance du prince de Condé, le 15 mai; les fiançailles eurent lieu le 18, au soir, et le mariage dans la nuit suivante. Marcin, que M. de Wicquefort déclarait connaître pour bon gentilhomme et riche à douze mille livres de rente, avait promesse qu'on obtiendrait pour lui le bâton avant un an et la faculté de tenir des bénéfices jusqu'à concurrence de trente mille livres de revenu, quoique marié. (*Muse historique*, tome I, p. 119; *Journal de Dubuisson-Aubenay*, tome II, p. 67 et 70; *Mémoires de Mme de la Guette*, p. 59, 60 et 80-89.) La sœur de sa femme avait épousé en 1647 M. d'Avaugour-Vertus, frère de la belle duchesse de Montbazon (tome V, p. 230).

4. Les sept derniers mots sont ajoutés en interligne. — Catherine-Henriette d'Entragues était fille de François de Balsac d'Entragues et de Marie Touchet, l'ancienne maîtresse du roi Charles IX, et petite-fille de Guillaume de Balsac, bisaïeul de la comtesse de Marcin, qui se trouvait, par conséquent, nièce à la mode de Bretagne, et non cousine germaine, d'Henriette d'Entragues. Catherine-Henriette, née à Orléans en 1579, devint la maîtresse d'Henri IV après la mort de Gabrielle d'Estrées, moyennant une promesse de mariage (1er octobre 1599) pour le cas où elle accoucherait d'un fils. C'est comme consolation de l'arrivée de

celui dont je parle, n'en[1] fut pas plus riche[2] : aussi étoit-ce un panier percé. Il rendit compte au Roi assez au long des affaires militaires d'Italie[3]. Il eut les mêmes appointements et traitements pécuniaires qu'Harcourt. Le Roi voulut même qu'il eût en tout un équipage et une maison pareille, lui dit de les commander, et paya tout[4] : aussi Marcin n'étoit-il pas en état d'y fournir. Je l'avois fort connu à l'armée et à[5] la cour, et il venoit souvent chez moi; Charost aussi[6], qui étoit intimement de mes amis[7], avoit fait cette liaison entre nous, et Marcin l'avoit fort desirée, et la cultivoit soigneusement à cause de la mienne si intime avec les ducs de Beauvillier et de Chevreuse,

Marie de Médicis que le Roi lui attribua le marquisat de Verneuil, érigé plus tard en duché pour le fils qui naquit en octobre 1601, et elle consentit à rendre la promesse de mariage en juillet 1604, mais conspira alors avec son père et son frère utérin, et ne fut pardonnée qu'à grand'peine. Elle mourut le 9 février 1633, dans sa cinquante-quatrième année. Saint-Simon a parlé d'elle dans sa notice sur le duc d'ANGOULÊME (tome VII des *Écrits inédits*, p. 233-234) et dans le *Parallèle*, p. 63-66. M. A.-J. Ballieu lui a consacré une étude en 1886.

1. *Ne* corrigé en *n'en*.

2. Mlle d'Entragues apportait seize mille livres de rente.

3. *Journal de Dangeau*, tome VIII, p. 140. Le surlendemain (2 juillet, p. 141), Marcin fut fait lieutenant général. « Il étoit très ancien maréchal de camp, dit Dangeau; il y avoit même eu quelques-uns de ses cadets qui avoient passé devant lui. »

4. Voyez, à l'Appendice, n° VI, un placet de M. d'Harcourt sur ses frais d'ambassade. Ses appointements mensuels avaient été portés de trois mille livres à quatre mille, comme ceux des ambassadeurs en Angleterre (*Dangeau*, tome VI, p. 255); Marcin les eut aussi, et le Roi s'engagea à payer tous les frais d'équipage, qui, pour M. d'Harcourt, avaient été de vingt mille écus (tomes VII, p. 426, et VIII, p. 134). On lui donna de doubles lettres de créance, comme ambassadeur extraordinaire et comme « courtisan honoré de la confiance du Roi, » son intention étant de ne point prendre la première qualité tant que M. d'Harcourt serait en état d'agir (*ibidem*, tome VIII, p. 149-150). Il arriva à Madrid le 14 août, et se rendit aussitôt auprès de M. d'Harcourt, à la Zarzuela.

5. *A* est répété deux fois.

6. Le manuscrit ne porte pas de ponctuation avant *Charost*.

7. Voyez notre tome V, p. 174-175.

laquelle n'étoit plus ignorée de personne, mais non encore sue au point d'intimité où elle étoit déjà, et de confiance qui, de leur part, commençoit à poindre[1]. Dès que le bagage de Marcin fut prêt, et il le fut bientôt parce que le Roi payoit, on le fit partir d'autant plus vite que le Portugal se joignit alors à l'Espagne[2] et que M. de Savoie signa le traité du mariage de sa fille avec le roi d'Espagne[3], et celui de la jonction de ses troupes avec les nôtres et celles d'Espagne en Italie, qu'il devoit commander en chef avec Catinat sous lui pour les nôtres, et Vaudémont pour les espagnoles[4].

Raison du duc d'Orléans de desirer la Toison.

Je m'aperçois qu'en parlant de la Toison de M. le duc de Berry et de M. le duc d'Orléans[5] j'ai oublié une chose importante[6]. Le testament du roi d'Espagne en faveur de la postérité de la Reine sa sœur, épouse du Roi, n'avoit point, à son défaut, rappelé celle de la Reine sa tante, mère du Roi, mais au contraire M. de Savoie et sa postérité, plus éloignée que celle de la Reine mère. Monsieur et M. le duc d'Orléans firent donc leurs protestations contre cette disposition seconde, et Louville, vers ce temps-ci, les fit enregistrer au conseil de Castille[7]. C'est ce qui fit desirer à

1. Voyez nos tomes II, p. 13, V, p. 172, etc.

2. *Journal de Dangeau*, p. 137, 139-140 et 143 : « Le traité pour la France et l'Espagne est conclu avec le Portugal.... » Voyez notre tome VIII, p. 255-256. L'Europe se demandait depuis longtemps quel serait le caractère de cette alliance, et les ministres espagnols y avaient fait une vive opposition dans l'idée que le Portugal devait revenir à la monarchie espagnole (*Louville*, tome I, p. 163-166).

3. *Dangeau*, p. 158-159. Ci-après, p. 89.

4. *Dangeau*, p. 131, 138, 156. Ainsi le duc de Savoie, jadis battu et dépossédé de ses États patrimoniaux par Catinat, allait se retrouver généralissime au-dessus de lui, comme il l'avait déjà été en 1696, pour le siège de Valence, continuant alors à commander l'armée ennemie, et, situation bizarre, donnant l'ordre à l'une comme à l'autre.

5. Ci-dessus, p. 26-27.

6. C'est que Dangeau n'en a rien dit dans le *Journal*.

7. Le 1er décembre 1700, Monsieur avait signé par-devant deux notaires et expédié en Espagne une protestation contre l'omission de son nom et de ses droits dans le testament du roi Charles II, protes-

M. le duc d'Orléans d'avoir la Toison en même temps que M. le duc de Berry, comme étant de droit appelé par sa ligne, du chef de la Reine sa grand mère, à la couronne d'Espagne, au défaut de toute celle de la feue Reine épouse du Roi [1]. Retournons maintenant en Italie.

tation accompagnée d'un projet de déclaration par laquelle Philippe V devait reconnaître la priorité des droits des d'Orléans sur ceux de la descendance de l'impératrice Marie et de celle de Catherine d'Autriche, duchesse de Savoie. Le 4 mai seulement, Blécourt lui avait répondu que don Manuel Arias admettait la légitimité de cette revendication, et que la cour de Madrid était prête à faire « tout ce que S. A. R. ordonneroit. » Trois jours après, Philippe V lui-même, en annonçant son prochain mariage à Monsieur, se borna à ajouter quelques mots de son désir de donner satisfaction au prince. Monsieur s'en montra désappointé. Un mois plus tard, il mourait. Son héritier ne tarda pas à reprendre l'affaire, encouragé par l'envoi de la Toison (ci-dessus, p. 26) et comptant sur l'appui de sa nièce devenue reine d'Espagne. Au commencement de 1702, il envoya une procuration à M. de Marcin et des mémoires détaillés; mais, ne voyant pas apparence d'obtenir ainsi une reconnaissance authentique, il expédia l'abbé Dubois à Madrid (décembre 1702), sous prétexte de porter ses compliments aux souverains. Dubois, quoique soutenu par le président de Castille, ne put vaincre les scrupules du cardinal Portocarrero à revenir sur une omission dont le but avait été probablement de laisser quelque apparence de chance aux prétendants autrichiens. Ces réclamations du duc d'Orléans ne lui vaudront autre chose, en 1703, que des consultes des différents conseils de la monarchie espagnole, toutes favorables, et dont Ubilla-Rivas lui délivra des expéditions en forme. Voyez le livre du comte de Seilhac sur *l'Abbé Dubois*, tome I, p. 77-90, et les pièces dans l'Appendice du même volume, p. 289-294 et 302-314. On trouve une expédition sur parchemin de la protestation du 1er décembre 1700 et un exemplaire imprimé au Dépôt des affaires étrangères, vol. *Espagne* 85, fol. 431 et 434. Elle a été imprimée également dans le recueil de Lamberty, tome I, p. 234, note 1, dans le *Supplément de la Clef ou Journal historique* (Verdun), tome II, p. 103-105, et dans le livre d'Hippeau sur l'*Avènement des Bourbons*, tome II, p. 322-324. Le P. Léonard a recueilli en outre (Arch. nat., K 1332, n° 23, fol. 2 v° et 3) la déclaration conforme délivrée par le président Arias, en avril 1701, et dont l'envoi fut annoncé par la *Gazette d'Amsterdam* dans son numéro XLIV. Voyez ci-après l'appendice X, p. 401.

1. C'est Dangeau qui dit cela : ci-dessus, p. 26, note 4. Saint-Simon racontera plus tard (tome IX de 1873, p. 339) que « les mêmes renon-

Menées domestiques en Italie.

Pour bien entendre ce qui s'y passoit dès lors[1] et tout ce qui y arriva depuis, il en faut expliquer les ressorts et les manèges, qui, de l'un à l'autre, s'étendirent bien au delà dans la suite, et mirent l'État à deux doigts de sa perte. Il faut se souvenir de ce qui a été dit de la fortune et du caractère de Chamillart[2], et ajouter que jamais ministre n'a été si avant, non dans l'esprit du Roi, par l'estime de sa capacité, mais dans son cœur, par un goût que, dès les premiers temps du billard, il avoit pris pour lui, qu'il lui avoit continuellement marqué depuis par toutes les distinctions, les avancements et les privances qu'il lui pouvoit donner, qu'il combla par les deux emplois des finances et de la guerre dont il l'accabla, et qui s'augmentoit[3] tous les jours par les aveux de Chamillart au Roi de son ignorance sur bien des choses, et par le petit, et l'orgueilleux[4] plaisir dans lequel le Roi se baignoit de former, d'instruire et de conduire son ministre en deux fonctions si principales. Mme de Maintenon n'avoit pas moins de tendresse pour lui, car c'est de ce nom que cette affection se doit appeler[5]. Sa

Situation de Chamillart.

ciations avoient été faites par le traité du mariage de Louis XIII ; et néanmoins, peu de temps après que Philippe V fut arrivé en Espagne, il y fit reconnoître et rétablir, au préjudice de ces mêmes renonciations, le droit à la couronne d'Espagne de M. le duc d'Orléans, tiré par lui de la Reine sa grand mère, épouse de Louis XIII. »

1. Ci-dessus, p. 1.

2. Tome VI, p. 292-301, et tome VIII, p. 16-19, où presque tout ce qui va suivre pendant vingt-quatre lignes a déjà été dit.

3. L'élision *s'* corrige une *l*.

4. L'article élidé *l'* a été ajouté après coup, devant *orgueuelleus*, ainsi écrit, et *plaisir* est répété deux fois, à la fin de la ligne et au commencement de la suivante, mais biffé la seconde.

5. Voyez quelques observations de M. Alfred Baudrillart (*Revue des Questions historiques*, 1er janvier 1890, p. 145) venant s'ajouter à celles de M. Geffroy. Voici une des pièces satiriques qui coururent dans le public (Bibl. nat., ms. Fr. 892, fol. 25) :

Pauvre Colbert, pauvre Louvois,
Votre science étoit petite :
Chamillart, dans ce double emploi,
Beaucoup mieux que vous s'en acquitte,

dépendance parfaite d'elle la charmoit, et son amitié pour lui plaisoit extrêmement au Roi. Un ministre dans cette position est tout-puissant; cette position étoit visible : il n'y avoit personne qui ne se jetât bassement à lui. Ses lumières, des plus courtes, étoient abandonnées à elles-mêmes par sa famille, telle que je l'ai représentée[1], et se trouvoient incapables[2] d'un bon discernement. Il se livra à ses anciens amis, à ceux qui l'avoient produit à la cour, et aux personnes qu'il estima avoir une considération et un éclat qui méritoit d'être ménagé. Matignon[3] étoit des premiers : il avoit vu son père intendant de Caen[4], et lui de Rouen[5]; il avoit été leur ami, et, tout Normand très intéressé qu'il étoit, il avoit fait l'amitié à celui-ci de lui céder la mouvance d'une terre qui relevoit de Torigny[6].

Mais vous n'étiez pas, ce dit-on,
De la façon de Maintenon.

Des Pontchartrain, des Chamillart,
Des Beauvillier et des Noailles,
Des favoris, des papelards,
Et d'autres semblables canailles,
On en voit en France à foison
Grâce à la Maintenon.

Des ministres, des généraux,
Jadis la France avoit l'élite,
Et les bâtons de maréchaux
Jadis se donnoient au mérite;
Un autre mode est de saison :
Tout se fait à la Maintenon.

Pour vous expliquer en deux mots
Ce qui se passe dans la France,
Désordres, abus, édits, impôts,
Et circonstance et dépendance,
Louis ne prête que le nom,
Le reste est à la Maintenon.

1. Tome VI, p. 301-306.
2. Le signe du pluriel a été ajouté après coup.
3. Jacques III de Matignon, comte de Torigny (tome II, p. 134), qui avait épousé sa nièce Charlotte de Matignon, fille du comte de Torigny mort en 1682, comme Mme de Seignelay que nous avons vue se remarier avec M. de Marsan, en 1696 (tome III, p. 8-14).
4. Guy Chamillart : tome VI, p. 292. — 5. *Ibidem*, p. 296.
6. Comparez la suite des *Mémoires*, tome IV de 1873, p. 12, et une

Cela avoit tellement gagné le cœur à Chamillart, qu'il ne l'oublia jamais, que Matignon eut tout pouvoir sur lui dans tout le cours de[1] son ministère, et qu'il en tira des millions, lui et Marsan, son beau-frère et son ami intime, qu'il lui produisit, et qui, par ses bassesses, se le dévoua[2]. Aussi Monsieur le Grand, son frère, qui aimoit fort Chamillart, qui étoit un de ceux qui l'avoient produit au billard[3], et pour qui Chamillart avoit la plus grande et la plus respectueuse déférence[4], appeloit publiquement son frère de Marsan le chevalier de la Proustière[5], et lui tom-

Addition sur la principauté de Neuchâtel, dans le tome XI du *Journal de Dangeau*, p. 398. — Torigny, entre Bayeux et Coutances, avait été apporté aux Matignon par l'héritière des Mauny, en 1450, et était le siège d'un comté, avec bailli et vicomte, depuis 1575. Environ soixante fiefs nobles en relevaient. Le château, des plus magnifiques, dominait une vallée, et ses possesseurs y avaient fait peindre l'histoire de leur maison par Claude Vignon. Il échappa, en 1712, à un incendie qui détruisit seulement l'orangerie et trois cents maisons de la ville (*Dangeau*, tome XIV, p. 239). Quelques restes en subsistent encore aujourd'hui.

1. Les quatre derniers mots ont été ajoutés en interligne.

2. Comparez la suite des *Mémoires*, tomes V de 1873, p. 392, VI, p. 173, et XVII, p. 64, et l'Addition au *Journal de Dangeau*, tome XVIII, p. 278. En effet, le nom de M. de Marsan revient à plusieurs reprises dans les documents sur les donneurs d'avis dont il a été parlé p. 22-23, et Lauzun, à ce que rapporte Madame (recueil Brunet, tome I, p. 248), raconta un jour au Roi que le perruquier à la mode était accaparé par ce personnage pour fabriquer des perruques à toute la maison de M. Chamillart et à ses amis. Quand se fit le mariage qui sera raconté plus loin, p. 311-315, ces vers coururent (Chansonnier, ms. Fr. 12 692, p. 455) :

> A ce sang de ferrandinier
> Le Feuilladin va s'allier.
> Marsan en fait le mariage;
> A ce grand prince, pour présent,
> On promet de hausser les gages
> Qu'il reçoit des surintendants.

3. Tome VI, p. 294.

4. Dans ses lettres intimes à Chamillart, Monsieur le Grand ne manque jamais de rappeler qu'il est son plus ancien ami.

5. On a vu en 1699 ce qu'était l'abbé de la Proustière et son rang dans la famille maternelle de Chamillart (tome VI, p. 305-306). Dans une Addition sur M. de Marsan (*Journal*, tome XII, p. 263 ; comparez les

boit rudement dessus pour la cour indigne, mais très utile, qu'il faisoit à Chamillart[1].

Des seconds étoient le même Monsieur le Grand[2] et le maréchal de Villeroy[3], dont le grand air de faveur et celui d'autorité qu'ils prirent aisément sur lui, et ces manières de supériorité qu'ils usurpoient à la cour[4], lui imposoient et l'étourdissoient, et il leur étoit d'autant plus soumis, que ce n'étoit pas pour de l'argent comme les deux autres[5].

Mémoires, tome VI de 1873, p. 173), Saint-Simon expliquera ce qu'i dit ici, en ces termes : « L'abbé de la Proustière, parent de Chamillart, gouvernoit tout dans sa maison. Monsieur le Grand appeloit son frère le chevalier de la Proustière, et disoit que, pour faire sa cour jusqu'au perruquier de l'abbé, il prenoit de lui ses perruques. » C'est l'anecdote rapportée dans notre note 2, ci-dessus.

1. Du temps de M. de Pontchartrain, il avait touché, en une seule fois, quarante mille écus de droit d'avis (*Dangeau*, tome III, p. 333). Il jouissait d'une pension de dix mille livres sur l'évêché de Cahors, e d'une autre de vingt mille sur le trésor royal.

2. On trouve des lettres confidentielles de Monsieur le Grand à Chamillart dans la publication de M. l'abbé Esnault, tome II, p. 172-174, et bon nombre d'autres dans les papiers du Contrôle général.

3. Monsieur le Grand avait épousé la sœur du maréchal en 1660.

4. Voyez notamment ce qui a été dit du crédit des deux beaux-frères dans notre tome VI.

5. MM. de Marsan et de Matignon. Cependant Monsieur le Grand recevait constamment, et du Roi lui-même, des dons énormes : cent mille livres en 1683, pour un avis qu'il avait donné douze ans auparavant; dix mille louis en 1685, pour avoir dénoncé les concussions de Bauyn; quatre mille pistoles en 1691, pour un autre avis; quarante mille écus en 1698, etc. (*Journal de Dangeau*, tomes I, p. 236, III, p. 424, et VI, p. 396 ; *Mémoires de Sourches*, tome I, p. 319; tome V de nos *Mémoires*, p. 304-305). En 1687, quand il s'était démis un bras à la chasse, « ce malheur lui fut, en quelque manière avantageux, puisqu'il fut cause que le Roi lui donna des marques d'une affection toute particulière qu'il n'avoit jamais données à personne qu'à lui, et toute la cour lui témoigna à l'envi un empressement qui faisoit assez connoître combien il étoit aimé et considéré de tout le monde. » Les *Caractères* inédits de 1703 (Musée britannique, ms. Addit. 29 507, fol. 24) disent qu'il paye mal ses dettes et que sa femme est une des trois dames de la cour les plus décriées pour leur avarice ou avidité, avec Mme de Noailles et Mme de Croissy. — Quant au maréchal de Vil-

Par ceux-là, il se trouva peu à peu lié avec la duchesse de Ventadour, amie intime, et de tout temps quelque chose de plus, du maréchal de Villeroy[1], et très unie aussi par là avec Monsieur le Grand. De là résulta une autre liaison, qui devint bientôt après directe, et la plus intime : ce fut celle de Mlle de Lillebonne et de sa sœur Mme d'Espinoy, qui n'étoient ensemble qu'un cœur, qu'une[2] âme et qu'un esprit. La dernière[3] étoit une personne douce, belle, qui n'avoit d'esprit que ce qu'il lui en falloit pour aller à ses fins, mais qui l'avoit au dernier point, et qui jamais ne faisoit rien que par vues; d'ailleurs, naturellement bonne, obligeante et polie[4]. L'autre[5] avoit tout l'esprit, tout le sens et toutes les sortes de vues qu'il est possible; élevée à cela par sa mère, et conduite par le chevalier de Lorraine, avec lequel elle étoit si anciennement et si étroitement unie, qu'on les croyoit secrètement mariés[6]. On a vu en

Mlle de Lillebonne et Mme d'Espinoy, et leur éclat solide.

leroy, à part les trois cent mille livres assignées en 1699 sur les revenus de la ville de Lyon, dont le gouvernement était déjà d'un si beau produit (tome VI, p. 322-323), on n'a rien à signaler pour le moment, dans l'ordre d'idées indiqué ici.

1. Il les présentera toujours comme « plus que très intimes amis dès leur jeunesse, » et même dira qu'ils ne se contraignaient aucunement, depuis cinquante ans, pour « se faire l'amour publiquement. » (Suite des *Mémoires*, tomes IV de 1873, p. 70, IX, p. 446, XI, p. 222, XII, p. 421 et 422; Addition au *Journal de Dangeau*, tome XVI, p. 317; Addition n° 382, dans notre tome VIII, p. 401.) Dans une lettre de 1708 à Mme des Ursins (éd. 1826, tome I, p. 359), Mme de Maintenon montre Mme de Ventadour amie intime de Chamillart et de M. de Villeroy, et cherchant à les réconcilier.

2. Le féminin a été ajouté après coup.

3. Élisabeth de Lorraine, dite Mlle de Commercy, mariée en 1691 : tomes II, p. 184, note 3, et IV, p. 337.

4. Dans les informations déjà citées de 1703, elle figure pour plusieurs affaires de finance (*Archives de la Bastille*, tome XI, p. 30, 35 et 36).

5. Comparez un autre passage sur Mlle de Lillebonne, dans la suite des *Mémoires*, tome V de 1873, p. 212. Son portrait fut gravé en 1695 dans la collection de modes de Mariette.

6. Voyez une Addition au *Journal de Dangeau*, tome IX, p. 60, et la suite des *Mémoires*, tomes III de 1873, p. 353, et V, p. 213. Ce dernier passage est presque la répétition littérale du texte que nous avons

plus d'un endroit de ces *Mémoires*[1] quel homme c'étoit que ce Lorrain, qui, du temps des Guises, eût tenu un grand coin[2] parmi eux. Mlle de Lillebonne ne lui étoit pas inférieure[3], et, sous un extérieur froid, indolent, paresseux, négligé, intérieurement dédaigneux, brûloit de la plus vaste ambition, avec une hauteur démesurée, mais qu'elle cachoit sous une politesse distinguée, et qu'elle ne laissoit se déployer qu'à propos. Sur ces deux sœurs étoient les yeux de toute la cour. Le désordre des affaires et de la conduite de leur père[4], frère du feu duc d'Elbeuf[5], avoit tellement renversé leur marmite[6], que très souvent elles n'avoient pas à dîner chez elles; M. de Louvois leur donnoit noblement de l'argent, que la nécessité leur faisoit accepter[7]. Cette même nécessité les mit à faire leur cour

ici. Mlle de Lillebonne avait dû épouser le duc de Modène en 1686; mais la désertion de son frère Commercy avait arrêté net les intentions du Roi en faveur de cette alliance : *Mémoires de Sourches*, tome I, p. 456.

1. Tomes I, p. 60, 61, 73, III, p. 82, VI, p. 8, 74, 75, VIII, p. 342, etc.

2. On retrouve cette expression, empruntée au vocabulaire du jeu de paume, dans la notice SAINT-SIMON (tome XXI, p. 88) et ci-après, p. 44. Nous avons déjà eu *tenir son coin* (tome I, p. 292).

3. Il dira ailleurs (tome XIII, p. 39 et 40) que Mme de Lillebonne la mère « ne céda à aucun des Guises en cette ambition et cet esprit qui leur a été si terriblement propre, » et montrera toute la famille logeant ensemble dans l'hôtel de Mayenne, « ce temple de la Ligue. »

4. François-Marie de Lorraine, frère cadet du duc Charles III d'Elbeuf : tome I, p. 253, note 2, et Addition n° 55, p. 375. La sœur de M. de Vaudémont, fille du duc Charles IV et de Béatrix de Cusance, lui avait apporté cent mille livres de rente en terres et deux cent mille écus en argent comptant et en pierreries. Néanmoins, la succession s'était trouvée très obérée : voyez un arrêt du 13 août 1696, Arch. nat., E 1896.

5. Charles III : tome II, p. 101.

6. Locution populaire qui se rencontre aussi dans les *Lettres de Mme de Sévigné*, tome VIII, p. 291, dans les *Œuvres de J. de la Fontaine*, tome V, p. 170, dans les lettres du roi Henri IV, etc. « On dit que *la marmite est renversée dans une maison*, pour dire qu'il n'y a plus d'ordinaire dans cette maison-là. » (*Académie*, 1718.) Voyez, dans le Tome XXI et supplémentaire des *Mémoires*, p. 399, une lettre de 1725.

7. « Il (M. de Lillebonne) laissoit, pour des maîtresses, manquer du nécessaire sa femme, qui avoit de la vertu et de l'intrigue, jusqu'à

à Mme la princesse de Conti, d'avec qui Monseigneur ne bougeoit alors[1] : elle s'en trouva honorée, elle les attira fort chez elle[2], les logea, les nourrit[3] à la cour, les combla de présents, leur procura tous les agréments qu'elle put, que toutes trois surent bien suivre et faire valoir[4]. Monseigneur les prit toutes trois en affection, puis en confiance; elles ne bougèrent plus de la cour, et, comme compagnie de Monseigneur, furent de tous les Marlis, et eurent toutes sortes de distinctions[5]. La mère, âgée et retirée de tout cela avec bienséance, ne laissoit pas de tenir le timon de loin[6], et rarement venoit voir Monseigneur, pour qui c'étoit une fête. Tous les matins, il

manquer de pain, au point que M. de Louvois lui a souvent envoyé à dîner et de l'argent. » (Addition n° 55, dans notre tome I, p. 375.)

1. Tome II, p. 184, etc. Voyez l'Addition n° 64 *bis*, placée dans notre tome I, p. 520, à comparer avec les *Souvenirs de Mme de Caylus*, éd. Raunié, 1881, p. 110-111, avec les libelles réimprimés à la suite de l'*Histoire amoureuse des Gaules*, par M. Livet, tomes III, p. 192, IV, p. 136, etc., et avec le livre de M. Allaire : *La Bruyère dans la maison de Condé*, tome I, p. 435, 471, etc. Quand la princesse eut la rougeole en juin 1687, Monseigneur resta des journées entières à son chevet : *Mémoires de Sourches*, tome II, p. 58.

2. C'est en juillet 1677 que les deux sœurs avaient fait leur entrée à la cour : *Lettres de Mme de Sévigné*, tome V, p. 209.

3. Il n'y a pas de virgule après *logea*, dans le manuscrit, et on lirait plutôt *ouvrit* que *nourrit*.

4. Mme de Caylus, disant que l'humeur de Mme de Conti dispensait ses obligées d'être reconnaissantes, ajoute (*Souvenirs*, p. 115) : « Il faut excepter de ce nombre les princesses de Lorraine, Mlle de Lillebonne et Mlle de Commercy; j'ai vu de trop près la fidélité de leur attachement et la persévérance inébranlable de leur reconnoissance. »

5. Comparez ce qui a déjà été dit dans nos tomes II, p. 184 et 191, V, p. 337 et 338, VI, p. 75. Le *Journal de Dangeau* montre les deux sœurs accompagnant Monseigneur ou la princesse de Conti à toutes les fêtes de la cour, dans les promenades, les chasses, les voyages. En 1690, Ézéchiel Spanheim dit (*Relation*, p. 117) : « Toutes deux, bien faites de corps et d'esprit, et d'une bonne et sage conduite,... ne font pas un des moindres ornements de la cour de France. »

6. Même locution que dans nos tomes I, p. 182, et IV, p. 276. « On dit : *prendre le timon des affaires*, pour dire : prendre le gouvernement des affaires en main. » (*Académie*, 1718 et 1878.)

alloit prendre du chocolat chez Mlle de Lillebonne[1]. Là se ruoient les bons coups[2]. C'étoit à cette heure-là un sanctuaire où il ne pénétroit personne que Mme d'Espinoy. Toutes deux étoient les dépositaires de son âme, et les confidentes de son affection pour Mlle Choin, qu'elles n'avoient eu garde d'abandonner lorsqu'elle fut chassée de la cour, et sur qui elles pouvoient tout[3]. A Meudon, elles étoient les reines. Tout ce qui étoit la cour de Monseigneur la leur faisoit presque avec le même respect qu'à lui. Ses équipages et son domestique[4] particulier étoient à leurs ordres. Jamais Mlle de Lillebonne n'a appelé du Mont[5] *Monsieur*, qui étoit l'écuyer confident de Monseigneur et pour ses plaisirs et pour ses dépenses et pour ses équipages, et l'appeloit d'un bout à l'autre d'une chambre à Meudon, où Monseigneur et toute sa cour étoit, pour lui donner ses ordres comme elle eût fait à son écuyer à elle; et l'autre, avec qui tout le monde, jusqu'aux

1. Nous avons vu (tome VIII, p. 320) que c'était aussi l'aliment ordinaire de Monsieur pour le matin.

2. « On dit : *ruer de grands coups*, pour dire : frapper de grands coups. Il vieillit. » (*Académie*, 1718 et 1878.) Voyez les exemples du seizième siècle cités par Littré. Nous avons aussi, dans les *Écrits inédits :* « ruer les derniers coups. »

3. Déjà raconté en son temps : tomes II, p. 183-191, et IV, p. 139.

4. Tome VII, p. 126. — « Se prend collectivement pour tous les serviteurs d'une maison : *il a changé tout son domestique.* » (*Dictionnaire de l'Académie*, 1718.)

5. Hyacinthe de Gauréaul, seigneur du Mont, d'Anneville, etc., fils d'un sous-gouverneur du Roi mort en avril 1682 à cent huit ans, avait été d'abord page de la chambre, puis avait succédé au comte de Clermont-Tonnerre, comme écuyer du Roi, le 27 octobre 1687, et avait été attaché, en cette qualité, à la personne du Dauphin, dont il dirigeait déjà les écuries. Ce prince, à la mort de Joyeux, lui fit donner la charge de capitaine et gouverneur des châteaux, parcs, bois et buissons de Meudon, Clamart, Chaville et Viroflay (27 avril 1706). Il mourut le 16 mars 1726, à soixante-dix-neuf ans. Cette famille était de la noblesse du comté de Bar-sur-Seine, et Saint-Simon racontera que c'est son père qui avait fait la fortune du sous-gouverneur de Louis XIV. L'écuyer de Monseigneur signait : *Dumont*, en un seul mot.

princes du sang, comptoit à Meudon, accouroit et obéissoit avec un air de respect plus qu'il ne faisoit à Monseigneur, avec lequel il avoit des manières plus libres[1]; et les particuliers, longtemps[2] si secrets, de Monseigneur et de Mlle Choin n'eurent, dans ces premiers temps, pour tiers que ces deux sœurs. Personne ne doutoit donc qu'elles ne gouvernassent après la mort du Roi[3], qui lui-même les traitoit avec une distinction et une considération la plus marquée, et Mme de Maintenon les ménageoit fort. Un plus habile homme que Chamillart eût été ébloui de cet éclat. Le maréchal de Villeroy, si lié avec Monsieur le Grand, et encore plus intimement, s'il se pouvoit, avec le chevalier de Lorraine[4], l'étoit extrêmement avec elles[5]. Par lui, elles furent bien aises de ranger Chamillart sous leur empire, et lui desira fort de pouvoir compter sur elles, d'autant qu'elles étoient sûres[6]. Ils avoient tous leurs rai-

1. Saint-Simon, qui cultiva beaucoup l'amitié de du Mont, parlera souvent de sa situation et de son rôle auprès du Dauphin.

2. Il a écrit: *longtemp*. — 3. Déjà dit en 1694 : tome II, p. 187-188.

4. Villeroy était, en 1670, l'un des favoris et des conseillers de Monsieur, avec le chevalier de Lorraine et son frère Marsan, d'Effiat et Beuvron, comme nous l'avons dit en parlant de la mort de Madame Henriette (tome VIII, p. 633 et 639-640). Voyez aussi ce que Saint-Simon raconte de l'influence du chevalier de Lorraine sur Villeroy, son ami de jeunesse, son camarade d'intrigue et son allié, dans une Addition au *Journal de Dangeau*, tome IX, p. 41-42.

5. Comparez le *Parallèle*, p. 320-321.

6. Voyez ci-dessus, p. 41, note 4, et plusieurs lettres du recueil de papiers de Chamillart publié par M. l'abbé Esnault, tome I, p. 320, 325, 337, 408, 412 et 413. En 1704, le duc de la Feuillade écrivait au ministre son beau-père : « Je suis convaincu que vous ne sauriez avoir à la cour deux meilleures amies que les deux sœurs. Pour moi, jusqu'à ce que j'y aie reconnu quelque chose de mauvais, j'en veux fort bien être la dupe, et, quand elles ne seroient pas telles qu'on pourroit les desirer, elles sont précieuses par rapport à la perversité du pays. Je suis même entièrement persuadé de tout ce que vous me mandez de la première; le désintéressement en est une bonne preuve. Il est certain qu'il vous est indispensable d'avoir quelques amies de confiance parmi les femmes de la cour. » Plus tard, on voulut lier Mlle de Choin avec Chamillart, par l'intermédiaire de Mlle de Lillebonne et de la Feuillade;

sons : celles de Chamillart se voient par les choses mêmes qui viennent d'être expliquées; celles des deux sœurs, outre la faveur de Chamillart[1], étoient[2] de servir par lui Vaudémont, frère de leur mère[3], dans les rapports continuels que la guerre d'Italie alloit leur donner[4]. Le maréchal de Villeroy donc, tout à elles, fit cette union avec Chamillart, et, ce qui n'étoit que la même chose par une suite nécessaire, celle de Vaudémont, que Villeroy avoit vu autrefois à la cour[5], qui s'étoit fait un honneur de bel air et de galanterie de se piquer d'être de ses amis, qui, malgré leur éloignement d'attachement et de lieux, s'en étoit toujours piqué[6], et qui étoit entretenu dans cette fantaisie par ses nièces, qui, dans la faveur et les emplois où étoit Villeroy, le regardoient avec raison comme pouvant être fort utile à leur oncle. De M. de Vendôme qui tint un si grand coin[7] dans cette cabale, j'en parlerai en son temps[8], et cabale d'autant plus dangereuse que jamais le maréchal ni Chamillart, presque aussi courts[9] l'un que l'autre, ne s'en aperçurent. Ces liaisons étoient déjà faites avant la mort du roi d'Espagne. Cette époque ne fit que les resserrer et

mais elle devint, au contraire, sa plus ardente ennemie, comme le raconteront les *Mémoires*.

1. Les deux sœurs comptèrent parmi les plus actives « donneuses d'avis » (*Archives de la Bastille*, tome XI, p. 29, 30, 35 et 36). A peine Chamillart arrivé aux finances, leur mère reçut une pension de douze mille livres (*Dangeau*, tome VII, p. 458).

2. *Estoit*, au singulier. — 3. Tome IV, p. 336-337.

4. Tomes VII, p. 370-371, et VIII, p. 262 et 264.

5. Tome IV, p. 338-339.

6. C'est peut-être ici le cas de rappeler qu'en 1695 (tome II, p. 314-317), Vaudémont, se trouvant beaucoup plus faible en face de l'armée commandée par M. le duc du Maine et par Villeroy, avait dû son salut à la singulière faiblesse du jeune bâtard, selon Saint-Simon, ou, selon d'autres contemporains, à la facilité de Villeroy à se laisser duper; que le public avait fort chansonné ce dernier, quoique approuvé par le Roi.

7. Ci-dessus, p. 40.

8. Suite des *Mémoires*, tomes IV de 1873, p. 388, V, p. 207, 211, etc.

9. *L'Académie* de 1718 ne donne pas cet emploi de *court*, pris absolument, au sens de court d'esprit, de moyens. Nous le retrouverons.

y faire entrer Vaudémont de l'éloignement où il étoit, qui, dans la place qu'il occupoit[1], sut bientôt seconder ses nièces, et, sous leur direction, y entrer directement par le commerce nécessaire de lettres et d'affaires avec le ministre de France qui disposoit, avec toute la confiance et le goût du Roi, de tout ce qui regardoit la guerre et les finances[2]. Voilà pour la cour; voici pour l'Italie.

Position de Vaudémont. [*Add. St-S. 390*]

Vaudémont[3], fils bâtard de ce Charles IV, duc de Lorraine, si[4] connu par ce tissu de perfidies qui le rendirent odieux à toutes les puissances, qui lui fit[5] passer une vie si misérable et si errante, qui le dépouillèrent, et qui lui coûtèrent la prison en Espagne[6], étoit, avec plus de conduite,

1. Le gouvernement du Milanais et le commandement des troupes.

2. Dès la paix de 1697, le public s'était demandé si ce prince n'avait pas été porté au gouvernement du Milanais par la France plutôt que par l'Empereur (*Mémoires de Mérode-Westerloo*, tome I, p. 175). En 1699, on l'accusait, à Milan, d'entente secrète avec la France (*Gazette de Leyde*, correspondance de Milan, 22 juillet), et, dans le second traité de partage de 1700 avec l'Angleterre et la Hollande, on remarqua que la France lui assurait le domaine de Bitche, comme la paix de Ryswyk le lui avait donné (*Journal de Dangeau*, tome VII, p. 314). Enfin, quand la succession s'était ouverte, et que l'Empereur avait voulu le gagner par des offres splendides (voyez notre tome VII, p. 358, note 1), d'une part, il avait fait communiquer la lettre impériale à Louis XIV, par sa sœur; d'autre part, il avait fait faire par son Conseil une réponse très ferme et nette aux prétentions impériales sur le Milanais (documents imprimés dans les *Mémoires de Lamberty*, tome I, p. 365-367), et il était entré immédiatement en relations avec notre ambassadeur Phélypeaux, comme si leurs intérêts fussent devenus communs (voyez le recueil Hippeau, tome II, p. 396, 397, 412, 413 et 450). Aussi Louis XIV lui avait-il adressé cette lettre autographe : « Mon cousin, vous merittés par vostre sage conduitte et par le zele que vous témoignés la veritable estime que jay pour vous, et vous ne devés pas doutter du plesir que j'auray de vous en donner des marques en touttes occasions. Priant Dieu qu'il vous ait, mon cousin, en sa sainte et digne garde. A Versailles, le 15me janvier 1701. Louis. » (Musée britannique, ms. Addit. 18 743, fol. 33.)

3. Comparez la suite des *Mémoires*, tomes V, p. 228-229, et XII, p. 45.

4. *Si* surcharge un *par* effacé du doigt. — 5. Ainsi dans le manuscrit.

6. Tome IV, p. 332. Les documents espagnols sur cette détention sont conservés aux Archives nationales, K 1685-1688.

de prudence et de jugement, le très digne fils d'un tel père. J'ai assez parlé de lui plus haut[1] pour l'avoir fait connoître; il ne s'agit plus ici que de le suivre dans ce grand emploi de gouverneur et capitaine général du Milanois qu'il devoit à l'amitié intime du roi Guillaume, et, par lui, à la poursuite ardente que l'Empereur en avoit faite en Espagne[2]. Avec un tel engagement de toute sa vie, acquis par les propos les plus indécents sur le Roi, qui le firent chasser de Rome, comme je l'ai raconté[3], et fils et frère bâtard de deux souverains toute leur vie dépouillés par la France[4], il étoit difficile qu'il changeât d'inclination. Pour se conserver dans ce grand emploi, et si lucratif, lui, fils de la fortune[5], sans biens, sans être, sans établissement que ce qu'elle lui donnoit, il s'étoit soumis aux ordres d'Espagne en faisant proclamer Philippe V duc de Milan avec toutes les grâces qu'il y sut mettre pour en tirer le gré qui lui étoit nécessaire pour sa conservation et sa considération dans son emploi[6] : en quoi il fut merveilleusement secondé par l'art et les amis de ses nièces[7], les Lorrains, Villeroy, les dames, Monseigneur, et Chamillart, qui en engouèrent tellement le Roi[8], qu'il ne se souvint plus de rien de ce qui s'étoit passé jusque-là, et qu'il se coiffa de cette pensée[9] que le roi son petit-fils devoit le Milanois à Vaudémont. Ancré de la sorte, il n'oublia rien, comme je l'ai déjà

1. En 1697 : tome IV, p. 337 et suivantes.
2. *Ibidem*, p. 345 et 346.
3. *Ibidem*, p. 340 et 341.
4. Fils du duc Charles IV et de Béatrix de Cusance; cousin germain, et non frère, du grand général Charles de Lorraine, père du duc Léopold.
5. Il l'a déjà appelé « favori de la fortune » (tome VIII, p. 262). Selon Littré, c'est une locution poétique, comme fils de Mars, fils d'Apollon.
6. Tome VII, p. 339.
7. Les Lillebonne.
8. Cet emploi d'*engouer* à l'actif, et non plus au réfléchi ou au passif, seuls donnés par *l'Académie* (voyez notre tome VIII, p. 354), n'a pas été relevé par Littré.
9. Nous avons déjà eu (tome VI, p. 252) *se coiffer* de quelqu'un, mais non d'une pensée.

remarqué[1], pour s'attacher Tessé, comme l'homme de confiance que notre cour lui envoyoit pour concerter avec lui tout ce qui regardoit le militaire[2], et à qui, à force d'honneurs et d'apparente confiance, il tourna la tête. Tessé, court de génie, de vues, d'esprit[3], non pas d'ambition, et qui, en bon courtisan, n'ignoroit pas les appuis de Vaudémont en notre cour, et prévenu par lui au point qu'il le fut en tout, ne chercha qu'à lui plaire et à le servir pour s'accréditer en Italie, et y faire un grand saut de fortune[4] par les amis de Vaudémont à la cour, qui, sûr[5] de lui, l'auroit mieux aimé que tout autre pour commander notre armée. C'eût bien été en effet la rapide fortune de l'un, et toute l'aisance de l'autre, qui l'auroit mené comme un enfant avec un bandeau sur les yeux. Louvois, dont il avoit été fort accusé d'être un des rapporteurs, et auquel il s'étoit servilement attaché, l'avoit mené vite, et fait faire chevalier de l'Ordre en 1688, quoique jeune et seulement maréchal de camp[6]. Il savoit ce que valoit la protection des ministres et des gens en grand crédit, et s'y savoit ployer avec une basse souplesse. Il avoit donc fort courtisé Chamillart, qui, par sa décoration[7] de la paix de Savoie et du mariage de Mme la duchesse de Bourgogne, et les accès de sa charge, y avoit assez répondu

Tessé et ses vues.

1. Tome VIII, p. 262-264. Tessé recevait alors les mêmes honneurs que M. de Vaudémont : *Dangeau*, tome VIII, p. 14.

2. *Le militaire* semble surcharger *la cour*, écrit par mégarde et effacé tout de suite du doigt.

3. Il n'y a pas de virgule entre *de veües* et *d'esprit*.

4. « On dit figurément qu'un homme *a fait un grand saut*, pour dire qu'il est allé s'établir dans un lieu fort éloigné de celui où il étoit.... On le dit aussi d'un homme qui, d'un petit ou médiocre emploi, parvient tout d'un coup à quelque haute dignité. » (*Académie*, 1718.) Nous l'avons vu, c'est le bâton de maréchal que Tessé visait.

5. Ayant écrit : *seure*, au féminin, il a effacé du doigt l'*e* final.

6. On a déjà vu, notamment dans l'appendice XII du tome V, intitulé : *la Promotion de l'Ordre en 1688*, quels avaient été, selon Saint-Simon, les motifs de Louvois pour faire cette promotion toute militaire.

7. Même emploi de *décoration* que dans notre tome VII, p. 28.

pour faire tout espérer à Tessé. Ce ne fut donc pas merveilles s'il vit avec désespoir arriver un maître[1] en Italie, quelque obligation qu'il lui eût du traité de Turin[2], de sa charge qui en fut une suite, et de tout ce qui en résulta pour lui d'avantageux[3], et s'il résolut de s'en défaire pour tâcher à lui succéder, en lui faisant toutes les niches possibles pour le décréditer[4] et faire avorter toutes ses entreprises. Il y fut d'autant plus encouragé, qu'il sentoit avoir affaire à un homme qui n'avoit d'appui ni d'industrie que sa capacité, et dont la vertu et la simplicité étoient entièrement éloignées de toute intrigue et de tout manège pour se soutenir; homme de peu, d'une robe toute nouvelle[5], qui, avec beaucoup d'esprit, de sagesse, de lumière et de savoir, étoit peu agréable dans le commandement parce qu'il étoit sec, sévère, laconique, qu'il étoit exact sur la discipline, qu'il se communiquoit peu, et que, désintéressé pour lui, il tenoit la main au bon ordre sans craindre personne[6]; d'ailleurs, ni filles, ni vin, ni jeu, et partant fort difficile à prendre[7]. Vaudémont ne

1. Catinat.

2. Voyez cette négociation de l'année 1696 dans notre tome III, p. 128 et suivantes.

3. Le manuscrit ne porte pas d'apostrophe entre le *de* élidé et l'adjectif *avantageux*.

4. *Décréditer* était alors la seule forme adoptée par *l'Académie* et usitée par les meilleurs auteurs. Aujourd'hui, *l'Académie* l'enregistre indifféremment avec *discréditer*.

5. Le père mort doyen du parlement de Paris, le grand-père aussi conseiller, le bisaïeul lieutenant général de Mortagne sous le règne d'Henri III; rien de plus. (*Histoire généalogique*, tome VII, p. 636-637.)

6. *Personnes*, au pluriel, dans le manuscrit.

7. Comparez l'autre portrait placé à la date de sa mort (tome IX de 1873, p. 188-189), une page du *Siècle de Louis XIV*, p. 268, et la *Relation de la cour de France en 1690*, par Spanheim, p. 343-344 et 395-396. Dans cette *Relation*, Catinat n'est considéré qu'au point de vue militaire; au contraire, Voltaire parle d'une application et d'une agilité d'esprit qui eussent fait de lui un aussi bon ministre ou chancelier qu'un grand général; il le dit étranger à toute brigue, à tout préjugé, à toute préoccupation d'intérêt, aussi bien qu'à la galanterie et au métier

fut pas longtemps à s'apercevoir du chagrin de Tessé, qu'il flatta tant qu'il put sans se commettre avec Catinat, qu'il reçut avec tous les honneurs et toutes les grâces imaginables[1], mais qui en savoit trop pour lui, et dont, pour d'autres raisons que Tessé, il n'avoit pas moins d'envie que lui de se défaire. Le prince Eugène commandoit l'armée[2] de l'Empereur en Italie, et les deux premiers généraux après lui, par leur rang de guerre, étoient le fils unique de Vaudémont[3] et Commercy[4], fils de sa sœur de Lillebonne[5]. La moindre réflexion auroit engagé à tenir les yeux bien ouverts sur la conduite du père, et la moindre suite d'application auroit bientôt découvert [Add. S^t-S 391]

de courtisan, pour ne cultiver que l'amitié, en vrai honnête homme, et mourir en philosophe, comme il avait vécu. Les *Caractères* inédits du Musée britannique (ms. Addit. 29 507, fol. 21 v°) le dépeignent, en peu de mots, mélancolique, honnête et doux pour tout le monde, désintéressé, faisant la guerre en vrai héros et en grand capitaine, et non moins bon dans un conseil. Mais les *Caractères* imprimés de 1702 et 1706 sont plus explicites et contiennent quelques traits curieux : voyez l'édition donnée par le comte Édouard de Barthélemy, p. 29.

1. Catinat était arrivé à Turin le 4 avril, à Milan le 7.

2. L'abréviation *l'* corrige *les*.

3. Charles-Thomas de Lorraine de Vaudémont, né le 7 mars 1670, avait fait son éducation militaire dans l'armée impériale, en Hongrie, et avait eu l'honneur d'apporter à Vienne, le 10 septembre 1688, la nouvelle de la prise de Belgrade. Il commandait un régiment en 1694, quand l'Empereur l'envoya en Piémont, avec le prince Eugène, puis, l'année suivante, en Flandre. En 1696 et 1697, il avait encore servi en Hongrie contre les Mécontents. Il était venu rejoindre son père à Milan, au commencement de 1699, mais avait regagné Vienne au mois de janvier 1700, en passant par la Lorraine, et avait reçu la Toison d'or au mois de juillet. Son père lui avait fait savoir, après la mort de Charles II, que, s'il voulait agir contre l'Espagne, il s'abstînt de paraître devant lui (*Mémoires de Sourches*, tome VI, p. 338). Nous le verrons mourir en Italie, le 12 mai 1704, peu après avoir été créé feld-maréchal général.

4. Charles-François de Lorraine-Elbeuf, prince de Commercy (1661-1702) : tome IV, p. 337. Lui aussi avait servi en Hongrie avec le fils de M. de Vaudémont, et en Italie sous le prince Eugène; mais il était feld-maréchal général depuis 1696, tandis que le prince Thomas ne le fut qu'en 1704.

5. *Journal de Dangeau*, tome VIII, p. 56, mars 1701.

quelle[1] elle étoit, et combien plus que suspecte[2]. Catinat la démêla bientôt. Il ne put jamais rien résoudre avec lui que les ennemis n'en fussent incontinent avertis, en sorte qu'il ne sortit jamais aucun parti qu'il ne fût rencontré par un des ennemis plus fort du double, jusque-là même que cela étoit grossier. Catinat s'en plaignoit souvent; il le mandoit à la cour[3], mais sans oser conclure. Il n'y étoit soutenu de personne, et Vaudémont y avoit tout pour lui. Il captoit nos officiers généraux par une politesse, une magnificence, et surtout par d'abondantes subsistances[4]; tout l'utile, tout l'agréable venoit de son côté, tout

1. *Qu'elle*, par mégarde, dans le manuscrit.

2. Dans la grande Addition sur Louis XIV (tome XVI du *Journal*, p. 32-33) et dans le passage correspondant des *Mémoires* (tome XII, p. 45), il dit que croire en M. de Vaudémont dans ces conditions était « une balourdise où un enfant ne seroit pas tombé, » et que cependant « la trahison dura même après que le fils fut mort, et tant qu'elle fut utile à Vaudémont, et même avec grossièreté. Jamais le Roi, son ministre, ni Villeroy, son général, n'en soupçonnèrent la moindre chose. » Comparez aussi le *Parallèle des trois premiers rois Bourbons*, p. 270-272 et 319-320.

3. J'ai cherché vainement trace de ces plaintes contre M. de Vaudémont dans la correspondance de Catinat reproduite ou utilisée par le général Pelet; mais on y voit du moins que l'armée ennemie était merveilleusement informée, et bien autrement conduite que celle des généraux placés sous la direction du duc de Savoie. Celui-ci, en revanche, était très suspect au maréchal Catinat, qui ne se gênait pas pour en dire son opinion. « C'est un esprit occupé de bien de différentes pensées dans sa conduite, » écrivait-il le 26 mai (*Mémoires militaires relatifs à la Succession*, tome I, p. 233, 234, 241, 243, etc.; *Mémoires de Tessé*, tome I, p. 208-209). Tessé se méfiait également, et le laissait bien entendre. M. de Vaudémont lui-même, répondant à une lettre du Roi du 1er février, entremêlait ses plaintes de toutes sortes d'insinuations contre l'Altesse Royale (*Mémoires militaires*, tome I, Appendice, p. 567-574). Ce sentiment s'accentuera et se traduira en termes encore plus formels après l'arrivée du maréchal de Villeroy : ci-après, p. 78 et suivantes.

4. Le manque de subsistances, surtout pour la cavalerie, était un des embarras de notre armée. Tessé, parlant de cette situation et des efforts de M. de Vaudémont pour y remédier, disait (lettres publiées dans les *Mémoires de l'Académie de Caen*, 1862, p. 441-442) qu'il ne suffisait pas que ce prince « s'étripât » de toutes manières et se ruinât.

le sec, toute l'exactitude venoit du maréchal. Il ne faut pas demander qui des deux avoit les volontés et les cœurs. L'état de Vaudémont, qui ne pouvoit se soutenir, ni guères se tenir à cheval[1], et les prétextes d'être à Milan ou ailleurs à donner des ordres le délivroient de beaucoup de cas embarrassants vis-à-vis d'un général aussi éclairé que Catinat, et, par des subalternes affidés de ses troupes, les avis mouchoient[2] à Commercy et à son fils[3]. Avec de si cruelles entraves, Tessé, qui, bien qu'à son grand regret roulant avec les lieutenants géné-

1. Voyez ce qui a été dit au tome IV, p. 343-344, de l'origine de ce que le prince appelait un « rhumatisme goutteux universel. » En juin 1699, il ne pouvait même pas porter les mains à sa bouche. Tessé écrivait de lui, en juillet 1701, à Chamillart : « Malgré ses infirmités et sa santé encore récemment attaquée, il a la tête et le cœur excellents. Il arrive, Dieu merci! à l'armée; il a des vues. C'est un capitaine auquel il ne manque que la possibilité de monter à cheval. » (*Michel Chamillart*, par M. l'abbé Esnault, tome I, p. 33.) Il suivait les opérations en chaise.

2. Emploi de *moucher* déjà relevé dans notre tome II, p. 127, mais qu'on ne trouve pas dans le *Dictionnaire de l'Académie* de 1718, bien qu'il donnât le substantif dérivé *mouchard*, au sens encore usité de nos jours. Littré n'a cité de *moucher* que les exemples de Saint-Simon.

3. Les *Mémoires de Saint-Hilaire* expliquent tout naturellement (tome II, p. 247-248) que les Impériaux avaient dans le pays des intelligences secrètes, et que les habitants, n'ayant jamais aimé le soldat français, fournissaient des espions et des guides fidèles à l'autre armée. Nous verrons ci-après, p. 369, que c'est seulement à la fin de l'année, et aussi après le départ de Catinat, que l'on se préoccupa des accusations ou des soupçons accumulés contre M. de Vaudémont depuis le mois de septembre, et venant, non pas de Catinat, mais de l'ambassadeur Phélypeaux. Les pièces de ce dossier paraissent être restées entre les mains du ministre, avec ses papiers personnels : c'est ainsi que M. l'abbé Esnault les a retrouvées dans les débris du chartrier de la Suze, et les a insérées au tome I de *Michel Chamillart*, p. 43-93. On y voit que le prince eut pour principal dénonciateur Victor-Amédée de Savoie, suspect lui-même, et non sans raison. Chamillart, ayant reçu un long rapport de Phélypeaux, demanda une contre-enquête à M. Bouchu, intendant de la province de Dauphiné attaché à l'armée depuis la fin du mois d'octobre : celui-ci ne put ou n'osa rien conclure, disant toutefois que, « s'il ne se fût agi que de risquer tout son bien, » il se fût porté garant de la bonne foi du prince lorrain.

raux[1], étoit pourtant dans l'armée avec une distinction fort soutenue, et qui avoit, dès l'arrivée de Catinat, rompu lance contre lui[2], excitoit les plaintes de tous les contretemps qui ne cessoient point, et, finement appuyé[3] de Vaudémont, bandoit tout contre lui[4], et mandoit à la cour tout ce qu'il croyoit pouvoir lui nuire davantage. Vaudémont, de concert, écrivoit des demi-mots en homme modeste qui tâte le pavé[5], qui ménage un général qu'il voudroit qui n'eût point de tort, et qui en fait penser cent fois davantage; et il se ménageoit là-dessus avec tant de sobriété et d'adresse, qu'il s'en attiroit les reproches qu'il desiroit pour s'expliquer davantage et avoir plus de confiance. Avec tant et de telles contradictions, tout étoit impossible à Catinat, qui voyoit de reste ce qu'il y avoit à faire, et qui ne pouvoit venir à bout de rien[6].

Avec ces beaux manèges, ils donnèrent le temps aux Impériaux, d'abord fort foibles et fort reculés, de grossir, d'avancer peu à peu, et de passer toutes les rivières sans obstacle, de nous approcher[7], et, avertis de tout comme ils l'étoient de point en point, de venir, le 9 juillet, attaquer

1. Nous avons vu (tome VIII, p. 262) qu'il eût voulu avoir au moins un titre de capitaine général.

2. « On dit figurément : *rompre une lance pour quelqu'un*, pour dire : prendre le parti de quelqu'un dans une conversation où on n'en parloit pas bien. » (*Académie*, 1718.)

3. La lettre initiale *a* corrige *s*[*outenu*].

4. Expression relevée dans notre tome VII, p. 180.

5. *Idem*, tome VIII, p. 14.

6. Voyez ci-après, p. 361 et suivantes, l'appendice VII, sur les relations des quatre généraux entre eux.

7. La neutralité proclamée par les Vénitiens (tome VIII, p. 259) avait été d'abord redoutée des Impériaux comme un obstacle presque insurmontable; mais, à défaut de la route du Frioul, la république leur laissa ouvertes celles de l'Adige et du plat pays. Catinat eût voulu y remédier en occupant le Trentin, au lieu d'en barrer simplement le débouché; on n'osa, et le prince Eugène, s'étant fait un passage par des efforts prodigieux dans les montagnes qui séparent le Trentin du Véronais, déboucha avec vingt-cinq mille hommes, précédés d'une nombreuse cavalerie qui allait jusqu'au bas Adige.

Saint-Frémond, logé à Carpi entre l'Adige et le Pô avec cinq régiments de cavalerie et de dragons[1]. Le prince Eugène y amena de l'infanterie, du canon, et le triple de cavalerie, sans qu'on en eût le moindre avis, et tomba brusquement sur ce quartier[2]. Tessé, qui n'en étoit pas éloigné avec quelques dragons, accourut au bruit[3]. Le

Combat de Carpi.

1. *Journal de Dangeau*, tome VIII, p. 151-152. Comparez les *Mémoires de Sourches*, tome VII, p. 91-93; la *Gazette*, p. 347, 348, 362, 367 et 368; la *Gazette d'Amsterdam*, nos LIX et LX; le *Mercure* du mois, p. 254-285, 333-340, 367-371 et 374; les *Mémoires de Catinat*, tomes II, p. 439-441, et III, p. 90-91; ceux de *Feuquière*, tomes II, p. 161, et III, p. 316-330; ceux de *Villars*, tome I, p. 347; les *Nouvelles des cours de l'Europe*, tome V, p. 505-512 et 559-562; l'*Annuaire-Bulletin de la Société de l'Histoire de France*, 1868, 2e partie, p. 28-30, etc. Le rapport de Catinat lui-même a été imprimé dans les *Mémoires militaires*, par le général Pelet, tome I, p. 273-277. L'ordre de bataille joint aux *Mémoires de Catinat*, tome III, p. 91, ne s'applique pas à cette affaire; mais il y a un plan de Carpi dans le *Theatrum Europæum*, tome XVI, p. 336.

2. Catinat évalue l'effectif ennemi à quinze mille hommes, et dit, dans son rapport : « M. de Saint-Frémond, qui connoissoit parfaitement son poste et tous les avantages qu'il se pouvoit donner par les défilés, a fait que cette affaire, qui a commencé à six heures du matin, n'étoit pas entièrement finie à neuf heures. La défense de ces défilés par M. de Saint-Frémond s'est faite avec un très bel ordre, et avec vigueur et courage de la part des troupes. » C'est ce qu'explique très bien la relation des *Mémoires de Sourches*. Voltaire dit que Saint-Frémond fut battu pour n'avoir pas suivi les ordres de Catinat, et Feuquière, que Catinat s'était mal rendu compte du pays. Le fait certain est que cette affaire du 9 juillet prouva aux généraux des deux couronnes française et espagnole qu'il faudrait dorénavant tenir compte de l'habileté et du génie de leur adversaire, et les força de repasser successivement le Mincio, l'Oglio et l'Adda, de peur que l'ennemi ne pénétrât en Milanais par le pays Bressan.

3. Tessé était à trois ou quatre lieues de là, près de son camp de Legnago, fort de huit bataillons et vingt escadrons, et, sans le mauvais temps, il eût été écrasé aussi par la cavalerie de M. de Commercy. Entendant le grand feu et recevant un avis de Saint-Frémond, il accourut à toute bride, ordonna à MM. de Langallerie et de Praslin d'amener les piquets du camp, et, partant en avant, presque seul, avec son fils, il trouva sous sa main les dragons d'Albert, leur commanda de rejeter le fusil sur le dos, à la grenadière, pour ne combattre qu'avec le sabre, et fit à leur tête six ou sept charges réitérées. Les moments étaient précieux, et l'on n'avait plus que le temps de « faire *brachium*, comme

prince Eugène, qui comptoit enlever cela d'emblée, y trouva une résistance sur laquelle il ne comptoit pas, et qui fut belle et longue; mais il fallut enfin céder au nombre et se retirer. Ce fut en si bon ordre, que la retraite ne fut pas inquiétée. On y perdit beaucoup de monde, et de gens de marque : le dernier fils du duc de Chevreuse, colonel de dragons[1], et du Cambout, brigadier de dragons[2], parent du duc de Coislin[3], bon officier et fort galant homme. Tel fut notre début en Italie, dont toute la faute fut imputée à Catinat[4], en quoi Vaudémont, en pinçant seulement la ma-

disent les grivois, » écrivit-il le soir même. Catinat lui rendit pleine justice dans son rapport, et le Roi de même, à son tour : « S. M., en parlant de MM. de Tessé père et fils, leur a fait l'honneur de dire qu'elle ne savoit pas duquel elle étoit plus satisfaite, tant elle l'étoit de tous les deux. C'est M. le marquis de Tessé, volontaire (le fils), que l'on dit avoir rallié par trois fois ce qu'il put ramasser de troupes, et les avoir menées au combat. Mais S. M. a blâmé M. de Saint-Frémond, qui avoit eu assez de temps pour se retirer sans s'engager dans une affaire où il ne pouvoit demeurer vainqueur. » (*Gazette d'Amsterdam*, n° LX, de Paris, 22 juillet.)

1. Louis-Nicolas d'Albert de Luynes, comte de Châteaufort, dit le chevalier d'Albert, né le 9 avril 1679, pourvu du régiment de dragons de Gobert en janvier 1700. Fénelon avait beaucoup d'affection pour lui et écrivit au père une lettre de consolation : *Correspondance*, tome I, p. 108.

2. Jacques, marquis du Cambout, que nous avons vu nommer, en 1694 (tome II, p. 216), inspecteur de l'infanterie à l'armée de Catalogne, n'avait un régiment de dragons de son nom que depuis cinq mois. Percé de part en part au ventre, il survécut trente heures au combat, et chargea Tessé de représenter au Roi qu'il laissait ses enfants sans pain. Le 20 juillet suivant, son fils, capitaine de dragons, reçut le gouvernement de Rhuis et Succinio (Dépôt des affaires étrangères, vol. *France* 344, fol. 161; *Gazette*, p. 348).

3. Le trisaïeul du marquis était frère de l'aïeul du duc. Le marquis avait pour sœurs la comtesse de Vaillac et la vicomtesse de Mérinville.

4. Le maréchal était alors à Ostiglia, s'occupant de « diligenter la facture d'un pont. » Il se hâta de faire repasser le Pô à M. de Pracomtal, et revint lui-même à Goito, sans chercher une revanche. « Comme il n'y a plus de rivière entre les ennemis et nous, écrivait-il, nous ne pouvons plus hasarder de grandes séparations, et la conjoncture où M. le comte de Tessé vient de se trouver est une leçon sur cette conduite. » Il avait avoué précédemment n'avoir pas connu le passage du Tartaro et du Canal-Blanc par les ennemis (*Mémoires militaires*, p. 273

tière[1], et Tessé, à pleine écritoire[2], ne s'épargnèrent pas[3].

Maréchal de Villeroy va en Italie. Mot à lui du maréchal de Duras.

Le Roi, piqué de ces désavantageuses prémices, et continuellement prévenu contre un général modeste et sans défenseurs[4], manda au maréchal de Villeroy, qui étoit sur la Moselle[5], de partir sans dire mot aussitôt son courrier

et 276). En rendant compte de la situation des deux armées à la date du 19, Dangeau conclut par ces mots (p. 157) : « Il faut convenir que, depuis qu'ils sont entrés en Italie, les ennemis ont fait de belles marches. »

1. *Pincer un fait, une matière*, par analogie avec les cordes d'un instrument de musique, c'est les toucher superficiellement, délicatement, les traiter avec discrétion. On ne trouve pas cet emploi dans *l'Académie* de 1718, et Littré ne cite que l'exemple que nous avons ici.

2. La lettre de Tessé, du jour même, a été publiée dans les *Mémoires militaires*, p. 277-280. Il y décrit avec sa verve ordinaire les charges successives fournies par lui, par son fils, Saint-Frémond, du Cambout et d'Albert, à la tête des dragons de ce dernier. Puis : « Nous verrons demain si les ennemis marchent à nous. Je n'en doute pas; car, à leur place, je le ferois demain matin.... Si ces Messieurs reviennent, nous les recevrons de bonne grâce. » Quant aux conséquences, « il n'y a que Dieu, disait-il, qui sache encore s'ils passeront le Pô ou s'ils voudront remonter l'Adige. Si c'est le dernier, ce sera le chemin d'une bataille, que nous gagnerons comme un et un font deux; si c'est le premier, ce sera une guerre de chicane, et longue. » — Pour M. de Vaudémont, il était absent, et ne rejoignit l'armée que le 18 juillet.

3. Victor-Amédée arriva le 25. « Le maréchal de Catinat voulait réparer l'échec de Carpi par une affaire générale; mais le prince de Savoie, s'y opposant, passa le Mincio, le laissa passer au prince Eugène, et, par diverses marches rétrogrades, se retira derrière l'Oglio, et abandonna tout le pays depuis cette rivière jusqu'à l'Adige. Une conduite aussi étrange prouva clairement au maréchal de Catinat qu'il était à la merci des trahisons du duc de Savoie, et que ce prince entretenait des relations avec le prince Eugène et le prévenait de tous les mouvements de son armée.... » (*Mémoires de Catinat*, tome III, p. 91-92.)

4. Selon Dangeau (p. 168, 12 août), le Roi déclarait honteux pour es Français de ne pas attaquer, si peu de mal que fissent les ennemis. Pour être plus promptement informé, il avait réglé que, chaque semaine, deux courriers de l'armée viendraient remettre les dépêches à l'ordinaire de Lyon (*ibidem*, p. 159).

5. Nommé pour l'Allemagne en avril (ci-dessus, p. 2, note 3), il n'était parti que tardivement, après le 22 juin, parce que le Roi ne comptait pas sur grand'chose de ce côté-là, et l'on venait seulement de lui envoyer l'avis de rejoindre avec son armée M. de Tallard, déjà campé

reçu, et de venir recevoir ses ordres : tellement qu'il arriva à Marly, où tout le monde se frotta les yeux en le voyant, et ne se pouvoit persuader que ce fût lui[1]. Il fut quelque temps chez Mme de Maintenon avec le Roi; Chamillart y vint ensuite, et, comme le Roi sortit suivi du maréchal de Villeroy, pour se mettre à table, on sut qu'il alloit commander l'armée d'Italie[2]. Jamais on ne l'eût pris pour le réparateur des fautes de Catinat. La surprise fut donc complète, et, quoique ce choix fut peu approuvé, le génie courtisan se déborda en compliments et en louanges[3]. A la fin du souper, M. de Duras, qui étoit en quartier, vint à l'ordinaire se mettre derrière le Roi. Un instant après, un brouhaha qui se fit dans le salon annonça le maréchal de Villeroy, qui avoit été manger un morceau et revenoit voir le Roi sortir de table. Il arriva donc auprès de M. de Duras avec cette pompe dans laquelle on le voyoit baigné[4]. Le maréchal de Duras, qui ne l'aimoit point et ne l'estimoit

sur la Moselle, ainsi que d'expédier l'ordre de départ aux officiers généraux qui devaient le seconder (*Dangeau*, tome VIII, p. 134, 150 et 157).

1. Cela se passait le 13 août, le lendemain du jour où le Roi avait exprimé si durement son dépit (*Dangeau*, p. 169; *Sourches*, p. 103; *Gazette*, p. 394 [pour 396]; *Gazette d'Amsterdam*, nos LXVII-LXIX).

2. Il lui fut alloué quarante mille livres de frais de déplacement, et deux mille écus à chacun de ses officiers généraux, qui étaient : Villars, Barbezières, Revel et Créquy, lieutenants généraux; Villeroy fils, Montgon, Bezons et Albergotti, maréchaux de camp.

3. Et en chansons assez fines : ms. Fr. 12 692, p. 493-500; *Nouveau siècle de Louis XIV*, tome III, p. 43-56. Il courut dès lors des bruits de trahison, selon la *Gazette d'Amsterdam*. On peut voir aussi les réflexions de l'ambassadeur vénitien : ms. Ital. 1919, fol. 330 v°, 337 et 343.

4. Nous avons déjà vu plus d'une fois ce type achevé, non seulement des grandes manières, mais de la plus magnifique fatuité : tomes III, p. 79-80, IV, p. 7 et 230, VIII, p. 437, etc. Voltaire a dit, à l'occasion de sa nomination en 1701 (*Siècle de Louis XIV*, p. 327) : « C'était un homme d'une figure agréable et imposante, très brave, très honnête homme, bon ami, vrai dans la société, magnifique en tout; mais ses ennemis disaient qu'il était plus occupé, étant général d'armée, de l'honneur et du plaisir de commander, que des desseins d'un grand capitaine. Ils lui reprochaient un attachement à ses opinions qui ne déférait aux avis de personne. »

guères, et qui ne se contraignoit pas même pour le Roi, écouta un instant le bourdon des applaudissements[1]; puis, se tournant brusquement au maréchal de Villeroy et lui prenant le bras : « Monsieur le maréchal, lui dit-il tout haut, tout le monde vous fait des compliments d'aller en Italie; moi, j'attends à votre retour à vous faire les miens;» se met à rire et regarde la compagnie. Villeroy demeura confondu sans proférer un seul mot, et tout le monde[2] sourit et baissa les yeux[3]. Le Roi ne sourcilla pas[4].

Le Pape refuse l'hommage de Naples, et y reconnoît

Le Pape, fort en brassière par les troupes impériales en Italie, n'osa recevoir l'hommage annuel[5] du royaume de Naples[6] que le connétable Colonne[7] se préparoit à lui rendre

1. *L'Académie* de 1718 ne connaît *bourdon* que comme nom de mouche et comme terme de musique; mais Richelet définit aussi *bourdon* par « son et bruit que font les mouches. »

2. *Tout* corrige *toutte*, et *le monde* est en interligne, sur *la compagnie*, biffé.

3. On se rappelait la singulière issue de cette campagne de 1695 où il avait, comme « fin et bas courtisan, » pris la succession du maréchal de Luxembourg en Flandre, sans obtenir autre chose qu'un résultat négatif.

4. Voyez l'arrivée de Villeroy en Italie et le retour de Catinat, ci-après, p. 78-86.

5. La première lettre d'*annuel* corrige un *d*.

6. Nous avons vu (tome VII, p. 379 et 380) que le nouveau pape, sous l'influence de l'Autriche, s'était refusé à donner à Philippe V l'investiture régulière du royaume de Naples et de la Sicile, tout en le reconnaissant de fait pour héritier légitime du feu roi son oncle. Une congrégation était censée examiner la question, et tous les efforts du duc d'Uceda n'avaient pu obtenir un acte en forme. Louis XIV écrivit alors à son petit-fils (*Œuvres*, tome VI, p. 69-70, 7 août 1701) : « Le refus de l'investiture a dû vous faire de la peine; mais le ressentiment ne doit paroître que quand le bien de l'État le demande.... Il n'y a pas d'apparence que le Pape donne l'investiture de Naples à l'Archiduc : il ne vient point en Italie. » C'est pour contrebalancer l'effet de ce refus que Philippe V entreprendra son voyage d'Italie et fera faire alors par Louville des démarches qui n'auront pas plus de succès. Sur la manière d'investir, voyez, pour Charles II, la *Gazette* de 1666, p. 745 et 770, et, pour D. Carlos, celle de 1738, p. 288 et 297. Après la paix d'Utrecht, le saint-siège fit rechercher les titres sur lesquels reposaient ses droits et qui réglaient l'investiture (*Gazette*, 1713, p. 269).

7. Philippe ou Pierre-Philippe-Alexandre Colonna, fils de Laurent-

et fait reconnoître Philippe V,

à l'accoutumée, comme ambassadeur extraordinaire d'Espagne pour cette fonction[1]; mais, sur les plaintes qui lui en

Onuphre (tome V, p. 41-42) et de la nièce du cardinal Mazarin, né le 7 août 1663, mort le 6 novembre 1714, était duc de Tagliacozzo, prince de Paliano, grand d'Espagne et grand connétable héréditaire du royaume de Naples (d'où sa qualification courante) depuis la mort de son père (*Gazette* de 1689, p. 217 et 345). Il avait reçu la Toison d'or le 21 décembre de la même année, et avait épousé en premières noces une Medina-Celi, en secondes noces (25 novembre 1697) une Pamphili, fille du prince de Carpineto. Comme princes du *soglio*, ces Colonna avaient l'honneur de tenir l'étrier du Pape lorsqu'il montait à cheval, et qu'aucun ambassadeur de tête couronnée ne se trouvait là.

1. *Journal de Dangeau*, p. 152. Chaque année, la veille de la Saint-Pierre, 28 juin, ou à chaque avènement de pape, le roi d'Espagne, comme héritier des princes aragonais du quinzième siècle, faisait présenter au saint-père une haquenée blanche et une cédule ou une bourse de sept mille ducats, comme équivalent du tribut primitif, et les barons romains qui se trouvaient vassaux du royaume de Naples devaient faire cortège à l'ambassadeur espagnol. Notre *Gazette* rendait compte toujours de cette « fonction » : années 1649, p. 451; 1656, p. 762; 1671, p. 173-175; 1673, p. 734; 1681, p. 451; 1684, p. 30; 1686, p. 389, 390 et 535, etc. Voyez aussi les *Mémoires de Coulanges*, sur l'année 1658, p. 45-47, et le Supplément au *Corps diplomatique* de Du Mont, tome V, p. 152-153 et 219-222. En juin 1693, le connétable Colonna avait été déclaré ambassadeur perpétuel pour faire l'hommage à défaut d'autre désignation (*Gazette*, p. 322). En 1701, la situation était délicate, puisqu'il n'y avait pas eu d'investiture, le Pape refusant toutes les offres, même celle de la cession des deux provinces de l'Abruzze qui confinaient ses États, et ne voulant pas concéder autre chose qu'un certificat qui constaterait que ces refus ne préjudiciaient point aux droits du roi Philippe. Sans que le Connétable se compromît aucunement (il sut plus tard ménager et l'Espagne et l'Empire en renversant le portail de son palais tant que la guerre dura, pour n'avoir point à y suspendre l'écusson des uns ou des autres), le duc d'Uceda et l'agent espagnol procédèrent par surprise : on introduisit furtivement un vieux cheval dans le Vatican, on le conduisit jusqu'à la chambre du tribunal apostolique, et on l'y abandonna avec la cédule de sept mille écus. La pauvre bête fut vite chassée dans les rues de Rome, où elle mourut de faim, et les officiers du Pape firent une protestation. Voyez Botta, *Storia d'Italia*, tome VII, p. 173-178, la *Gazette* de 1701, p. 329 et 345, la *Gazette d'Amsterdam*, n°s LVII-LIX, les *Nouvelles des cours de l'Europe*, tome V, p. 446-450, etc. La correspondance du cardinal de Forbin-Janson avec le duc d'Harcourt, sur cette affaire, a été publiée par Hippeau, dans

furent faites, il fit dire à Naples et par tout le royaume qu'encore qu'il eût des raisons de différer à recevoir cet hommage, il reconnoissoit réellement Philippe V pour roi de Naples, qu'il enjoignoit à tous les sujets du royaume, et particulièrement aux ecclésiastiques, de lui obéir et de lui être fidèles, et il expédia sans difficulté sur les nominations du roi d'Espagne les bénéfices du royaume de Naples, au grand mécontentement de l'Empereur[1], qui eut encore la douleur d'y voir avorter une révolte dès sa première naissance, qui avoit été assez bien ménagée[2].

où une révolte est étouffée dès sa naissance.

Mme la duchesse de Bourgogne, qui, par ses caresses[3], son enjouement, sa soumission, ses attentions continuelles à plaire au Roi et à Mme de Maintenon, qu'elle appeloit toujours *sa tante*, leur avoit entièrement gagné le cœur, et usurpé une familiarité qui les amusoit, pour s'être baignée imprudemment dans la rivière après avoir mangé beaucoup de fruit, tomba dans une assez grande fièvre vers

Dangereuse maladie de Mme la duchesse de Bourgogne.

les *Mémoires de l'Académie de Caen*, 1862, p. 454-457. On ne songea plus à renouveler l'hommage qu'en 1717, Naples étant alors à l'Empereur (*Gazette*, p. 355), et la cérémonie ne s'en fit qu'en 1722, après l'investiture (*Gazette*, p. 367).

1. *Journal de Dangeau*, p. 179, 27 août : « On mande de Rome.... qu'on expédiera à l'avenir les bulles pour tous les archevêchés et évêchés de la monarchie d'Espagne qui seront remplis par le roi d'Espagne. Le cardinal Grimani veut faire, en cette occasion, des protestations de la part de l'Empereur. » En octobre, le Pape permit au vice-roi de faire appréhender les Napolitains révoltés jusque dans les églises, même sur le territoire pontifical, tandis qu'il refusait aux troupes allemandes la permission d'y venir prendre leurs quartiers d'hiver ou chercher des vivres. Il déclara aussi à son nonce de Naples qu'il reconnaissait Philippe V comme souverain de Naples, que c'étaient simplement de petites formalités qui empêchaient de lui donner l'investiture, et que ses sujets n'en devaient pas moins lui rester fidèles (*ibidem*, p. 217 et 219; *Sourches*, p. 131). Dès le mois de juillet, Clément XI avait voulu proposer lui-même l'évêché de Calahorra, en Espagne, pour le cardinal Borgia, et il avait donné ordre de ne recevoir ni oppositions ni protestations de la part des Autrichiens (Arch. nat., K 1332, n° 1, fol. 140 v°).

2. La dernière partie de ce paragraphe, depuis *qui eut*, a été ajoutée après coup. Les faits auxquels elle a trait seront racontés p. 300-305.

3. *Caresse*, au singulier, par mégarde, dans le manuscrit.

les premiers jours d'août, comme on étoit sur le point d'aller à Marly [1]. Le Roi, dont l'amitié n'alloit pas jusqu'à la contrainte, ne voulut ni retarder son voyage ni la laisser à Versailles [2]. Le mal augmenta à tel point, qu'elle fut à l'extrémité. Elle se confessa deux fois, car, en huit jours, elle eut une dangereuse rechute [3]. Le Roi, Mme de Maintenon, Mgr le duc de Bourgogne étoient au désespoir et sans cesse auprès d'elle. Enfin elle revint à la vie à force d'émé-

1. En effet, elle s'était baignée plusieurs fois dans la Seine, au-dessous du port de Marly, quoique l'eau fût troublée par les pluies (*Journal de Dangeau*, p. 160-162; *Sourches*, p. 97; *Gazette d'Amsterdam*, n° LXVI). Le 7 août, le mal se déclara, avec frisson et fièvre assez violente, après une course à Saint-Cyr, le jour même où les princes avaient reçu la Toison d'or (*Dangeau*, p. 165-166; *Sourches*, p. 100 et 101). Quatre mois plus tard, elle eut encore des accidents analogues pour s'être baignée et avoir trop couru dans les jardins de Marly (*Dangeau*, p. 263-265; *Sourches*, p. 174).

2. Dangeau et les *Mémoires de Sourches* affirment que c'est la princesse elle-même qui voulut être transportée à Marly, plutôt que de faire manquer ce voyage.

3. Voyez le *Journal de Dangeau* et les *Mémoires de Sourches*, du 7 au 17 août. Le *Mercure* du mois rendit compte de cette maladie (p. 301-313). On a, en outre, une lettre du duc de Bourgogne au duc de Beauvillier, 11 août, dans la correspondance qui va être publiée sous les auspices de la Société de l'Histoire de France, une autre au roi Philippe V, du 7 septembre, imprimée dans les *Mémoires de Louville*, tome I, p. 194, et une lettre de Madame à son amie Ventadour, publiée par M. Étienne Charavay dans *l'Amateur d'autographes*, année 1889, p. 33-35, et déjà citée dans notre tome VIII, p. 675. La princesse ne se confessa qu'une fois, au curé de Marly, parce qu'on n'avait pu trouver son confesseur le P. Gravé. Dans les grandes douleurs, elle demandait, selon Madame, qu'on la laissât mourir en paix. Mme de Maintenon, écrivant une lettre de conseils au roi d'Espagne, sur son prochain mariage, lui dit (recueil Geffroy, tome I, p. 341) : « Ces deux princesses ont été très bien élevées et fort retenues, de sorte que la nôtre s'est livrée à la liberté qu'on lui a laissée, et a abusé de son bon tempérament. Mais, Sire, si sa maladie a dû être regardée comme un effet du dérèglement de la vie qu'on faisoit, elle a d'ailleurs été bien honorable à notre princesse, qui y a fait voir toute la religion qu'on peut desirer. Elle voulut se confesser, et le fit dans des dispositions et avec un courage et une résignation qui n'est pas de son âge.... »

tique, de saignées et d'autres remèdes[1]. Le Roi voulut retourner à Versailles au temps qu'il l'avoit résolu, et ce fut avec toutes les peines du monde que les médecins et Mme de Maintenon l'arrêtèrent encore huit jours, au bout desquels il fallut partir[2]. Mme la duchesse de Bourgogne fut longtemps si foible, qu'elle se couchoit les après-dînées, où ses dames et quelques privilégiées faisoient un jeu pour l'amuser[3]. Bientôt il s'y en glissa d'autres, et incontinent après toutes celles qui avoient de l'argent pour grossir le jeu[4]; mais pas un homme n'y entra, que les grandes entrées avec le Roi, qui y alloit le matin et les après-dînées pendant ce jeu, en sortant ou rentrant de la chasse ou de la promenade[5].

Malice du Roi à M. de Lauzun.

M. de Lauzun, à qui, à son retour en ramenant la reine d'Angleterre[6], les grandes entrées avoient été rendues[7], et qui alors les avoit seul sans charge qui les donne[8], suivit

1. On trouve le détail de la médication dans le *Journal*. La *Gazette d'Amsterdam* qualifia le mal de pourpre rentré. Une espèce de léthargie fit craindre, le mercredi 10, qu'il n'y eût transport au cerveau.

2. On devait revenir à Versailles le samedi 13, puis le dimanche 14, parce que les médecins croyaient avoir arrêté le mal; mais la rechute se produisit précisément le 13, la fièvre ne cessa absolument que le 16, et, le 17, Mme de Maintenon, à son tour, en fut prise pendant deux jours. Le Roi ne quitta donc Marly que le samedi 20, après avoir vu partir la princesse, couchée, mais tout habillée, dans son carrosse (*Dangeau*, p. 174; *Sourches*, p. 107).

3. *Dangeau*, p. 175 et suivantes.

4. Ici, le manuscrit porte un point, corrigé en virgule.

5. Depuis son mariage, la princesse n'avait cessé d'entraîner les courtisans à une prodigalité qui était loin de déplaire.

6. Il a déjà été dit quelques mots de ce « second tome » de l'existence de Lauzun, au début des *Mémoires* (tome I, p. 125, et tome II, p. 276); mais le détail n'en viendra que tout à la fin, avec les anecdotes recueillies de la bouche même du héros (tome XIX, p. 183-186).

7. Le 2 février 1689 : *Dangeau*, tome II, p. 322; *Sourches*, tome III, p. 31.

8. Voyez notre tome V, p. 162, note 3, et p. 362, note 2. C'est ce qu'on appelait les entrées des privilégiés : *Journal de Dangeau*, tome VIII, p. 213 214.

un jour le Roi chez Mme la duchesse de Bourgogne[1]. Un huissier ignorant et fort étourdi le fut tirer par la manche, et lui dit de sortir[2]. Le feu lui monta au visage; mais, peu sûr du Roi, il ne répondit rien et s'en alla. Le duc de Noailles, qui par hasard avoit le bâton ce jour-là, s'en aperçut le premier, et le dit au Roi, qui malignement ne fit qu'en rire, et eut encore le temps de se divertir à voir Lauzun passer la porte. Le Roi se permettoit rarement les malices; mais il y avoit des gens pour[3] lesquels il y succomboit, et M. de Lauzun, qu'il avoit toujours craint, et jamais aimé depuis son retour, en étoit un. La duchesse du Lude, qui en fut avertie, entra en grand émoi. Elle craignoit fort Lauzun, ainsi que tout le monde; mais elle craignoit encore plus les valets : tellement qu'au lieu d'interdire l'huissier, elle se contenta de l'envoyer le lendemain matin demander pardon de sa sottise à Lauzun, qui ne[4] fut que plus en colère d'une si légère satisfaction[5]. Cependant le Roi, content de s'être diverti un moment à ses dépens, lui fit une honnêteté le lendemain[6] à son petit lever, sur son aventure, et, l'après-dînée, l'envoya chercher, pour qu'il le suivît chez Mme la duchesse de Bourgogne[7].

1. Dangeau place ce fait au 25 décembre : tome VIII, p. 266-267.

2. Chez le Roi, il y avait deux huissiers ordinaires de l'antichambre, qui portaient l'épée au côté. « Tous les matins, ces huissiers se rendent à leur poste, qui sont les portes de l'antichambre, une demi-heure avant le lever du Roi, et là ils ne doivent laisser entrer personne que le premier gentilhomme de la chambre en année ne soit entré. Ensuite ils laissent entrer les officiers et les personnes connues à la cour, à moins qu'il n'y ait quelque ordre particulier. » Pour la chambre même, seize huissiers avaient comme fonction principale de n'admettre que les seigneurs qualifiés et les officiers nécessaires, « suivant le discernement qu'ils en font. » (*État de la France.*) La duchesse de Bourgogne avait cinq huissiers de la chambre, deux de l'antichambre et deux du cabinet, dont l'*État de la France* donne les noms.

3. *Pour* surcharge *que*. — 4. *Ne* corrige *n'en*.

5. Selon Dangeau, il croyait l'ordre venu de la duchesse elle-même.

6. *Le lendemain* est ajouté en interligne.

7. Le Roi, dit Dangeau, approuva la conduite de chacun, et régla

Le spectacle y étoit particulier pour un lieu de pleine cour, puisque toutes les dames y entroient et y étoient en grand nombre, et qu'il n'y avoit que les hommes d'exclus[1]. A une ruelle étoit le jeu et tout ce qu'il y avoit de dames; à l'autre, au chevet du lit, Mme de Maintenon dans un grand fauteuil. A la quenouille[2] du pied du lit du même côté vis-à-vis de Mme de Maintenon, le Roi sur un ployant; autour d'eux, les dames familières et privilégiées, à les entretenir[3], assises ou debout selon leur rang, excepté Mme d'Heudicourt, qui étoit auprès du Roi sur un petit siège tout bas et presque à ras de terre, parce qu'elle ne pouvoit se tenir sur ses hautes et vieilles jambes[4]. Et tous les jours cet arrangement[5] étoit pareil, qui ne laissa pas de surprendre et de scandaliser assez pour qu'on ne pût s'accoutumer à ce fauteuil public de Mme de Maintenon.

Spectacle singulier chez Mme la duchesse de Bourgogne convalescente.

Le bonhomme Saint-Hérem[6] mourut à plus de quatre-vingts ans chez lui, en Auvergne, où il s'étoit avisé d'aller[7]. Il avoit été grand louvetier[8], et avoit[9] vendu à Heudicourt

Mort de Saint-Hérem singularité de sa femme.

que Lauzun entrerait partout comme les premiers gentilshommes. Peu auparavant, il y avait eu une première affaire de l'huissier avec Mme de Villacerf, qui prétendait n'avoir pas besoin de se faire annoncer; la duchesse du Lude, donnant tort à celle-ci, avait obtenu des excuses de « quelques paroles de chagrin. » (*Ibidem*, p. 178.)

1. C'est au temps où la princesse était encore en convalescence : *Journal de Dangeau*, p. 264-266. Monseigneur allait alors chez elle, au lieu de passer son temps chez la princesse de Conti.

2. *Quenouille*, colonne, pilier d'un lit. (*Académie*, 1718.)

3. Il a écrit, par mégarde : *entrenir*. Ensuite, *selon* corrige *suiv[ant]*.

4. Nous avons vu Mme d'Heudicourt placée par Mme de Maintenon auprès de la duchesse de Bourgogne comme « duègne » favorite, et pouvant venir chez elle sans y être mandée (tomes III, p. 213-222, et IV, p. 303). Elle était vieille, hideuse, et méchante comme un démon.

5. Il écrit : *arangem^t*. — 6. Fr.-G. de Montmorin : tome III, p. 26.

7. *Dangeau*, tome VIII, p. 165, et *Sourches*, tome VII, p. 100, 7 août. Il avait failli mourir en 1694 d'une blessure faite à la chasse par un cerf de Fontainebleau : *Lettres de Mme de Sévigné*, tome X, p. 198.

8. En cette qualité, Saint-Simon lui a consacré une notice : ci-après, appendice VIII. Comparez la *Chronologie militaire* de Pinard, tome VI, p. 334.

9. Il a biffé *l'* avant *avoit*.

pour le recrépir lorsque le maréchal d'Albret lui fit, en 1666, épouser sa[1] belle et chère nièce de Pons[2], et il en[3] avoit acheté la capitainerie, etc., de Fontainebleau. Tout le monde l'aimoit[4], et M. de la Rochefoucauld reprocha au Roi, en 1688, de ne l'avoir pas fait chevalier de l'Ordre[5]. Il étoit Montmorin[6], et le Roi le croyoit un pied plat parce qu'il étoit beau-frère de Courtin conseiller d'État, avec qui le Roi l'avoit confondu. Ils avoient épousé les deux sœurs[7].

1. La première lettre de *sa* corrige une *l*.
2. Voyez notre tome III, p. 213 et 219-220, et les notes.
3. *En* est ajouté en interligne.
4. C'était un ami de Mme de Sévigné, qui se louait de son hospitalité à Vichy et à Fontainebleau.
5. En effet, il fut un de ceux qu'on s'étonna de ne pas voir promus alors : *Mémoires de Sourches*, tome II, p. 298, note 5.
6. La bibliothèque de Clermont-Ferrand possède une généalogie de cette ancienne maison, dressée en 1867 par la comtesse de Carneville. Dans l'*Histoire du duc de Bouillon* publiée en 1719, l'abbé Marsollier ayant dit qu'un Saint-Hérem, gouverneur d'Auvergne, avait été attaché à la personne de son héros, les héritiers du nom répondirent en prouvant leur noblesse jusqu'au onzième siècle et des alliances avec les maisons de Bourbon et de la Tour ; de leur côté, le duc d'Albret et l'abbé d'Auvergne, désavouant Marsollier, déclarèrent que leurs ancêtres n'avaient eu avec les Montmorin que des relations d'alliance et de parenté. (*Mémoires de Mathieu Marais*, tome II, p. 302 ; *Mercure*, juin 1722, p. 153.) Au contraire, une généalogie de 1685, par Jean du Bouchet, faisait remonter l'origine des Montmorin jusqu'au temps du roi Lothaire, et cette filiation fut reproduite en 1733, dans le tome VIII de l'*Histoire généalogique*, p. 813-822, au chapitre des GRANDS LOUVETIERS, qui a servi de base à la notice de Saint-Simon indiquée plus haut.
7. Ces deux dames, filles de Nicolas le Gras, sieur de Fontaine-la-Gaillarde, secrétaire des commandements de la reine Anne d'Autriche pendant vingt-cinq ans, étaient : Marie-Élisabeth le Gras, mariée à Courtin en juillet 1651, sur la demande du prince de Conti lui-même (*Muse historique*, tome I, p. 133), et morte le 17 juin 1670 ; Anne le Gras, mariée par contrat du 3 juin 1651 à M. de Saint-Hérem, morte le 7 novembre 1709, à quatre-vingt-cinq ans. Leur père était mort le 2 août 1646, à soixante-trois ans passés, aussi regretté des honnêtes gens que de la Reine mère, auprès de qui Hugues de Lionne le remplaça (*Journal d'Ol. d'Ormesson*, tome I, p. 357). Il était beau-frère de cette vénérable Mademoiselle le Gras, si connue comme collaboratrice

Le Roi, quoique avisé sur sa naissance, ne l'a pourtant point fait chevalier de l'Ordre, quoiqu'il en ait fait plusieurs depuis[1]. Cette Mme de Saint-Hérem étoit la créature du monde la plus étrange dans sa figure, et la plus singulière dans ses façons[2]. Elle se grilla une fois une cuisse au milieu de la rivière de Seine, auprès de Fontainebleau, où elle se baignoit : elle trouva l'eau trop froide; elle voulut la chauffer, et, pour cela, elle en fit bouillir quantité au bord de l'eau, qu'elle fit verser tout auprès d'elle et au-dessus, tellement qu'elle en fut brûlée, à en garder le lit, avant que cette eau pût être refroidie dans celle de la rivière. Quand il tonnoit, elle se fourroit à quatre pattes sous un lit de repos, puis faisoit coucher tous ses gens dessus, l'un sur l'autre en pile, afin que, si le tonnerre tomboit, il eût fait son effet sur eux avant de pénétrer jusqu'à elle. Elle s'étoit ruinée, elle et son mari, qui étoient riches, par imbécillité[3], et il n'est pas

de l'œuvre charitable de saint Vincent de Paul, particulièrement dans la création des sœurs grises.

1. Il a déjà raconté cette méprise en 1696 (tome III, p. 24-26), et nous avons vu ci-dessus, p. 11, note 11, que le Roi en avait commis une pareille sur les Clermont-Gallerande; il reviendra encore plus tard sur l'une et l'autre (tome XII, p. 14), et en citera une troisième. S'il y avait mésalliance dans le cas de M. de Saint-Hérem, encore était-elle moins choquante, en raison de l'honorabilité de son beau-père et de la famille le Gras, que celle que nous avons vu contracter par son fils, sous les auspices de la maréchale de Lorge, avec une Rioult de Douilly, cousine germaine de la maréchale et tante à la mode de Bretagne de Mmes de Saint-Simon et de Lauzun : tome III, p. 24 et note 4.

2. C'était un type ridicule de maigreur et d'habillement grotesque, disent les *Lettres de Mme de Sévigné*, tomes IV, p. 483, et V, p. 383.

3. A peine le mariage de leur fils était-il fait, que l'on découvrit leur ruine : quatre cent mille francs de dettes, et, pour toute ressource, le brevet de retenue de cent ou cent cinquante mille livres. « On lapideroit volontiers Mme de Saint-Hérem, » écrivait alors leur amie Mme de Sévigné (*Lettres*, tome X, p. 376). Le fils fit ou appuya des affaires de finance de tout genre, entre autres un projet de halle couverte pour les blés et les farines de Paris, projet qui ne se réalisa que cent ans plus tard, et une taxe sur les chevaux de louage. Sa femme se chargea de

croyable[1] ce qu'elle dépensoit à se faire dire des évangiles sur la tête[2]. La meilleure aventure, entre mille, fut celle d'un fou qui, une après-dînée que tous ses gens dînoient, entra chez elle, à la place Royale, et, la trouvant seule dans sa chambre, la serra de fort près. La bonne femme, hideuse à dix-huit ans, mais qui étoit veuve et en avoit plus de quatre-vingts, se mit à crier tant qu'elle put. Ses gens, à la fin, l'entendirent et la trouvèrent, ses cottes troussées, entre les mains de cet enragé, qui se débattoit tant qu'elle pouvoit. Ils l'arrêtèrent et le mirent en justice, pour qui ce fut une bonne gorge chaude, et pour tout le monde, qui le sut et qui s'en divertit beaucoup. Le fou fut trouvé l'être, et il n'en fut autre chose que le ridicule d'avoir donné cette histoire au public. Son fils[3] avoit la survivance[4] de Fontainebleau[5]. Le Roi leur donna quelque pension[6],

même d'appuyer une affaire sur les cartes et tarots. (*Archives de la Bastille*, tome XI, p. 29-30, 37, 39, 46 et 47.)

1. La première lettre de *croyable* surcharge un *d*.

2. Aujourd'hui encore, dans certaines régions, en guise de cérémonie propitiatoire, le prêtre récite le commencement de l'évangile de saint Jean en tenant un pan de son étole étendu sur la tête de l'intéressé. Voyez le *Dictionnaire de Littré*, ÉVANGILE 5°. C'était, dans le siècle dernier, une coutume courante, à la ville comme à la campagne (*Dictionnaire de Trévoux*).

3. Charles-Louis de Montmorin : tome III, p. 25.

4. Avant *survivance*, Saint-Simon a écrit : *Parlant*, puis a corrigé ce mot en *survivance*, ajouté *de Font^{au} ce fut*, et enfin biffé le tout, qui se retrouvera ci-après, p. 67. Il semble donc que, mettant au net sa rédaction, une ou deux lignes lui avaient échappé.

5. Par faveur spéciale, le père avait obtenu, le 6 février 1696, au moment du mariage de son fils, un brevet d'assurance de cent ou cent cinquante mille livres sur sa charge de capitaine des chasses, capitaine-concierge et maître particulier des eaux et forêts de Fontainebleau, dont le fils avait la survivance depuis 1686, en place d'un aîné devenu abbé (Arch. nat., O[1] 40, fol. 25, et 274, p. 67-68 ; *Journal de Dangeau*, tome I, p. 416, et tome V, p. 296). On se plaignait, dans les derniers temps, qu'il négligeât les devoirs de cet emploi (*Dangeau*, tome VIII, p. 201).

6. Grâce à M. de la Rochefoucauld, grand veneur et son ami, comme l'a dit notre auteur, M. de Saint-Hérem recevait une pension de six mille livres, et, avant de mourir, il chargea le même duc d'en demander

car ils étoient fort mal dans leurs affaires. Ce fils étoit un très galand homme, et fort de mes amis[1]. Parlant de Fontainebleau, ce fut cette année qu'on doubla la galerie de Diane[2], ce qui donna de beaux appartements, et[3] au-dessus quantité de petits[4].

Mort de la maréchale de Luxembourg.

La maréchale de Luxembourg finit sa triste et ténébreuse vie dans son château de Ligny[5], où M. de Luxembourg l'avoit tenue presque toute sa vie sans autre cause que d'être importuné d'elle, après en avoir tiré sa fortune en grands biens et en dignité, comme je l'ai expliqué en son temps, et qui elle étoit[6]. Elle n'avoit presque jamais demeuré à Paris, où pourtant j'eus une fois en ma vie la fortune[7] de me rencontrer auprès d'elle à un sermon. On me dit qui

la continuation pour sa veuve et sa fille. Le Roi ne s'expliqua point d'abord sur ses intentions, puis accorda mille écus, en novembre suivant (brevet du 15 janvier : Arch. nat., O¹ 46, fol. 60). « C'est la seule pitié, dit Dangeau (tome VIII, p. 246), que le Roi a eue de l'état où est Mme de Saint-Hérem, qui lui a fait accorder cette grâce, ne voulant pas que la femme d'un homme de condition qui l'a servi si longtemps demeurât sans pain. » Comparez les *Mémoires de Sourches*, p. 181 et 183. Le fils vendit alors sa compagnie de cavalerie.

1. Tome III, p. 24 et 25.

2. Cette galerie ne datait que du règne d'Henri IV. Sa décoration, due à Ambroise Dubois, a été l'objet d'une belle publication en 1858.

3. *Et* corrige *au*.

4. Dangeau indique (tome VIII, p. 173, 193, 194 et 200), quelques changements de logements que le Roi avait promis en 1699 à Monseigneur : voyez notre tome VI, p. 312, et le *Journal*, tome VII, p. 146.

5. Marie-Madeleine-Charlotte-Bonne-Thérèse de Clermont, héritière du duché de Piney-Luxembourg, baptisée à Ligny le 5 mars 1635, mariée à M. de Montmorency-Bouteville le 17 mars 1661 (tome II, p. 33), morte le 22 août 1701, à l'âge de soixante-six ans et demi, dans sa terre de Précy-sur-Oise, et non à Ligny (*Dangeau*, tome VIII, p. 175; *Sourches*, tome VII, p. 111 ; *Gazette*, p. 407-408; *Mercure* du mois, p. 327-331 ; registres paroissiaux de Précy). Elle était devenue aveugle subitement, en 1700 (*Dangeau*, tome VII, p. 233), et finit aussi presque subitement, en se promenant dans son jardin, selon les *Mémoires de Sourches*.

6. A propos du procès des ducs et pairs contre le maréchal de Luxembourg : tome II, p. 40-42.

7. Ces deux mots ont été ajoutés lors de la revision du manuscrit.

elle étoit, et à elle qui j'étois, et tout aussitôt elle m'entreprit sur notre procès de préséance en attendant le prédicateur. Je me défendis d'abord avec le respect et la modestie qu'on doit à une femme; puis, voyant le toupet s'échauffer[1], je me tus[2], et me laissai quereller, mais fortement, sans dire une parole[3]. Il est vrai que je trouvai le temps long en attendant le prédicateur, et que je me sentis[4] bien soulagé lorsque je le vis paroître. Mme de Luxembourg ressembloit d'air, de visage et de maintien à ces grosses vilaines harengères qui sont dans un tonneau avec leurs chaufferettes[5] sous elles[6]. Elle avoit été fort maltraitée, fort méprisée, et avoit passé sa vie dans une triste solitude à Ligny[7], où son mari lui donnoit peu de ses nouvelles.

Mort de Mme d'Épernon carmélite. [*Add. S^tS. 392*]

Mme d'Épernon mourut aussi aux Carmélites du faubourg Saint-Jacques, dans une éminente sainteté[8]. Elle étoit

1. Nous retrouverons bientôt cette locution (p. 310) dans le même sens encore, celui où nous avons eu *cabasset* (tome III, p. 289), mais que ne donne pas *l'Académie* de 1718.
2. Il écrit : *teus*.
3. *Parle*, par mégarde, dans le manuscrit.
4. *Sentis* est en interligne, au-dessus de *trouvay*, biffé.
5. *Leur*, sans accord, et *chauffrettes*, au pluriel.
6. Déjà dit en 1696 : tome II, p. 40.
7. Le comté de Ligny-en-Barrois (tome II, p. 31 et note 4), ancienne dépendance du duché de Bar qui était venue aux Luxembourg par Marguerite de Bar, 1er juillet 1231, et dont M. Bonnabelle a écrit l'histoire pour la Société des lettres, sciences et arts de Bar-le-Duc. Le duc de Luxembourg le vendit au duc de Lorraine, en 1719, pour deux millions six cent mille livres (*Dangeau*, tomes XV, p. 69 et 400, et XVIII, p. 156-157). La maréchale y avait établi une maison de religieuses hospitalières en février 1672 (*Gazette*, p. 259). Le corps de son mari avait été apporté dans l'église collégiale en 1695; cet édifice ayant été détruit de notre temps, en 1839, les restes des Luxembourg furent alors transférés dans l'église paroissiale terminée par eux en 1702, et une inscription commémorative y a été placée en 1840.
8. *Journal de Dangeau*, tome VIII, p. 176, 23 août, au lendemain de la mort de la maréchale de Luxembourg : « Mme d'Épernon la carmélite est morte. C'étoit une fille de mérite et de réputation. Elle étoit sœur de feu M. de Candalle, et M. d'Épernon, son père, avoit tout mis en usage pour l'empêcher d'entrer dans les carmélites. » Tout ce qui la

petite-fille et le seul reste de ce fameux duc d'Épernon, et fille du second et dernier duc d'Épernon, colonel général de l'infanterie après son père et gouverneur de Guyenne, et de sa première femme, bâtarde[1] d'Henri IV et de la marquise de Verneuil[2], sœur du duc de Verneuil[3]. Mme d'Épernon, par la mort de ce galand duc de Candalle, son frère, qui mourut à la fleur de son âge colonel général de l'infanterie[4] en survivance de son père, et général de l'armée de Catalogne[5], hérita de son père de la dignité de duchesse d'Épernon, renonça à l'éclat de ce grand héri-

concerne, ainsi que les d'Épernon, a déjà été dit dans une digression de l'année 1694, tome II, p. 92-96.

1. Gabrielle-Angélique, légitimée de France, née le 21 janvier 1603, mariée le 12 décembre 1622, à Bernard, duc d'Épernon, de la Vallette et de Candalle, et morte le 24 avril 1627, en couche.

2. Ci-dessus, p. 31. — 3. Henri, légitimé de France : tome I, p. 94.

4. *L'infanterie* corrige *la cav[alerie]*.

5. Louis-Charles-Gaston (1627-1658) : tome II, p. 93. Saint Simon a fait sa notice dans les ducs d'Épernon (tome V des *Écrits inédits*, p. 299). Ses aventures nombreuses, particulièrement au temps de la Fronde, sont bien connues. Après avoir manqué le bâton de maréchal de France en 1651, il s'était fait donner le privilège du *pour* des princes étrangers (*Muse historique*, 1652, tome I, p. 90 et 279), avec le commandement de l'armée de Guyenne (*Lettres de Mazarin*, publiées par Chéruel, tome V, p. 218-247, *passim*). Mazarin avait songé alors à lui faire épouser sa nièce Martinozzi ; mais il l'avait refusée (Chéruel, *Minorité de Louis XIV*, tome IV, p. 113, et *Ministère de Mazarin*, tome II, p. 39 et 69 ; comte de Cosnac, *Souvenirs du règne de Louis XIV*, tome V, p. 84-92). C'était « le premier de la cour en bonne mine, en magnificence et en richesse, » dit Mme de Motteville à sa mort (*Mémoires*, tome IV, p. 103-104 ; comparez la *Muse historique*, tome II, p. 438, les *Mémoires de Mademoiselle*, tome III, p. 204, le *Journal du voyage de deux jeunes Hollandais*, p. 400, et les *Lettres de Guy Patin*, tomes II, p. 373 et 376, et III, p. 81). Conrart vante (*Mémoires*, p. 616) ses grands cheveux, ses grands canons, ses grandes manchettes, et ses grosses touffes de galants ; c'est lui, en effet, qui avait inventé les immenses canons *à la Candalle* (Callières, *les Mots à la mode*, éd. 1692, p. 176 ; *Œuvres de Molière*, tome II, p. 65, note 3). On lui a attribué l'anecdote de cette maîtresse décapitée par les chirurgiens que Saint-Simon a mise au compte de Rancé (*Mémoires de Chavagnac*, tome I, p. 209-211). La *Conversation de Saint-Évremond avec M. le duc de Candalle* est bien connue.

tage et aux plus grands partis qui la voulurent épouser, pour faire profession aux Carmélites, dans un âge où elle avoit vu et connu le monde et tout ce qu'il avoit d'attrayant pour elle[1]. La Reine, Madame la Dauphine et Mme la duchesse de Bourgogne, allant de temps en temps aux Carmélites, étoient toujours averties par le Roi de la demander et de la faire asseoir. Elle répondoit modestement qu'elle n'étoit plus rien que carmélite, et qu'en se la faisant elle avoit renoncé[2] à tout, et il ne falloit pas moins que l'autorité de ces princesses pour la faire asseoir, elle et Mme de la Vallière[3], à leur grand regret.

Mort du marquis de Lavardin*. [*Add. St-S. 393*]

M. de Lavardin[4], lieutenant général de Bretagne, si connu par l'étrange ambassade où il se fit excommunier par Innocent XI sans avoir jamais pu obtenir audience de lui[5], mourut à cinquante-cinq ans[6]. Il étoit chevalier de

1. Elle avait perdu au siège de Mardyck, en 1646, son ami le chevalier de Fiesque; mais, lorsqu'elle se retira aux Carmélites de Bourges, il était question de la marier à Jean-Casimir Wasa, qui devint, cette même année (1648), roi de Pologne et épousa Louise-Marie de Gonzague (*Mémoires de Mademoiselle*, tome I, p. 133-135, 184-187, et de *Mme de Motteville*, tome I, p. 280; *Correspondance de Madame*, recueil Brunet, tome I, p. 241, etc.). On a des lettres d'elle à la marquise d'Huxelles, écrites du couvent, dans le ms. Fr. 24 987, fol. 28-41.

2. Il a écrit, par mégarde : *renocé*.

3. Comparez la suite des *Mémoires*, tome VIII de 1873, p. 44.

4. Henri-Charles de Beaumanoir, marquis de Lavardin, qui mourut à Paris, le 29 août 1701 : tome II, p. 133.

5. Déjà raconté en 1698, tome V, p. 43-44 et notes. Cette affaire ne valut à M. de Lavardin, nous dit Mme de la Fayette, que des brocards et de grosses dépenses, sans qu'il fît bonne figure, ni réussît en rien. Il n'en fut que plus vexé de voir les négociations reprises et menées à bien par le duc de Chaulnes, depuis longtemps son rival heureux en Bretagne. Il ne put même obtenir de le suppléer dans cette province pendant son séjour à Rome, parce qu'il s'était brouillé avec le cardinal d'Estrées, et ce fut le maréchal frère de ce cardinal qui lui enleva le commandement et l'autorité en Bretagne : ci-dessus, p. 6. Voyez les *Lettres de Mme Sévigné*, tome IX, p. 166, et les *Mémoires de Sourches*, tome III, p. 136.

6. *Journal de Dangeau*, p. 180. Depuis longtemps malade, il mourut

* Cette manchette est placée une ligne trop haut dans le manuscrit.

l'Ordre[1]. C'étoit un gros homme extrêmement laid[2], de beaucoup d'esprit et fort orné[3], et d'une médiocre conduite. Il avoit épousé en premières noces une sœur du duc de Chevreuse[4], dont il n'eut que Mme de la Chastre[5]. Il s'étoit remarié à la sœur du duc et du cardinal de Noailles, dont il étoit veuf[6]. Il en laissa une fille[7] et un fils[8] jeunes, auquel il défendit, au lit de la mort, sous peine de sa malédiction, d'épouser jamais une Noailles, et le re-

cependant au moment où personne ne s'y attendait, mais ayant tenu à se confesser contre le sentiment de tous les gens qui l'entouraient. (*Mémoires de Sourches*, p. 112.)

1. C'est le 25 février 1689 qu'étant à Rome, il avait reçu le cordon des mains du cardinal d'Estrées, après le lui avoir pareillement donné au nom du Roi (*Gazette*, p. 138).

2. On a un portrait de lui à Versailles, n° 4311, et une gravure de Larmessin père. Rigaud l'avait peint, ainsi que sa femme, en 1690.

3. Il avait été élevé par Costar : *Historiettes de Tallemant des Réaux*, tome V, p. 162.

4. Françoise-Paule-Charlotte d'Albert de Luynes, mariée le 3 février 1667, morte en 1670 : tome II, p. 133. Ce mariage s'était fait en même temps que celui du duc de Chevreuse avec la fille de Colbert.

5. *Ibidem*. Il y avait une autre fille, religieuse au couvent de Chasse-Midi. Voyez, sur la naissance de la première, les *Lettres de Colbert*, tome VII, p. 356-357, et, sur la mort de Mme de Lavardin, en couche de la seconde, *le Cabinet historique*, tome V, 1re partie, p. 187.

6. Louise-Anne de Noailles, née le 29 novembre 1662, mariée le 12 juin 1680, morte à Rennes en décembre 1693. Son mariage s'était fait par l'entremise de Mme de Moucy : *Lettres de Mme de Sévigné*, tome VI, p. 439 et 490. Sa mort laissa M. de Lavardin dans une grande tristesse et un embarras non moins grand. Voyez la lettre qu'il écrivit à sa belle-mère Mme de Noailles, 16 décembre 1693, avec les lettres de condoléance de la reine d'Angleterre et de Mme de Maintenon, dans le ms. Fr. 6919, fol. 15-18 et 47, et le *Catalogue de la collection d'autographes de M. Monmerqué*, 1884, n° 91.

7. Marie-Anne-Romaine, née le 11 septembre 1688 à Rome, mariée le 23 janvier 1704 au duc de Chaulnes, plus tard maréchal, et morte le 24 mai 1745.

8. Emmanuel-Charles, né en 1684, fait lieutenant général de basse Bretagne au commencement de 1703, prit alors le titre de marquis de Beaumanoir, mais mourut le 15 octobre 1703, à Spire, étant mestre de camp de cavalerie.

commanda ainsi au[1] cardinal de Noailles, son beau-frère. Nous verrons dans la suite qu'il fut mal obéi, mais que sa malédiction n'eut que trop son effet[2]. On l'accusoit d'être fort avare[3], difficile à vivre, et d'avoir hérité de la lèpre des Rostaings[4], dont étoit sa mère[5]. Il disoit que, de sa vie, il n'étoit sorti de table sans appétit, et assez pour bien manger encore. Sa goutte, sa gravelle, et l'âge où il mourut, ne persuaderont personne d'imiter ce régime.

Villars de retour de Vienne, et d'Avaux d'Hollande.

Villars, envoyé du Roi à Vienne, parut à Versailles le 20 août[6], qui rendit compte de tous les efforts que l'Empereur faisoit pour la guerre[7]. Il avoit laissé président du

1. La première lettre d'*au* surcharge une lettre illisible.

2. En effet, le fils épousera, le 20 février 1703, sa cousine germaine Marie-Françoise de Noailles, et mourra, comme il vient d'être dit, huit mois plus tard, sans laisser de postérité. En annonçant la mort du père, Dangeau ajoutait (p. 180) : « La charge vaut plus de quarante mille livres de rente, et on espère que le Roi la donnera au fils, qui est un jeune garçon bien fait et qu'on parle déjà de marier à Mlle de Noailles; mais, comme ils sont cousins germains, on dit que le cardinal de Noailles et le maréchal en font quelque scrupule. »

3. Il écrit : *avarre*.

4. Il a parlé déjà des Rostaing, à propos de Mme de Bury (tome II, p. 183), mais non de leur « ladrerie, » sur laquelle on trouvera une curieuse allusion dans les généalogies de Guillard (*Cabinet historique*, tome V, 1re partie, p. 185 et 245) et une autre dans les *Historiettes de Tallemant des Réaux*, tome VII, p. 462.

5. Marguerite-Renée de Rostaing : tome II, p. 183. C'était une amie intime et très ancienne de Mme de Sévigné, qui estimait son bel et solide esprit. L'annotateur des *Mémoires de Sourches* (tome IV, p. 328, note 5) raconte qu'étant demeurée veuve à vingt-deux ans, elle s'était consacrée à son fils unique, et qu'en même temps qu'elle l'élevait très bien, elle avait restauré la fortune de leur maison. L'abbé de la Victoire l'appelait *le bonhomme Lavardin*, parce qu'elle avait le menton barbu (*Tallemant*, tome III, p. 151). Des gens l'accusaient d'avoir fait mourir la première femme de son fils par ses mauvais traitements, de rage de ce qu'elle n'avait que des filles. Quand elle mourut elle-même, en 1694, on la disait tombée en enfance depuis trois ou quatre ans.

6. *Journal de Dangeau*, tome VIII, p. 174; *Sourches*, p. 107.

7. Il était parti de Vienne le 28 juillet : *Gazette*, p. 387-388; *Mémoires de Villars*, tome I, p. 348, et tome II, p. 1-3; *Gazette d'Amsterdam*, n° LXVIII. Le rapport général sur ses négociations de 1700

conseil de guerre, à la place du fameux comte de Stahrenberg qui avoit défendu Vienne, et qui est la plus grande charge et la plus puissante de la cour de Vienne[1], ce même comte de Mansfeld[2], qui, pendant son ambassade en Espagne, s'étoit servi de la comtesse de Soissons mère du prince Eugène pour empoisonner la reine d'Espagne fille de Monsieur, et qui s'enfuit aussitôt après sa mort[3].

et 1701 est conservé au Dépôt des affaires étrangères, vol. *France 444*. Deux lettres que le Roi lui avait écrites vers les derniers temps, les 9 et 25 mai 1701, sont dans les *Œuvres de Louis XIV*, tome VI, p. 57-63. C'est lui qui annonça la nomination qui va suivre. Le Roi lui donna ordre de rejoindre immédiatement le maréchal de Villeroy en Italie.

1. Déjà dit dans le tome VIII, p. 294-295.

2. Henri-François, comte de Mansfeld ou Mannsfeld : tome III, p. 265.

3. Déjà dit en 1698 : tome IV, p. 287 et Addition n° 222, p. 371. Comparez le *Portrait de la cour d'Espagne en 1701*, dans notre tome VIII, appendice XII, p. 529. J'ai indiqué quelques textes relatifs à cette légende de l'empoisonnement de la première femme du roi Charles II ; mais j'aurais dû ne pas oublier que feu M. Chéruel s'en était occupé dans *Saint-Simon considéré comme historien*, p. 334-336. Depuis la publication de notre tome IV, il faut signaler, comme intéressant le même point d'histoire, un passage assez long de l'article de la comtesse de Soissons (Olympe Mancini), dans la notice Carignan des *Duchés-pairies éteints* (*Écrits inédits de Saint-Simon*, tome VII, p. 282-284), et le tome I de l'ouvrage de M. Legrelle sur *la Succession d'Espagne*, p. 275, 300, 336-339 et 529-530. Louville n'était pas moins affirmatif que Saint-Simon (voyez ses *Mémoires*, tome I, p. 82-83 et 129), croyant qu'on s'était hâté de faire disparaître la jeune reine parce qu'elle eût empêché son mari d'adhérer à la ligue d'Augsbourg, et c'est peut-être de lui que notre auteur tenait ses propres convictions. Elles avaient d'ailleurs été assez générales, dans le temps où cette mort inattendue se produisit, pour causer une véritable terreur à Madrid comme en France, et cette terreur durait encore assez en 1701 pour que Louis XIV recommandât instamment de ne laisser son petit-fils ni prendre du tabac, ni respirer des fleurs, ni ouvrir des lettres, les Allemands étant réputés capables de tout (Alfred Baudrillart, *Philippe V et la cour de France*, tome I, p. 110 et 111). Il est à remarquer que ce ne fut Mansfeld, le prétendu auteur ou promoteur de l'empoisonnement, devenu maréchal de camp général en mars 1689, que l'Empereur chargea, quelques mois plus tard, d'aller demander la main d'une palatine pour Charles II, de dresser le contrat et de conduire la nouvelle reine en Espagne : ce qu'il fit d'ailleurs fort mal, ayant traité à forfait. En août 1690, Char-

D'Avaux, notre ambassadeur en Hollande, lassé de toutes[1] les amusettes avec lesquelles on le menoit, salua le Roi le lendemain[2]. Le roi Guillaume, qui étoit arrivé à la Haye après avoir tiré de son parlement tout ce qu'il avoit voulu pour nous faire la guerre, et rien de tout ce qu'il en desiroit d'ailleurs[3], il ne tint pas à lui[4], malgré sa harangue à ce parlement[5], de retenir encore d'Avaux à la Haye, à qui

les II le créa grand et prince de Fondi; en avril 1694, Léopold le nomma maréchal de sa cour. Sa femme (une Aspremont, veuve du duc Charles IV de Lorraine) étant morte à Madrid le 23 octobre 1692, la nouvelle reine avait pris ses deux filles comme dames du palais. Est-il possible de croire qu'on le considérât comme instigateur du crime, soit à Vienne, soit à Madrid, et qu'il se fût « enfui aussitôt après la mort de la reine? » Mlle de Montpensier dit (*Mémoires*, tome IV, p. 404) : « C'est celui qui est cause de la mort de la reine, à ce que l'on dit; je ne sais rien de certain. » Madame, au contraire, l'affirmait : recueil Brunet, tome II, p. 292 et 357. Voyez ci-après, p. 225.

1. *Toutte*, au singulier, dans le manuscrit.

2. Le dimanche 21 : *Dangeau*, p. 174. C'est d'Avaux qui, comme Villars, donna les nouvelles qui suivent du pays d'où il arrivait. Sur la fin de son séjour en Hollande, ses lettres de recréance, etc., voyez la *Gazette d'Amsterdam*, n°s LXI, Extr. LXV, LXVI et LXXII, et le recueil de Lamberty, tome I, p. 473-499. C'est déjà lui qui avait eu à rompre les relations en 1688; *Gazette*, p. 466, 467 et 688.

3. Tome VIII, p. 53, 68 et 295.

4. Phrase incorrecte; il y a un point après *d'ailleurs*.

5. Saint-Simon a dit ailleurs, en 1746 : « Le roi Guillaume, constamment le dictateur de l'Europe par la confiance qu'il s'étoit acquise, n'eut aucune peine à la liguer contre la France et l'Espagne; mais le grand intérêt du commerce d'Espagne lui faisoit envisager de si grandes difficultés à engager l'Angleterre dans la guerre, si fraîchement sortie de celle de 1688, qui l'avoit fort épuisée, que cet habile prince avoit réussi partout sans avoir osé encore entamer rien là-dessus avec son parlement, lorsque la mort de Jacques II lui épargna tout ce qu'il en pouvoit craindre. » (*Parallèle des trois premiers rois Bourbons*, p. 318.) Jusque-là en effet, les tories, d'une part, dans leur répugnance pour la guerre, les industriels et commerçants, d'autre part, craignant de subir les mêmes pertes qu'en 1688-97, avaient fait obstacle à toute déclaration nettement belliqueuse. On se contentait de répondre qu'il convenait de revenir à l'alliance conclue avec la Hollande le 3 mars 1677; on s'attachait plutôt à demander une punition sévère pour les conseillers et ministres qui avaient entraîné Guillaume à faire les traités de par-

il dit, lorsqu'il en prit congé, qu'en l'état où il le voyoit, il étoit aisé de juger qu'il ne souhaitoit point la guerre[1].

tage avec Louis XIV (*Gazette d'Amsterdam*, 1701, n°s xxx, xxxii et xxxviii, de Londres), et vainement il conviait les représentants de la nation à « faire revivre la gloire que l'Angleterre s'était acquise de maintenir la liberté et l'équilibre de l'Europe » (n° xliii, discours du 21 mai; réponse aux Lords, n° xliv). Aussi leur demanda-t-il de se séparer au plus tôt, pour qu'il pût se rendre sur le continent et conclure avec les alliés l'arrangement qui semblerait le plus utile pour l'intérêt commun (n° lii). La prorogation fut prononcée le 4 juillet, après règlement des affaires pendantes (n°s lv et lvi), et Guillaume partit pour la Hollande, où les discours furent très belliqueux (n° lxi). Les événements qui se passèrent peu après à Liège (ci-après, p. 317) ne lui permirent plus de temporiser. A peine revenu, et quoique impotent, il exposa à son Conseil ce qui avait été fait par lui contre la France; que l'Empereur était absolument engagé dans la même voie, et que la nation anglaise risquait son commerce et sa gloire, si elle ne saisissait cette occasion d'écraser à la fois la France et l'Espagne en tendant la main aux Hollandais et aux Allemands (*Gazette d'Amsterdam*, n°s xcv et xcvi). La proclamation de dissolution était déjà prête; les élections se firent, et Guillaume parvint, à la fin de décembre 1701, à obtenir quelques voix de majorité whig dans la nouvelle assemblée, qui répondit à son discours d'ouverture tout belliqueux par des adresses encore plus violentes (*Gazette* de 1702, p. 33-35 et 44-45), par le vote d'une levée de trente-cinq mille matelots et de cinquante mille soldats, en dehors des auxiliaires danois ou allemands, et par une résolution solennelle de ne plus faire la paix qu'après réparation complète du sanglant outrage venu de Versailles. Guillaume, avant de disparaître, parvenait à ses fins.

1. Quand M. d'Avaux s'était présenté à la Haye en juillet, Guillaume d'Orange l'avait très bien reçu, ne parlant que de paix, répétant qu'il était vieux, incommodé, et ne devait songer qu'au repos; mais personne ne croyait à ces discours (*Journal de Dangeau*, p. 163). A la fin du mois, ne voulant pas laisser entrer le ministre autrichien dans la négociation, d'Avaux prit congé des États-Généraux, qui insistaient pour le retenir, et qui lui remirent une réponse à son dernier mémoire, fort respectueuse pour le Roi. « Mais, dit Dangeau (p. 162), on s'est ennuyé, dans ce pays ici, d'avoir un ambassadeur auprès d'eux, avec qui ils ne prenoient point les mesures qu'il falloit prendre pour conserver la paix. » (*Ibidem*, p. 162 et 163; *Sourches*, p. 99 et 453-465.) Ses lettres de recréance étaient signées depuis le 18 juillet; on lui écrivit, le 6 août, de revenir immédiatement en France : il partit le 13, laissant Barré pour résident, et, le 21 août, il salua le Roi chez Mme de Maintenon (*Dangeau*, p. 174 et 175; *Sourches*, p. 108; ms. Ital. 1919, p. 241-250 et 320).

mais que, si le Roi la lui commençoit, il emploieroit le peu de vie qui lui restoit à défendre ses sujets et ses alliés. Pouvoit-on, pour un habile homme, pousser la dissimulation plus loin et plus gratuitement, lui qui étoit[1] l'âme, le boute-feu et le constructeur de cette guerre[2]? Il avoit alors les jambes ouvertes, il ne pouvoit marcher sans le secours de deux écuyers, et il falloit le mettre entièrement à cheval, et prendre ses pieds pour les mettre dans les étriers[3]. Aussi ne comptoit-il pas apparemment de commander d'armée, mais bien de tout diriger de son cabinet. Le lendemain 22 août[4], Sinzendorf, envoyé de l'Empereur, prit congé du
[*Add. S^t^S. 394*] Roi et s'en retourna à Vienne[5]. C'est le même qui y a fait

1. Avant *estoit*, le manuscrit porte un *en* biffé, qui se rapportait à *la guerre*, cinq lignes plus haut.

2. *De cette guerre* est écrit en interligne.

3. Il prend à Dangeau ces nouvelles, recueillies de la bouche de M. d'Avaux; elles sont aussi dans les *Mémoires de Sourches*, p. 110. Le mal augmentant, on défendit à la *Gazette* d'en parler dorénavant (*Dangeau*, p. 178 et 182). Les feuilles hollandaises se taisaient de leur côté.

4. *Journal de Dangeau*, p. 175; *Gazette*, p. 406 et 419.

5. Sinzendorf, comme d'Avaux, partait sans qu'il y eût eu rupture ni déclaration de guerre, et cela n'en fit que plus d'effet. Le passeport pour ses hardes fut délivré le 28 août : Affaires étrangères, vol. *France* 1090, fol. 114. Arrivé à Paris au milieu de 1699 (tome VI, p. 245), il s'était installé dans un bel hôtel du quai Malaquais, auprès des Théatins, et il y avait eu, en 1699, le fils dont il va être parlé, et, le 25 décembre 1700, une fille, qui épousa en 1717 un cousin de son nom. Il rapporta à Vienne une intéressante relation de la cour de France, qui a été publiée par M. le chevalier d'Arneth, en 1854. J.-B. Rousseau le connut plus tard, et lui dédia l'ode III du livre III de ses *Œuvres*. Nous avons quelques renseignements sur son caractère, ses mœurs et son rôle dans la *Correspondance de Madame*, recueil Brunet, tome I, p. 347, dans les *Mémoires du marquis d'Argenson*, tome I, p. 337-338, et dans plusieurs des *Instructions pour les ambassadeurs en Autriche* publiées par M. Sorel, p. 164, note 5, 204, note 2, et 230. D'Argenson dit qu'il dépassait en outrecuidance, comme en ingratitude, tous les Allemands impérialistes, « c'est-à-dire vains, glorieux, méprisants et foibles, se ressentant en tout de la mauvaise et ridicule idole colossale qu'ils desservent. » Du moins, ce fut un des ennemis les plus actifs de la France. Rigaud peignit deux fois son portrait, en 1701 et 1729; le dernier a été gravé par Claude Drevet.

depuis une si grande fortune chancelier de la cour, c'est-à-dire ministre des affaires étrangères[1], conseiller de conférence, c'est-à-dire ministre d'État, et il n'y en a que trois, au plus quatre[2], chevalier de la Toison d'or, et des millions, et voir son fils cardinal tout jeune et évêque d'Olmütz[3].

Matignon gagne un grand procès contre un faussaire.

Matignon avoit alors une très fâcheuse affaire. Un va-nu-pieds[4] lui fit un procès au parlement de Rouen, et y produisit des pièces qui mirent Matignon au moment d'être condamné à lui payer douze cent mille livres, malgré tout son crédit dans la province, soutenu de celui de Chamillart[5]. Ce procès dura longtemps, et ce va-nu-pieds[6] avoit tant d'argent et de recommandations qu'il vouloit de tous les dévots et dévotes, à force de crier à l'oppression. A la fin, les pièces furent reconnues fausses, il avoua tout, et fut pendu[7].

1. Nous le verrons agir comme diplomate en Suède, à Liège, auprès de Marlborough, à la Haye, à Utrecht, etc.

2. Comparez la suite des *Mémoires*, tome XIII, p. 74, et l'Addition au *Dangeau*, tome III, p. 420. Il y avait aussi quatre conseillers en Danemark. En allemand : *conferenzminister*.

3. Philippe-Joseph-Louis-Bonaventure de Sinzendorf, né à Paris le 14 juillet 1699, d'abord chanoine de Cologne, d'Olmütz et de Salzbourg, fut fait, en 1725, évêque de Javarin-Raab, et non d'Olmütz, reçut le chapeau, à la nomination du roi de Pologne, le 26 novembre 1727, fut élu évêque-prince de Breslau le 14 juillet 1732, et mourut le 28 septembre 1747. Voyez son article dans le *Moréri*. — Olmütz, en Bohême, capitale de la Moravie, avait un évêque suffragant de Prague, mais qui faisait sa résidence à Brinn.

4. *L'Académie* de 1718 ne donne pas ce substantif composé. Saint-Simon a bien écrit ici : *nud*, au singulier. On avait appelé va-nu-pieds les révoltés normands de 1640.

5. Ci-dessus, p. 36-37. — 6. Ici, *nuds*.

7. *Journal de Dangeau*, tome VIII, p. 184; *Mercure* de septembre 1701, p. 259-265; notes de Gaignières, dans le ms. Clairambault 290, p. 493. Le faussaire s'appelait Du Pont. Il avait fabriqué douze contrats qui lui supposaient des droits sur divers biens d'une valeur totale d'un million. L'affaire dura quatre années entières et se termina, le 30 août 1701, par la pendaison du coupable, chez qui l'on avait trouvé des pièces analogues, préparées contre d'autres familles. A la même époque se produisit un factum injurieux contre les Castel de Saint-Pierre, qui deman-

Villeroy en Italie.

Si Vaudémont fut satisfait d'avoir le maréchal de Villeroy en Italie[1], ce fut un nouveau crève-cœur pour Tessé, d'autant plus grand qu'il n'espéra plus de bricoles pour arriver au commandement de l'armée, et qu'il n'y[2] avoit pas moyen de se jouer à ce nouveau général comme avec Catinat, avec lequel ses démêlés devinrent scandaleux à l'armée, et firent ici beaucoup de bruit[3]. Il n'y eut[4] souplesses qu'il ne fît à Villeroy pour le mettre de son côté. Catinat reçut cette mortification en philosophe, et fit admirer sa modération et sa vertu. La tranquillité avec laquelle il remit le commandement au maréchal de Villeroy, et la conduite qu'il tint après à l'armée, la lui ramena. On s'y souvint enfin des lauriers qu'il avoit cueillis en Italie; on n'en trouvoit aucuns chez Villeroy. Les manèges, l'ingratitude, le succès de Tessé révoltèrent; mais ce fut tout[5]. Tessé, venu seul avec son fils et un aide de camp au secours de Saint-Frémond à Carpi[6], au lieu de se faire suivre par tout son quartier, ou du moins de l'envoyer chercher après avoir vu de quoi il étoit question, fut fort

dèrent au Roi de faire examiner leurs titres de noblesse par des commissaires (*Dangeau*, p. 175; *Mercure* de novembre, p. 351-355).

1. Ci-dessus, p. 43-45 et 55. Le Roi avait recommandé à M. de Villeroy de chercher à joindre et combattre les ennemis, de tout tenter plutôt que de les voir hiverner en Italie, et de prendre un air de supériorité propre à prévenir la défection des petits États (*Mémoires militaires*, tome I, p. 584 et 609). Arrivé le 22 août, il se répandit d'abord en compliments sur Catinat comme sur tous les autres; mais bientôt il n'eut plus d'éloges que pour M. de Vaudémont et pour ses plans (*ibidem*, p. 301-310). Voyez ci-après, Additions et corrections.

2. Un premier *ne* a été effacé à la fin de la ligne.

3. *Dangeau*, p. 180-181, 29 août. Voyez le commentaire à l'appendice VII, p. 363.

4. *Eust*, dans le manuscrit.

5. Par un piquant revirement de fortune, il se verra, en 1707, secondé par Catinat dans l'organisation de la défense contre le duc de Savoie, et battu en brèche par M. de Médavy, celui-ci agissant alors à son égard comme lui-même, en 1701, le fait à l'égard de Catinat; et la voix publique l'accusera de ménager le père de sa maîtresse.

6. Ci-dessus, p. 53.

accusé d'avoir voulu laisser rompre le col[1] à Saint-Frémond, et donner lieu à[2] un passage des Impériaux au milieu de tous les postes de l'armée, qui, pour garder inutilement un trop grand pays, étoient trop nombreux, se pouvoient trop peu entre-secourir, et dispersoient trop l'armée[3]. C'est ce dont Tessé se plaignoit aux dépens de Catinat, comme si Vaudémont n'en eût pas été de moitié. Mais ces plaintes et les souterrains de Tessé firent tant d'effet à Paris et à la cour, que personne n'osoit défendre Catinat, et que ses parents du Parlement[4] cessèrent quelque temps d'y aller pour éviter les discours trop désagréables dont ils étoient assaillis. Catinat offrit sa maison et ses équipages à Villeroy en attendant les siens; mais il fut descendre chez son

1. « On dit fréquemment : *rompre* ou *casser le cou à un homme*, pour dire : lui rendre de mauvais offices qui ruinent sa fortune. » (*Académie*, 1718 et 1878.)

2. *A*, écrit à la fin de la ligne, a été corrigé par mégarde en *au*.

3. Nous avons vu cependant que Tessé, dans cette occasion, avait payé vaillamment de sa personne et donné une fois de plus des preuves de cette intrépidité au feu que lui conteste Saint-Simon, en accourant presque seul et conduisant à la charge les dragons qui se trouvèrent sous sa main. Catinat fut le premier à lui rendre justice. Les *Mémoires de Tessé* racontent cet épisode chevaleresque (tome I, p. 199-200) : « Au moment où il rallie sa cavalerie, son cordon bleu l'ayant fait remarquer, un officier ennemi arrive la bride entre les dents et tenant ses deux pistolets, qu'il décharge à bout portant sur le comte de Tessé. Une des balles effleure son chapeau, et l'autre donna dans sa perruque. Il traite l'agresseur d'*insolent*, et, sans daigner mettre lui-même le pistolet ou le sabre à la main, il fond sur l'officier allemand, qu'il reconduit à grands coups de canne jusqu'à son escadron, et revient ensuite froidement rejoindre ses troupes, exposé à une multitude de coups de carabine, dont heureusement aucun ne l'atteint. »

4. Il lui restait, comme plus proches parents, son oncle le lieutenant général Rubentel, son frère René, conseiller d'honneur au Parlement depuis 1696 (tome II, p. 73, et tome III, p. 93, note 1), ayant alors cédé sa charge à un fils très jeune, une sœur, veuve de l'avocat Pucelle, et une autre sœur, religieuse au couvent de la Ville-l'Évêque. Leur père était mort le 13 février 1674, conseiller de grand'chambre et doyen du Parlement, ayant eu au moins seize enfants. De génération en génération ils faisaient les fonctions de marguillier d'honneur à l'église Saint Benoît.

ami Vaudémont, qui le reçut avec les grâces et la magnificence d'un homme qui sent le besoin qu'il a d'un autre, et qui connoît les moyens de l'aveugler. En effet, il en fit tout ce qu'il voulut, et eut de plus en lui un favori du Roi et un ami du ministre tout occupé à le faire valoir. Tessé, ne pouvant abattre Villeroy, espéra une part principale dans sa confiance, et, par lui, aidé de Vaudémont, et appuyé du généralissime, se donner un crédit et une autorité principale dans l'armée. Mais son débordement sur Catinat donna des soupçons, puis de la jalousie, à Villeroy, qui le traita plus sèchement, et M. de Savoie même ne put s'empêcher d'en parler publiquement à Tessé d'une manière assez forte, qui lui rabattit fort le ton[1]. On disputa sur la conduite de Catinat sans femme ni enfants, et libre par conséquent de se retirer pour n'entendre jamais parler de cour ni de guerre, ou de demeurer, comme il fit, à l'armée, ne se mêlant presque de rien avec une rare modestie[2].

M. de Savoie à l'armée.

M. de Savoie enfin la joignit avec ses troupes après de longs délais, et très suspects[3]. Son arrivée ne changea rien à l'exactitude avec laquelle les ennemis étoient avertis de tous les desseins, de toutes les mesures, et des moindres mouvements qui se faisoient dans notre

1. Nouvelle allusion au passage déjà indiqué du *Journal*, p. 180-181. Mme la duchesse de Bourgogne, à qui Tessé n'écrivait que rarement sur les événements militaires, le soutint en cette occasion : *Lettres* publiées par le comte de Rambuteau, p. 58, 60, 61 et 103.

2. Voyez l'appendice VII, p. 368.

3. Le duc de Savoie, qui devait fournir huit mille fantassins et deux mille cinq cents cavaliers, moyennant cinquante mille écus par mois (tome VIII, p. 257), arriva le 25 juillet pour prendre le commandement général de l'armée dite des Couronnes, et la passa en revue le 26 (*Mémoires militaires*, tome I, p. 284-285; *Gazette*, p. 378-379; *Journal de Dangeau*, tome VIII, p. 160; *Theatrum Europæum*, tome XVI, p. 339; *Lettres de Tessé à la duchesse de Bourgogne*, recueil Rambuteau, p. 53-54). Dans les premiers jours d'août, l'Empereur fit publier contre lui un décret et un monitoire (Lamberty, *Mémoires*, tome I, p. 662-664). Son ambassadeur était renvoyé de Vienne depuis le mois d'avril.

armée[1]. L'intelligence entre lui et Vaudémont fut parfaite. Le besoin d'un gouverneur du Milanois aussi soutenu que l'étoit Vaudémont du temps du feu roi d'Espagne[2] l'avoit commencée par les plus grandes avances, jusque-là que M. de Savoie l'alla rencontrer en chemin, lorsqu'il arriva dans le Milanois, et qu'il lui donna l'*Altesse*[3]. Au fonds, quoique françois de parti en apparence, leurs liaisons fondamentales étoient les mêmes à l'un et à l'autre. M. de Savoie, quoique peu content de l'Empereur qui ne lui avoit pas tenu tout ce qu'il lui avoit promis, ni du roi Guillaume qui l'avoit fort maltraité pour s'être détaché d'eux par le traité de Turin, ne voyoit qu'avec un extrême regret la monarchie d'Espagne devenue françoise, et lui enfermé entre le grand-père et le petit-fils par le Milanois et la France. Il ne se prêtoit donc que pour tirer parti de ce qu'il ne pouvoit empêcher, et il desiroit avec ardeur le rétablissement de l'Empereur en Italie, comme il ne parut que trop tôt. En attendant, il parut faire avec soin toutes les fonctions de généralissime[4].

Combat de Chiari.

Les armées cependant s'approchoient[5], celle des Impériaux gagnant toujours du terrain, et elles en vinrent au point que ce fut à qui s'empareroit les premiers du poste de

1. Voyez l'appendice VII, et comparez le *Parallèle*, p. 270 et 320-321.
2. Voyez notre tome IV, p. 331 et 346, et, ci-après, l'Addition n° 390.
3. C'est Dangeau qui l'a raconté en août 1698 : « On mande de ce pays-là (Turin) que M. de Savoie a traité M. de Vaudémont d'*Altesse;* il l'a vu en allant et revenant des eaux de Saint-Maurice. » (*Journal*, tome VI, p. 406.) Apprenant l'avènement de Philippe V, Victor-Amédée alla secrètement conférer avec son voisin ; ce fut alors que celui-ci envoya le général Colmenero à la cour de France et prit l'attitude la plus correcte vis-à-vis des menées autrichiennes, comme je l'ai déjà dit : voyez les *Mémoires de M. de la Torre*, 2e série, tome II, p. 264-282. Villars raconte (*Mémoires*, tome I, p. 306) que M. de Vaudémont ne reçut l'envoyé impérial, vers ce même temps, qu'en présence de témoins, et lui répondit que, sans rien oublier des bienfaits de son maître, il ne pouvait aller à l'encontre des volontés du feu roi d'Espagne.
4. Et même il paya bravement de sa personne, comme on va le voir.
5. L'apostrophe manque à ce verbe réfléchi.

Chiari[1]. Le prince Eugène fut le plus diligent. C'étoit un gros lieu fermé de murailles sur un tertre imperceptible, mais qui déroboit la vue de ce qui étoit derrière au bas d'un ruisseau qui couloit tout auprès[2]. M. de Savoie, trop bon général pour tomber dans la même faute que le maréchal d'Humières avoit faite à Valcourt[3], l'imita pourtant de point en point, et avec un plus fâcheux succès, parce qu'il s'y opiniâtra davantage. Il fit attaquer ce poste, le 1er septembre, par huit brigades d'infanterie. Il augmenta toujours, et s'exposa extrêmement lui-même pour gagner estime et confiance, et montrer qu'il y alloit avec franchise; mais il attaquoit des murailles et une armée entière qui rafroîchissoit toujours : tellement qu'après

1. Bourg fermé, dans le pays de Brescia, sur la rivière d'Oglio. Avec ou sans la connivence des Vénitiens, le prince Eugène s'était hâté d'occuper un si bon poste dès qu'il avait vu ses adversaires passer l'Oglio. C'est malgré la résistance de Catinat qu'on alla l'attaquer, le 1er septembre : *Dangeau*, p. 189-190 ; *Sourches*, p. 115-117 ; *Gazette*, p. 440, 441 et 449 ; *Mercure* du mois, p. 322-367 ; *Mémoires de Catinat*, tome III, p. 122-127, 324-326 et 336-337 ; *Mémoires de Tessé*, tome I, p. 218-219 ; *Mémoires de Feuquière*, tome III, p. 330-334 ; *Mémoires militaires*, par le général Pelet, tome I, p. 310-323 et 609 ; Voltaire, *Siècle de Louis XIV*, p. 328-329 ; *Gazette d'Amsterdam*, nos LXXIV-LXXVI ; *Nouvelles des cours*, tome V, p. 702-731 ; *Theatrum Europæum*, tome XVI, p. 344.

2. Les relations venues du camp des Impériaux et publiées dans les gazettes de Hollande rendent compte des dispositions prises par eux.

3. En 1689, le maréchal d'Humières, manœuvrant contre M. de Waldeck et ayant la permission de le combattre, commit l'imprudence de poursuivre jusque dans la petite ville fermée de Walcourt, sur la Sambre, un parti de fourrageurs et leurs escadrons de soutien, sur la foi de prisonniers et de paysans qui affirmaient que la muraille avait beaucoup de brèches ; mais les brèches, étant du côté opposé à l'attaque, ne servirent qu'à l'ennemi, pour se rafraîchir, et il fallut se retirer avec de grosses pertes (25 août). Le Roi se montra très mortifié de cet échec, qui eut autant de retentissement qu'une bataille rangée. (*Dangeau*, tome II, p. 457-459 ; *Gazette*, p. 433-434 ; *Histoire de Louvois*, par M. Rousset, tome IV, p. 218-220, etc.) M. de Villeroy ne fut pas moins raillé de s'être aventuré sur Chiari ; l'article de Gueudeville, dans les *Nouvelles des cours*, est des plus mordants. Voyez aussi une lettre de Madame, dans le recueil Jaeglé, tome I, p. 277, et le Chansonnier, ms. Fr. 12 692, fol. 493 et 499.

avoir bien fait tuer du monde, il fallut se retirer honteusement. Cette folie, dans un prince qui savoit le métier de la guerre et à qui le péril personnel ne coûtoit rien, fut dès lors très suspecte[1]. Villeroy s'y montra fort partout, et Catinat, sans se mêler de rien, sembla y chercher la mort, qui n'osa l'atteindre[2]. Nous y perdîmes cinq ou six colonels peu marqués[3], et quantité de monde, et eûmes[4] force blessés[5]. Cette action, où la valeur françoise parut beaucoup, étonna fort notre armée, et encouragea beaucoup celle des ennemis, qui firent à peu près tout ce qu'ils voulurent le reste de la campagne[6]. Nos troupes étoient si accoutumées, dès qu'on en envoyoit dehors, à rencontrer toujours le

1. Comparez le *Parallèle*, p. 320. Pour les personnes qui suspectaient sa bonne foi, il parut extraordinaire de le voir s'exposer comme un grenadier, selon l'expression de Dangeau (p. 189-190, avec note du duc de Luynes); son cheval fut blessé au cou, une mousquetade perça son justaucorps, et une autre le côté droit de sa veste. Tessé s'empressa d'en rendre compte à la duchesse de Bourgogne (recueil Rambuteau, p. 60-61); mais néanmoins Villeroy écrivit qu'on ne ferait rien de bon tant qu'il serait là (Botta, *Storia d'Italia*, tome VII, p. 238).

2. Lui aussi reçut plusieurs coups dans ses habits.

3. Les noms sont donnés dans le *Journal de Dangeau* et dans les *Mémoires de Sourches;* le seul marquant est celui du marquis de Dreux, gendre de Chamillart, blessé à la cuisse, mais qui put cependant revenir à Versailles au mois de décembre. Le *Mercure* parle longuement du comte de Chastellux, colonel réformé, tué à trente-trois ans.

4. La première lettre d'*eusmes* corrige un *d*.

5. Le Roi finit par convenir que la perte était de trois cents officiers et près de deux mille soldats hors de combat. Il y en avait moitié plus selon la relation allemande (*Gazette d'Amsterdam*, Extr. LXXVII). Le prince Eugène prétendit n'avoir que trente-six morts et quatre-vingts blessés.

6. De Chiari, le prince Eugène menaçait les duchés de Modène et de la Mirandole, le Milanais, le Crémonais, le Mantouan, et, si l'état des chemins ne s'y fût opposé, il serait allé immédiatement mettre le siège devant Mantoue. Le Roi se décida à ordonner de s'opposer simplement à ce que l'ennemi prît ses quartiers d'hiver; c'était le système toujours préconisé par Catinat. De leur côté, ses généraux, reconnaissant qu'ils ne pouvaient attaquer derrière les *navilles* ou canaux un ennemi si bien retranché, quittèrent d'abord la ligne de l'Adige, puis celle de l'Oglio, et enfin se renfermèrent entre l'Oglio et le Pô.

double d'Impériaux bien avertis qui les attendoient, que la timidité s'y mit, et que les troupes[1] de M. de Vaudémont surent bien dire plus d'une fois qu'elles ne savoient encore qui, de l'Archiduc ou du duc d'Anjou, étoit leur maître, et qu'il en fallut enfermer entre les nôtres.

Étrange mortification du maréchal de Villeroy par M. de Savoie.

Dans la fin de cette campagne, les grands airs de familiarité que le maréchal de Villeroy se donnoit avec M. de Savoie[2] lui attirèrent un cruel dégoût, pour ne pas dire un affront. M. de Savoie, étant au milieu de tous les généraux et de la fleur de l'armée, ouvrit sa tabatière en causant et allant prendre une pincée de tabac : le maréchal de Villeroy, qui se trouva auprès de lui, allonge la main et prend dans la tabatière sans mot dire. M. de Savoie rougit, et à l'instant renverse sa tabatière par terre, puis[3] la donne à un de ses gens, à qui il dit de lui rapporter du tabac. Le maréchal ne sut que devenir, et but sa honte[4] sans oser proférer une parole, M. de Savoie continuant toujours la conversation, qu'il n'interrompit même que par ce seul mot pour avoir d'autre tabac[5].

Villeroy et Phélypeaux fort brouillés.

La vanité du maréchal de Villeroy eut à souffrir de la présence de Phélypeaux[6], ambassadeur auprès de M. de Savoie, qui le suivit à l'armée. Par ce caractère, il avoit la même garde, les mêmes saluts, et tous les mêmes honneurs militaires que le

1. *Troupes* semble surcharger *Espa[gnols]*, qui eût dû être maintenu.

2. Venu pour « donner des ordres au maréchal de Catinat et des dégoûts au duc de Savoie, il faisait sentir qu'il pensait en effet qu'un favori de Louis XIV était fort au-dessus d'un prince. Il ne l'appelait que *Mons de Savoie*. Il le traitait comme un général à la solde de France..., comme son égal dans le commerce ordinaire.... » (Voltaire, *Siècle de Louis XIV*, p. 328.) On lui avait cependant prescrit de donner le *Monseigneur* et l'*Altesse Royale* à M. de Savoie, comme nos ambassadeurs le faisaient depuis 1696. Saint-Simon raconte cela dans son mémoire de 1711 : *Écrits inédits*, tome III, p. 184.

3. *Puis* est ajouté en interligne. — 4. Tomes I, p. 73, et II, p. 52.

5. On trouve la même anecdote, mais sur M. de Maniban, premier président du parlement de Toulouse, avec un *quidam* quelconque, dans les *Mémoires de Marmontel*, éd. 1850, p. 85.

6. Raymond-Balthazard Phélypeaux du Verger : tome VII, p. 259.

général de l'armée du Roi, et il avoit de plus la préférence du logement et de la marche de ses équipages, comme il avoit aussi le pas sur lui partout. Cela étoit insupportable au maréchal dans un homme comme Phélypeaux, qui étoit à peine lieutenant général, et Phélypeaux, qui avoit de l'esprit comme cent diables et autant de malice qu'eux, se plaisoit à désespérer le maréchal en prenant partout sur lui ses avantages. Cela mit une telle pique entre eux, qu'il en résulta beaucoup de mal[1]. Phélypeaux, qui en tout voyoit clair[2], se lassa d'aviser un homme qui, de dépit, n'en faisoit aucun usage, et qui se plaisoit à mander à la cour tout le contraire de Phélypeaux, qui s'aperçut bientôt de la perfidie de M. de Savoie, et dont les avis furent détruits par les lettres du maréchal de Villeroy, dont la faveur prévalut à[3] toutes les lumières de l'autre.

Ainsi s'écoula la campagne[4], nous toujours reculant, et les Impériaux avançant avec tant de facilité et d'audace, et leurs troupes grossissant[5], tandis que les nôtres dimi-

1. On ne voit dans la correspondance que dissensions et tiraillements.

2. Ci-dessus, p. 51, note 3. Dans ses lettres au Roi ou au ministre (Affaires étrangères, vol. *Turin* 108), il dénonce d'abord le duc de Savoie, disant que lui et Villeroy sont également convaincus qu'il y a trahison, puis M. de Vaudémont, que les Espagnols surtout attaquaient, mais en qui le Roi persistait à avoir confiance. Le duc de Savoie, dont les lettres sont dans le même volume, était le premier à signaler à Phélypeaux la conduite suspecte de M. de Vaudémont. Voyez ci-après, appendice VII, p. 369-373.

3. Alors comme aujourd'hui, *l'Académie* ne connaissait que *prévaloir sur*, quoique Richelet eût cité cet exemple : « Cette considération a prévalu à celle-là. »

4. On se vantait toujours d'avoir rompu les desseins des Impériaux, et cependant ils réussissaient toujours, dit l'annotateur des *Mémoires de Sourches*, tome VII, p. 155, note 1.

5. Entre autres renforts, ils avaient reçu un corps de mercenaires fournis par le roi de Danemark. En passant à Offenbourg, Villars avait trouvé le prince de Bade aussi surpris qu'il l'était lui-même que l'armée impériale eût débouché sans obstacles et passé sans opposition les rivières du Pô, de l'Adige, du Tanaro, du Canal-Blanc, du Mincio, alors

nuoient tous les jours par un détail journalier de petites pertes et par les maladies[1], qu'on en vint à craindre le siège de Milan, c'est-à-dire du château, auquel néanmoins le prince Eugène ne songea jamais sérieusement[2]. Lui et le maréchal de Villeroy prirent leurs quartiers d'hiver chacun de leur côté, et le passèrent[3] sur la frontière[4]. M. de Savoie se retira à Turin[5], et Catinat s'en alla à Paris[6]. Le Roi le reçut honnêtement; mais il ne lui parla que des chemins et de son voyage, et ne le vit point en particulier; lui aussi ne se mit en aucun soin d'en obtenir une audience[7].

que l'armée des Couronnes était infiniment supérieure. « Ces heureux commencements, dit-il (*Mémoires*, tome II, p. 2), étonnèrent l'Italie, animèrent et réunirent toutes les puissances qui se préparoient à la guerre contre la France. »

1. La dysenterie et les fièvres faisaient beaucoup de ravages. Villars, entre autres, ne fut guéri que par les remèdes d'Helvétius.

2. Il y avait même eu une telle panique, à la suite de l'interception d'une lettre de l'Empereur qui ordonnait au prince Eugène de passer par Milan à tout prix, que beaucoup de personnes s'étaient enfuies, et que M. de Vaudémont avait cru le siège de son gouvernement pris sans coup férir (*Mémoires militaires*, tome I, p. 347 et 587-590; comparez les *Mémoires de Catinat*, tome III, p. 226, ceux de *Tessé*, tome I, p. 204, et la *Gazette d'Amsterdam*, Extr. LXVIII et n° LXXI).

3. Passèrent le temps du quartier d'hiver.

4. Le pays étant devenu impraticable de bonne heure, on ne songea, de part et d'autre, pendant les trois derniers mois, qu'à trouver des quartiers d'hiver sûrs et à construire des baraquements. (*Dangeau*, tome VIII, p. 210 et suivantes; *Mémoires de Sourches*, tome VII, p. 129 et suivantes; *Mémoires militaires*, tome I, p. 334, 347, 353-355, 373; *Gazette* de 1702, p. 31-32; *Michel Chamillart*, par M. l'abbé Esnault, tome I, p. 42-43.)

5. Ne s'estimant engagé que pour la campagne, il emmena ses troupes le 15 novembre, et l'armée des Couronnes se disloqua le même jour (*Dangeau*, p. 243; *Mémoires de Villars*, tome II, p. 10).

6. Villeroy n'ayant pas jugé à propos de remettre à son collègue les lettres de rappel dont il était chargé, Catinat avait demandé lui-même à quitter l'armée, comme affaibli par l'âge et les infirmités; mais on l'avait prié de finir la campagne. Le *Mercure* de janvier 1702 annonça son retour (p. 399).

7. Il se présenta devant le Roi le 30 janvier 1702 (*Journal de*

Frauduleuse inaction en Flandres.

En Flandres, on ne fit que se regarder sans hostilité[1], qui fut une grande faute, sortie toujours de ce même principe de ne vouloir pas être l'agresseur[2], c'est-à-dire de laisser bien arranger, dresser et organiser ses ennemis, et attendre leur bon point et aisement[3], et leur signal pour entrer en guerre, qu'on ne doutoit plus qu'ils ne nous voulussent faire[4]. Si, au lieu de cette fausse et pernicieuse politique, l'armée du Roi eût agi, elle auroit pénétré les Pays-Bas[5], où rien n'étoit prêt ni en état de résistance, eût fait crier miséricorde aux Hollandois au milieu de leur

Dangeau, tome VIII, p. 306) : « S. M. le reçut assez gracieusement, mais ne lui parla point en particulier. » Les *Mémoires de Sourches* disent (p. 199) : « Le Roi prit médecine suivant son régime ordinaire, et, comme il dînoit dans son lit, le maréchal de Catinat, arrivé à Paris depuis vingt-quatre heures, lui vint faire la révérence. Le Roi le reçut honnêtement, mais froidement, et, après quelques questions sur sa santé et sur son voyage, la conversation finit de bonne heure. » Nous verrons dans le prochain volume qu'il y eut ensuite quelques autres entretiens, au cours desquels le maréchal désarma le Roi par sa modestie, et qu'il rentra en grâce pour la nouvelle campagne.

1. Nous avons vu que l'armée de Flandre avait été mise sous les ordres du maréchal de Boufflers. Sans compter le corps de Tallard, elle était forte de quatre-vingt-quatorze bataillons et cent dix-sept escadrons français, quarante escadrons et seize mille deux cents hommes de pied espagnols (*Gazette d'Amsterdam*, n° LXVIII). Les princes qui devaient rejoindre Boufflers ne partirent même pas. On se prépara à prendre les quartiers d'hiver dès août, et la plupart des officiers généraux revinrent au milieu d'octobre (*Dangeau*, p. 162, 183, 214, 218, etc.).

2. Ci-dessus, p. 52, et tome VIII, p. 256.

3. On avait lu jusqu'ici : « leur bon point, et aisément ». — *L'Académie* de 1718 disait, au mot AISEMENT : « Commodité. Il est vieux au singulier, et il n'a plus d'usage au pluriel que dans cette phrase populaire : à ses bons points et aisements, pour dire : à sa commodité. » Coulanges cite exactement la même locution. *L'Académie* ne l'a pas conservée.

4. Comparez notre tome VIII, p. 256. Nous retrouverons encore le même raisonnement dans le grand portrait de Louis XIV : tome XII des *Mémoires*, p. 44-45, et Addition correspondante, tome XVI du *Journal*, p. 32-33. Les *Mémoires de Feuquière* et ceux de *M. de la Torre* en disent à peu près autant.

5. Emploi de *pénétrer*, à l'actif et au sens propre, que l'Académie ne semble pas avoir jamais repoussé positivement.

pays, les eût mis hors d'état de soutenir la guerre[1], déconcerté cette Grande Alliance dont leur bourse fut l'âme et le soutien, mis l'Empereur hors d'état de pousser la guerre faute d'argent, et, avec les princes du Rhin et M. de Bavière alliés avec la Souabe[2] et ces cercles leurs voisins pour leur tranquillité et leur neutralité[3], l'Empire n'auroit pas pris forcément, comme il fit, parti pour l'Empereur, et, malgré la faute d'avoir rendu les vingt-deux bataillons hollandois[4], on auroit eu encore la paix par les armes d'une

1. Selon Feuquière (tome II, p. 70-79), il eût fallu, non pas écraser, mais désintéresser les Hollandais, pour qu'ils fissent obstacle aux Anglais, et ne leur rendre leurs troupes qu'après avoir obtenu ce résultat.

2. *Suabe*, dans le manuscrit.

3. « Le Roi eut pour ses alliés en Allemagne les ducs de Brunswick-Wolfenbüttel, de Saxe-Gotha, et l'évêque de Münster. L'électeur de Saxe, roi de Pologne, étoit prêt à entrer aussi dans la même alliance, lorsque les dispositions de l'Europe changèrent. Le plus fidèle et le plus puissant des alliés du Roi dans l'Empire fut l'électeur de Bavière, alors gouverneur des Pays-Bas espagnols. Il engagea dans les mêmes liaisons l'électeur de Cologne, son frère. » (*Mémoires de Torcy*, p. 552.) Après avoir parlé de ces alliances, Dangeau ajoute (p. 95) : « Il paroît que la plupart des princes d'Allemagne ne veulent point entrer dans les affaires particulières de l'Empereur, et qu'ainsi la guerre en Allemagne n'est pas apparente. » Le détail des négociations menées en sens contraire par la cour impériale se trouve dans les *Mémoires de Lamberty*, tome I, p. 421-439. Léopold s'était assuré du duc de Hanovre en lui donnant un bonnet d'électeur, et de l'électeur de Brandebourg en permettant qu'il fît un royaume de la Prusse ducale; mais, d'autre part, l'électeur de Bavière avait signé avec les cercles du Rhin, de Franconie et de Souabe, le 31 août 1701, une union des Neutres. Ce fut la résistance du chapitre de Cologne, très autrichien de cœur et opposé à son archevêque (le frère de M. de Bavière), qui provoqua la rupture de cette union. Menacé d'invasion par les troupes de la Hollande et du Palatin, Monsieur de Cologne livra ses places et le pays de Liège aux Français : ci-après, p. 317. Les cinq cercles du Rhin, de Franconie, d'Autriche, de Souabe et de Westphalie ripostèrent, en mars 1702, par une association défensive, et adhérèrent, le 22 du même mois, à la Grande Alliance. Puis la Prusse, le Hanovre et le duché de Lünebourg-Zell, attachés de longue date à Guillaume III, forcèrent les États de Brunswick, de Wolfenbüttel et de Saxe-Gotha à rompre leurs engagements avec la France.

4. Tome VIII, p. 52-54.

campagne, avec la totalité de la monarchie d'Espagne assurée à Philippe V[1].

Ce prince avoit envoyé un ambassadeur extraordinaire à Turin pour signer son contrat de mariage, et porter au prince de Carignan[2], ce fameux muet si sage et si capable[3], sa procuration pour épouser en son nom la princesse de

Castel-Rodrigo ambassadeur à Turin pour le mariage et grand écuyer de la reine.

1. Il est encore revenu sur cette « double faute en Flandres, dans l'espérance d'éviter la guerre, » en 1746, dans le *Parallèle des trois premiers rois Bourbons*, p. 316-318, et, là, il dit en terminant : « Le Roi, toujours persuadé qu'il éviteroit la guerre par la douceur de sa conduite, imagina qu'il ne pouvoit rien faire de si utile à ce dessein, ni de si propre à se dévouer les Provinces-Unies, que de leur rendre leurs troupes avec leurs armes, content de s'être rendu maître des places du roi son petit-fils. La surprise et la dérision secrète des États-Généraux furent égales : ils n'avoient garde, dans un si grand étourdissement, de s'attendre à une générosité à laquelle le respect profond défend de donner le nom qu'elle mérite. Ils se confondirent en remerciements moqueurs, et, de concert avec le roi Guillaume, ne songèrent qu'à garder, eux et l'Angleterre, une conduite qui persuadoit de plus en plus Louis XIV qu'il réussiroit à éviter la guerre, tandis qu'ils n'oublièrent rien en préparatifs et en traités d'alliance pour se mettre en état de la faire plus forte et de réunir toute l'Europe contre Louis XIV et contre Philippe V. C'est ce qu'ils surent exécuter d'autant plus aisément que la ligue qui avoit fait la guerre de 1688 étoit encore presque toute ensemble, et que le roi Guillaume sut bien la réunir, tandis que Louis XIV, endormi par ses desirs de paix, demeura dans une inaction entière partout, hors en Italie, contre des puissances si bien en état alors de lui résister, et ne voulut jamais faire le premier aucun acte d'hostilité. Cette seconde faute est énorme, mais toutefois légère en comparaison de celle qui la suivit de bien près. » Comparez, parmi les ouvrages modernes, *Quinze années du règne de Louis XIV*, par Eugène Moret, tome I, p. 89-91. Il eût fallu, dit cet auteur, « faire dans l'hiver de 1701 la campagne de Pichegru de 1795. »

2. Emmanuel-Philibert-Amédée de Savoie : tome VII, p. 228.

3. En 1647, la marquise de la Moussaye écrivait : « De toutes les choses du monde la plus surprenante, c'est de voir ce fils, qui certainement est sourd dès sa naissance; cependant il parle et raisonne sur tout, jusqu'à dire qu'il ne se veut point marier, pour ce qu'une femme le mépriseroit, etc. » (*Historiettes de Tallemant des Réaux*, tome IX, p. 449.) Nous verrons qu'il avait appris à entendre par les yeux et à articuler à peu près les mots. Il avait reçu la naturalité en France, pour lui et les siens, dans l'année 1698. Voyez Additions et corrections.

Savoie[1]. Cet ambassadeur[2] étoit un homme de beaucoup d'esprit, de sens et de conduite, et fort propre[3] dans les cours[4]. Il étoit Homodeï[5], frère du cardinal de ce nom[6], et avoit porté celui de marquis d'Almonacid[7] jusqu'à son mariage avec Éléonore de Moura, fille aînée du marquis de Castel-Rodrigo[8] gouverneur des Pays-Bas. Son père l'avoit été aussi, et son grand-père, qui étoit Portugais et qui avoit fort[9] bien servi Philippe II, en avoit été fait comte.

1. Cette nouvelle est enregistrée par Dangeau le 29 juillet (p. 158-159). Voyez la *Gazette*, p. 316, 340, 341 et 368. La procuration, du 11 juin, est dans le *Diario* d'Ubilla, p. 300-303.

2. Charles Homodeï Pacheco, marquis d'Almonacid, puis de Castel-Rodrigo, général de la cavalerie étrangère du Milanais en 1681, vice-roi de Valence en 1690, refusa l'ambassade de Vienne en février 1696, fut nommé grand écuyer de la reine le 19 mars 1702, conseiller d'État en décembre 1704, se démit de sa charge en août 1714, fut fait alors conseiller d'épée au conseil de guerre, et mourut à Madrid le 16 janvier 1725, dans sa soixante-douzième année. Il a figuré dans le *Portrait de la cour d'Espagne en 1701* (tome VIII, p. 550); comparez le tome XVIII des *Mémoires*, p. 67.

3. Capable de se conduire.

4. Voyez ce que Louville dit de lui dans ses lettres. Comme Milanais d'origine, c'était un voisin pour la cour de Turin; de plus, il avait montré beaucoup d'empressement à se charger des frais de l'ambassade (*Diario* d'Ubilla, p. 171-176; instruction pour M. de Marcin, dans le recueil Hippeau, tome I, p. ccx). Néanmoins, et malgré sa richesse, il y eut un temps du voyage où la suite de la reine se plaignit de ne rien recevoir de lui; Mme des Ursins dut intervenir pour que chacun fût payé. La correspondance de M. de Castel-Rodrigo avec Torcy est dans le volume *Turin* 109.

5. Famille milanaise qui avait produit un célèbre jurisconsulte au quatorzième siècle. Les *Genealogiæ XX illustrium in Italia familiarum*, p. 57-62, en donnent une filiation dont Saint-Simon se servira.

6. Louis Homodeï, homonyme d'un oncle qui était mort cardinal en 1685, était né en mars 1657; il avait été protonotaire apostolique, puis clerc de la chambre, était cardinal-diacre depuis le 13 février 1690, et mourut le 18 août 1706, à cinquante ans.

7. Bourg de la Nouvelle-Castille, proche de Tolède, érigé en 1663.

8. Le *d* de *Rodrigo* corrige une *r*. Ensuite, l'initiale majuscule de *Pays* corrige un *p* minuscule.

9. *Fort* surcharge un second *av*[*oit*].

Il fut le premier vice-roi de Portugal pour l'Espagne, et Philippe III le fit grand[1] d'Espagne[2]. Almonacid le fut donc en 1671 par la mort de son beau-père sans enfants mâles, et prit le nom de Castel-Rodrigo[3]. Il fut en même temps

1. Après *grand*, le manuscrit porte un point.

2. Louis de Moura, alcaïde ou gouverneur de Castel-Rodrigo (ville de la province de Tras-os-Montès, proche de la province de Léon), eut pour fils Christophe de Moura, qui, créé comte de la même ville par Philippe II en récompense de ses services dans la conquête du Portugal, fut fait marquis par Philippe III, en même temps que grand : ci-après, p. 449. Emmanuel de Moura Corte-Real, fils de Christophe, IIe marquis de Castel-Rodrigo et comte de Lumiarès, gouverneur intérimaire des Pays-Bas et de la Comté de 1644 à 1647, eut d'Éléonore de Mello Tentugal François, IIIe marquis de Castel-Rodrigo, qui fut fait duc de Nocera et grand d'Espagne en septembre 1650, puis ambassadeur à Vienne jusqu'en juin 1656, et eut successivement la vice-royauté de Sardaigne et celle de Catalogne, où il lutta vigoureusement et habilement contre la France. Nommé gouverneur des Pays-Bas en septembre 1663, après M. de Caracène, il joua un rôle important dans la défense de la Franche-Comté en 1664. En septembre 1669, il fut créé grand écuyer de la reine régente, puis devint président du conseil de Flandre en août 1670, fut remis en possession de quarante mille écus de revenu en Portugal, avec une commanderie de l'ordre du Christ, et mourut en décembre 1675, ne laissant que deux filles de son mariage avec la fille du VIe duc de Montalto. Voyez les *Mémoires de Mme d'Aulnoy*, tome II, p. 53-54, les *Mémoires de Guiche*, tome II, p. 253-285, et les *Négociations relatives à la succession d'Espagne*, par Mignet, tome I, p. 319-362. Pour la filiation de ces premiers Castel-Rodrigo, Saint-Simon s'est servi d'Imhof, *Recherches des grands d'Espagne*, p. 137.

3. L'initiale majuscule de *Rodrigo* corrige une *r* minuscule. — Éléonore de Moura Corte-Real, IVe marquise de Castel-Rodrigo comme fille aînée, porta ce titre en premières noces à un cadet du duc de Medina de las Torrès, qui, nommé vice-roi de Sicile en 1676, mourut subitement à Palerme, le 16 avril 1677 (*Gazette*, p. 433, 434 et 473), et elle se remaria, en décembre 1678, avec Charles Homodeï, qui était fils d'Augustin Homodeï, marquis de Piopere, Almonacid et Villanueva. Ce second mari n'obtint la couverture, comme héritier de la grandesse des Castel-Rodrigo, qu'avec beaucoup de peine, en mars 1679 (*Gazette* de 1678, p. 783, et de 1679, p. 43 et 166). Comme Éléonore de Moura mourut sans enfants, la grandesse et le titre passèrent à sa sœur cadette, mariée au prince Pio. Tout cela reviendra à la fin des *Mémoires*, tome XVIII, p. 67 et 68.

San-Estevan-del-Puerto majordome-major de la reine.

chargé de la conduite de la nouvelle reine en Espagne, de laquelle il fut aussi grand écuyer[1]; et le comte de San-Estevan-del-Puerto, dont j'ai fort parlé à propos du testament de Charles II[2], et qui avoit quitté la reine sa veuve, dont il étoit majordome-major [3], le fut de la nouvelle reine[4].

Choix, fortune* et caractère de la princesse des Ursins, camarera-mayor de la reine.

Rien n'étoit meilleur que ces deux choix pour ces deux grandes charges; mais il y en avoit un troisième à faire, bien plus important, et par lequel il falloit élever et former la jeune reine : c'étoit celui de sa camarera-mayor. Une dame de notre cour ne pouvoit y convenir; une[5] Espagnole n'étoit pas sûre, et eût aisément rebuté la reine[6]. On chercha un milieu, et on ne trouva que la princesse des

1. M. de Castel-Rodrigo passa par Lyon, pour se rendre en Piémont, et y prit les ordres de la cour de France (*Dangeau*, tome VIII, p. 138). Il fit une entrée magnifique à Turin, le 8 juillet. Le contrat, dont le *Diario* donne le texte (Louis XIV en avait revu toutes les clauses), fut signé le 23, et le duc Victor-Amédée partit le 24 pour l'armée, après avoir envoyé au Sénat et à la Chambre l'acte de légitimation des deux enfants de Mme de Verue. Quand Ubilla apporta la nouvelle de cette signature du contrat au roi son maître, celui-ci lui conféra le titre castillan de marquis de Rivas : *Gazette d'Amsterdam*, 1701, n° LXIX. Mais, justement défiant, Louis XIV suspendit pendant un mois la conclusion (ci-après, p. 372); le mariage par procuration fut enfin célébré le 11 septembre (*Dangeau*, p. 159; *Gazette*, p. 450-452; *Diario* d'Ubilla, p. 274-306).

2. Tome VII, p. 250, etc. — 3. *Ibidem*, p. 258-259.

4. Il a un article important dans le *Portrait de la cour d'Espagne en 1701* : tome VIII, p. 541, 542 et 548. Mme des Ursins insista pour sa nomination, sauf à tirer de lui un renoncement aux lois de l'étiquette espagnole.

5. *Un*, au masculin, dans le manuscrit.

6. L'usage était de réserver cette place aux Espagnoles, et particulièrement aux Castillanes; ce fut le cardinal Portocarrero qui en représenta les inconvénients : *Mémoires de Saint-Philippe*, tome I, p. 115; Combes, *la Princesse des Ursins*, p. 74-75. Les lettres de cette dernière (23 septembre et 22 octobre 1701) font connaître que le marquis de Castel-Rodrigo comptait faire nommer sa femme, quoique vieille et ne vivant pas avec lui. Il avait été aussi question de la comtesse de Palma, nièce du cardinal, ou de la duchesse de Medina-Sidonia. On craignait surtout que la princesse de Carignan, si elle était désignée pour conduire la jeune reine, ne s'avisât de pousser jusqu'à Madrid.

* Avant *fortune*, il y a un premier *et*, biffé.

Ursins[1]. Elle étoit Françoise, elle avoit été en Espagne[2], elle avoit passé la plus grande partie de sa vie à Rome et en Italie, elle étoit veuve sans enfants, elle étoit de la maison de la Trémoïlle, son mari[3] étoit chef de la maison des Ursins[4], grand d'Espagne et prince du *soglio*, et, par son âge plus avancé que celui du connétable Colonne, il étoit reconnu le premier laïc de Rome avec de grandes distinctions[5]. Mme des Ursins n'étoit pas riche depuis la mort de son mari[6] ; elle avoit passé des temps assez longs en France pour être fort connue à la cour et y avoir des amis[7],

1. *Dangeau*, p. 142, 4 juillet. Comparez le portrait qui va suivre avec celui qui a été placé à l'année 1698, tome V, p. 100 et suivantes, et avec la grande notice inédite qui forme l'appendice VI du même volume.

2. En 1662, après le duel dont il sera parlé plus loin pour la seconde fois, et qui a déjà été raconté au tome V, p. 102-103.

3. Flavio Orsini, duc de Bracciano, mort le 5 avril 1698 : tome V, p. 41, 99, 100, etc. Sur son lit de mort, la duchesse avait obtenu de lui qu'il demandât au Pape de faire passer les honneurs du *soglio* au successeur que sa veuve désignerait (Affaires étrangères, vol. *Rome* 390, fol. 60). Les Orsini, ducs de Gravina, en héritèrent en 1715.

4. Les Orsini : tome V, p. 42.

5. Déjà dit au tome V, p. 41 et 99, et appendice VI, p. 496.

6. Sa fortune personnelle ne faisait que seize mille livres de rente, plus une pension de dix mille livres de la France. « Mais, écrivait-elle à la maréchale de Noailles dans les négociations de 1701 dont il s'agit ici, ne craignez point que je demande aucune chose au Roi : je suis gueuse, il est vrai ; mais je suis encore plus fière, et rien ne le prouve tant que l'opinion qu'on a de mes grandes richesses. » (*Mémoires de Noailles*, p. 98 ; Geffroy, *Lettres inédites de la princesse des Ursins*, p. 74, 100 et 108-109). Et néanmoins, depuis qu'elle était devenue veuve et avait mis les armes de France sur la porte du palais Orsini (*Gazette d'Amsterdam*, août 1699, n° LXX ; *Gazette*, p. 414), son train était considérable, son hospitalité très large. D'ailleurs, ce n'est point depuis la mort de M. de Bracciano qu'elle n'était pas riche : par une lettre au Roi que Daniel de Cosnac rédigea et présenta pour elle vers 1695 (dans les *Mémoires* de cet évêque, tome II, p. 453-454 ; comparez le tome I, p. CVII, CX, etc.), et par tous les autres documents, on voit que son mari lui-même, et de longue date, était accablé de dettes et ne pouvait lui fournir « aucune subsistance. »

7. Tome V, p. 105-106, et notes, et appendice VI, p. 497-498, où le récit du voyage à Paris est beaucoup plus développé.

elle étoit liée d'un grand commerce d'amitié avec les deux duchesses de Savoie[1], et avec la reine de Portugal sœur de la douairière[2]. C'étoit le cardinal d'Estrées, leur parent proche et leur conseil[3], qui avoit formé cette union, que les passages à Turin avoient fort entretenue, avec Mmes de Savoie. Enfin ce cardinal, qui avoit fait sa fortune en la mariant aussi grandement à Rome[4], où elle étoit veuve de[5] Chalais sans bien, sans enfants, et comme sans être, étoit demeuré depuis ce temps-là son ami intime, après lui[6] avoir été quelque chose de plus en leur jeunesse, conseilla fort ce choix[7]; et ce qui y détermina peut-être tout à fait, c'est qu'on fut informé par lui que le cardinal Portocarrero en avoit été fort amoureux à Rome, et qu'il en étoit demeuré depuis une grande liaison d'amitié entre eux[8].

1. Marie-Jeanne-Baptiste de Savoie-Nemours et Anne-Marie d'Orléans, mère et femme du duc Victor-Amédée. Il est parlé des relations de Mme de Bracciano ou des Ursins avec ces deux princesses dans la notice que Saint-Simon a consacrée à son second mari : tome V, appendice VI, p. 499. La lettre suivante, que Mme la duchesse de Bourgogne lui écrivit le 20 janvier 1698 (Arch. nat., O[1] 3716, fol. 146), fait foi de l'estime qu'on avait eue de tout temps pour elle à la cour de Turin : « Ma cousine, j'ai reçu la lettre que vous m'avez écrite le 30 décembre, que ma cousine la duchesse du Lude m'a rendue, et qui m'a prévenue sur ce que vous sentez pour moi et sur la part que vous avez prise à mon mariage. Je souhaiterois vous faire éprouver l'estime que je fais de votre personne, qui m'a été inspirée, depuis plusieurs années, par Mme la duchesse de Savoie ma grand'mère, qui rend à votre mérite la justice qu'elle doit. Sur ces principes jugez de mes sentiments pour vous et de la passion que j'ai de vous faire connoître que je suis très véritablement, ma cousine, votre bien bonne cousine. MARIE-ADÉLAÏDE. »

2. Marie-Françoise-Élisabeth de Savoie-Nemours, mariée successivement aux deux rois de Portugal Alphonse VI et Pierre.

3. Tome VII, p. 13-15.

4. Tomes III, p. 3, et V, p. 103-105. En 1686, ils avaient tenu conjointement un jeune Turc sur les fonts baptismaux (*Gazette*, p. 659). En 1687 (*Gazette*, p. 275), elle semble faire les honneurs d'une fête donnée par le cardinal.

5. *De* corrige *du*. — 6. *Luy* est en interligne. — 7. Phrase incorrecte.

8. « Un des plus solides amis que j'aie au monde, » écrivait-elle en 1701. Gueudeville, dans les *Nouvelles des cours* (tome V, p. 458-460), insista malignement sur la part prise par le cardinal à cette nomination.

C'étoit avec lui qu'il falloit tout gouverner, et ce concert si heureusement trouvé entre lui et elle emporta son choix pour une place si importante, et d'un rapport si nécessaire et si continuel avec lui[1].

Elle étoit fille du marquis de Noirmoutier qui fit tant d'intrigues dans les troubles de la minorité de Louis XIV, et qui en tira un brevet de duc et le gouvernement de Charleville et du Mont-Olympe[2]. Sa mère était une Aubery, d'une famille riche de Paris[3]. Elle épousa en 1659 Adrien-Blaise de Talleyrand[4], qui se faisoit appeler le prince de Chalais, mais sans rang ni prétention quelconque[5]. Son fameux duel avec un cadet de Noirmoutier[6], Flamarens[7] et

1. Les mêmes raisons d'amitié, rien de plus, sont données dans l'instruction pour M. de Marcin (recueil Hippeau, tome I, p. CLXXIX-CXCI) et dans le *Diario* d'Ubilla, où est reproduite également (p. 331-332) la lettre que Philippe V lui adressa : ci-après, p. 385. Nous verrons bientôt, selon l'expression de M. Alfred Baudrillart (tome I, p. 87 et 88), le gouvernement français livrer le roi et la reine à Mme des Ursins. Madame écrivait, en avril 1701 (recueil Jaeglé, tome I, p. 268) : « On dit qu'il prend Télémaque pour modèle ; il pourra bien, avec le temps, trouver en Espagne une Minerve qui le gouvernera entièrement. »

2. Déjà dit en 1698 et en 1700 : tomes V, p. 100-101, et VII, p. 67.

3. Renée-Julie Aubery, qui épousa, en novembre 1640, Louis II de la Trémoïlle-Noirmoutier, et mourut le 20 mars 1679, âgée de soixante et un ans, était fille unique de Jean Aubery, conseiller d'État ordinaire, ancien maître des requêtes, et de sa seconde femme, Françoise le Breton de Villandry, dont Tallemant des Réaux a parlé (*Historiettes*, tome II, p. 519-521). Le grand-père, ancien juge-consul, avait acheté une charge de secrétaire du Roi en 1578.

4. Tome V, p. 101. Là, *Talleran;* ici, *Taleyrand.*

5. Voyez la note 4 de la même page du tome V.

6. Non pas un cadet, mais l'aîné des frères de Mme de Chalais, Louis-Alexandre de la Trémoïlle, marquis de Noirmoutier, qui, après avoir failli périr des suites des blessures reçues dans ce duel, passa en Portugal, et y fut tué en mars 1667, combattant contre les Espagnols.

7. François de Grossoles, marquis de Flamarens, était fils aîné du Flamarens tué à la bataille du faubourg Saint-Antoine, dans le parti de Condé, et frère du premier maître d'hôtel de Monsieur. Malgré sa parenté avec le maréchal d'Albret, sa participation au duel de 1662 le força de se réfugier en Angleterre, où il rendit des services comme familier du roi Charles II. Il alla aussi en Espagne, où Mme de Villars

le frère aîné de M. de Montespan[1], contre Argenlieu[2], les deux la Frette[3] et le chevalier de Saint-Aignan, frère du duc de Beauvillier[4], obligea Chalais aussitôt après, et c'étoit en 1663[5], de sortir du Royaume, et sa femme le suivit en Espagne, et de là par mer en Italie, où il mourut sans enfants, en février 1670, auprès de Venise, en allant trouver sa femme, qui l'attendoit à Rome. Dans ce désastre, les cardinaux de Bouillon et d'Estrées prirent soin d'elle[6]. Le reste, on l'a vu épars dans ces *Mémoires*[7].

L'âge[8] et la santé convenoient, et la figure aussi[9]. C'étoit

le trouva en 1679; mais, comme il était rentré en France au commencement de 1683, se croyant couvert par la prescription, il fut arrêté, puis s'évada, sans doute avec le consentement des magistrats, retourna en Angleterre, ne reparut en France que pour se rendre *incognito* à l'expédition d'Irlande, et s'établit enfin en Espagne, où il obtint une pension et la clef de chambellan. Philippe V l'emmena au voyage d'Italie en 1702. Mme des Ursins sollicita sa grâce et son emploi dans une lieutenance générale, en 1705; mais il mourut à Burgos en 1706, et reçut les derniers honneurs par les soins de la reine.

1. Henri de Pardaillan-Gondrin, marquis d'Antin, tué dans ce duel par Saint-Aignan : tome V, p. 101-102.

2. Louis de Hangest, vicomte d'Argenlieu, des Hangest de Louvencourt, page de la grande écurie en 1620, puis aide et maréchal des camps et armées du Roi, blessé plusieurs fois dans les guerres contre l'Espagne, où il servait d'aide de camp à Condé et commandait le régiment d'Angoulême, eut de Marie Lallemant deux fils : Tanneguy, vicomte d'Argenlieu, reçu page de la grande écurie en 1641, et Daniel-Pierre, chevalier de Malte. C'est sans doute le premier des deux qui figura dans le duel et en sortit sans blessure.

3. Tome V, p. 101.

4. *Ibidem*, p. 102. Celui-ci, envoyé par l'ordre du Roi, pour apaiser le différend, accepta cependant d'assister ses cousins de la Frette : ce qui força M. de Chalais à se procurer un quatrième partenaire.

5. Le vendredi 20 janvier 1662, selon les informations judiciaires : Arch. nat., X^{2B} 1260.

6. Tout cela a déjà été dit; voyez ci-après, Additions et corrections.

7. Tome V, p. 104-106, etc.

8. De cinquante-huit à soixante ans.

9. Un portrait de la princesse a été gravé pour le tome XXVII de l'édition de 1840. M. le duc de la Trémoïlle possède une peinture de grandeur naturelle, qui, se trouvant jadis au château de Chenonceaux,

une femme plutôt grande que petite, brune avec des yeux bleus qui disoient sans cesse tout ce qui lui plaisoit[1], avec une taille parfaite, une belle gorge, et un visage qui, sans beauté, étoit charmant; l'air extrêmement noble, quelque chose de majestueux en tout son maintien, et des grâces si naturelles et si continuelles en tout, jusque dans les choses les plus petites et les plus indifférentes, que je n'ai jamais vu personne en approcher, soit dans le corps, soit dans l'esprit, dont elle avoit infiniment, et de toutes les sortes[2]; flatteuse, caressante, insinuante, mesurée, voulant plaire pour plaire, et avec des charmes dont il n'étoit pas possible de se défendre quand elle vouloit gagner et séduire; avec cela, un air qui, avec de la grandeur, attiroit au lieu d'effaroucher, une conversation délicieuse, intarissable, et d'ailleurs fort amusante par tout ce qu'elle avoit vu et connu de pays et de personnes, une voix et un parler extrêmement agréables, avec un air de douceur. Elle avoit aussi beaucoup lu, et elle étoit personne à beaucoup de réflexion. Un grand choix des meilleures compagnies, un grand usage de les tenir, et même une cour; une grande politesse, mais avec une grande distinction, et surtout une grande attention à ne s'avancer qu'avec dignité et discrétion. D'ailleurs la personne du monde la plus propre à l'intrigue, et qui y avoit passé sa vie à Rome par son goût; beaucoup d'ambition, mais de ces ambitions vastes fort au-dessus de son sexe et de l'ambition ordinaire des hommes, et un desir pareil d'être et de gouverner. C'étoit encore la personne du monde qui avoit le plus de finesse dans l'esprit sans que cela parût jamais, et de combinaisons dans la tête, et qui

fut rachetée alors par le comte Duchâtel. Une autre toile, chez M. le prince de Bauffremont-Courtenay, la représente beaucoup plus âgée. Un dessin au crayon est signalé dans les collections du duc d'Albe, à Madrid.

1. Dès cette époque, ses mauvais yeux lui permettaient peu d'écrire.

2. Comparez la notice déjà indiquée (tome V, p. 496-497) : « Tout étoit fleurs et parfums chez elle; tout attiroit naturellement à elle, avec plus de grâces encore dans l'esprit que dans le corps, etc. »

avoit le plus de talent pour connoître son monde et savoir par où le prendre et le mener. La galanterie et l'entêtement de sa personne fut en elle la foiblesse dominante et surnageante à tout, jusque dans sa dernière vieillesse : par conséquent, des parures qui ne lui alloient plus, et que d'âge en âge elle poussa toujours fort au delà du sien. Dans le fonds, haute, fière, allant à ses fins sans trop s'embarrasser des moyens, mais, tant qu'elle pouvoit, sous une écorce honnête ; naturellement assez bonne et obligeante en général, mais qui ne vouloit rien à demi, et que ses amis fussent à elle sans réserve : aussi étoit-elle ardente et excellente amie, et d'une amitié que les temps ni les absences n'affoiblissoient point, et conséquemment cruelle et implacable ennemie, et suivant sa haine jusqu'aux enfers. Enfin, un tour unique dans sa grâce, son art et sa justesse, et une éloquence simple et naturelle en tout ce qu'elle disoit, qui gagnoit, au lieu de rebuter, par son arrangement, tellement qu'elle disoit tout ce qu'elle vouloit et comme elle le vouloit dire, et jamais mot ni signe le plus léger de ce qu'elle ne vouloit pas ; fort secrète pour elle, et fort sûre pour ses amis ; avec une agréable gaieté qui n'avoit rien que de convenable, une extrême décence en tout l'extérieur, et jusque dans les intérieures[1] même qui en comportent le moins, avec une égalité d'humeur qui, en tout temps et en toute affaire, la laissoit[2] toujours maîtresse d'elle-même. Telle étoit cette femme célèbre, qui a si longtemps et si publiquement gouverné la cour et toute la monarchie d'Espagne, et[3] qui a fait tant de bruit dans le monde par son règne et par sa chute, que j'ai cru me devoir étendre pour la faire connoître et en donner l'idée qu'on en doit avoir pour s'en former une qui soit véritable.

Mme des Ursins évite Turin.

Une personne de ce caractère fut fort sensible à un

1. Faut-il sous-entendre : *affaires?*
2. Il a écrit : *laissoient,* au pluriel.
3. Cet *et* est ajouté en interligne.

choix qui lui ouvroit une carrière si fort à son gré[1]; mais elle eut le bon esprit de sentir qu'on ne venoit à elle que faute de pouvoir trouver un[2] autre sujet qui rassemblât en soi tant de parties si manifestement convenables à la place qu'on lui offroit, et qu'une fois offerte, on ne la lui laisseroit pas refuser. Elle se fit donc prier, assez pour augmenter le desir qu'on avoit d'elle, et non assez pour dégoûter ni rien faire de mauvaise grâce, mais pour qu'on lui sût gré de son acceptation[3]. Quoi[que] desirée par la Savoie encore plus, s'il se pouvoit, que par la France, et si étroitement bien et en commerce de lettres avec les deux duchesses[4], elle évita Turin parce que le cérémonial l'avoit toujours empêchée de les voir[5] autrement qu'*incognito*[6], qu'elle pouvoit garder aisément dans ses voyages en passant à Turin, ce qui ne pouvoit plus se faire dans l'occasion qui la menoit : tellement que tout se traita par lettres entre elles, et qu'elle alla droit de Rome à Gênes, et de Gênes[7] à Villefranche[8], y attendre la nouvelle reine[9].

1. On verra ci-après, dans l'appendice IX, p. 379-385, qu'elle briguait ce choix depuis très longtemps. Saint-Simon a oublié de dire par quelles voies elle réussit, ou il les a ignorées. Il ne dit pas non plus qu'elle fut chargée seulement de conduire la reine, sans avoir le titre de camarera-mayor, mais pour y arriver avec le temps.

2. *Une*, dans le manuscrit.

3. On verra dans l'appendice IX que ceci est erroné.

4. Ci-dessus, p. 94.

5. *Les* corrige un premier *voir*, et ensuite les premières lettres d'*incognito* corrigent *ingn*.

6. Comme pour les cardinaux : ci-après, p. 101.

7. Il a écrit, la première fois : *Genes*, et, la seconde : *Gennes*.

8. Beau port fortifié du golfe de Nice, à cinq kil. E. de cette ville. Les Français l'avaient enlevé au duc de Savoie en 1691, mais le lui avaient rendu à la paix. Il y tenait ses galères.

9. *Journal de Dangeau*, tome VIII, p. 172, 16 août : « Elle ne passera point à Turin; elle ira droit à Gênes, pour se rendre à Villefranche quand la nouvelle reine d'Espagne y arrivera, et la princesse de Masseran conduira cette reine de Turin à Villefranche. » La lettre du roi d'Espagne lui étant arrivée le 20 juin, elle arbora aussitôt les armes de Philippe V à côté de celles de la France, sur la porte du palais Orsini, et

Son mariage se fit à Turin l'onze[1] septembre, avec assez peu d'appareil[2]. Elle en partit le 13 pour venir en huit jours à Nice, s'y embarquer sur les galères d'Espagne, commandées par le comte de Lemos[3], qui la devoit porter à Barcelone[4]. Elle reçut à Nice[5] le cardinal Archinto[6], légat

Légat *a latere*.

commença ses préparatifs. Le détail de sa maison et de son équipage est donné par elle-même dans une lettre à la maréchale de Noailles (recueil Geffroy, p. 110-111). Louis XIV lui attribua, pour couvrir en partie cette dépense, une somme de trente mille livres (ordonnance du 20 juillet : Arch. nat., G^7 998; *Journal de Dangeau*, p. 252). Elle fit le voyage par mer sur une galère de la république de Gênes, séjourna dans cette ville du 5 au 12 septembre, arriva le 14 à Villefranche, décidée à ne recevoir la reine que sur mer, ne mit en effet pied à terre à Nice, le 27, que pour la prendre des mains de la princesse de Masseran, et n'emmena avec elle que Mme de Noyers, son ancienne gouvernante, faisant fonction de dame d'atour, et les femmes de chambre. Voyez le *Diario* d'Ubilla, p. 331-332. Quoique le ministre espagnol eût donné ce livre à Saint-Simon (tome XVIII, p. 191), il ne s'en est pas servi, sans doute parce qu'il était écrit en espagnol.

1. Il a écrit : *l'onse. L'Académie* acceptait alors indifféremment que l'on fît ou non l'élision.

2. *Journal de Dangeau*, p. 195. La nouvelle arriva à Marly le vendredi 16. Le 18, la nouvelle reine quitta sa mère à Coni, ayant rêvé, selon une légende recueillie à Versailles (*Journal du commissaire Narbonne*, p. 3), que l'armée piémontaise l'arrachait du trône des Espagnes.

3. Ginez Fernandez de Castro, comte de Lemos, capitaine général des galères de Naples depuis 1698 : tome VIII, p. 116.

4. *Dangeau*, p. 195. Le vice-roi de Naples avait fait dorer la galère capitane destinée à la jeune reine, élever un pavillon sur la poupe, et vêtir de soie et de toile d'argent les soldats, matelots et forçats qui formaient l'équipage. Voyez le récit du voyage par mer dans le *Diario*, p. 306-330, dans le ms. Arsenal 4137 (relation de Petis de la Croix), p. 332-334, et dans le *Mercure*, novembre 1701, p. 294-296 et 299.

5. *Dangeau*, p. 205.

6. Joseph Archinto, né le 16 avril 1651, d'une bonne famille de Milan honorée par les rois d'Espagne d'un titre de comte et d'un autre de prince, commença par recevoir deux abbayes du pape Alexandre VII, puis un titre de protonotaire apostolique en 1679, la vice-légation de Bologne et l'archevêché *in partibus* de Thessalonique. Fait nonce à Florence en novembre 1685, à Venise en novembre 1689, à Madrid ensuite, il était encore dans cette dernière résidence, quand le Pape le nomma archevêque de Milan, en avril 1699, et cardinal, le 14 novembre

a latere exprès pour la fonction de lui faire les compliments du Pape sur son mariage[1]. Cette démarche du Pape fâcha extrêmement l'Empereur[2], et la cour de Savoie demeura fort piquée de ce que, passant par ses États, elle n'en avoit reçu aucun compliment. M. de Savoie, justement ennuyé du cérémonial des cardinaux[3], n'en voyoit aucun depuis fort longtemps. Ceux qui ont le caractère de légats *a latere* ont des prétentions immenses[4]. Apparemment que le cardinal fut mécontent, et qu'il les paya de cette incivilité[5].

à Nice, vers la reine d'Espagne.

Le roi d'Espagne eut nouvelle des Indes qu'il avoit été proclamé au Pérou et au Mexique avec beaucoup d'unanimité et de tranquillité, et avec beaucoup de cérémonies et de fêtes[6]. Il partit le 5 septembre de Madrid[7], pour son

Philippe V, proclamé aux Indes, va en Aragon et à Barcelone.

suivant. La délégation *a latere* lui fut conférée dans le consistoire du 8 août 1701. Il mourut à Milan, le 9 avril 1712. C'était un ardent partisan des Bourbons, et les Impériaux lui en firent porter la peine.

1. *Journal de Dangeau*, p. 179.

2. *Nouvelles des cours*, tome V, p. 690-694 et 783-784.

3. Ci-dessus, p. 99, et tome VII, p. 14-15. — 4. Tome V, p. 13.

5. On avait annoncé d'avance (*Dangeau*, p. 179) que le Pape défendait à son légat de se trouver nulle part avec les duchesses royales; celles-ci s'en montrèrent fort mécontentes (p. 205). Ces légats, nous le verrons plus tard (tome V de 1873, p. 181-182), étaient reçus presque partout comme s'ils eussent été le Pape même, les souverains allant fort loin à leur rencontre et leur donnant un fauteuil. Il fallut que Mme des Ursins et la suite espagnole ou française intervinssent pour qu'on ne fît pas à celui-ci, qui était venu en poste de Milan jusqu'à Nice, avec une suite de deux cent cinquante personnes, l'affront de le renvoyer sans avoir été reçu. Antibes fut choisi comme terrain neutre, ayant été acheté en 1608 par Henri IV et réuni à la Provence. Enfin les ordres arrivèrent de Turin, le 24, pour que l'entrevue eût lieu. La correspondance de Madrid, sur ce sujet, se trouve, au milieu du récit du voyage, dans le *Diario* d'Ubilla, p. 307-325.

6. *Dangeau*, tome VIII, p. 191; *Sourches*, tome VII, p. 154; *Mercure*, novembre 1701, p. 386, et septembre 1702, p. 192-215.

7. *Journal de Dangeau*, p. 201-203 et 264-265; *Gazette*, p. 461. Le voyage du roi est raconté en détail dans le *Diario* d'Ubilla, p. 176-181 et 197-208. Avant de partir, Philippe était allé voir la reine douairière à Tolède, et avait reçu d'elle de beaux présents. C'est pendant la

voyage d'Aragon et de Catalogne, et aller attendre la reine sa femme à Barcelone. Il laissa le cardinal Portocarrero gouverneur de la monarchie d'Espagne, avec ordre à tous les conseils, à tous ses officiers de tous états, et à tous ses ambassadeurs et ministres dans les cours étrangères, de recevoir ses ordres et leur[1] obéir comme aux siens mêmes[2]. En partant il donna à Louville une clef de gentilhomme de la chambre en service, et[3] le titre de chef de sa maison françoise, c'est-à-dire l'autorité sur tous les officiers françois de sa bouche, pour en être mieux servi[4]. Il fit force grâces sur sa route[5]. Saragosse lui fit une magnifique entrée. Il confirma tous les privilèges de l'Aragon et

Louville chef de la maison françoise du roi d'Espagne et gentilhomme de sa chambre.

seconde partie de ce voyage que notre auteur rédigea, d'après les récits de Louville, le *Portrait de la cour d'Espagne* que nous avons donné dans le tome VIII, appendice XII.

1. *Leur* corrige *luy*.

2. Tout cela est pris presque mot pour mot à Dangeau, p. 201. Le *Diario* d'Ubilla contient les pouvoirs donnés au cardinal le 31 août (p. 181-183) et (p. 185-192) la liste des *criados* suivant le roi. M. de San-Estevan avait été choisi pour l'accompagner : ci-dessus, p. 92.

3. Les dix derniers mots ont été ajoutés en interligne, mais à tort, car cette nomination de gentilhomme de la chambre ne se fit que lorsque Louville revint de France, époque où Saint-Simon l'annoncera de nouveau, et il y a eu erreur sur ce point dans la note 4 de la page 217 de notre tome VIII. Louville et Montviel avaient d'ailleurs les entrées.

4. C'est plus tard seulement, deux jours avant l'arrivée de Louville à Fontainebleau, que Dangeau (p. 233) sut sa nomination comme « gouverneur des officiers françois et colonel. » Louis XIV, qui se défiait des tentatives d'empoisonnement, avait tenu à ce que la bouche et le gobelet fussent placés sous une surveillance sûre et à l'abri de l'hostilité des Espagnols (instruction à M. de Marcin, recueil Hippeau, tome I, p. CLXXXVII). La nomination fut déclarée à Saragosse, le 17 septembre.

5. « On mande d'Espagne que S. M. C. a accordé beaucoup de grâces dans sa route de Madrid en Aragon. Il a exempté les lieux où il a passé de beaucoup de droits qu'ils étoient obligés de payer; il a fait de grandes aumônes, et a reçu des bénédictions de tous les peuples qui sont venus en foule à son passage. » (*Dangeau*, p. 201.) Plusieurs lettres reproduites ci-après, appendice X, p. 401-406, donnent le détail de cette partie du voyage. Voyez aussi la *Gazette*, p. 316, 341, 364 et 365, et une relation espagnole dans le *Mercure* d'octobre, p. 199-221.

de la Catalogne[1]. Quelques réjouissances que fissent les provinces dépendantes de l'Aragon, et surtout la Catalogne, il n'y parut pas la même franchise et la même affection que dans celles qui dépendent de la couronne de Castille, quoique le roi, qui ne fit pas semblant de le remarquer, se les attirât par toutes sortes de bienfaits[2].

La reine d'Espagne charmante; va par terre

La reine d'Espagne, que les galères de France[3] avoient amenée à Nice, se trouva si fatiguée de la mer[4], qu'elle voulut achever son voyage par terre à travers la Provence

1. *Dangeau*, p. 203; *Gazette*, p. 486, 487 et 508-509. Comparez l'entrée de Charles II dans la même ville: *Gazette* de 1677, p. 451. Le *Diario* d'Ubilla donne (p. 208-222) le compte rendu du séjour à Saragosse, puis du voyage à Barcelone (p. 222-236), et le texte du serment royal.

2. Les cortès de Catalogne n'avaient pas siégé depuis un siècle; on eut peine à en finir avec elles à cause de leur esprit « républicain » et de leurs prétentions à étendre les anciens privilèges (Papiers du P. Léonard, Arch. nat., K 1332, n° 1[1], fol. 158-159; *Lettres inédites de Mme des Ursins*, publiées par M. Geffroy, p. 118; *Mémoires de Noailles*, p. 399-400). Autant l'enthousiasme avait éclaté chez les Aragonais et les Castillans, autant l'hostilité se fit sentir en Catalogne au premier abord; il fut même difficile d'obtenir que les états permissent au roi d'aller au-devant de la reine (*Dangeau*, p. 234; Alfred Baudrillart, *Philippe V et la cour de France*, tome I, p. 84-85). Voyez ci-après l'appendice X.

3. Lisez : *les galères d'Espagne;* ci-dessus, p. 100. Un certain nombre de galères françaises faisaient l'office d'escorte.

4. « La reine d'Espagne a essuyé une assez grande tempête et a été obligée de relâcher à Antibes, et, comme elle étoit fort incommodée sur sa galère par les punaises, et que d'ailleurs même elle avoit assez souffert sur la mer, elle a mis pied à terre, et on l'a logée dans le château. Le vent continuoit à être contraire. » (*Dangeau*, p. 209-210; comparez une lettre de Madame, dans le recueil Jaeglé, tome I, p. 278.) Selon les *Mémoires de Sourches*, p. 126, la réale espagnole, en déployant toutes ses voiles contre le vent, par galanterie, eût échoué, sans l'avertissement opportun du chevalier de Sabran, sur les rochers voisins d'Antibes. Tout ce voyage est raconté dans la « Relation exacte et curieuse de l'élévation de Philippe V sur le trône de la monarchie d'Espagne, de tous les mouvements de l'Europe à ce sujet jusqu'à son mariage, » par Petis de la Croix, conservée à la bibliothèque de l'Arsenal, ms. 4137, p. 341-378. Nous avons aussi les lettres de Mme des Ursins à Torcy, le *Diario* d'Ubilla, p. 332-334, et la relation du *Mercure* de novembre, p. 249-344.

en Catalogne. et le Languedoc[1]. Ses grâces[2], sa présence d'esprit, la justesse et la politesse de ses courtes réponses, sa judicieuse curiosité, surprit dans une princesse de son âge, et donna de grandes espérances à la princesse des Ursins[3]. Sur les premières frontières du Roussillon[4], Louville vint lui[5] faire les compliments, et lui apporter les présents du

1. Obligée de relâcher une seconde fois à Toulon, elle eût voulu continuer le voyage par terre *incognito;* c'est cependant par mer qu'elle gagna Marseille, en attendant qu'on sût si le Roi agréait qu'elle traversât la Provence et le Languedoc. Cet ordre ne fut signé à Fontainebleau que le 12 octobre (*Diario*, p. 334-335). La reine séjourna donc quelque temps à Marseille, où M. de Grignan lui offrit une fête le 16 octobre (*Gazette*, p. 515 et 527; relation imprimée : Bibl. nat., Lb³⁷ 4170; Supplément au *Corps diplomatique* de Du Mont, tome V, p. 347; Frédéric Masson, *le Marquis de Grignan*, p. 252-253; comparez la *Gazette d'Amsterdam*, nº XCVII, de Paris). Le *Mercure* donna, en décembre (p. 74-151), un long compte rendu du voyage à travers le Languedoc. Les fêtes de la Toussaint se passèrent à Perpignan, et l'on entra sur le territoire espagnol le 3 novembre, les galères d'Espagne étant allées, pendant ce temps-là, jusqu'à Barcelone, pour prévenir le jeune roi du retard que produirait le voyage par terre. Son aïeul lui avait proposé de venir au-devant de la reine jusqu'à Perpignan; mais cette offre n'avait pu être acceptée. (Lettre de Louis XIV à Philippe V, 12 octobre, dans les *Mémoires de Louville*, tome I, p. 199; Arch. nat., lettres de Perpignan, G⁷ 507, du 4 au 9 novembre 1701; *Mémoires de Sourches*, tome VII, p. 140; *Journal de Dangeau*, p. 213 et 230.)

2. « On dit qu'elle n'étoit ni laide ni belle, qu'elle étoit petite et de jolie taille, et qu'elle avoit une vivacité surprenante. » (*Sourches*, p. 133.) Voyez son portrait par Tessé (recueil Rambuteau, p. 4), par le correspondant du *Mercure*, novembre 1701, p. 389, par les amis de Mme de Maintenon (*Correspondance générale*, tome IV, p. 350 et 379), etc. Le *Mercure* d'août 1702 donna encore (p. 113-116) des « Remarques sur le portrait de la reine. »

3. En effet, les lettres de Mme des Ursins à Torcy (28 septembre et 22 octobre) la disent trop petite, mal coiffée et mal habillée, avec une vilaine bouche, mais un esprit étonnamment avancé pour son âge et de la grâce à tout faire. Ses premiers mots à Mme des Ursins furent pour lui dire qu'elle regardait comme un bonheur d'être mise entre ses mains.

4. Elle était accompagnée alors par l'intendant d'Albaret, dont le rapport à Chamillart est imprimé dans le tome II de la *Correspondance des Contrôleurs généraux*, nº 335.

5. La première lettre de *luy* corrige un *a*.

roi[1], qui vint au-devant d'elle jusqu'à Figuières[2], à deux journées de Barcelone[3]. On avoit envoyé au-devant d'elle toute sa maison au delà d'où Louville la joignit, et on avoit renvoyé toute sa maison piémontoise[4]. Elle parut plus sensible à cette séparation que Mme la duchesse de Bourgogne[5]. Elle pleura beaucoup et se trouva fort étonnée au milieu de tous visages dont le moins inconnu lui[6] étoit

1. *Mémoires de Louville*, tome I, p. 205. C'était Louville qui avait hâté les négociations et obtenu le consentement de Versailles dans l'espérance que cette « nouveauté » occuperait et réveillerait le jeune roi (*ibidem*, p. 135); l'éditeur de ses *Mémoires* y a inséré (p. 183-200) les lettres écrites à Philippe V par Louis XIV, le duc et la duchesse de Bourgogne, la princesse de Savoie et la reine douairière veuve de Charles II. Nous avons aussi deux lettres que Philippe V écrivit à Monsieur, le 7 mai et le 20 août (Seilhac, *l'Abbé Dubois*, tome I, p. 293-294 et 298), un billet galant qu'il adressa à la princesse le 29 juin (*Gazette d'Amsterdam*, 1701, Extr. LXVIII), et la réponse, datée du 20 juillet (*Mémoires de Louville*, tome I, p. 189).

2. *Figueras*, petite capitale du Lampourdan, à l'O. de Roses. Il a écrit ici : *Figuere*, plus loin, *Figuière*, et en manchette : *Figuières*.

3. Là, M. de Castel-Rodrigo remit à son maître un compte rendu du voyage : *Diario*, p. 336-338.

4. *Ibidem*, p. 192-196, état de la maison espagnole. Les femmes piémontaises avaient à leur tête Mme de Noyers, que nous avons vue amener la duchesse de Bourgogne jusqu'à la frontière, en 1696.

5. « Elle a été un peu fâchée de ce qu'on a renvoyé toutes les femmes qui étoient avec elle dans le voyage; la moitié partit de Perpignan, et les autres du dernier lieu où elle a couché sur les terres de France, et où les Espagnols la vinrent recevoir. Le mariage fut consommé à Figueras. » (*Dangeau*, p. 235.) C'est Louville qui avait demandé cette séparation, ne se défiant pas moins des Piémontaises que des Espagnoles, autrichiennes incarnées (ses *Mémoires*, tome I, p. 148), et Mme des Ursins avait appuyé dans le même sens, sachant que certaines de ces femmes étaient des créatures de M. de Savoie. Louis XIV avait même exigé qu'on remplaçât le confesseur piémontais par un Espagnol. Ce fut l'objet de toute une suite de négociations de part et d'autre. La scène à Perpignan, quoique prévue, n'en fut pas moins fort pénible; Mme des Ursins en rend compte dans sa lettre du 4 novembre : ci-après, p. 388. Comme Saint-Simon le rappelle, nous avons vu la duchesse de Bourgogne, en 1696, quitter ses femmes sans émotion (tome III, p. 269).

6. *Luy* est en interligne.

celui de Mme des Ursins, avec qui la connoissance ne pouvoit pas être encore bien faite depuis le bord de la mer où elle l'avoit rencontrée. En arrivant à Figuières, le roi, impatient de la voir, alla à cheval au-devant d'elle, et revint de même à sa portière, où, dans ce premier embarras, Mme des Ursins leur fut d'un grand secours, quoique tout à fait inconnue au roi[1], et fort peu connue[2] encore à la reine. En arrivant à Figuières[3], l'évêque diocésain[4] les maria de nouveau, avec peu de cérémonie[5], et bientôt après ils se mirent à table pour souper, servis par la princesse des Ursins et par les dames du palais, moitié de mets à l'espagnole, moitié à la françoise. Ce mélange déplut à ces dames et à plusieurs seigneurs espagnols avec qui elles avoient comploté de le marquer avec éclat[6]. En effet, il fut scandaleux[7]. Sous un prétexte ou un autre, de la pesanteur ou de la chaleur des plats, ou du peu d'adresse avec laquelle ils étoient présentés aux dames, aucun plat françois ne put arriver sur la table, et tous furent renversés, au contraire des mets espagnols, qui y furent[8] tous servis sans malencontre. L'affectation et

Épouse de nouveau le roi à Figuières. Scène fâcheuse.

1. Ne l'avait-il pas vue dans son séjour en France, de 1687 à 1695?

2. *Connüe* est en interligne.

3. Le *Diario* donne le récit de cette première entrevue. Comparez le *Mercure* de novembre, p. 393-394.

4. L'évêque de Girone, Michel-Jean de Taverner y Rubi.

5. Le 3 (et non le 2, comme le disent la *Gazette* de 1701, p. 581, Saint-Simon aussi, dans la notice DES URSINS, tome V, p. 499, et l'*État de la France* de 1749), à cinq heures du soir. Voyez le récit fait par Louville à son arrivée à Fontainebleau, le 12 (*Dangeau*, p. 234-235; *Sourches*, p. 147), et le compte rendu de la cérémonie, dans le *Diario*, p. 344-347, ou dans le *Mercure*, p. 394-396. Une toile damassée la représentant a été reproduite dans le *Dictionnaire de l'Ameublement*, par M. Havard, tome II, col. 32. La collection Hennin renferme aussi plusieurs estampes d'almanach, n°s 6738-6742.

6. Au contraire de Philippe V arrivant en Espagne, la jeune princesse avait déjà refusé, au Boulou, un repas préparé à l'espagnole par ordre du majordome-major (*Mercure*, p. 390-392; *Correspondance des Contrôleurs généraux*, tome II, n° 335).

7. Le *Diario* n'en parle point. — 8. *Furent* corrige *arrivèrent*.

l'air chagrin, pour ne rien dire de plus, des dames du palais étoient trop visibles pour n'être pas aperçus[1]. Le roi et la reine eurent la sagesse de n'en faire aucun semblant, et Mme des Ursins, fort étonnée, ne dit pas un mot[2].

Après un long et fâcheux repas, le roi et la reine se retirèrent. Alors ce qui avoit été retenu pendant le souper débonda[3]. La reine se mit à pleurer ses Piémontoises[4].

1. Madame fit un récit plaisant de cette scène, sans doute d'après le rapport verbal de Louville : recueil Jaeglé, tome I, p. 282-284.

2. Il n'est pas parlé de cet incident dans le *Journal de Dangeau*, mais dans les *Mémoires de Sourches* : « Les femmes piémontoises de la reine, qu'on avoit voulu congédier dès Perpignan, et qui avoient demandé en grâce d'aller jusqu'au lieu où le mariage seroit consommé, avoient eu l'imprudence (*ou* impudence?) de laisser tomber exprès tous les plats du service du souper qu'elles portoient, de sorte que le roi et la reine n'avoient rien eu à manger : ce qui avoit obligé le roi de les chasser sur-le-champ et de les renvoyer en leur pays. » L'auteur de ces *Mémoires* se trompe sur la nationalité des auteurs du méfait, puisque les femmes piémontaises étaient parties soit dès Perpignan, soit du dernier lieu français où les Espagnols étaient venus recevoir la reine. Nous n'avons point le récit de Mme des Ursins, qui eût été certainement piquant; la gravité des incidents qui s'ensuivirent, et qui vont être maintenant racontés, la décida à faire partir Louville pour en rendre compte de vive voix au grand-père du roi, et elle se borna à ces quelques mots dans la lettre à M. de Torcy emportée par Louville (ci-après, appendice IX, p. 387) : « Ne me questionnez point sur ce qui s'est passé depuis le mariage; outre que je ne le sais pas, M. le marquis de Louville, qui vous rendra cette lettre, pourra vous en informer.... » Il est vraisemblable, et même évident, que le récit qui va venir maintenant a été recueilli par Saint-Simon de la bouche de Louville. Les *Mémoires de Sourches* y font une allusion positive, sous la date du 21 (p. 153) : « On sut..., par le comte de Louville, que la reine d'Espagne avoit fort pleuré le lendemain de ses noces, et qu'elle vouloit s'en retourner en Piémont; mais elle étoit encore enfant, et l'on ne doutoit pas que ce petit démêlé ne s'apaisât bientôt. » En effet, nous ne devons pas oublier qu'elle venait seulement d'avoir treize ans.

3. Cet emploi de *débonder* au figuré n'était pas dans *l'Académie* de 1718. La dernière édition dit qu'on s'en sert familièrement au sens d'évacuer avec abondance. Nous aurons en un autre endroit : *débonder un torrent*.

4. Il a écrit ici : *Piedmontoises*.

Comme un enfant qu'elle étoit, elle se crut perdue entre les mains[1] de dames si insolentes, et, quand il fut question de se coucher, elle dit tout net qu'elle n'en feroit rien, et qu'elle vouloit s'en retourner. On lui dit ce qu'on put pour la remettre ; mais l'étonnement et l'embarras furent grands, quand on vit qu'on n'en pouvoit venir à bout. Le roi, déshabillé, attendoit toujours. Enfin la princesse des Ursins, à bout de raisons et d'éloquence, fut obligée d'aller avouer au roi et à Marcin tout ce qui se passoit. Le roi en fut piqué, et encore plus fâché. Il avoit jusque-là vécu dans la plus entière retenue, cela même avoit aidé à lui faire trouver la princesse plus à son gré[2] : il fut donc sensible à cette fantaisie, et, par même raison, aisément persuadé qu'elle ne se pousseroit pas au delà de cette première nuit. Ils ne[3] se virent donc que le lendemain, et après qu'ils furent habillés. Ce fut un bonheur que la coutume d'Espagne ne permette pas d'assister au coucher d'aucuns mariés, non pas même les plus proches[4], en sorte que ce qui auroit fait un très fâcheux éclat demeura étouffé entre les deux époux, Mme des Ursins, une ou deux caméristes, deux[5] ou trois domestiques françois intérieurs, Louville et Marcin[6]. Ces deux-ci cependant se mirent à consulter avec Mme des Ursins comment on pourroit s'y prendre pour ve-

1. Le manuscrit porte : *mais*.

2. Michelet a relevé cependant dans les chansons du temps que le jeune roi avait amené à sa suite la fille de sa nourrice.

3. *Ne* corrige des lettres illisibles.

4. Ci-après, 171 et 197. En 1722, Saint-Simon sera obligé d'invoquer la raison d'État pour obtenir que le coucher du prince et de la princesse des Asturies soit public : *Mémoires*, tome XVIII, p. 256-260.

5. *Deux* corrige *un ou*.

6. Selon les *Mémoires de Louville* (tome I, p. 207), qui ne sont pas son œuvre personnelle, il constata le lendemain la confusion et la tristesse sur le visage des deux époux, et le roi lui-même lui apprit que « la reine avait eu avec lui, cette nuit-là, une conversation politique, ce qui n'était point à propos, il en faut convenir, et qui sentait bien son duc de Savoie.... Il y a tout lieu de supposer, ajoute l'auteur, qu'il s'agissait de détourner le roi catholique d'aller en Italie.... »

nir à bout d'un enfant dont les résolutions s'exprimoient avec tant de force et de tenue. La nuit se passa en exhortations et en promesses aussi sur ce qui étoit arrivé[1] au souper, et la reine enfin consentit à demeurer reine. Le duc de Medina-Sidonia et le comte de San-Estevan furent consultés le lendemain. Ils furent d'avis qu'à son tour le roi ne couchât point avec elle la nuit suivante, pour la mortifier et la réduire. Cela fut exécuté. Ils ne se virent point en particulier de tout le jour. Le soir, la reine fut affligée : sa gloire et sa petite vanité furent blessées; peut-être aussi avoit-elle trouvé le roi à son gré[2]. On parla ferme aux dames du palais, et plus encore aux seigneurs qu'on soupçonna d'intelligence avec elles, et à ceux de leurs parents qui se trouvèrent là[3]. Excuses, pardons, craintes, promesses, tout fut mis en règle et en respect, et le troisième jour fut tranquille, et la troisième nuit encore plus agréable aux jeunes époux. Le quatrième, comme tout se retrouva dans l'ordre où il devoit être, ils retournèrent tous à Barcelone, où il ne fut question que d'entrées, de fêtes et de plaisirs[4].

1. Il a biffé *s'* avant *estoit* et ajouté *arrivé* en interligne, au-dessus de *passé*, biffé.

2. « La pauvre reine marqua un peu trop son chagrin, et le roi ne coucha pas le lendemain avec elle, » dit seulement Dangeau (p. 235).

3. Louis XIV écrivit à son petit-fils, puis à M. de Marcin, deux lettres très remarquables, qui sont imprimées dans ses *Œuvres*, tome VI, p. 77-79, et dans les *Mémoires de Noailles*, p. 99 et 100. La minute de la seconde se trouve aux Affaires étrangères, vol. *Espagne* (mémoires et documents) 99, fol. 157.

4. Dangeau dit, le 15 décembre (p. 260) : « Il arriva un courrier hier au soir, de Barcelone, où LL. MM. CC. étoient encore le 7 de ce mois. On mande que la reine est fort jolie, qu'elle témoigne beaucoup d'amitié pour le roi son mari, et qu'elle est présentement fort contente. Elle détruit bien, par sa conduite, tous les bruits qu'on avoit fait courre d'elle les premiers jours de son mariage. » Nous donnerons à l'Appendice, n° X, quelques lettres sur ce séjour à Barcelone, une entre autres du roi d'Espagne à M. de Beauvillier. On a en outre des relations dans le *Mercure*, octobre 1701, p. 199-221, novembre, p. 140-162, et décembre, p. 338-350, et dans le *Diario* d'Ubilla, p. 347-361.

Ducs d'Arcos et de Baños à Paris, puis en Flandres; et pourquoi. [*Add. S^t^S. 395*]

Avant de partir de Madrid[1], le roi d'Espagne avoit ordonné aux ducs d'Arcos et de Baños frères, dont j'ai expliqué la naissance ci-dessus[2], d'aller servir en Flandres pour les punir[3]. Ils avoient été les seuls d'entre les grands d'Espagne qui avoient trouvé mauvais[4] l'égalité convenue entre le Roi et le roi son petit-fils, entre les ducs et les grands, pour les rangs, honneurs, distinctions et traitements des uns et des autres en France et en Espagne[5]; au moins tous en avoient témoigné leur approbation et leur joie, qu'ils le pensassent ou non[6], et ces deux jeunes gens seuls, non contents de marquer tout le contraire, présentèrent au roi d'Espagne un écrit[7] de leurs raisons[8]. Ce mémoire étoit bien fait, respectueux pour le roi, mesuré même sur la chose; mais il ne fit d'autre effet que de leur attirer cette punition, et le blâme de leurs confrères, dont quelques-uns en eussent peut-être fait autant, s'ils[9] en eussent espéré un autre succès[10]. Ils obéirent. Ils virent le Roi dans son cabi-

1. C'est le 5 septembre que Philippe V avait quitté sa capitale : *Gazette*, p. 461-462; *Mémoires de Louville*, tome I, p. 182.
2. Tome VIII, p. 136 et Addition n° 360, p. 388.
3. *Journal de Dangeau*, p. 212; *Sourches*, p. 128-129.
4. La première lettre de *mauvais* (ainsi, au masculin) en corrige une autre illisible.
5. Cette mesure a été annoncée dans notre tome VIII, p. 299-300.
6. On voit cependant, dans les *Mémoires de Louville* (tome I, p. 169), qu'il y avait eu des assemblées de grands, des sorties indirectes contre Philippe V, dont ils suspectaient les intentions, et que le cardinal Portocarrero avait été mis en demeure d'y couper court. La *Gazette d'Amsterdam* (n°s LXVI et LXVII) fait entendre qu'il était sous main avec la cour de France pour se venger de quelques grands.
7. *Un écrit* est en interligne, et *leur* est ensuite au singulier.
8. Ce mémoire, dont Saint-Simon avait le texte espagnol et la traduction dans le volume 62 de ses Papiers (aujourd'hui *France* 217), et dont il y a aussi des copies dans le ms. Clairambault 1186, dans les volumes des Affaires étrangères cotés *Espagne* (mémoires et documents) 138 et 248, etc., a été imprimé, avec la date du 22 juillet 1701, dans le Supplément au *Corps diplomatique*, tome IV, p. 376-378.
9. *Il*, au singulier, dans le manuscrit.
10. Quoiqu'on eût écrit de Madrid qu'il y avait là plus de sottise que de malice, Louis XIV engagea son petit-fils à faire un exemple de sé-

net[1], qui les traita fort bien[2], furent peu à Paris et à la cour, où on les festoya fort, et où ils furent les premiers grands d'Espagne qui baisèrent Mme la duchesse de Bourgogne[3], et qui jouirent de tout ce dont jouissent les ducs[4].

Disgression sur la dignité de grand d'Espagne, et sa comparaison avec celle de nos ducs.

L'occasion[5] de parler un peu de la dignité de grand d'Espagne et de la comparer avec celle de nos ducs est ici trop naturelle pour n'y pas succomber. Ce n'est pas un traité que je prétende donner ici de ces dignités[6], mais, à l'occasion du mécontentement et du mémoire des ducs d'Arcos et de Baños, donner une idée des grands d'Espagne d'autant plus juste que je me suis particulièrement appliqué à m'en instruire par eux-mêmes en Espagne, et que je n'ai

vérité : *Œuvres de Louis XIV*, tome VI, p. 69-70; *Mémoires de Louville*, tome I, p. 190; *Mémoires de Noailles*, p. 94-95; *Mémoires sur Mme de Maintenon*, par la Beaumelle, édit. 1789, tome VI, p. 267. Torcy écrivit au cardinal, le 8 août (*Noailles*, p. 94-95), qu'il n'y avait qu'à envoyer le duc d'Arcos à l'armée des Pays-Bas : « S'il a le cœur aussi élevé que son mémoire le devroit faire croire, il doit souhaiter des occasions d'acquérir de la gloire et de relever encore par ses actions les prérogatives des grands. » Il partit de Madrid le 25 août.

1. Le 11 octobre. Voyez le procès-verbal du baron de Breteuil, ci-après, appendice XI, et le *Mercure* du mois, p. 355-357.

2. A l'exemple du duc d'Osuna, en 1700, ces deux ducs, et, quinze jours plus tard, le duc d'Havré, furent conduits dans le cabinet même, au lieu d'être seulement présentés à la porte par l'ambassadeur.

3. Le 12 octobre : *Dangeau*, p. 212-213. Les *Mémoires de Sourches* disent (p. 128-129) que, pour mieux leur faire sentir combien ils avaient tort de se plaindre, le Roi ordonna de laisser entrer leurs carrosses dans la cour et de leur permettre de baiser, ce qui avait été refusé au duc d'Osuna en 1700. Ils furent également bien reçus à la cour, quand ils y repassèrent après leur relégation, en avril 1702 (*Sourches*, p. 252).

4. Ceux-ci firent un contre-mémoire, en réponse à celui des grands; nous donnerons une partie de cette pièce à l'Appendice, n° XII.

5. Ici commence une première rédaction de la digression annoncée, qui a été biffée, et que nous donnerons à l'Appendice, sous le n° XIII.

6. Par les mémoires qu'il fit en 1711 et 1712, pour le duc de Bourgogne, sur les pertes que la dignité ducale avait subies (*Écrits inédits*, tome III), on voit que la comparaison dont il parle ici lui tenait fort au cœur dès cette époque. Il a déjà annoncé dans le tome VIII, p. 178, qu'il aurait à parler des grands et de leur cérémonial.

pas vu qu'on se l'ait formée telle qu'elle est[1]. Quoique les

1. Comme le dit Saint-Simon, les temps antérieurs à la rédaction des *Mémoires* n'avaient pas produit de traités de la grandesse assez complets pour qu'il pût y renvoyer une fois pour toutes son futur lecteur. Le *Moréri* de 1718, avec le Supplément de 1735, dont il se servait couramment, ne consacrait pas vingt lignes aux grands; c'est seulement l'édition définitive de 1759 qui donna à peu près trois colonnes empruntées plus ou moins textuellement aux *Recherches historiques et généalogiques des grands d'Espagne*, par Imhof (1707). Nous avons vu que Saint-Simon, non seulement avait un exemplaire de ce livre-ci, mais l'employait constamment pour éclaircir la filiation des familles ou établir le *cursus* des personnages espagnols. Il se compose, quant au fond, d'un aperçu sommaire de la filiation et des origines de chaque famille qui jouissait de la grandesse dans les toutes premières années du dix-huitième siècle. Un *Discours préliminaire*, qui traite de l'institution de la grandesse, c'est-à-dire du sujet que notre auteur aborde ici même, n'est guère étendu : XXII pages de format in-12, pas plus, et Imhof s'y était particulièrement servi des *Discours de l'origine de la dignité de grand*, en espagnol, par Al. Carrillo (1659). En 1638, J.-A. de Tapia y Roblès avait publié l'*Ilustracion del nombre de grande*. — Peut-être Saint-Simon connaissait-il le livre de 1669 intitulé : *État du royaume d'Espagne, contenant les noms, qualités, armes et alliances*, etc. Peut-être encore possédait-il les *Mémoires de Mme d'Aulnoy sur l'Espagne*; mais ceux-ci ne comportent que trois ou quatre pages (tome I, p. 187-189) sur la division en trois classes. Il avait certainement le livre, déjà cité ici et souvent, de l'abbé de Vayrac, autre *État présent de l'Espagne* (1718 et 1719) qui n'est qu'une transcription presque textuelle, pour la grandesse et pour les grands (tome III, p. 255-299), du traité d'Imhof. En dehors de ces ouvrages, qui ne sont toutefois pas nommés dans le catalogue de sa bibliothèque, notre auteur possédait, en manuscrit, un *Traité de l'origine des grands d'Espagne*, comprenant leur comparaison avec les ducs et pairs de France, par le généalogiste Jean le Laboureur, donné au duc Claude, son père, et conservé actuellement dans les Papiers de Saint-Simon (vol. 59, *France* 214, fol. 246-260), à la suite de l'*Histoire de la Pairie*, par le même auteur, et d'un traité des *Pairies d'Angleterre*. C'est seulement sous Louis XV que ces trois traités furent imprimés pour un libraire étranger. Nous reproduisons ci-après à l'Appendice, n° XVIII, le *Traité de l'origine des grands*, afin que le lecteur puisse en constater les analogies et similitudes avec les pages qui vont suivre. — Un autre de ses portefeuilles (vol. 62, aujourd'hui *France* 214) contenait, à la suite du mémoire des grands espagnols, la réponse des ducs et pairs de France, qui, certainement aussi, lui a servi. On la trouvera ci-après, sous le n° XII. Un troisième porte-

disgressions soient d'ordinaire importunes, celle-ci s'excusera elle-même par sa curiosité[1].

La dignité des grands d'Espagne tire son origine des grands fiefs relevant immédiatement de la couronne, et, comme la totalité de ce que nous appelons aujourd'hui l'Espagne étoit divisée en plusieurs royaumes, tantôt indé- Son origine

feuille (n° 36, aujourd'hui *France* 191), étiqueté : RANGS ET SÉANCES DE SOUVERAINS, renferme, au milieu de pièces sur la chapelle du roi d'Espagne qui nous serviront ailleurs, deux ou trois cahiers sur la *Préséance entre les grands*, sur leurs *Rang et prérogatives d'honneur*, sur le droit de s'asseoir et de se couvrir dans la chapelle. Enfin, dans le volume du Dépôt des affaires étrangères qui porte la cote *Espagne* (mémoires et documents) 99, on a classé, à la suite de ce *Portrait au naturel de la cour d'Espagne en 1701* qui vient d'être publié dans notre tome VIII, le manuscrit autographe du *Tableau de la cour d'Espagne à la fin de 1721*, et, de celui-ci, M. Drumont n'a donné qu'une partie, en 1880, dans *l'Ambassade d'Espagne*, p. 351-394, laissant inédits les articles sur la chapelle, les grands, etc., qui nous seront nécessaires plus tard. En dehors des documents cités ci-dessus, il est certain que Saint-Simon va s'aider d'une certaine quantité de souvenirs personnels, rapportés de son ambassade à Madrid en 1721-22, et des renseignements que sa curiosité le poussa alors à réunir avec l'aide de quelques seigneurs de la cour fort instruits en ces matières. Il ne put toutefois connaître l'ouvrage espagnol le plus utile sur toutes les questions d'organisation politique et d'histoire administrative, puisqu'il ne fut terminé qu'en 1751 : c'est le *Theatro universal de España*, en quatre volumes, par Garma, dont nous avons déjà fait usage. On y trouve (tome III, daté de 1738, p. 309-332) une dissertation importante sur les *ricos-hombres* dont il va être parlé bientôt.

1. Cette « disgression, » soit à cause de son étendue, soit en raison de son aridité même, a été d'abord rejetée par les premiers éditeurs des *Mémoires* en appendice, comme dans les *Œuvres complètes* de 1791 (tome XIII, p. 235-244), où elle se trouve singulièrement réduite et condensée. D'autres l'ont intercalée arbitrairement dans le récit de l'ambassade de 1722, avant la liste des grands existant alors, comme l'a fait le marquis de Saint-Simon dans ses diverses éditions, jusqu'en 1840. Bien que le comte de Montalembert agréât cette dernière façon de procéder (voyez *le Correspondant*, 25 janvier 1857, p. 13), feu M. Chéruel ne se permit pas la même licence que ses prédécesseurs, et il rétablit la digression à la place même qu'elle occupe dans le manuscrit : voyez son édition de 1856, tome III, p. 224, note. — Pas plus que la digression sur la cour d'Espagne qui a passé dans notre tome VIII, celle-ci ne nous évitera les redites, sans compter les renvois.

pendants, tantôt tributaires, tantôt membres les uns des autres selon le sort des armes ou celui du partage des familles des rois[1], chaque royaume avoit ses grands ou premiers vassaux, relevants immédiatement du grand fief, qui étoit le royaume même, et qui, de tout temps, avoient le droit de bannière et de chaudière[2]. Le premier est trop connu dans nos histoires et dans notre France pour avoir besoin d'être expliqué[3]. Celui de chaudière marquoit les richesses suffisantes pour fournir à l'entretien de ceux qui étoient sous la bannière levée par le seigneur banneret. Ces seigneurs étoient plus ou moins considérables, non seulement par leur puissance particulière, mais encore par celle des royaumes[4] dont ils étoient vassaux immédiats. C'est ce qui a fait que, la couronne de Castille ayant toujours tenu le premier lieu dans les Espagnes, depuis que, de comté dépendante du royaume de Navarre, elle devint royaume elle-même, et bientôt supérieure à tous les autres, même à celui dont elle étoit sortie, et encore à celui de Léon[5], ses premiers vassaux furent aussi les plus

1. Saint-Simon possédait l'*Histoire des révolutions d'Espagne jusqu'à la réunion en une seule monarchie*, par les PP. d'Orléans, Arthuis et Brumoi (1734).

2. Imhof dit, p. IV, d'après Carrillo : « Les plus puissants seigneurs, qui avoient reçu du roi la *merced de pendon y caldera*, qui veut dire mot à mot : « la faveur de la bannière et de la chaudière, » commencèrent de prendre, avec la permission du roi, le nom de grand, et de s'en distinguer d'avec les autres *ricos-hombres*. La bannière signifioit le pouvoir de lever des troupes, et la chaudière les moyens de les nourrir. A cet égard, le titre de grand ne fut donné qu'à des seigneurs qui étoient de grande naissance, puissants en biens, terres et vassaux, et en état d'en lever des troupes pour le service du roi, et de les entretenir à leurs dépens. »

3. Nos seigneurs bannerets, c'est-à-dire capables d'amener et d'entretenir dans l'armée du Roi un certain nombre de vassaux marchant en armes sous leurs ordres, portaient seuls la bannière carrée, forme conservée pour l'écusson de quelques familles. Dans une dissertation célèbre, Ducange les a comparés, lui aussi, avec les *ricos-hombres*, comme le P. Ménestrier, dans sa *Chevalerie ancienne et moderne* (1638), p. 170-179.

4. Les premières lettres de *royaumes* surchargent *vassaux*.

5. Après avoir eu des comtes qui ne dépendaient que nominalement

considérés parmi les premiers vassaux des autres royaumes, et, par la même raison, ceux d'Aragon après eux[1].

Ricos-hombres et leur multiplication. Idée dès lors de trois sortes de classes.

Les fréquentes révolutions arrivées dans les Espagnes par les différentes divisions et réunions qui se firent sous tant de rois séparés, et qui furent encore augmentées par l'espèce de chaos[2] que l'invasion des Maures y apporta, par la rapidité de leurs conquêtes, et les événements divers de l'étendue de leur puissance[3], altéra[4] l'œconomie[5] des fiefs immédiats à proportion de celles des dynasties, trop souvent plus occupées à s'agrandir aux dépens les unes des autres qu'à[6] se défendre ensemble de l'ennemi commun de leur religion et de leur État, tandis que cet ennemi en profitoit avec autant d'adresse que de force. Cette confusion, qui dura jusque bien près du temps des rois qui ont usurpé le nom de *catholiques* par excellence, qu'ils ont

des rois d'Oviedo, la Vieille-Castille passa, en 1028, aux mains de Sanche le Grand, roi de Navarre, qui l'érigea en royaume pour son second fils Ferdinand, et celui-ci y joignit le royaume de Léon et la Galice.

1. Comparez avec ce premier paragraphe les pages III, IV et V du *Discours préliminaire sur l'origine des grands d'Espagne, de leurs prérogatives*, etc., par lequel s'ouvre le livre d'Imhof. On n'y trouve pas notre première phrase, sur les premiers et grands vassaux; mais plusieurs lignes de la suite y ont été prises textuellement.

2. Il écrit : *cahos*.

3. « Le pouvoir souverain ayant été disputé longtemps entre plusieurs concurrents, et les gouverneurs des provinces se méprisant les uns les autres, l'on vit tout d'un coup autant de royaumes de Maures en Espagne qu'il y avoit de places considérables. Saragosse, Valence, Denia, Murcie, Tolède, Séville, Grenade, étoient les capitales d'autant de royaumes, qui n'avoient rien de commun entre eux que la religion.... Les rois de Castille, profitant de ces désordres, étendirent peu à peu leurs États au delà du Duero, et ils assurèrent enfin leurs conquêtes par la prise de Tolède, où Alphonse VI fit son entrée en 1083. » (*Moréri*, art. ESPAGNE.)

4. *Altéra*, au singulier, comme si le sujet était *chaos*, et non *les fréquentes révolutions*.

5. *Œconomie* « se dit figurément de l'ordre par lequel un corps politique subsiste principalement. » (*Académie*, 1718.) Nous trouverons plus tard (tome XVIII, p. 159) : « œconomie des journées. »

6. *A* surcharge *de*.

transmis à leurs successeurs[1], ne laisse voir rien de bien clair ni de bien réglé parmi ces premiers vassaux des divers royaumes des Espagnes, sinon la part qu'ils avoient aux affaires, plus par l'autorité de leurs personnes, soit mérite, soit grandes alliances, soit grands biens, que par la dignité de ces biens mêmes. Le nom de grand étoit inconnu dans les Espagnes; celui de *ricos-hombres*[2] passoit pour la seule grande distinction, comme qui diroit puissants hommes[3], et ce nom, devenu commun à tous ceux des familles des *ricos-hombres*, s'étoit peu à peu extrêmement multiplié. La foiblesse et le besoin des rois les obligeoit à souffrir cet abus dans les cadets subdivisés de ces *ricos-hombres*, ou dans des sujets dont le mérite ou les services ne permettoient pas de leur refuser un titre que l'exemple de ces cadets avoit détaché de la possession des fiefs immédiats, enfin aux[4] premières charges de leur maison : ce qui a peut-être donné la première idée, dans la suite, de la distinction des trois classes des grands que nous y voyons aujourd'hui[5]

Leur part aux affaires, et comment.

1. Ci-après, p. 118.

2. *Ricohombre* ou *Ricohome* est synonyme de grand, dit le dictionnaire de l'Académie espagnole. Saint-Simon écrit : *humbre*.

3. Littéralement : *riches-hommes*, expression qu'on trouve en France, au moyen âge, comme synonyme de grands et puissants seigneurs, notamment dans l'*Histoire de saint Louis par Joinville* (éd. Wailly, p. 149-151). Imhof dit (p. IV) : « Le mot de riche (*rico*) étoit, en ce temps-là, le même que celui de puissant ou grand, et, comme il n'y a rien qui donne tant d'autorité que les richesses, les grands seigneurs se piquoient du nom de *ricos-hombres*, n'ayant pas encore obtenu les titres de duc, de marquis et de comte.... » Comparez le texte de la *Chronique des Mores*, par le frère Jayme Bleda (Valence, 1618), qui est cité et traduit dans les *Mémoires d'Amelot de la Houssaye*, art. BARON, tome II, p. 21-23. Voyez aussi un appendice de l'édition moderne de la *Relation du voyage d'Espagne*, par Mme d'Aulnoy, tome I, p. 544-548. Carrillo avait consacré aux *ricos-hombres* le premier discours de son traité de 1659, et j'ai dit que Garma parle d'eux longuement dans le tome III de son *Theatro*.

4. *Auux*, par mégarde.

5. Cette supposition n'est pas du fait d'Imhof. Celui-ci, adoptant la thèse de Carrillo, estime que les *ricos-hombres* se distinguaient en trois

Soit que l'usage de parler couvert aux rois, pour les gens d'une certaine qualité, fût de tout temps établi dans les Espagnes, comme il l'étoit constamment dans notre France d'être couvert devant eux jusqu'au milieu, pour le moins, des règnes de la branche de Valois[1], soit que cet honneur, d'abord réservé aux premiers vassaux pères de famille, eût peu à peu été communiqué à leurs cadets, et aux enfants des cadets, avec leurs armes si souvent chargées de bannières et de chaudières en Espagne, pour marque de leur ancien droit[2], et qui ont passé avec les filles dans des familles étrangères à ces premiers *ricos-hombres* à l'infini, qui écartelèrent ces armes[3], et souvent les prirent pleines[4], Parlent couverts aux rois.

classes selon qu'ils devaient ce titre à leur extraction, à une concession personnelle, ou aux charges qu'ils possédaient. L'abbé de Vayrac, dans son étude sur la grandesse (*État présent de l'Espagne*, tome III, p. 239 et suivantes), n'admet pas qu'elle soit dérivée de la rico-hombrie; avec Bobadilla et Moralès, il rattache les grands aux *magnates* du temps des rois goths, dit que le nom en est aussi ancien que la langue castillane; que la rico-hombrie n'a jamais été qu'une qualité accidentelle; que ceux qui en jouissaient différaient en tout temps des grands proprement dits, etc.; que, quant à la grandesse, elle était primitivement de droit à tous les seigneurs titrés; enfin, que nombre de textes parlent de grands, ou même de créations de grands, avant Philippe le Beau. Comparez ci-après, appendice XVIII, p. 446, le début du mémoire de Jean le Laboureur.

1. Voyez nos tomes V, p. 14, et VI, p. 416-422.

2. Imhof dit, plus exactement (p. v) : « Encore aujourd'hui, beaucoup de familles d'Espagne portent des chaudières pour armoiries, et des bannières en trophées autour de leurs écus. »

3. En blason, *écarteler* signifie partager l'écu des armes en quatre quartiers égaux, au moyen d'un trait perpendiculaire et d'un trait horizontal, et placer dans chacun de ces quartiers, ou seulement dans les quartiers qui se correspondent deux à deux, c'est-à-dire dans le premier et le quatrième, le deuxième et le troisième, les armoiries de deux ou plusieurs familles différentes. En outre, on peut, soit contre-écarteler les quartiers, soit les multiplier à l'aide d'une partition, et placer ainsi, au nombre de six, huit ou plus, les armoiries des grandes alliances dont une famille se réclame. Nous avons vu, dans la généalogie de la maison de Saint-Simon (tome I, appendice I, p. 390 et 391), quel usage les généalogistes aux gages du duc Claude firent de l' « écartelure » pour donner quelque apparence de Vermandois aux Rouvroy.

4. *Porter des armoiries pleines*, c'est les porter sans écartelure ni

il est certain qu'il y avoit un grand nombre de ces *ricos-hombres* dans les Espagnes, et qui, avec le[1] nom, jouissoient de cet honneur de parler couverts aux rois par droit, par abus, ou par la nécessité de s'attacher les familles puissantes, et d'éviter les mécontentements, lorsqu'y parurent les Rois Catholiques[2].

Ferdinand et Isabelle dits *les Rois* et *les Rois Catholiques.*

Les deux principales couronnes des Espagnes, la Castille et l'Aragon, qui peu à peu[3] s'étoient réuni les autres, s'unirent entre elles par le mariage de Ferdinand et d'Isabelle[4], et se confondirent dans leur successeur, pour n'être plus séparées[5] que par certaines lois, usages et privilèges propres à chacune d'elles. Ce sont ces deux époux qui, apportant chacun leur couronne, en conservèrent le domaine et toute l'administration indépendamment l'un de l'autre, et qui de là furent indistinctement appelés *les Rois* nonobstant la différence de sexe, ce qui a passé depuis eux jusqu'à nous dans l'usage espagnol, pour dire ensemble le roi et la reine régnants[6], et qui enfin ne sont guères plus connus dans les histoires par leurs propres noms, et même dans le langage ordinaire, que par celui de *Rois Catholiques*, que Ferdinand obtint à bon marché des Papes[7], et transmit à ses successeurs jusqu'à aujour-

brisure. Ainsi les mêmes généalogistes conseillaient au duc Claude de porter seulement les armes de Vermandois pleines (ce n'étaient d'ailleurs que celles des la Vacquerie, les comtes de Vermandois, « du sang de Charlemagne, » étant antérieurs à la création des armoiries), plutôt que de les écarteler de la croix à cinq coquilles des Rouvroy. Notre auteur se borna à changer de place les quartiers, et à mettre en premier les prétendues armes de Vermandois. Voyez le tome I, p. 395-399.

1. *Ce* corrigé en *le*, ou *le* en *ce*.

2. Les deux paragraphes qui suivent constituent une seconde digression, entée sur la première.

3. *A peu* est ajouté en interligne. — 4. En 1469 : tome VII, p. 347.

5. Il a écrit : *séparés*, au masculin.

6. *Los Reyes Catolicos*. Voyez le tome VIII, p. 199.

7. Gr. Leti, dans sa *Vie du duc d'Ossone*, tome I, p. 37, prétend que le titre de « Roi Catholique » fut pris par les rois des Goths dès le septième siècle, et confirmé par une bulle du pape Grégoire III, en 740,

d'hui, moins par la conquête de tout ce qu'il restoit aux Maures dans le continent des Espagnes[1], que par la proscription des juifs, la réception de l'Inquisition, le don des Papes, qu'il reconnut, des Indes et des royaumes de Naples et de Navarre[2], avec aussi peu de droit à eux de les conférer, qu'à lui de les occuper par adresse et par force[3].

Devenu veuf d'Isabelle[4], il eut besoin de toute son industrie pour éluder l'effet du peu d'affection qu'il s'étoit concilié. L'Aragon et tout ce qui y étoit annexé avoit des lois qui tempéroient beaucoup la puissance monarchique, et en vouloit reprendre tous les usages, que l'union du sceptre de Castille avec le sien avoit affoiblis en beaucoup de façons. La Castille, avec ses dépendances, ne reconnoissoit plus guères Ferdinand que par cérémonie, et par vénération pour son Isabelle, qui l'avoit fait régent par son testament; et tous ne respiroient qu'après l'arrivée de Philippe Ier, dit *le Beau*[5], fils de l'empereur Maximilien Ier[6], et mari de la fille aînée des Rois Catholiques[7], à qui la tête avoit commencé à tourner d'amour et de jalousie de ce

puis conféré de nouveau à Ferdinand V par Innocent VIII. L'*Art de vérifier les dates* (tome I, p. 762) dit à peu près la même chose. Cependant on voit, dans les *Diarii di Marino Sanudo*, tome I, col. 424, en décembre 1496, le titre donné pour la première fois à ce roi, en plein consistoire et malgré les cardinaux, par la volonté du pape Alexandre VI.

1. Ferdinand venait d'enlever Grenade aux Maures et achevait de les déposséder des places qui leur étaient restées. Plus tard, en 1609, Philippe III, malgré les protestations de son ministre Ossone, expulsa ceux qui restaient encore sur le territoire de la monarchie, au nombre de plus de neuf cent mille, comme machinant de la livrer aux Musulmans.

2. Prétendue bulle du pape Léon X, qui, en juillet 1513, aurait autorisé Ferdinand le Catholique à dépouiller Jean d'Albret de son royaume de Navarre (*Moréri*).

3. Comparez le tome XVIII, p. 114. — 4. Morte le 26 novembre 1504.

5. Philippe, archiduc d'Autriche, né en 1478, mort à Burgos, le 25 septembre 1506. — Il a écrit en abrégé : *Ph.*, puis : *Max.*

6. Maximilien, premier archiduc d'Autriche, né en 1459, élu empereur en 1486, mort en 1519.

7. Jeanne d'Aragon, dite *la Folle* : tome VIII, p. 199.

prince, et à laquelle la Castille étoit déjà dévolue du chef d'Isabelle, en attendant que l'Aragon lui tombât aussi par la mort de Ferdinand, qui n'eut point d'enfants de Germaine de Grailly, dite de Foix, sa seconde femme[1], sœur de ce fameux Gaston de Foix, duc de Nemours[2], tué victorieux à la bataille de Ravenne[3], sans alliance, à la fleur de son âge, tous deux enfants de la sœur[4] de Louis XII[5].

Philippe Ier ou *le Beau*. Flatterie des *ricos-hombres* sur leur couverture.

Tout rit donc à Philippe à ce soleil levant, dès qu'il parut dans les Espagnes, et presque tous les seigneurs abandonnèrent le soleil couchant lorsque le beau-père et le gendre allèrent se rencontrer[6]. Dans le dessein de plaire

1. Germaine, fille de Jean de Foix, vicomte de Narbonne et comte d'Étampes, mariée à Ferdinand le Catholique le 18 mars 1506, devenue veuve en 1516, remariée en 1519 à Jean, marquis de Brandebourg-Anspach, devenue veuve de nouveau, et remariée encore à Ferdinand d'Aragon, duc de Calabre; morte à Valence, le 18 octobre 1538.

2. Fils de Jean de Foix et né en 1489, ce célèbre capitaine reçut de son oncle le roi Louis XII, en 1505, le duché-pairie de Nemours, puis fut mis par lui, en 1511, à la tête de l'armée française du Milanais, et battit sur tous les points, avec une merveilleuse rapidité, les Espagnols comme les Vénitiens, mais périt dans une sanglante victoire, n'ayant que vingt-quatre ans.

3. Capitale de la Romagne, auprès de laquelle Gaston remporta sur les Espagnols, le 11 avril 1512, sa dernière victoire, et mourut en chargeant l'infanterie en retraite.

4. Marie, née le 19 septembre 1457, fille aînée de Charles, duc d'Orléans, et de sa troisième femme Marie de Clèves, mariée, le 8 septembre 1476, à Jean de Foix, vicomte de Narbonne et comte d'Étampes, et morte en 1493. Sur ce mariage, voyez l'*Histoire de Louis XII*, par M. de Maulde-la-Clavière, tome I, p. 327-332.

5. Louis XII, né le 27 juin 1462, était issu du troisième mariage de Charles d'Orléans, et il hérita du titre de duc en 1465, puis succéda, comme roi de France, à son cousin Charles VIII, le 7 avril 1498, et mourut le 1er janvier 1515, laissant la couronne à son gendre François Ier.

6. Une première fois, en 1501, Philippe était venu pour se faire recevoir prince de Castille et d'Aragon. Feu M. Gachard a publié, dans le tome I de sa *Collection des voyages des souverains des Pays-Bas*, une relation de ce premier voyage, ainsi qu'une relation du second, entrepris pour prendre possession de la couronne. Parti de Bruxelles le 5 novembre 1505, l'archiduc s'arrêta trois mois en Angleterre, et n'arriva en Espagne

à Philippe, les *ricos-hombres* ne voulurent point user à la rigueur du droit ou de l'usage de se couvrir devant lui, et il en profita pour le diminuer, ou du moins pour éclaircir le nombre de ceux qui en prétendoient la possession[1].

Affoiblissement de ce droit et de leur nombre. Première gradation.

Tel fut le premier pas qui commença à limiter, et, tout d'un temps, à réduire en quelque forme ce qui bientôt après devint une dignité réglée par différents degrés sous le nom de grand d'Espagne. Philippe le Beau introduisit sans peine, par la facilité des *ricos-hombres*, qu'ils ne se couvrissent plus qu'il ne le leur commandât, et il affecta de ne le commander qu'aux plus grands seigneurs d'entre eux par les fiefs ou par le mérite, c'est-à-dire à ceux dont il ne pouvoit aisément se passer[2]. La douceur de son gouvernement, le mérite de sa vertu, les charmes de sa personne, sa qualité de gendre et d'héritier d'Isabelle, si chère aux Castillans, leur haine pour Ferdinand, sous l'empire duquel ils ne vouloient pas retomber, les rendit flexibles[3] [à] cette nouveauté, qui prévalut sans obstacle[4]. Mais Ferdinand, ne pouvant supporter sa propre éclipse[5], y mit

qu'à la fin d'avril 1506; il eut sa première entrevue avec Ferdinand le 20 juin, et ils signèrent un traité le 25. Cinq mois plus tard, Philippe disparaissait prématurément, à vingt-huit ans, trois mois et dix jours. Sa veuve, quoique frappée de folie, lui survécut cinquante ans.

1. Imhof dit (p. VIII) : « Lorsque ce nom (de grand) commença à être plus à la mode que celui de *ricos-hombres*, il fut peu à peu usurpé par tous les seigneurs titrés, *titulados*, c'est-à-dire des ducs, marquis et comtes, avec les prérogatives qui y sont attachées, et ceci acheva de s'établir sous le règne de l'archiduc Philippe et sous la minorité du roi Charles, son fils. »

2. On trouve dans la publication de Gachard (tome I, p. 232-235) l'énumération des ducs, comtes et marquis qui existaient en 1501, et l'indication de leurs revenus.

3. *Flexibles* corrige *dociles à;* mais il n'a pas rétabli la préposition.

4. Comme le dit l'abbé de Vayrac (*État présent*, tome III, p. 279-283), ce furent les protestations des seigneurs flamands qui obligèrent es grands castillans à renoncer à la couverture. La publication de Gachard comprend des listes de personnages que l'archiduc avait amenés à sa suite en 1501 et en 1506.

5. Il écrit : *éclypse*. « On dit figurément *qu'un homme a fait une*

bientôt fin. Il fut accusé d'avoir empoisonné son gendre, qui ne la fit pas longue[1] après ce brillant voyage de prise de possession de la couronne de Castille[2]. Jeanne son épouse acheva d'en perdre l'esprit de douleur. Leurs enfants étoient en bas âge[3], et Ferdinand reprit les rênes du gouvernement de la Castille avec la qualité de régent[4]. Sa mort les remit au grand cardinal Ximenez[5], dont le nom est immortel en tout[6] genre de vertus et de qualités éminentes, et que les Espagnols ne connoissent que sous le nom de cardinal de Cisneros[7]. On sait avec quelle justice

éclipse, pour dire qu'il s'est absenté tout d'un coup, qu'il a disparu. » (*Académie*, 1718.)

1. « On dit qu'un homme *ne la fera pas longue*, pour dire qu'il ne peut plus guère vivre. » (*Académie*, 1718.) « Je ne crois pas que les ennemis la fassent longue, » écrivait Vauban à Louvois (*Histoire de Louvois*, par M. Rousset, tome II, p. 303).

2. Il mourut le 25 septembre 1506, peut-être d'un mal contracté pour avoir bu de l'eau trop froide en jouant à la paume.

3. Éléonore, née en 1498, qui épousa le roi François Ier en 1530; Charles, né en 1500; Isabelle, née en 1501, mariée en 1515 au roi Christiern de Danemark; Ferdinand, né en 1503, tige de la dynastie autrichienne; Marie, née en 1503, mariée au roi Louis II de Hongrie; Catherine, qui naquit posthume en 1507 et épousa en 1525 le roi Jean III de Portugal.

4. Ferdinand, étant revenu de Naples pour prendre la régence, voulut regagner les grands en leur rendant la couverture, Vayrac dit (*État présent*, tome III, p. 282).

5. François Ximenez, fils d'Alphonse de Cisneros, procureur de juridiction à Torre-Laguna, dans la Vieille-Castille, successivement chanoine et grand vicaire à Siguenza, puis cordelier en 1484, devint confesseur et conseiller de la reine Isabelle en 1492, fut forcé d'accepter l'archevêché de Tolède en 1495, fut fait cardinal par le pape Jules II en 1507, resta ministre de Ferdinand jusqu'à la mort de ce roi, qui le nomma régent, et mourut à Roa, le 8 novembre 1517, âgé de quatre-vingts ans, non sans qu'il courût des bruits de poison.

6. *En tout* semble surcharger un second *dont le*.

7. Saint-Simon possédait (catalogue de sa bibliothèque, nos 756, 902 et 903) les histoires du cardinal Ximenez par Baudier (1635) et par Fléchier (1693), et son *Parallèle avec le cardinal de Richelieu*, par abbé Richard (1704). Le chanoine Marsollier avait écrit aussi une autre *Histoire* en 1694.

et quelle capacité il gouverna en chef après les avoir tant montrées sous les Rois Catholiques, et avec quelle force et quelle autorité il sut contenir et réprimer les plus puissants seigneurs des Espagnes, dont toutes les couronnes, excepté celle de Portugal, étoient réunies sur la tête de Charles, fils aîné de Philippe Ier le Beau et de Jeanne la Folle et enfermée, lequel devint si célèbre sous le nom de Charles-Quint.

Charles-Quint.

Ximenez mourut comme il se préparoit à remettre le gouvernement entre les mains de ce jeune prince, qui étoit déjà abordé en Espagne, mais qu'il ne vit jamais. On prétendit que sa mort n'avoit pas été naturelle, et que le mérite prodigieux et la fermeté d'âme de ce grand homme épouvantèrent les Flamands, qui, à la suite et à l'abri d'un jeune roi élevé chez eux et par eux-mêmes, venoient partager les dépouilles de l'Espagne[1]. C'est à cette époque que disparurent les noms de Castille et d'Aragon, comme les leurs avoient absorbé ceux des autres royaumes des Espagnes. Charles fut le premier qui se nomma roi d'Espagne[2], dont il ne porta pas le titre[3] un an depuis qu'il y eut débarqué[4]. Le court espace qu'il y demeura ne fut rempli que de troubles, d'où naquit[5] une guerre civile[6], pendant laquelle il perdit son aïeul paternel l'empereur Maximilien Ier[7].

1. M. de Chièvres, gouverneur flamand du jeune roi, et Jean le Sauvaige, son chancelier, firent main basse sur tout, et, à leur exemple, les seigneurs flamands traitèrent les Espagnols comme ils eussent fait des Indiens : si bien que les personnages les plus considérables n'avaient d'autre ressource que de s'offrir à la France.
2. Voyez Additions et corrections.
3. *Tiltre* corrige *tinre* ou *tiure*.
4. Parti par mer, de Middelbourg, le 8 septembre 1517, et arrivé en Espagne le 19, Charles se rembarqua en mai 1520 pour l'Allemagne. Voyez les tomes II et III de la publication de Gachard.
5. Il a écrit : *nasquit*.
6. La guerre des *Comuneros*, qui commença en 1520 par le soulèvement de Tolède, sous la conduite de Juan de Padilla, et dont la régence ne triompha qu'en avril 1521, par la victoire de Villalar.
7. Maximilien était mort un an auparavant, le 12 janvier 1519.

Cette mort l'obligea de repasser la mer pour recueillir la couronne impériale, qu'il emporta sur notre François Ier[1].

Seconde gradation. *Ricos-hombres* abolis en tout. Grands d'Espagne commencent et leur sont substitués.

Voici la seconde gradation de la dignité de grand d'Espagne. Plusieurs *ricos-hombres* qui s'étoient introduits à la cour de Charles V[2] en Espagne le suivirent quand il en partit; d'autres furent invités à l'accompagner d'une manière à ne s'en pouvoir défendre, par honneur en apparence, en effet pour la tranquillité de l'Espagne laissée à des lieutenants[3]. Les *ricos-hombres* qui avoient suivi Charles V prétendirent se couvrir à son couronnement impérial[4]; les principaux princes d'Allemagne en firent difficulté, et Charles V, déjà habile, sut en profiter contre des gens éloignés de leur patrie, et qui, par ce comble de grandeur de toute la succession de Maximilien Ier arrivée à leur jeune monarque, se crurent hors d'état de lui résister[5]. C'est ici qu'a disparu le nom de *ricos-hombres*[6], et que s'éleva en son lieu celui de grand, nom pompeux dont Charles V voulut éblouir les Espagnols dans le dessein d'abattre en eux une grandeur innée, pour en substituer une autre qui ne pût être qu'un présent de sa main. La facilité que les *ricos-hombres* avoient eue[7] pour Philippe le Beau fraya le chemin de leur destruction à son fils, qui dès lors en effaça les droits, et jusqu'au nom, et qui rendit le

1. *Fr.*, en abrégé. — Voyez l'acte IV du drame d'*Hernani* et le chapitre II de l'ouvrage de Mignet : *Rivalité de François Ier et de Charles Quint*. Ce dernier fut élu roi des Romains et futur empereur le 28 juin 1519, reçut la nouvelle en Catalogne, et prit aussitôt le nom de Charles V.

2. Il écrit maintenant : *Ch. V*, quoique nous ayons eu, en d'autres endroits, et même à la dernière manchette : *Charles quint*.

3. Des émeutes et l'agitation profonde des diverses parties de la péninsule, aussi bien chez les grands que dans le populaire, l'empêchèrent de s'embarquer avant le 19 mai 1520.

4. Ce couronnement eut lieu à Aix-la-Chapelle, le 23 octobre 1520.

5. Vayrac, *État présent*, tome III, p. 282-285.

6. Comparez le tome XVIII des *Mémoires*, p. 4, 83, 100, 101, 111 et 128.

7. *Eu*, sans accord, dans le manuscrit.

titre de grand aux plus distingués d'entre eux, mais en petit nombre et avec grand choix, tant de ceux qui l'avoient suivi, que de ceux qui étoient demeurés en Espagne[1], et qui conservèrent l'usage de se couvrir, le traitement de *cousin*[2] et d'autres prérogatives[3].

Charles V n'osa pourtant faire expédier de patentes à aucun[4]. Il se contenta d'avoir changé le nom, l'usage, et restreint infiniment le grand nombre de ces seigneurs privilégiés, mis leur dignité dans sa main[5], et exécuté cette hardie mutation comme par une transition insensible pour ceux qui étoient conservés dans leurs distinctions, tandis qu'il les laissa se repaître du vain nom, qui, sous une idée trop vaste, ne renfermoit rien de propre, et de l'imagination de se trouver d'autant plus relevés qu'ils étoient en plus petit nombre. Soit surprise, soit nécessité comme il y a lieu de le croire, du moins de ceux qui, cessant d'être *ricos-hombres*, virent des grands sans l'être eux-mêmes[6], soit appât et flatterie, ce grand changement se fit sans obstacle et sans trouble. A peine en fut-il parlé même en Espagne, où les lieutenants de l'Empereur avoient conquis ou soumis toutes les places et toutes les provinces, et réduit tous les seigneurs[7].

Charles V fit dans la suite de nouveaux grands en Espagne et dans les autres pays de sa domination, tant pour s'attacher de grands seigneurs et donner de l'émulation, que pour anéantir toute idée de *ricos-hombres*, et

1. Les historiens espagnols ne sont pas d'accord sur les noms de ces premiers grands, quoique Carrillo en ait donné un catalogue alphabétique dans son 2e discours. Voyez ci-après, p. 448.

2. Ci-après, p. 220.

3. Tout cela n'est qu'une paraphrase du *Discours préliminaire* d'Imhof, p. VI-VIII, copié également par l'abbé de Vayrac dans son *État présent*, tome III, p. 282-287.

4. Sur les patentes, voyez ci-après, p. 128-129.

5. Le *Dictionnaire de l'Académie* de 1718 ne donne que les locutions *mettre la main sur* et *main mise*, et non *mettre dans sa main*.

6. *Eux mesmes* est en interligne. Ensuite il a écrit : *appast*.

7. Voyez ci-après les appendices XII et XIII, p. 419 et 423-424.

pour marquer en effet et que la dignité de grand d'Espagne étoit la seule de la monarchie, et que cette dignité unique étoit uniquement en ses mains[1].

Grandeur de la grandesse au-dehors des États de Charles V.

Mais, par une politique qui alloit à flatter toute la nation, et qui, à l'exemple de celle des Papes sur les cardinaux, tournoit toute à sa propre grandeur, il l'établit dans un rang, des honneurs et des distinctions les plus grandes qu'il lui fut possible, et en même temps facile de faire admettre en Italie[2] et en Allemagne, dictateur comme il étoit de celle-ci, et presque roi de celle-là, par les exemples éclatants que son bonheur et sa puissance surent faire des princes, des Électeurs, et des Papes même[3], et plus encore des princes d'Italie, qui ne respiroient qu'à l'ombre de sa protection. L'Empire, l'Allemagne et l'Italie étant demeurés jusqu'à nos jours, depuis Charles V, comme entre les mains de la maison d'Autriche suivant le partage qu'il en fit lui-même en abdiquant[4], et cette maison toujours restée parfaitement unie, le même esprit a toujours conservé dans tous ces pays-là la même protection à la dignité de grand d'Espagne, et la même autorité, au moins à cet égard, et pour des choses déjà établies, a maintenu les grands dans tout ce dont Charles V les avoit mis en possession partout, dont l'enflure a semblé, même

1. Imhof dit que les grands confirmés en 1520 formèrent la première classe, que la seconde classe se composa des grands créés après cette date par Charles-Quint, puis par Philippe II, et la troisième, des grands créés par les rois suivants. Vayrac ne croit pas cette division nettement justifiée.

2. Ayant oublié d'écrire ce nom à la fin de la ligne, il l'a ajouté après coup en interligne.

3. En 1522, Charles-Quint fit élire pape son ancien précepteur Adrien d'Utrecht, qui avait tenu pour lui la régence en Espagne.

4. Charles-Quint, par trois abdications successives, en 1555 et 1556, abandonna : 1° à son fils Philippe, la souveraineté des Pays-Bas, de l'Artois et de la Franche-Comté; 2° au même, les royaumes espagnols, les îles, Naples, la Sicile, le Milanais, les Indes, etc.; 3° à son frère l'archiduc Ferdinand, mis par lui en possession des États héréditaires de la maison d'Autriche, la couronne impériale.

aux Espagnols, les dédommager de ce qui leur a été ôté de plus réel[1].

Troisième gradation. Couverture, et seconde classe de grands par Philippe II.

Philippe II[2], sous prétexte d'honneur, porta une atteinte à cette dignité, pour se l'approprier davantage. Ce fut lui qui introduisit la cérémonie de la *couverture*, comme ils parlent en Espagne[3], ou de l'honneur de se couvrir. J'en remets la description, et de ses différences, pour ne pas interrompre le gros de cette matière[4]. S'il n'osa tenter de donner des patentes[5], il exécuta pis : c'est que, laissant les grands qu'il trouva dans la possession de l'honneur qu'ils avoient de se couvrir avant de commencer à lui parler[6], il voulut que ceux qu'il fit commençassent découverts à lui parler, et n'en créa aucun que de cette sorte[7]. Ce fut ainsi qu'il donna l'être[8] à la seconde classe des grands, et, par même moyen, qu'il forma la première classe de ceux de Charles V, qui jusqu'alors avoit été l'unique[9].

Trois espèces de grands et deux classes jusqu'alors.

Pour résumer un moment avant de passer outre, jusqu'ici trois espèces et deux classes de grands. Trois espèces : la première, ceux qui, au couronnement impérial de Charles V, passèrent par insensible manière de l'état de *ricos-hombres*[10] à celui de grands, en conservant sous un autre nom le rang et les usages dont ils étoient en possession, et continuant à se couvrir devant Charles V sans qu'il leur dît le *cobrios*[11], ni qu'il parût de sa part aucune

1. Ces considérations ne sont pas prises à Imhof.
2. *Ph.*, en abrégé. Voyez notre tome VI, p. 383.
3. *Cobertura*. Voyez ce qu'en disent Alph. Carrillo, dans son 3e *Discours*, et Vayrac, dans l'*État présent*, tome III, p. 278 et 288-289.
4. Ci-après, p. 181. — 5. Ci-après, p. 128.
6. Ci-après, p. 186. On comptait qu'il n'y en avait anciennement que trois dans ce cas : *Gazette* de 1660, p. 209.
7. Ci-après, p. 186-187.
8. « C'est Dieu qui nous a donné *l'être*. » (*Académie*, 1718.)
9. Ci-dessus, p. 126, note 1. — Les grands se plaignaient que Philippe II leur eût « rogné les ailes, » dit Amelot de la Houssaye (*Mémoires*, tome II, p. 337).
10. Ici, *hunbres*.
11. « Couvrez-vous. » Ci-après, p. 186-187. On dit plutôt : *cubrire*.

marque de concession, tandis que le reste des *ricos-hombres* demeura anéanti quant[1] à ce titre, et à tout le rang, honneurs et usages qu'ils y prétendoient être attachés.

La seconde espèce, ceux tant Espagnols qu'étrangers sujets de Charles V, qu'il fit grands par ce seul mot *cobrios* qu'il leur dit une fois pour toutes, sans cérémonie s'ils étoient présents, ou, s'ils étoient absents, par une simple lettre missive d'avis, par quoi ceux-là redevinrent ce qu'ils n'étoient plus, s'ils avoient été *ricos-hombres*, ou, s'ils ne l'avoient pas été, ils devinrent ce qu'ils n'avoient jamais été : ces deux espèces aussi sans concession en forme, ce qui vient d'être expliqué pour la seconde[2] n'en étant pas une, et la première encore moins, puisque ce ne fut que par une simple tolérance d'usage qu'elle continua de jouir des prérogatives dont elle se trouvoit en possession. La troisième espèce se trouvera ci-dessous[3].

Deux classes donc de grands : la première, tous ceux de Charles V; la seconde, ceux de Philippe II, lesquels forment notre troisième espèce et la troisième gradation de la dignité de grand d'Espagne.

Quatrième gradation. Patentes

Philippe III[4] alla plus loin, et fit la quatrième gradation en donnant le premier des patentes[5]. Il prit le prétexte que,

1. Il écrit : *quand*. — 2. La lettre missive d'avis.
3. Ci-après, p. 131.
4. Fils de Philippe II, né le 14 avril 1578, devenu roi le 13 septembre 1599, et mort le 31 mars 1621.
5. En espagnol : *despacho*. Le duc de Luynes parle longuement, en 1746 (*Mémoires*, tome VIII, p. 29-31), des patentes de grandesse, à l'occasion de celles du prince de Chalais. Il dit, comme je l'ai déjà indiqué (tome VII, p. 375, note 1), que ces patentes étaient expédiées en un gros cahier de vélin, richement recouvert soit de plaques d'argent comme l'étaient celles de Saint-Simon et de M. de Chalais, soit de simple velours rouge, comme les patentes du maréchal de Villars, qui sont aujourd'hui passées à M. le marquis de Vogüé. Toutes les pages de celles-ci sont ornées d'encadrements en miniature, et les premiers feuillets entièrement recouverts de vignettes à la gouache, portraits, armoiries ou ornements. Quant au texte, on n'a qu'à se reporter à celui des patentes du second fils de Saint-Simon, imprimées dans le tome XXI et supplémentaire de l'édition de 1873.

trouvant deux classes de grands établies, et voulant se réserver d'en faire de l'une et de l'autre, il étoit nécessaire de pouvoir les discerner par un instrument public. Il fit en effet des grands des deux classes, mais aucun sans patentes, et il n'y en[1] a point eu depuis sans leur en expédier. Elles déclarent la classe[2], et contiennent l'érection en grandesse d'une terre de l'impétrant : à quoi le[3] plus petit fief suffit pourvu qu'il soit nûment mouvant du roi[4]; ou, si l'impétrant l'aime mieux, déclarent la grandesse sans terre sous le simple nom dudit impétrant: après quoi, il les fait enregistrer au conseil de Castille, de quelque pays qu'il soit, et en quelque lieu que sa grandesse soit située[5].

d'érection, et leur enregistrement de Philippe III*.

C'est de l'établissement de ces patentes qu'est venue, je ne dirai pas simplement l'incurie, qui pouvoit avoir quelque usage antérieur fondé sur le mélange de politesse et d'indolence de la nation, ou du dépit secret de la destruction de la rico-hombrie[6], mais l'aversion si marquée des grands d'Espagne à observer entre eux, en quelque occasion que ce puisse être, aucun rang d'ancienneté[7]. Ils n'en pourroient garder qu'à titre de dates. Ceux de Charles V et de Philippe II n'ont point de patentes, par conséquent point de date écrite qui les puisse régler. Ceux des règnes postérieurs, qui ont tous des patentes, ne veulent point montrer cette diversité, qu'ils ne s'estiment pas avanta-

Nulle ancienneté observée entre les grands, et leur jalousie sur ce point, et sa cause.

1. *En* est ajouté en interligne.

2. *Despacho de la grandeza de primera clase concedida por la Magestad del señor don Felipe Quinto al excelentissimo señor duque de San-Simon*, etc.; publié au tome XXI, p. 350.

3. *Le* est écrit deux fois, à la fin d'une ligne et au commencement de la suivante.

4. Ci-après, p. 146 et 176. — 5. *Mémoires de Luynes*, à l'endroit cité.

6. C'est la forme francisée dont se servaient l'abbé Bertaut (*Journal du voyage d'Espagne*, 1669, p. 313-314) et l'abbé de Vayrac (tome III, p. 272, etc.); mais nous trouverons plus loin *rico-hombrerie*. La forme régulière, selon les dictionnaires espagnols, est *rico hombria*.

7. Cependant l'archevêque de Tolède, comme primat des Espagnes, avait le pas sur tous : *Gazette* de 1721, p. 490.

* Il a écrit : *eregistrement*, et : *Ph.*, en abrégé.

geuse, et croient se trouver mieux de la confusion[1]. Tous veulent faire croire l'origine de leur dignité obscure par une antiquité reculée, et disent qu'étant une pour tous, même de différentes classes, tous ceux qui en sont revêtus sont égaux entre eux, et ne se peuvent entre-précéder[2] ni suivre que par l'ordre qu'y met le hasard[3]. Ils sont en effet si jaloux de n'y point observer d'autre ordre, qu'y ayant eu chapelle au sortir de la couverture de mon second fils[4], il voulut laisser des places au-dessus de lui sur le banc des grands, et y faire passer ceux qui arrivèrent après lui, sans qu'aucun le voulut faire[5]. Il prit garde, par mon avis, à n'arriver que des derniers, et le dernier même, aux chapelles suivantes. On s'en aperçut, et plusieurs grands de[6] ceux avec qui j'avois le plus de familiarité me dirent franchement qu'ils sentoient bien que c'étoit politesse, mais qu'elle ne les accommodoit point, m'en expliquèrent la raison, et me prièrent que mon fils ne prît plus du tout garde à la manière de se placer, et qu'il se mît désormais parmi eux au hasard comme ils le pratiquoient tous : ce qu'il fit aussi après que j'eus connu leur desir[7]. Il arriva même qu'à la cérémonie de la Chan-

1. C'était en France, et c'est encore le cas de bien des familles à qui il serait désavantageux de produire leurs lettres authentiques de noblesse, parce qu'elles sont relativement récentes.

2. Verbe composé qu'aucun dictionnaire ne donne.

3. Comparez notre tome VIII, p. 192, et la suite des *Mémoires*, tome XVIII, p. 110, 111 et 242. Saint-Simon a fait sur ce point un mémoire qui se trouve dans le volume 36 de ses Papiers (*France* 191). On a de plus, dans le volume *Espagne* 99 (mémoires et documents), fol. 86, un extrait d'un *Discours sur l'État d'Espagne*, en espagnol, de 1686.

4. Il a déjà parlé de cette couverture, à propos du grand écuyer, dans le volume précédent (tome VIII, p. 167-168), et il va en raconter les cérémonies ci-après, p. 18 et suivantes.

5. Il ne dira qu'un mot de cette chapelle en 1722 (tome XVIII, p. 279), et sans répéter le détail donné ici ; mais nous allons avoir tout à l'heure le compte rendu du cérémonial ordinaire.

6. *De* corrige *av*[*ec*].

7. Comparez tome XVIII, p. 335, et le *Moréri* de 1718, tome II, p. 947.

deleur[1], où les ambassadeurs ne se trouvent[2] point, comme je l'expliquerai ailleurs[3], et où j'assistai comme grand d'Espagne, le hasard fit que mon fils me précéda à recevoir le cierge et à marcher à la procession : singularité dont les grands parurent assez aises.

Troisième classe de grands.

La troisième classe, fort différente des deux premières en certaines choses essentielles, et surtout à la couverture[4], mais qui leur est pareille dans tout ce qui se présente le plus souvent dans les fonctions et dans l'ordinaire du courant de la vie, est d'une date que je n'ai pu découvrir. S'il étoit permis de donner des conjectures en ce genre, je l'attribuerois à Philippe III sur l'exemple de Philippe II, son père, qui inventa la seconde. Ce qui me le persuaderoit est l'inclination galante et facile de Philippe III, qui eut beaucoup de maîtresses et de favoris[5], et qui, ne pouvant refuser ses grâces aux sollicitations des unes et aux empressements des autres, aura inventé cette classe, qui les satisfit pour l'extérieur sans mécontenter les autres grands par la disproportion effective qu'il mit entre les deux premières et cette dernière, qui souvent n'est qu'à vie, et ne va au plus qu'à deux générations de l'impétrant[6]. Les autres

1. Le 2 février : tome V, p. 40.
2. Le pluriel a été ajouté après coup, en interligne.
3. Ci-après, p. 210 et 266. L'abbé de Vayrac, qui décrit la cérémonie (tome II de l'*État présent*, p. 259-260), dit : « Les maîtres d'hôtel (majordomes) occupent le rang des ambassadeurs, et, par conséquent, ils les précèdent. » Il n'y avait que cinq ambassadeurs « de chapelle, » et ils se rangeaient ainsi : le Nonce au milieu ; à sa droite, l'ambassadeur d'Allemagne, puis celui de Venise ; à sa gauche, ceux de France et de Savoie (Hippeau, *Avènement des Bourbons*, tome II, p. 120).
4. Ci-après, p. 187.
5. N'est-ce pas Philippe IV dont les penchants à la volupté furent favorisés par le premier ministre Olivarès, si funeste à la monarchie espagnole? On lui compta trente-deux bâtards au moins, tandis que l'histoire ne parle pas de maîtresses de son père, presque uniquement occupé de chasse, de dévotion, d'étiquette, et laissant le duc de Lerme, puis son fils, régner et gouverner pour lui.
6. Il a déjà dit (tome III, p. 240) que cette grandesse périssait avec l'impétrant, comme celle des ducs à brevet. Mais on pouvait passer de

différences entre les trois classes se trouveront en leur lieu[1].

Grands à vie de première classe. Nul autre rang séculier, en Espagne, en la moindre compétence avec ceux du pays.

Les rois d'Espagne ont fait aussi des grands de première classe à vie en quelques occasions particulières, et le plus souvent pour se débarrasser des difficultés de rangs en faveur des princes étrangers, auxquels, comme tels, on n'en accorde aucun en Espagne, et qui s'y trouvent au-dessus de toutes prétentions quand ils peuvent obtenir celui de grands, et parmi eux et mêlés, sans[2] nulle idée, qui n'en seroit pas soufferte, de se distinguer d'eux en quoi que ce soit[3]. Sans en aller chercher des exemples bien loin[4], le prince Alexandre Farnèse[5], le duc Joachim-Ernest de Holstein[6], et en dernier lieu le landgrave George de Hesse-Darmstadt tué à Barcelone général de l'armée de Charles II[7], furent ainsi faits grands

la troisième classe à la première, comme M. de Monteleon en 1692 (*Gazette*, p. 386).

1. Ci-après, p. 186-187 et 240.

2. *Sans* est en interligne, au-dessus de *parmi*, surchargeant *sans*.

3. Comparez ci-après, p. 152-153 et 449. C'est la *grandeza personal*.

4. Imhof va lui en fournir (*Discours*, p. XVIII-XIX). On en trouvera davantage dans le traité de J. le Laboureur, ci-après, p. 449. Voyez Additions et corrections.

5. *Alex.*, en abrégé. — Alexandre Farnèse, né le 10 juin 1635, fils cadet du duc Odoard de Parme, fut général de cavalerie en Estramadure, vice-roi de Navarre, chevalier de la Toison d'or, généralissime des armées de mer de l'Océan, lieutenant général sur la Méditerranée et gouverneur des Flandres (1680). Il mourut le 11 février 1689.

6. Joachim-Ernest II de Holstein-Ploën, tige du rameau de Redswich, né le 5 octobre 1637, se fit catholique et entra au service de l'Espagne, où il devint chevalier de la Toison d'or en novembre 1682, lieutenant général de la cavalerie des Pays-Bas, amiral d'Ostende et général de l'infanterie, gouverneur de Maëstricht en 1693, de Namur en 1695. C'est en mars 1689 qu'il reçut la grandesse à vie, et son fils l'eut aussi en 1704. Il avait épousé la mère du marquis de Westerloo dont nous avons eu l'aventure au tome VIII. On l'avait vu à la cour de France, en 1674, comme prisonnier de guerre. Il mourut à Madrid, le 4 juillet 1700.

7. Tomes III, p. 125, IV, p. 286-291, etc. Il a signalé la grandesse à vie de ce prince allemand (28 octobre 1697) dans une Addition déjà placée, n° 224, sur le passage du *Journal* où Dangeau raconte que le prince Eugène, étant avec sa mère à Madrid, n'a pu obtenir autre chose

de la première classe pour leur personne seulement[1].

Seigneurs couverts en une seule occasion sans être grands.

Il est arrivé aussi des occasions singulières qui ont engagé les rois d'Espagne de permettre à un seigneur de se couvrir en cette occasion-là seulement sans le faire grand d'Espagne, et c'est, entre autres[2] exemples[3], mais ceux-là fort rares, ce qui arriva lors du passage de l'archiduchesse Marie-Anne d'Autriche[4] par le Milanois[5], allant en Espagne épouser Philippe IV. Elle étoit accompagnée, de sa part, des ducs de Najara[6] et de Terra-

que le traitement de grand de première classe : ci-après, p. 225. On avait traité ainsi M. de Vaudémont en janvier 1675 (*Gazette*, p. 114).

1. L'abbé de Vayrac (tome III, p. 287-289) compte les grands à vie comme faisant une quatrième classe. La grandesse non héréditaire pouvait être prorogée pour une seconde vie (*Gazette*, 1689, p. 137), ou limitée à trois générations, comme celle des Giovenazzo. M. de Mancera, nommé grand à vie en 1686, obtint la transmission de cette grandesse à sa famille en mai 1692 ; de même, le comte de Paredès : *Gazette*, 1692, p. 234-235 et 257 ; *Mémoires*, tome XVIII, p. 101.

2. Il a écrit : *entraures*.

3. C'est encore Imhof qui va lui fournir ces exemples, empruntés au traité de Carrillo.

4. Mariée le 8 novembre 1649, morte en 1696 : tome III, p. 86-88.

5. Ici, il n'a pas écrit : *Milanez*, mais : *Milanois*, comme Imhof ; nous avons eu déjà cette orthographe.

6. Diego-Manuel Manrique de Cardenas y Lara, duc de Maqueda et de Najara ou Najera, gentilhomme de la chambre, commandeur dans l'ordre de Calatrava, qui avait succédé à son frère aîné, comme duc et comme grand adelante de Grenade en 1644, et qui mourut le 24 juillet 1652. Nommé majordome-major de la nouvelle reine, il commença par se faire attendre plus de trois mois par cette princesse, partie de Vienne le 8 novembre 1648, aussitôt après le mariage, mais retenue, par sa faute, à Trente et à Brescia. Elle arriva enfin à Milan, sous sa conduite, le 30 mai 1649. « Un chacun, dit la *Gazette* (p. 400), est fort scandalisé de l'humeur altière du duc de Machéda (*sic*), son majordome-major, lequel ne s'est pas contenté d'avoir eu prise avec le duc de Terranova, qui avoit en charge cette princesse, avec le comte de Porcia, ambassadeur de S. M. C. à Venise, même avec le marquis de Caracène, notre gouverneur, mais a désobligé toute la noblesse, à laquelle il n'a pas seulement voulu permettre de voir cette princesse.... » Cependant, quelques jours plus tard (p. 427), la reine autorisa cet irascible duc à se couvrir devant elle. Il eut aussi de vifs démêlés avec le roi de

nova[1], grands d'Espagne qui se couvroient devant elle; le marquis de Caracène[2] étoit pour lors gouverneur du Milanois, et point grand: Philippe IV lui envoya ordre de se couvrir, mais pour cette seule occasion, à cause de la dignité du grand emploi qu'il remplissoit, et sans le faire grand[3].

Cinquième La distinction des classes des grands, qui fut le pré-

Hongrie, frère de Marie-Anne, et avec les ambassadeurs génois. La reine lui savait très mauvais gré de s'être fait attendre, et elle le fit disgracier. Elle ne quitta Milan qu'après de longues et splendides fêtes, le 9 août. (*Gazette*, p. 58, 59, 172, 195, 207, 256, 257, 303-304, 339, 399, 400, 565-576, 601-608, 688-696, 715, 829-836, etc.) Une relation de ce voyage fut publiée à Madrid, l'année suivante, par Jérôme Mascareñas; M. Morel-Fatio a bien voulu m'en donner communication.

1. Diego d'Aragon, IVe duc de Terranova en Sicile, connétable, amiral et capitaine général de la cavalerie légère de ce royaume, gentilhomme de la chambre, commandeur dans l'ordre de Saint-Jacques, successivement vice-roi de Sardaigne et d'Aragon, ambassadeur à Vienne et à Rome, chevalier de la Toison d'or en 1670, prince du Saint-Empire et conseiller secret de l'empereur Ferdinand III, mourut en mars 1674, laissant pour héritière la duchesse de Terranova, cette camarera-mayor dont il a été parlé dans nos tomes VII et VIII. En 1649, il avait été nommé pour faire les fonctions de grand écuyer de la nouvelle reine, étant alors ambassadeur ordinaire à Vienne.

2. Louis de Benavidès Carrillo y Toledo, Ve marquis de Fromesta y Caracena, comte de Pinto, chevalier de l'ordre de Saint-Jacques, maréchal de Castille et gentilhomme de la chambre, général de la cavalerie aux Pays-Bas en 1646, en Italie en 1644, gouverneur du Milanais de 1648 à 1656, gouverneur des armées sous D. Juan aux Pays-Bas, puis gouverneur par *intérim* de cette province jusqu'en 1664, conseiller d'État en 1659, commandant de l'Estramadure en 1665; mort à Madrid le 6 janvier 1668, peu après avoir reçu des patentes de président du conseil des Flandres. On le vit à la cour de France en 1664, et, l'année suivante, chargé par Philippe IV de reconquérir le Portugal, il fut vaincu à Villaviciosa. Sa fille épousa le VIe duc d'Osuna.

3. Imhof parle en outre d'un comte de Figueiro, issu du sang royal de Portugal, lequel, comme *titulado* portugais, avait droit de se couvrir en Espagne, et était un des majordomes envoyés au-devant de la reine. C'est le 8 juin, selon la relation de Mascareñas, que M. de Caracène, ayant à présenter au baisemain les tribunaux de Milan, fut invité à se couvrir en même temps que les deux grands.

gradation.
Certificat de couverture.

texte de leur expédier des lettres patentes pour l'érection de leurs différentes sortes de grandesses, en servit encore pour une autre sorte d'expédition aussi favorable à l'autorité royale que funeste à la dignité de grand, qui y trouva une cinquième gradation par les suites qu'elle eut, et pour lesquelles elle fut établie, sans rien paroître d'abord de ce qui arriva de cette expédition.

Cette autre sorte d'expédition est un certificat que le secrétaire de l'estampille expédie à chaque grand de la date de sa couverture et suivant quelle classe il y a été admis, qui marque le parrain qui l'y[1] a présenté, et la plupart des grands qui y ont assisté[2] : de sorte que cette expédition se donne nécessairement à tous les grands, non[3] seulement nouvellement faits, mais devenus tels par succession directe ou indirecte, parce que tous indistinctement ont une[4] fois en leur vie à faire leur couverture[5].

1. *Y* surcharge un premier *a*.
2. Voyez le certificat de couverture pour le marquis de Ruffec, son second fils, qui a été publié dans le tome XXI et supplémentaire des *Mémoires*, p. 349-350, avant les patentes de grandesse. C'est évidemment à cette pièce qu'il est fait allusion ici. Elle lui fut délivrée par le valet de chambre français Claude de la Roche, que nous connaissons déjà comme chargé de l'estampille et secrétaire de la chambre secrète. Elle nomme neuf grands présents avec le duc del Arco, parrain.
3. *Non* corrige *nouv*[*ellement*], effacé du doigt.
4. *Une* est répété deux fois.
5. A propos de la grandesse du maréchal de Maillebois, qui n'avait jamais eu occasion de faire sa couverture, le duc de Luynes écrivait, en 1746 (*Mémoires*, tome VIII, p. 29) : « Ce qui constate la grandesse en Espagne, c'est la cérémonie de se couvrir devant le roi. En conséquence de cette cérémonie, l'on expédie des lettres patentes enregistrées au conseil de Castille, lesquelles sont enregistrées ensuite au parlement de Paris. » Évidemment, il y a confusion entre la patente de grandesse et le certificat de couverture. M. de Maillebois prétendait que le manque d'enregistrement de sa patente, qui n'était même pas expédiée, n'avait aucune conséquence, cette formalité n'étant nécessaire que pour attacher la grandesse à une terre. — La couverture, et par suite le certificat de couverture, pouvaient être d'une date bien antérieure à la patente : ainsi, la grandesse ayant été accordée par décret du 22 janvier 1722 à Saint-Simon et à son fils cadet, celui-ci fait sa couver-

Suspension de grandesse en la main du roi.

C'est de cette couverture que dépendent tellement le rang et toute espèce de prérogative de la grandesse de toute classe, que le grand de succession même de père à fils, et non contestée, ne peut jouir d'aucune des distinctions attachées à cette dignité qu'il n'ait fait sa couverture : par quoi il devient vrai, par l'usage, que les héritiers des grands de toutes classes, même leur fils, ne le deviennent en effet que par la volonté du roi, qui, à la vérité, accorde presque toujours cette couverture dans la même semaine qu'elle lui est demandée, mais qui peut si bien la refuser, et par conséquent suspendre tout effet de la dignité dans celui qui a cette cérémonie à faire, que le refus n'en est pas sans exemple; et pour confirmer cette étrange vérité, j'en choisirai le plus récent, et peut-être en tout le plus marqué [1].

Exemples, entre autres: du duc de Medina-Sidonia.

J'ai suffisamment parlé ci-dessus [2] du duc de Medina-Sidonia [3], à propos du testament de Charles II, pour n'avoir rien à [4] y ajouter. Il mourut grand écuyer, chevalier du Saint-Esprit, et conseiller d'État, dans la faveur, l'estime et la considération qu'il méritoit [5], et, d'une sœur du

ture le 1er février suivant, et en reçoit le certificat le 14 juin ; cependant la patente n'est délivrée qu'un an après, le 18 juin 1723, Saint-Simon ayant vainement cherché, dans l'intervalle, un fief espagnol sur lequel il pût asseoir la grandesse, ainsi qu'il le racontera ci-après, p. 154-155.

1. Cet exemple-ci n'est plus pris à Imhof.

2. En dernier lieu, tome VIII, p. 188-189 et 534-535.

3. Jean-Claros-Alphonse, IXe (*alias*, XIe) duc de Medina-Sidonia, nommé ci-dessus, p. 109.

4. *A* est ajouté en interligne.

5. Comparez l'éloge qu'il fera du même duc à l'époque de sa mort, en 1713 : tome X, p. 112-113. L'abbé de Vayrac dit de lui (tome III de l'*État présent*, p. 171-172) : « Ce seroit trahir la vérité de l'histoire de passer sous silence le mérite et l'attachement inviolable pour la personne du roi que le feu duc de Medina-Sidonia a fait paroître. Quoique attaché par des liens très forts à la maison d'Autriche, il ne balança pas un moment à se déclarer pour celle de France dès qu'on lui eut fait connoître le droit incontestable qu'elle avoit sur la couronne d'Espagne, et, dans toutes les occasions, il a donné des marques éclatantes de son zèle et de son tendre respect pour Philippe V. En vain S. M. le

comte de Benavente[1], ne laissa qu'un fils unique[2], gendre du duc del Infantado[3]. Ce fils avoit des amis, de l'esprit, de la lecture et du savoir, avec le défaut de la retraite, et la folie d'aller dans les boucheries faire le métier de boucher[4], et d'un attachement à son sens et à ses cou-

voulut-elle dispenser de la suivre dans ses longs voyages et dans ses campagnes, à cause de son grand âge : toujours il voulut être à ses côtés, et ce qu'on ne sauroit trop louer, c'est qu'après la levée du siège de Barcelone, ayant été mis en délibération si le roi ne resteroit pas en France à cause du danger qu'il courroit en repassant en Espagne, il dit « qu'en quelque part du monde que son souverain allât, il le sui« vroit jusqu'au dernier soupir de sa vie. » Pendant tout le temps qu'il fut dans le ministère, il s'y comporta avec tant de sagesse et d'intégrité, que, sans se relâcher en rien touchant les intérêts du roi, il ne donna lieu à personne de se plaindre de lui : aussi peut-on dire qu'il a été universellement regretté de tout le monde. » En effet, malgré ses soixante ans passés, il fut de ceux qui voulurent faire le voyage en poste de Pau à Madrid, avec leur roi (*Dangeau*, tome XI, p. 123). Les *Mémoires de Noailles* (p. 81 et 132) sont moins favorables à ce seigneur, qui fut regardé, pendant les premiers temps, comme un fourbe, un poltron, vieilli dans la contagion des mauvais principes, et même capable d'attenter à la vie du roi. On revint sans doute de ces préventions, puisqu'il reçut les entrées du cabinet en 1704. Créé membre du conseil du cabinet en juin 1709, il se retira en juillet 1711, à cause de son âge et de l'affaiblissement de sa vue (*Gazette*, p. 365).

1. Antonia ou Antoinette Pimentel.

2. Manuel-Alphonse-Claros Perez de Guzman-el-Bueno, d'abord comte de Niebla, puis duc de Medina-Sidonia, né à Huelva en 1671, mort en avril 1721 (*Histoire généalogique*, tome IX, p. 295, et *Gazette*).

3. Louise-Marie de Silva Mendoza, troisième fille de Grégoire, X[e] duc del Infantado, fut mariée à son cousin Niebla le 1er septembre 1687, et mourut en février 1722.

4. Dans son *Portrait de la cour d'Espagne en 1701*, il a dit (tome VIII, p. 535) : « Un fils unique, qui est fait comme un boucher, qui ne vaut rien et ne se montre jamais, pas même au père, ce qui le rend d'une indifférence entière sur son nom et sur sa famille. » Il ne parle pas d'un incident qui fit beaucoup de bruit dans cette même année 1701, et beaucoup d'honneur au père, comme aussi à Philippe V. Le fils ayant tué un douanier, M. de Medina-Sidonia déclara lui-même que ce crime méritait la mort, ou tout au moins l'incarcération à vie sur la côte d'Afrique. « Monsieur le duc, répliqua Philippe V, vous avez prononcé en juge, et moi, je veux juger en père et en roi plein de clémence.

tumes que rien ne pouvoit vaincre. Il conserva donc la golille et l'habit espagnol quoiqu'on fît sa cour au roi d'être vêtu à la françoise[1]. La plupart des seigneurs s'y étant accoutumés, le roi vint à défendre tout autre habit, excepté à la magistrature et à la bourgeoisie, chez qui la golille et l'habit espagnol furent relégués, et interdit à tous autres de paroître devant lui vêtus autrement qu'à la françoise[2]. C'étoit avant la mort du duc de Medina-Sidonia grand écuyer, qui, aidé de l'exemple général, ne put jamais obtenir cette complaisance de son fils, lequel s'abstint d'aller au palais. C'étoit au fort de la guerre; il y suivit constamment le roi et son père, campant à distance, ne le rencontrant jamais, et servant comme volontaire, se trouvant et se distinguant partout. Son père mort, et lui devenu duc de Medina-Sidonia, il fut question de sa couverture. De s'y présenter en golille, il n'y avoit pas d'apparence; vêtu à la françoise, il ne le voulut jamais[3]. Conclusion, qu'il a vécu douze ou quinze ans de la sorte[4], et est mort peu avant que j'allasse en Espagne,

Je me contente d'envoyer votre fils pour quelque temps dans vos terres. » (*Mémoires de Sourches*, tome VII, p. 127-128; *Gazette d'Amsterdam*, n° LXXXV, de Paris; *Mercure*, octobre 1701, p. 350-352; *Nouvelles des cours*, tome V, p. 879-881; Papiers du P. Léonard, Arch. nat., K 1332, n° 1[1], fol. 142.) Dangeau n'en parle point.

1. Voyez notre tome VIII, p. 183 et 190, et Additions, p. 671.

2. Comparez ci-après, p. 195. Déjà D. Juan avait proscrit momentanément la golille (voyez notre tome VIII, p. 183, note 7); mais c'est en juillet 1701 (*Gazette d'Amsterdam*, n° LXVI, de Madrid) qu'elle fut interdite à toutes personnes autres que les magistrats des cours suprêmes. Elle devint depuis lors comme le signe de ralliement du parti des légistes ou parti italien, par opposition au parti aragonais : *Gazette* de 1705, p. 484; *Études sur l'Espagne*, par M. Morel-Fatio, tome II, p. 75, 141, 155 et 233. Sous le règne suivant, le *Dictionnaire de Trévoux* dit (tome IV, p. 548) : « Les Espagnols ne portent presque plus la golille; ils s'habillent à la françoise, ou, comme ils s'expriment, à *la militar*. »

3. C'était précisément le contraire de M. de Villena, qui, nous l'avons vu (tome VIII, p. 183, note 7, et appendice XII, p. 548), n'avait jamais porté que des habits à la française, et proscrivait la golille.

4. Huit ans seulement, de 1713 à 1721.

ayant autour de cinquante ans, sans avoir jamais joui d'aucune prérogative de la grandesse, qui, à la cour et hors de la cour, sont également suspendues sans difficulté[1] à quiconque n'a pas fait sa couverture. C'est son fils[2] qui a épousé la fille du comte de San-Estevan-de-Gormaz[3], qui n'a pas eu la folie de son père, et qui a été fait chevalier de la Toison d'or avec son beau-père, en la promotion que fit Philippe V en abdiquant[4].

Sixième gradation. Grandesses devenues amovibles, et, pour les deux dernières classes, en besoin de confirmation à chaque mutation.

On va aisément de l'un à l'autre; telle est la nature des progrès, quand ils ne trouvent point de barrière. Sixième gradation de la grandesse pour arriver au point où elle se trouve aujourd'hui. De cette puissance de suspendre tout effet de la grandesse, les rois ont prétendu les grandesses mêmes amovibles à leur volonté, encore que rien d'approchant ne se trouve dans pas une de leurs patentes. De cette prétention s'est introduit[5] une coutume qui l'établit puissamment, et qui est une des différences de la première classe d'avec les autres[6]. Le temps précis de son commencement, je ne l'établirai pas; mais, s'il n'est pas de Philippe II, auquel il ressemble fort, et qui a établi les deux classes en inventant la seconde, il ne passe

1. Ces deux mots sont rétablis ici en interligne, ayant été biffés à la fin de la phrase.

2. Manuel-Dominique-Joseph-Claros-Alphonse Perez de Guzman, XIe ou XIIIe duc de Medina-Sidonia, titré d'abord marquis de Cazaza, en Afrique. Saint-Simon dira (tome XVIII, p. 32) qu'il ne le rencontra nulle part pendant son séjour en Espagne. Il fit sa couverture le 10 novembre 1721, et mourut à Madrid, le 17 août 1739, dans sa quarante-septième année, ayant la Toison d'or.

3. Josèphe Pacheco Osorio y Moscoso, fille du comte de San-Estevan-de-Gormaz (fils de Villena-Escalona, tome VIII, p. 112, et tome VII, p. 254) et de sa seconde femme, fille du comte d'Altamira; mariée le 8 juillet 1722 (*Gazette*, p. 341 et 377-378).

4. Philippe V abdiqua le 15 janvier 1724, au profit de son fils Louis Ier; mais la fin prématurée de celui-ci, dans la nuit du 30 au 31 août 1724, le força de reprendre le pouvoir, et il le conserva jusqu'à sa mort, en 1746. La promotion du 15 janvier 1724 (*Gazette*, p. 52 et 77) comprit six grands, plus Grimaldo, Valouse, Scotti et Arduino.

5. Ainsi, sans accord. — 6. Voyez le *Discours* d'Imhof, p. XIII-XVI.

point Philippe III. C'est que, toutes les[1] fois que l'on succède à une grandesse qui n'est pas de la première classe, fût-ce de père à fils, l'héritier donne part au roi par une lettre, même de Madrid à Madrid, de la mort du grand auquel il succède, et la signe[2] sans[3] prendre d'autre nom que le sien accoutumé, et point celui de grand qu'il doit prendre, ni faire sentir en quoi que ce soit de la lettre qu'il se répute déjà grand. Le roi lui fait réponse, et, dans cette réponse, le nomme, non de son nom accoutumé, mais de celui de la grandesse qui lui est échue, et le traite de *cousin*, et avec toutes les distinctions qui appartiennent aux grands[4]. Après cette réponse, et non plus tôt, l'héritier prend le nom de sa grandesse et les manières des grands ; mais il attend, pour le rang et toutes les prérogatives[5], la cérémonie de sa couverture[6]. Ainsi le roi est non seulement le maître de suspendre tant qu'il lui plaît l'effet de la grandesse de toute classe en suspendant ou refusant la couverture[7], comme il vient d'être montré par l'exemple du dernier duc de Medina-Sidonia, grand de première classe et de Charles V, mais encore le nom et le titre, dont[8] les héritiers les plus incontestables, même de père à fils pour les grandesses qui ne sont pas de première classe, font nécessairement un acte si authentique de reconnoître qu'il ne leur appartient pas de le prendre jusqu'à ce qu'il ait plu au roi, par sa réponse, de le leur donner, quoique sans concession nou-

1. Le manuscrit porte : *le*. — 2. Signe la lettre de part.

3. *Sans* est en interligne, au-dessus d'un premier *sans*, surchargeant *d'autre*, et biffé.

4. Ci-après, p. 235, 420 et 454. Imhof cite, d'après l'*Historia de la casa de Lara*, le texte de la réponse faite en 1665 au comte de Frigiliana.

5. La première lettre de *prérogatives* surcharge *ce*.

6. La prise de possession et la couverture ne se faisaient pas avant l'âge de dix-huit ans.

7. Il racontera plus tard (tome XVIII, p. 21) que la couverture du duc de Linarès, évêque de Cuenca, ne put se faire parce que les grands ne voulurent point qu'il se présentât en bonnet, et non en chapeau.

8. *Dont* semble surcharger *des*.

velle. De ce que ceux de la première classe n'y sont point assujettis, je me persuade encore davantage que cet usage est né sous Philippe II avec la distinction des classes, et que Philippe III, qui, pour faire passer les patentes, se servit[1] du prétexte de faire des grands des deux classes, n'osa envelopper dans cet usage les grands qu'il fit de la première à l'instar de ceux de Charles V, qui n'avoit connu ni cet usage, ni plus d'une classe de grands.

Grandesse ôtée au marquis de Vasconcellos et à sa postérité. [*Add. St-S. 396*]

Voilà pour du possible ; mais, du possible à l'effet, il n'y a qu'un pas pour les rois, et cet effet s'est vu sous la dernière régence. Les histoires sont pleines des orages qui agitèrent le gouvernement de la reine mère de Charles II[2] pendant sa minorité[3], et de ses démêlés avec D. Juan d'Autriche[4], bâtard du roi son mari et d'une comédienne[5], qui, soutenu d'un puissant parti, la força de se défaire du jésuite Nithard[6], qui, sous le nom de son confesseur, s'étoit fait l'arbitre de l'État[7], et qui, par un nouveau prodige, de[8] proscrit, de chassé qu'il étoit à Rome[9], y devint ambassa-

1. *Se servit*, écrit deux fois de suite, est biffé la seconde fois.

2. Celle dont il vient d'être parlé à propos de son passage par le Milanais, p. 133 ; princesse bornée, incapable, entêtée et grossière.

3. Nous en avons un récit curieux dans le ms. Clairambault 485, p. 319-368.

4. Né en 1629, mort en 1679 : tome III, p. 86-88, où se trouve résumé en quatre lignes ce qui va en occuper ici vingt-cinq. Avec un peu d'audace, ce bâtard, populaire malgré ses défaites et réputé le meilleur général sous Charles II comme sous le précédent prince, eût pu se faire roi en 1670.

5. Marie Calderon, dont le ministre Olivarès favorisa la liaison avec Philippe IV en 1627, n'était âgée que de seize ans, point belle, mais douée d'agréments incomparables et d'une voix charmante. Elle rompit avec le roi dès la naissance de D. Juan, et prit l'habit dans un couvent.

6. L'Autrichien Jean-Éverard Nidhard ou Nithard (ici, *Nitard*) : tome III, p. 87 ; homme aussi orgueilleux que timide et indécis.

7. Voyez la *Gazette* de 1668, p. 1272, 1295 et 1319, et de 1669, p. 113, 185, 186, 285, 286, 309-310, 333, 521 et les *Négociations* de Mignet, tome I, p. 399-409.

8. La préposition *de*, écrite à la fin de la ligne, est répétée au commencement de la suivante, mais biffée en cet endroit.

9. Le pape Clément IX le força alors à se démettre de la charge d'inquisiteur général.

deur extraordinaire d'Espagne, et en fit publiquement toutes les fonctions avec son habit de jésuite, jusqu'à ce qu'il le changea en celui de cardinal[1]. A sa faveur en Espagne succéda le célèbre Vasconcellos[2], fameux par son élévation et par sa chute, plus fameux par sa modération dans sa fortune et par son courage dans sa disgrâce, qui le fit plaindre même par ses ennemis[3]. D. Juan, qui vou-

1. C'est en juillet 1670 que la reine le fit nommer ambassadeur extraordinaire, et elle joignit à ce titre l'évêché sicilien de Girgenti, que sa qualité de jésuite ne lui permit pas d'accepter (*Gazette*, p. 790 et 813). Il fut fait cardinal-prêtre le 22 février 1672, en même temps que notre cardinal d'Estrées, par Clément X, qui lui donna aussi Édesse et Monreale. Il eut un instant la pensée de rentrer en Espagne après la mort de D. Juan (*Gazette*, 1679, p. 618); mais il mourut le 30 janvier 1681, sans avoir quitté Rome. Le P. Bouhours fit paraître en 1689 une *Relation de la sortie d'Espagne du P. Éverard Nitard*.

2. Pour la seconde fois, mais non la dernière, il confond le nom du ministre portugais Vasconcellos, mort dans la restauration des Bragance, en 1640, avec celui du ministre espagnol Valenzuela, qui fut en effet appelé au pouvoir par la reine mère après le départ de Nithard. La première fois (tome III, p. 87), par une autre confusion, il avait placé le prétendu Vasconcellos avant Nithard.

3. Depuis que nous avons rencontré pour la première fois ces deux favoris de la reine Marie-Anne, il a été parlé d'eux par M. Legrelle, dans le tome I de *la Diplomatie française et la succession d'Espagne* (1888), p. 162 et suivantes, et par M. Morel-Fatio, dans le tome I de ses *Études sur l'Espagne*, p. 205-206. Ce critique trouve à Valenzuela certains traits du Ruy-Blas de Victor Hugo. Les papiers privés du favori ont été publiés, en 1877, par le marquis de la Fuensanta del Valle, dans le tome LXVII de la *Coleccion de documentos ineditos para la historia de España*, p. 293-457 : voyez la *Revue des Deux Mondes*, 1er juillet 1880, p. 144-180. Fernand-Dominique-Antoine Valenzuela, fils d'un capitaine de la ville de Sainte-Agathe qui était originaire d'Andalousie, naquit à Naples le 19 janvier 1630. D'abord poète et page du duc del Infantado, puis attaché au P. Nithard, il fut remarqué dans ce poste par la reine, qui le maria à sa camériste Marie de Ucedo, et bientôt le fit son écuyer, introducteur des ambassadeurs, puis premier écuyer, surintendant du palais, grand écuyer, grand d'Espagne, marquis de Villa-Sierra (novembre 1675), ambassadeur à Venise, etc., enfin favori et premier ministre, en 1676. L'heure de la disgrâce suivit de très près celle de la toute-puissance; D. Juan obtint le renvoi de Valenzuela dans

loit être le maître, et ne pouvoit souffrir de confidents serviteurs ni de ministres accrédités auprès de la reine, s'irrita contre celui-ci comme il avoit fait contre le confesseur, et il en vint pareillement à bout. Vasconcellos, qui venoit d'être fait grand[1], et dont la naissance, sans être fort illustre, n'étoit pourtant pas inférieure à celle de quelques autres grands[2], fut dépouillé de sa dignité, sans crime, et fut relégué aux Philippines[3], où il dépensa tout ce qu'il avoit en fondations utiles et en charités, y vécut longtemps et content, et y mourut saintement[4], sans que, depuis tant de temps et tant de différents gouvernements en Espagne, il ait été question de grandesse pour sa postérité, à qui elle devoit passer, qui dure encore, et qui vit obscure dans sa province[5].

les derniers jours de 1676, puis sa déchéance de tous titres, son arrestation et sa mise en jugement. (*Gazette*, 1675, p. 929; 1676, p. 61, 551, 823, 824, 859, 887, 888; 1677, p. 24, 67, 68, 83, 119, 133-136, 151, 167, 168, 211, 271, 301, 302, 331, 353, 354, 619, 651, etc.)

1. *Mémoires de Mme d'Aulnoy*, tome II, p. 54.

2. Il pense probablement aux Vasconcellos dont la généalogie fut publiée en 1638 par J. Salgado de Araujo, et qui ont une notice dans le *Moréri*, tandis que Fernand Valenzuela n'y figure point.

3. Cet archipel de la Malaisie était occupé par les Espagnols depuis 1568; le gouverneur résidait dans l'île de Manille.

4. Relégué le 9 février 1678 pour dix ans, par une sentence ecclésiastique, la reine eût voulu le faire revenir après la mort de D. Juan; mais on s'y opposa, et il fut transféré seulement au Mexique en janvier 1690, avec une sorte de liberté relative et la jouissance de son titre de marquis. C'est là qu'il mourut d'un coup de pied de cheval, le 7 janvier 1692, au moment où l'on annonçait son retour en Europe.

5. L'erreur de nom se reproduira encore une troisième fois; cependant elle a disparu dans la Table générale, quand Saint-Simon a fait le relevé analytique de cette partie de la digression en ces termes : « VIe gradation, déjà marquée. Suspension de grandesse en la main du roi. Exemples, entre autres : un, du duc de Medina-Sidonia, sous Philippe V. Grandesse devenue inamovible (*sic*). Exemples, entre autres : sous Charles II, de la grandesse ôtée au marquis de Valençuela (*sic*) et à sa postérité, qui n'y est jamais revenue, et ôtée sans crime, sans forme, de pure volonté et autorité. » Chose plus singulière encore, c'est bien le nom de Valenzuela qui figure dans l'Addition n° 396, placée ici. Il faut ajouter

Telles ont été les différentes gradations de la grandesse, qui ne sont pas encore épuisées, sur lesquelles il faut remarquer que les étrangers, je veux dire les grands d'Espagne qui sont en Flandres et en Italie, y jouissent de toute leur dignité sans être obligés d'en aller prendre possession en Espagne; mais, s'ils y font un voyage, alors ils sont soumis à la cérémonie de la couverture, et, en attendant, suspendus de tout rang[1]. Cette triste aventure arriva, sous Philippe V, au dernier comte d'Egmont, en qui cette illustre maison s'est éteinte[2], lequel, pour avoir perdu son certificat de couverture du secrétaire de l'estampille, fut obligé de la réitérer.

Septième gradation. Tributs pécuniaires pour la grandesse.

Mais ce n'est pas encore tout ce que l'autorité des rois s'est peu à peu acquis[3] sur les grands d'Espagne. En voici une septième gradation. Ils y ont ajouté un tribut d'autant plus humiliant que c'est celui de leur dignité même. Cela s'appelle l'annate et la médiannate[4]. Celle-ci se paye à l'érection d'une grandesse, et va toujours à plus de douze mille écus argent fort[5]. Quelquefois le roi la

que le décret de condamnation du 25 janvier 1677, portant déchéance de tous les titres et dignités du favori, considéra l'octroi de la grandesse comme nul et non avenu. Plus tard, quand Valenzuela fut mort, et que Charles II réhabilita sa mémoire, le titre seul de marquis fut rétabli au profit de l'héritier. Les documents publiés en Espagne ne parlent ni de fondations utiles, ni de charités, ni de mort « sainte, » mais seulement des occupations littéraires auxquelles le ministre déchu consacrait les loisirs de sa relégation.

1. Voyez l'exemple du prince de Chimay : tome VII, p. 338, note 4.

2. Procope-François d'Egmont (tome IV, p. 59), que nous avons vu épouser Mlle de Cosnac en 1697, et qui mourra sans postérité en 1707. Il a été dit alors (p. 60) que la grandesse de cette famille remontait au temps de Charles-Quint; elle fut relevée, avec le nom, par la sœur aînée du dernier comte. Voyez les *Mémoires*, tome XVIII, p. 90-91.

3. Par mégarde, il a corrigé après coup *acquis* en *acquise*.

4. Il écrit : *annatte, médiannatte*. Espagnol : *anata, media anata*.

5. Le duc de Luynes écrivait, en février 1738 (*Mémoires*, tome II, p. 33), à propos de la grandesse du comte de Bavière, qui était de première classe : « Lorsque le roi d'Espagne fait un grand, avant qu'on lui expédie ses lettres, il a un droit à payer; ce droit s'appelle mé-

remet[1], et c'est une véritable grâce, qui s'insère dans les patentes, en sorte que l'honneur de la dignité et la honte du tribut qui y est attaché se rencontrent dans le même instrument, dont mes patentes de grand d'Espagne de la première classe est[2] un exemple récent[3]. Mais rien de plus ordinaire que le refus de cette grâce, et, du temps que j'étois en Espagne, le duc de Saint-Michel[4], de la

dianate (*sic*), ce qui veut dire demi-année. Le droit est de huit cents pistoles d'Espagne pour celui qui est fait grand, et, à chaque génération, il faut de nouveau payer quatre cents pistoles. » La pistole d'Espagne valait alors seize livres. De son côté (tome XVIII, p. 137), Saint-Simon dira que le droit montait, pour la première fois, à huit mille ducats (environ quatre livres), plus les frais, deux mille ducats environ, et que chaque titulaire nouveau, en prenant possession, payait quatre mille ducats. Selon le traité de J. le Laboureur, ci-après, p. 456, le droit s'élevait à six mille écus pour chaque création ou transmission collatérale, et à quatre mille pour chaque transmission en ligne directe; mais ce dernier droit n'existait pas pour les grandesses antérieures à 1631. Enfin, chaque année, pour tenir lieu du service militaire, on acquittait un droit de *lanzas* de soixante pistoles par chaque grandesse ou titre de Castille. Sur les *lanzas*, voyez un mémoire aux Archives nationales, K 1332, n° 45, et l'*État présent* de Vayrac, tome III, p. 409 et 414.

1. Voyez des exemptions de *lanzas* et de *media anata* pour le comte de Maceda, dans la *Gazette* de 1710, p. 8 et 30, pour un *titulado*, dans celle de 1711, p. 19, pour M. de Ripperda et pour la marquise de las Nieves, dans celle de 1725, p. 377 et 413, etc. Le duc de Luynes dit : « Ce droit est si exactement payé en Espagne, que M. de Chalais, de qui je sais ce détail, m'a dit que le roi d'Espagne, voulant le traiter favorablement, lui fit expédier un brevet pour toucher huit cents pistoles et les porter sur-le-champ pour la grandesse. »

2. Ce singulier est bien au manuscrit.

3. Tome XXI, p. 355 : « Declaro que de esta merced no debeis el derecho de la media anata y lanzas, por haberos relevado de uno y otro por orden mia de nueve del corriente; pero todos los sucesores en esta grandeza han de satisfacer la media anata que debieren conforme á reglas del dicho derecho, y tambien la correspondiente al expresado servicio de lanzas. » Le duc de Luynes dit que les grands habitant en France ne payent ordinairement rien; même grâce fut accordée en 1702 à M. de Castel dos Rios, qui y était ambassadeur (tome VII, p. 375; *Dangeau*, tome VIII, p. 432; *Mémoires de Sourches*, tome VII, p. 294).

4. Il a écrit, en abrégé : *S. Michel*, pour *Saint* ou pour *San*.

maison de Gravina, l'une des plus grandes de Sicile, qui y avoit perdu ses biens lorsque l'Empereur s'empara de ce royaume[1], et qui venoit d'être fait grand pour les services qu'il y avoit rendus[2], postuloit cette remise, et ne fit point sa couverture tant que je fus en Espagne, parce qu'elle ne lui fut point accordée, et qu'il ne se trouvoit pas en pouvoir de payer[3]. Je ne parle point encore des autres frais qui se font à l'occasion d'une érection de grandesse, qui ne vont guères moins loin en salaires et en gratifications indispensables, mais dont la remise de la médiannate, quand le roi la fait, supprime de droit les deux tiers. L'annate est un tribut qui se doit tous les ans à cause de la grandesse[4], et, si le revenu en est trop petit, parce qu'un simple fief mouvant nûment du roi suffit pour l'établissement d'une grandesse, ou nul, comme celles qui sont seulement attachées au nom, et point à une terre, comme récemment celle du duc de Bournonville[5], alors

1. Conquise par l'empereur Joseph en 1707, ainsi que le royaume de Naples, la Sicile fut abandonnée au duc Victor-Amédée, avec le titre de roi, par le traité d'Utrecht, puis reconquise en 1719 par Philippe V, mais pour très peu de temps, et cédée par Victor-Amédée, en échange de la Sardaigne, à la maison d'Autriche, qui la posséda de 1720 à 1736.

2. Le 13 juillet 1721 (*Gazette*, p. 381). Le duché fut érigé en 1718.

3. En répétant tout cela plus tard (tome XVIII, p. 32 et 127), Saint-Simon dira que le duc de Saint-Michel « s'est fait depuis cardinal. » N'est-ce pas une confusion avec le cardinal Dominique Orsini, des ducs de Gravina de Naples, fait alors cardinal par Benoît XIV (9 septembre 1743), après avoir été marié ? Voyez ci-après, Additions et corrections.

4. En Espagne comme en France, l'annate, c'est-à-dire le revenu d'une année, était prélevée au profit du saint-siège sur chaque bénéfice consistorial nouvellement conféré. Ici, notre auteur doit faire confusion, car les grands ne supportaient pas d'autre tribut annuel que les *lanzas*.

5. Michel-Joseph de Bournonville, petit-fils du duc Alexandre Ier (tome VIII, p. 291), porta d'abord le titre de baron de Capres et débuta dans la cavalerie des Flandres espagnoles, puis fut fait colonel d'infanterie et brigadier, en 1701, par Philippe V, remplit les fonctions d'inspecteur général, passa maréchal de camp en 1704 et capitaine des hallebardiers de la garde, lieutenant général en 1706, gouverneur de Gand en 1708, chevalier de la Toison d'or en 1709, gouverneur de Girone en 1712, commandant général de la Vieille-Castille en 1718, capitaine des

cela s'abonne à tant par an. Quelquefois encore celui qui est fait grand en est exempté pour sa vie, et alors cette grâce s'insère aussi dans les patentes, et les miennes en sont encore un exemple[1], mais jamais aucun des successeurs, dont l'annate est toujours plus forte que celle de l'impétrant[2], et il est arrivé à plusieurs d'être saisis, faute de payement d'années accumulées, et d'être encore suspendus de tout rang jusqu'à parfait payement. Outre ces deux sortes de droits, il y en a un troisième, faute duquel saisie et suspension de rang se font aussi. C'est un droit plus fort que l'annate ordinaire, à chaque mutation de grand[3]. De l'époque précise de ces usages, je n'en suis pas instruit; mais il y a toute apparence que, si elle n'est pas la même que celle de l'établissement des patentes, pour le moins se sont-ils suivis de près.

Mystère affecté des trois différentes classes.

Il ne faut pas oublier que la diversité des classes est un espèce de mystère parmi les grands, qu'ils n'aiment pas à révéler, ou par vanité d'intérêt, ou par politesse pour les autres, et d'autant plus difficile à démêler, que la différence ne s'en développe qu'aux couvertures, qui s'oublient bientôt après; car, pour les distinctions qu'y fait le style de chancellerie, c'est un intérieur qui demeure dans leurs papiers[4].

De prétendre maintenant que le nom et la dignité de grand fût connue avant Charles V, c'est ce que je crois

gardes du corps flamands en 1720, gentilhomme de la chambre en 1722, ambassadeur extraordinaire à Vienne en 1726, premier plénipotentiaire au congrès de 1727, capitaine général des armées d'Espagne en 1729, enfin vice-roi de Catalogne, et mourut à Madrid, le 2 octobre 1752, âgé d'environ soixante-dix ans selon le duc de Luynes, de quatre-vingts selon la *Gazette*. C'est au mois d'octobre 1715 que Philippe V le créa grand de première classe, avec la dénomination de duc de Bournonville (*Gazette*, p. 131); il se couvrit le 7 février 1717 (*Gazette*, p. 101).

1. Ci-dessus, p. 145, note 3.

2. Ceci est encore en désaccord avec les textes cités p. 145. Quant au droit de *lanzas*, il ne variait pas.

3. Même observation que note 2.

4. Comparez l'*État présent* de Vayrac, tome III, p. 291-292.

sans aucun fondement[1], d'autant qu'il ne paroît rien qui distinguât le grand du *rico-hombre*, ou, si l'on veut, les *ricos-hombres* entre eux du côté des prérogatives. J'ai donc lieu de me persuader que c'est une idée de vanité destituée de toute réalité, pour donner plus d'antiquité à la dignité de grand, en faire perdre de vue l'origine, et la relever au-dessus de celle des *ricos-hombres*, lesquels étoient les plus grands seigneurs en naissance et en puissance, relevant immédiatement de la couronne, et avec droit de bannière et de chaudière, qu'ils mirent souvent dans leurs armes, d'où on en trouve tant dans celles des maisons d'Espagne[2]. Or, comme le titre de *ricos-hombres*, leurs armes, et ces marques passèrent peu à peu à leurs cadets, et ensuite dans d'autres maisons par les filles héritières, c'est de là, comme je l'ai remarqué[3], que les *ricos-hombres* étoient devenus si multipliés par succession de temps, lorsqu'ils disparurent jusqu'au nom même, à l'invention de celui de grand par l'adresse et la puissance de Charles V.

Comme ce prince ne donna[4] point de patentes pour cette dignité, il est très difficile de distinguer, parmi les premiers grands espagnols, ceux qui, pour ainsi dire, le demeurèrent, c'est-à-dire qui de *ricos-hombres* devinrent insensiblement grands, conservant simplement sous ce titre les prérogatives que leur donnoit celui qu'ils avoient eu jusque-là, d'avec ceux qui, n'étant point du nombre des *ricos-hombres*, furent néanmoins faits grands dans la suite par le même Charles V[5]. J'aurois du penchant à croire que ce prince eut le ménagement de n'élever à la gran-

1. C'était la thèse de Vayrac, en contradiction avec les auteurs espagnols.

2. Ci-dessus, p. 114. Parmi les plus illustres familles portant ainsi des chaudières dans leurs armes, on cite celles de Lara, de Pacheco, de Guzman, de Manrique, de Benavidès, de Solis. Dans plusieurs de ces armoiries, il y a des serpenteaux issant des anses des chaudières.

3. Ci-dessus, p. 115-116. — 4. *Donne* corrige *donna*.

5. Ci-après, p. 448.

desse que ceux de ce rang parmi les Espagnols, pour les flatter[1] davantage[2] dans ce grand changement, quoique je n'aie aucun autre motif de cette opinion que celui de la convenance. Si elle étoit vraie, cette distinction à faire seroit peu importante, puisqu'il ne s'agiroit entre eux que de n'avoir point cessé de jouir de leurs prérogatives, par un passage comme insensible d'un titre ancien à un nouveau, ou d'avoir cessé d'en jouir un temps, et d'y avoir été rétablis après par ce mot *cobrios* dit sans cérémonie, ou par une lettre missive sans forme de patente ni de vraie nouvelle concession. Quoi qu'il en soit[3], la commune opinion en Espagne, et qui usurpe l'autorité de la notoriété publique, admet en ce premier ordre de grands, devenus insensiblement tels de *ricos-hombres* qu'ils étoient lors de l'établissement du titre de grand, les ducs de Medina-Celi, d'Escalona, del Infantado, d'Alburquerque[4], d'Albe, de Bejar[5] et d'Arcos, les marquis de Villena et d'Astorga, les comtes de Benavente et de Lemos, pour la couronne de Castille, et, pour celle d'Aragon, les ducs

1. *Flatter* est écrit en interligne, au-dessus de *mesnager*, biffé.

2. *D'avantage*, avec apostrophe, dans le manuscrit.

3. Voici le texte même du *Discours* d'Imhof (p. VII-VIII), que notre auteur va suivre avec quelques variantes : « Les historiens espagnols ne sont pas d'accord des maisons et des seigneurs qui ont conservé la dignité de grand dans le changement dont nous venons de parler ; ils conviennent pourtant (Salazar de Castro, dans l'*Histoire de Lara*, liv. VI, chap. V. et liv. VIII, chap. VI) que les ducs de Castille en ont été principalement, savoir : ceux de Medina-Sidonia, d'Albuquerque, d'Alva-de-Tormès, d'Escalogne, de l'Infantado, de Nagera, de Bejar et d'Arcos. Ils y ajoutent aussi l'amiral et le connétable de Castille, dont le premier est duc de Medina de Rioseco, et l'autre duc de Frias ; de plus, les marquis d'Astorga et d'Aguilar, les comtes de Lemos et de Benavente, et, des seigneurs aragonois, les ducs de Segorbe et de Montalto, comme issus du sang royal. C'est de ceux-ci que la première classe des grands a pris son origine...

4. Les ducs d'Alburquerque (et non *Albuquerque*, comme l'écrivent et Imhof et Saint-Simon, et aussi la plupart des auteurs) étaient de la maison de la Cueva.

5. Les ducs de Bejar (dans l'Estramadure castillane, comme Alburquerque) étaient des Sotomayor.

de Segorbe[1] et de Montalte, et le marquis d'Ayetone[2]. Plusieurs y ajoutent, pour la Castille, les ducs de Medina-Sidonia et de Najara, les ducs de Frias et de Rioseco, l'un connétable, l'autre amirante héréditaire de Castille, et le marquis d'Aguilar[3]; tous, à la vérité, si anciennement et si fort en tout des plus grands et des plus distingués seigneurs, surtout Medina-Celi, qu'on a peine à leur disputer cette même[4] origine. On verra, dans les états des grands d'Espagne[5], quelles maisons portoient ces titres, et, de celles-là, où ils ont passé.

Indifférence, pour les grands, des titres de duc, marquis ou comte.

Il y a maintenant deux choses à expliquer : l'indifférence des titres de duc, marquis et comte; la succession à la dignité.

Pour la première, il faut encore[6] en revenir aux *ricos-hombres*, tige, pour ainsi dire, de la dignité des grands. On a vu[7] que ce titre de *ricos-hombres*, avec toutes les distinctions qui y étoient attachées, ne fut d'abord que pour les grands vassaux immédiats à bannière et à chaudières[8], et que, dans la suite de leur multiplication, usurpée ou concédée à la nécessité du temps ou à la confusion des affaires des divers royaumes qui ont si longtemps composé les Espagnes, les cadets de ces *ricos-hombres*, leurs gendres, et la postérité des uns et des autres se maintint peu

1. Le duché de Segorbe, au royaume de Valence, était passé d'une branche de la maison royale d'Aragon dans la maison de Cordoue, et de celle-ci dans la maison de la Cueva.

2. Aytona (francisé en *Ayetone*, et écrit *Ayétonne* par Saint-Simon), ancienne baronnie de Catalogne, appartenait aux Moncade depuis quatre siècles.

3. Il ne faut pas confondre ce marquis d'Aguilar-del-Campo, au royaume de Léon, avec le comte d'Aguilar d'Inestrillas, en Castille, que nous connaissons déjà. Le marquisat était passé, depuis 1660, des Manrique de Lara aux Zuñiga Manrique.

4. *Mesme* est en interligne, au-dessus de *pre*.

5. Ces états ne viendront que presque à la fin des *Mémoires*, dans la seconde digression sur la grandesse, en 1722.

6. *Encore* est en interligne. — 7. Ci-dessus, p. 114 et 148.

8. *Bannière* est ainsi au singulier, et *chaudières* au pluriel.

à [peu] dans la possession de ce titre sans posséder ces premiers grands fiefs qui, dans leurs auteurs, en avoient été le fondement. Lorsque les titres de duc, de marquis et de comte commencèrent à s'introduire dans les Espagnes, ce ne fut que pour les grands vassaux effectifs, qui étoient ces *ricos-hombres* premiers, dont le titre s'étant multiplié dans la suite par la voie qui vient d'être expliquée, elle servit de même pour la multiplication des titres de duc, de marquis et de comte; et ces derniers-ci, comme bien plus modernes, et comme n'ayant en soi, dans les Espagnes, aucune distinction de prérogative attachée, n'étoient qu'un accompagnement indifférent au titre de *rico-hombre*. Il fut aussi dès lors indifférent d'être duc, marquis ou comte, parce que l'unique distinction éclatante, et supérieure à toute autre, n'étoit attachée qu'au titre de *rico-hombre*. Bien est vrai que le duché marquoit et fut effectivement une terre plus noble et plus grande que le marquisat et le comté, et c'est ce qui fit que tous les ducs espagnols d'alors, se trouvant les plus distingués seigneurs et les plus riches d'entre les *ricos-hombres*, passèrent tous de ce titre à celui de grand sous Charles V, sans concession et comme insensiblement. Or, comme il n'y eut plus alors que la grandesse à qui le rang et les prérogatives fussent attachés comme ils l'étoient uniquement auparavant à la rico-hombrerie[1], à laquelle les titres de duc, marquis et comte étoient indifférents parce qu'ils ne lui donnoient rien, ces mêmes titres, ne donnant rien aussi à la grandesse, lui furent également indifférents[2]. Il est pourtant vrai que, dans les Espagnols naturels, duc et grand sont synonymes; non pas que le duc, en tant seulement que

1. Ci-dessus, p. 129, *rico-hombrie*. — « La plupart des Espagnols croient que les grands des derniers temps sont ce qu'étoient les *ricos-homes* d'autrefois. En effet, on voit que les anciens rois accordoient le privilège de *ricohumbria*, comme aujourd'hui on accorde celui de *grandezza*. » (*Moréri* de 1718, tome II, p. 947.)

2. Quoique M. de Villena fût duc d'Escalona, sa grandesse était assise sur le marquisat du premier nom : voyez notre tome VII, p. 548.

duc, ait aucune prérogative au-dessus du marquis et du comte comme tels, mais bien parce que, depuis Charles V, tous les ducs espagnols passèrent de la rico-hombrerie à la grandesse; et ce prince et ses successeurs ont si peu érigé de duchés en Espagne sans y joindre en même temps la grandesse, que, de ce peu-là même, il n'y en[1] a plus aucun qui ne soit devenu grandesse, ou qui ne soit tombé à des grands[2].

Titre de prince encore plus indifférent.

Le titre de prince est si peu connu en Espagne, et en même temps si peu goûté, qu'aucun Espagnol ne l'a jamais porté, jusqu'aux enfants des rois, si on en excepte quelques-uns des héritiers présomptifs de la couronne, à qui le titre de prince des Asturies est affecté en reconnoissance de l'attachement de cette province à ses rois du temps des Maures, et par laquelle ils recommencèrent à régner, et à s'opposer à ces infidèles[3]. Encore fort peu

1. Le manuscrit porte ici un second *en*, biffé.

2. Ci-dessus, p. 124-127, et ci-après, p. 448. Après avoir énuméré trente-huit ducs grands en Espagne, Imhof (p. 115-117) ne cite qu'une exception de duc espagnol non grand, Idiaquez, duc de Ciudad-Real, en Milanais. Comparez Vayrac, *État présent*, tome III, p. 278, et une liste des grandesses, dressée après 1705, mais incomplète pour les ducs : Arch. nat., K 1359, n° 20. Une autre liste de 1699, venant de l'abbé de Dangeau (K 1332, n° 63), compte douze ducs de Castille, sept d'Andalousie, Grenade, Murcie et Estramadure, cinq des royaumes de Valence, Catalogne et Aragon, deux de Léon, un de Galice, et un aux Indes (Veragua), contre vingt-cinq grands titrés, marquis et comtes, mais en laissant à part les maisons d'origine portugaise.

3. Le *Moréri*, dont notre auteur se sert en ce moment, raconte que le pays d'Asturie, enclavé entre la Vieille-Castille, le Léon, la Galice et la Biscaye, fut un des foyers de la résistance des princes goths du huitième siècle, qui transportèrent ensuite leur royaume à Léon. Et il ajoute : « Aujourd'hui, les fils aînés des rois d'Espagne sont nommés princes des Asturies en mémoire de ce que ses (*sic*) habitants ne reconnurent jamais les Maures, et qu'au contraire ils furent ceux qui commencèrent les premiers à chasser ces infidèles de l'Espagne sous la conduite du roi Pélage, comme il vient d'être remarqué. » Le titre fut, pour la première fois, donné au prince Henri, qui devint le roi Henri III *le Valétudinaire* ou *l'Impuissant* (*Moréri*). L'abbé de Vayrac a consacré vingt pages du tome II de son *État présent* à la chronologie des princes,

d'aînés l'ont-ils porté[1], la singularité du nom d'*infant* et d'*infante*, qui ne signifie pourtant que *l'enfant*, joint[2] à l'usage, ayant toujours prévalu pour ceux des rois[3]. Les étrangers sujets d'Espagne qui, dans leur pays, portent le titre de prince, l'ont apporté avec eux en Espagne[4] sans rang aucun pour les sujets ou non-sujets, s'ils ne sont grands[5], et sans donner aux Espagnols naturels la moindre envie de s'accoutumer pour eux-mêmes à ce titre, quelque droit qu'ils y pussent prétendre, suivant[6] d'autres manières qui ont prévalu chez leurs voisins à bien meilleur marché[7].

Successions aux grandesses.

La manière de succéder à la dignité de grand n'a rien de distinct de la manière de succéder aux biens, et, comme ils passent tous, sans distinction, en quenouilles et de femelles en femelles à l'infini, aussi font les grandesses avec la confusion de noms et d'armes qu'entraîne ce même usage, établi parmi les Espagnols, de joindre à son nom tous les autres noms de ceux des biens desquels on devient héritier, surtout avec les grandesses, qui se substituent ainsi à l'infini à la proximité du sang, sans distinction de mâle et de femelle, sinon du frère à la

à leur baptême et à leur proclamation. Charles-Quint reçut le titre du vivant de son père, en 1516.

1. L'abbé de Vayrac compte dix-neuf titulaires masculins ou féminins jusqu'à D. Carlos, fils de Philippe IV.

2. *Joint* est bien sans accord.

3. Il a déjà dit un mot des Infants (tome VIII, p. 183), mais pour renvoyer à plus tard. — Le premier fils du roi portant le titre de prince des Asturies, le second s'appelait *Infante*, tout court, et les autres faisaient suivre la qualité d'infant de leur nom de baptême. A défaut de fils, la première fille s'appelait *Infante*, au masculin, comme l'a dit Bossuet parlant de Marie-Thérèse, tandis qu'on nommait les autres *infantas*.

4. Ci-dessus, p. 132.

5. De princes grands d'Espagne Imhof ne cite (p. xx-xxi) que huit napolitains, un sicilien, un flamand : Ligne, et un romain : Odescalchi. Il faut y joindre les princes Doria, à Gênes, les princes de Chimay et de Robecque, en Flandre, les Borghèse, princes de Sulmona, à Rome.

6. *Suivant* est ajouté en interligne, après la virgule.

7. Allusion aux princes étrangers de France.

Majorasques. sœur, ou, en quelques maisons ou occasions peu communes, de l'oncle paternel à la nièce[1]. Ce sont, pour le dire en passant, ces substitutions de terres, érigées ou non en grandesses, qu'ils appellent *majorasques*[2], et qui ne peuvent jamais être vendues pour dettes ni pour aucun cas que ce soit, mais qui se saisissent par les créanciers pour les revenus seulement et jusqu'à une certaine concurrence, dont une partie plus ou moins légère, selon la dignité des terres et leur revenu, demeure au propriétaire pour aliment, avec les casuels. C'est ce qu'ils croient être le salut des maisons, et c'est par cette raison que presque toutes les terres sont substituées en Espagne. De là vient que, n'y ayant point de fin à ces substitutions, il y a si peu de terres dans le commerce, et que ce peu qui y pourroient être n'y sont plus en effet, parce qu'elles deviennent le seul gage des créanciers, et qu'elles ne se peuvent acheter en sûreté. J'eus la permission du Roi et du roi d'Espagne d'en acheter une en Espagne et d'y établir ma

1. « ... La grandesse est attachée à la terre et passe avec elle, au défaut d'héritiers mâles, ordinairement en quenouille et en d'autres familles. Cela fait qu'il y a peu de maisons qui n'aient été interrompues, et dont le nom et les terres, même les majorats, n'aient été portés par une fille unique ou aînée dans une autre famille. » (Imhof, *Discours préliminaire*, p. XVII.) Voyez ci-dessus, p. 90-91, les Castel-Rodrigo.

2. « MAJORASQUE, MAJORAT ou MAYORASQUE.... Les majorats ont commencé en Espagne ; aujourd'hui, il y en a en Italie et ailleurs ; nous en avons même dans la Franche-Comté, qui a été conservée dans tous ses privilèges, quand elle a passé au royaume de France. » (*Dictionnaire de Trévoux*, 1771.) Il y a une *Historia de los vinculos y mayorazgos*, par J. Sempere y Guarino, 1805. Le dictionnaire de l'Académie espagnole définit MAYORAZGO : *el conjunto de bienes vinculados;* et VINCULO : *la union y sujecion de los bienes al perpetuo dominio en alguna familia con prohibicion de enagenacion*, etc. La France ne connaissait les majorats que dans les provinces qui avaient été anciennement espagnoles, le Roussillon, la Flandre, l'Artois, la Franche-Comté. C'est seulement sous Napoléon Ier, lorsqu'il créa une nouvelle noblesse, que furent institués chez nous des majorats de propre mouvement, c'est-à-dire fondés par l'État, et des majorats sur demande. Cet état de choses ne dura que trente ans. Tous les majorats existants ont été supprimés le 17 janvier 1849.

grandesse[1]. Je me bornai même au plus petit fief relevant nûment du roi. Je me retranchai après à l'acheter cher sans aucun revenu. En deux années de recherche il me fut impossible d'en trouver, quoique plusieurs personnes de considération, et du Conseil même, s'y soient soigneusement employées[2]. Je ne dis pas que cela ne se puisse trouver ; mais je dis que cela est extrêmement difficile. Il ne faut pas oublier que les héritiers de ces substitutions héritent aussi de tous les domestiques, femmes et enfants, de ceux dont ils héritent qui se trouvent chez eux ou entretenus par eux : de manière que, par eux-mêmes[3] ou par ces successions, ils s'en trouvent infiniment chargés. Outre leur logement chez eux ou ailleurs, ils leur donnent à chacun une ration par jour suivant l'état et le degré de chaque domestique, et, à tout ce qui en peut loger chez eux, deux tasses de chocolat à chacun tous les jours. Du temps que j'étois en Espagne, le duc de Medina-Celi, qui, à force de substitutions accumulées dont il avoit hérité, étoit onze fois grand, et qui depuis a hérité encore de plu-

1. La grandesse du duc de Beauvillier avait été établie sur le comté de Buzançais, en Berry (tome VIII, p. 615), rapportant sept mille livres.

2. Voyez, dans le Supplément des *Mémoires*, tome XXI, p. 351-356, le texte des patentes de grandesse du 18 juin 1723 et les formules d'autorisation de majorasque. Il y est dit, en effet, que n'ayant pu acquérir terre ou lieu sur le domaine du roi d'Espagne, celui-ci lui a permis d'établir le siège de sa grandesse en France. C'est ce qui fut fait économiquement, de 1724 à 1728, sur l'ancien fief de Saint-Louis, à la Rochelle, jadis concédé par le roi Louis XIII à Claude de Saint-Simon, mais érigé en comté de Rasse pour cet effet spécial, en mai 1724. Les pièces relatives à cette opération, approuvée par Philippe V le 13 août 1733, se trouvent à la suite de celles de la grandesse, p. 377-379. Ce nom de Rasse ou Rache venait d'une seigneurie voisine de Douay, apportée en mariage par Jeanne de Haverskerque à Mathieu *le Borgne* de Rouvroy, et qui était restée dans la branche ducale jusqu'au bisaïeul de notre auteur (tome I, p. 423). Conformément à la volonté de Saint-Simon, la grandesse, indépendante du titre ducal, passa à sa petite-fille Mme de Valentinois, et, faute d'enfants de celle-ci, fut relevée par les Saint-Simon Monbléru (*ibidem*, p. 420-421).

3. *Mesme*, au singulier, dans le manuscrit.

sieurs autres grandesses[1], avoit sept cents de ces rations à payer par jour. C'est aussi ce qui les consume[2].

Étrange chaos de noms et d'armes en Espagne, et sa cause.

Mais, pour revenir à ces héritages, il arrive souvent que les héritiers par femmes des grandes maisons, et par plusieurs degrés femelles, laissent tout à fait leurs propres noms et armes, que, dans la suite, un cadet reprend quelquefois : tellement[3] que, dans la multitude des noms et des armes, qui souvent[4] ne se suivent pas, quelquefois même dans l'unicité[5], ce n'est pas une petite difficulté parmi les Espagnols, même entre eux, de démêler le vrai nom d'avec ceux qui ont été ajoutés, ou de savoir si tel nom qui se porte seul est le véritable[6]. Ainsi des armes. De celles-ci,

1. Comparez ci-après, p. 245. — Au temps où écrivait Imhof, ce même duc n'avait que sept grandesses : quatre duchés, deux marquisats et un comté, dont Saint-Simon donnera plus tard les noms (tome XVIII, p. 112) d'après le passage même du *Discours préliminaire*, p. XVIII. Dans notre tome VIII, p. 192 (comparez p. 538), il a déjà dit que « le duc..., qui lors étoit sept fois grand d'Espagne, et dont les grandesses se sont depuis plus que doublées..., n'en a pas plus de rang, ni de préférence parmi les autres grands. »

2. Mme d'Aulnoy raconte, dans son *Voyage* (tome I, p. 263-265), qu'il est commun de voir des maisons chargées de cent rations et plus, que la duchesse d'Osuna a cinq cents femmes ou filles attachées à son service, et que le roi lui-même doit fournir plus de dix mille rations par jour. Les *Mémoires de Luynes*, tome I, p. 151, attribuent six mille domestiques au duc de Medina-Celi, et disent que ses domaines réunis dépassent l'étendue du Piémont. Voyez Additions et corrections.

3. Le premier *t* de *tellement* corrige un *d*. — 4. *Souvent* est en interligne.

5. Littré cite un emploi de ce substantif en physiologie, et un exemple de Duclos, à côté d'un autre de notre auteur; mais Duclos peut avoir emprunté le mot à Saint-Simon.

6. Imhof dit (p. XVII-XVIII) : « Les majorats (*mayorazgos*) sont établis depuis longtemps, en Espagne, parmi la noblesse, et sont des préciputs d'héritage réservés aux aînés; ils contribuent beaucoup, comme l'a dit un auteur françois (le P. Ménestrier, *Preuves de noblesse de toute l'Europe*, p. 461), à conserver les biens des maisons, mais ont aussi extrêmement servi à les confondre, parce que ces majorats obligent de prendre le nom et les armes des maisons qui les ont institués. C'est pour cela qu'il arrive aussi que les grandesses se multiplient en une même maison, comme, par exemple, le duc de Medina-Celi d'aujourd'hui est sept fois grand d'Espagne.... »

je n'en ai pu avoir le temps que fort en gros. Pour les noms, c'est ce qui m'a donné le plus de peine à bien éclaircir sur les lieux[1] avec ceux qui passoient pour être les plus instruits sur ces matières et sur celles de la grandesse[2], d'aucun desquels je n'ai été plus satisfait, ni plus pleinement, que du profond savoir du duc de Veragua[3], fils de celui dont j'ai fait mention en parlant du testament de Charles II, qui m'a fait la grâce de vouloir bien m'en instruire avec une bonté, une simplicité, une patience et une exactitude peu communes[4]. Je dois encore à la vérité cette justice aux *Recherches historiques et généalogiques*, d'Imhof[5], *des grands d'Espagne*[6], que j'y portai exprès, qu'elles y sont estimées des connoisseurs[7], et qu'elles m'ont

1. Il donnera plus tard (tome XVIII, p. 105-107) une liste des noms de famille en regard des titres de grandesse.

2. Que dira donc le commentateur des *Mémoires*, puisqu'il ne saurait faire une étude approfondie d'un sujet qui n'est, en réalité, que secondaire? Lui aussi n'a que trop d'occasions de constater, même entre les meilleurs auteurs espagnols, de fréquents désaccords et dans la chronologie, et dans la filiation des familles ou les translations de titres, et dans la manière d'orthographier les noms ou de les enchaîner les uns à la suite des autres.

3. Pierre-Nuño III, d'abord marquis de la Jamaïque, puis duc de Veragua, venu à Versailles en 1701 : tome VIII, p. 121-122.

4. Ce duc revint à la cour de France en 1723 : *Gazette*, p. 156.

5. Jacques-Guillaume de Imhof, généalogiste allemand, né à Nürenberg le 8 mars 1651, mort le 20 décembre 1728, ne doit pas être confondu avec le baron d'Imhoff, conseiller du duc de Wolfenbüttel qu'on avait vu en mission à la cour de France, d'abord en 1682, puis de 1700 à 1702. Le généalogiste, pour se consacrer entièrement à ses travaux, ne voulut jamais tenir que des fonctions modestes dans sa ville natale, et nous avons vu (tome VI, p. 576) qu'il y occupait, en 1703, le poste d'intendant des finances, titre qui figure autour du portrait placé en tête de ses ouvrages. Saint-Simon a écrit : *Imhoff*.

6. Un volume in-douze, de XXII-320 pages et 4 feuillets non chiffrés, avec planches et armoiries coloriées; imprimé à Amsterdam en 1707.

7. Elles méritent cet éloge, quoique fort incomplètes et imparfaites. Ailleurs (*Mémoires*, tome XVI, p. 320), et aussi dans les *Écrits inédits*, à propos des la Cerda (tome VI, p. 201), Saint-Simon répète le même éloge quant aux généalogies espagnoles, italiennes ou allemandes,

infiniment aplani[1] de difficultés, soit en m'apprenant un grand nombre de choses que j'ai trouvées vraies par l'information la plus scrupuleuse et la plus multipliée que j'en ai pu prendre, soit par m'avoir donné lieu à des questions nombreuses qui m'ont beaucoup instruit dans le peu que je le suis, soit encore en m'apprenant à me défier des meilleurs livres par trouver des fautes en celui-ci, en recherchant exactement en mes conversations la vérité ou la fausseté, et le mélange de toutes les deux, de plusieurs choses qu'il avance, mais non bien importantes[2]. Avec un plus long séjour, moins de fonctions et d'occupations, et *le Tison d'Espagne* à discuter comme j'ai fait les *Recherches* d'Imhof, j'aurois pu rapporter de bonnes choses; mais ce livre, jamais je ne l'ai pu recouvrer[3]. Ils

mais fait ses réserves sur les françaises : ce qui tenait probablement à ce que Imhof, dans ses *Excellentium familiarum in Gallia genealogiæ*, avait eu l'imprudence d'accepter la parenté des faux Rouvroy avec les ducs de Saint-Simon (voyez ce que notre auteur en dit dans la notice SAINT-SIMON, au tome XXI et supplémentaire des *Mémoires*, p. 96), et que, tout en admettant que la maison remontât « par femme » jusqu'à un bâtard de Pépin, roi d'Italie, il n'avait voulu ni dépasser Mathieu *le Borgne* dans la ligne masculine des Rouvroy, ni admettre le quartier aux armes de Vermandois. C'est ce que j'ai expliqué dans l'appendice I du tome I, p. 400.

1. Après *applani*, il avait écrit d'abord : *infinimt*, puis l'y a biffé, pour le reporter avant le verbe, en interligne.

2. Imhof n'avait pas consacré que ce petit volume à l'Espagne; on a de lui trois volumes in-folio de tableaux et notes généalogiques intitulés : *Historia Italiæ et Hispaniæ genealogica*, 1701; *Corpus historiæ genealogicæ Italiæ et Hispaniæ*, 1702, et enfin, *Genealogiæ XX illustrium in Hispania familiarum*, 1712, sans compter le *Stemma regium Lusitanicum*, 1708. Saint-Simon avait dans sa bibliothèque, tout au moins, le premier de ces ouvrages (le second y est généralement annexé) et le dernier, avec des livres analogues sur l'Angleterre, l'Italie, l'Allemagne et la France, auxquels il fera plus tard allusion. Mais, les *Recherches sur les grands* étant le seul ouvrage publié en français, et les autres présentant des difficultés de lecture et d'interprétation pour un latiniste peu exercé, on comprend que Saint-Simon ne se soit pas servi de ceux-là, quoique les ayant sous la main.

3. Les Archives nationales possèdent (K 1332, nos 48 et 65) deux

l'ont bien quelques-uns en Espagne, et sourient[1] quand on leur en parle, sans s'en expliquer jamais. Ils l'ont fait supprimer tant qu'ils ont pu partout à force de soins, d'autorité où elle a eu lieu, et même d'argent, parce qu'il prétend prouver que presque toutes les maisons considérables et les plus distinguées d'Espagne sont bâtardes, et souvent plus d'une fois, en quoi presque tous les grands et les plus hauts seigneurs d'Espagne sont enveloppés[2].

copies de cet ouvrage : *el Tizon de España de la nobleza española, o maculos y sambenitos de sus liñajes*, ou *Flambeau de l'Espagne pour découvrir les taches de sa noblesse;* dédié au roi, en 1608, par le cardinal Fr. de Mendoza y Bobadilla, archevêque de Burgos. La seconde copie est accompagnée d'une traduction et préparée pour l'impression, avec un avant-propos où le traducteur français nous apprend que le cardinal fit ce pamphlet pour se venger des membres du conseil des ordres qui avaient refusé d'admettre le comte de Chinchon, son neveu. Quoique son travail fût réservé exclusivement à Philippe III, il en transpira quelque chose, et les intéressés firent exiler le cardinal. C'est au siècle suivant qu'on trouva le manuscrit dans l'incendie arrivé au palais de Madrid le 25 décembre 1734, et qu'il tomba, avec une vingtaine d'autres, entre les mains du traducteur. La bibliothèque de l'Arsenal, à Paris, possède aussi une traduction du *Tizon* dans un manuscrit venant de M. de Paulmy (actuellement n° 4963), où le pamphlet espagnol se trouve à côté de trois productions françaises du même ordre, mais qui ne sont pas non plus sans valeur : le mémoire sur l'*Origine des anciennes familles de Paris*, les mémoires de d'Hozier sur les *Origines de Messieurs du Parlement* et de *Nosseigneurs les ducs et pairs de France* (1706), et les *Mémoires et essais pour servir à l'histoire du publicanisme moderne* (1720-1750). Une copie espagnole est aux Affaires étrangères, dans le volume coté *Espagne* (mémoires et documents) 12. Du reste, *el Tizon* a été imprimé à Barcelone en 1880, dans une *Biblioteca selecta de obras raras*.

1. *Sousrient*, dans le manuscrit. C'est l'orthographe que l'Académie suivait encore en 1718.

2. Selon Mendoza, tous les Toledo et Fernandez (Portocarrero, del Fresno) descendaient d'un Maure converti sous le règne d'Alphonse VI; les Pacheco, d'un juif converti du nom de Ruiz Capon : ce qui contaminait directement les Osuna, Escalona, Alcala, etc., puis, par alliance, les Pimentel de Benavente, Padilla, Aguilar, Cordova, Alburquerque, et, pour ainsi dire, toutes les bonnes familles fières de leur pureté. De même pour la descendance des bâtards du roi de Castille D. Pedro, ou de

Quoique leur bâtardise cachée, s'ils en ont, m'ait échappé, et ce *s'ils en ont*[1] n'est pas douteux en général, il faut néanmoins dire un mot de leurs sentiments et de leurs usages pour la grandesse et pour les successions par rapport aux bâtards.

Bâtards. Leurs avantages et leurs différences en Espagne. [*Add. St-S. 397*]

Convenons de bonne foi qu'à cet égard l'Espagne se sent encore d'avoir été pendant plusieurs siècles sous la domination des Maures, et du commerce de mélange qu'elle eut depuis avec eux presque jusqu'au règne des Rois Catholiques; car il est très vrai qu'elle ne sent pas assez toute la différence d'une naissance légitime d'avec une naturelle provenue de deux personnes libres[2]. Ces sortes de bâtards héritent sans[3] difficulté presque comme les légitimes, et sont[4] grands par succession, s'il ne survient un légitime par le mariage du père. En ce cas, le bâtard a sa part de droit, qui peut même être grossie jusqu'à un certain point par la volonté du père. De ceux-là sont sorties des maisons puissantes et très difficiles à démêler d'avec les légitimes. Ils deviennent grands, non seulement par successions directes, à faute de légitimes, mais encore par succession féminine et collatérale; et si cette sorte de bâtard est fils d'un fort grand seigneur et aimé de lui, il trouve à se marier, très souvent, aussi bien que s'il étoit légitime. Lui passé, il n'y a plus de différence[5].

Les bâtards d'une fille et d'un homme marié ont aussi

ceux du roi Jean Ier de Portugal et de sa concubine la savetière Inès, etc., etc.

1. *S'ils en ont* est souligné dans le manuscrit.

2. Comparez une digression de la notice Vendôme, dans les *Écrits inédits*, tome V, p. 480-482, qui est comme la première rédaction du passage qu'on va lire, et le début de l'Addition sur les honneurs accordés au duc de Vendôme en 1712, que nous plaçons ici, n° 397. Tout cela se retrouvera, à sa date, dans les *Mémoires*, tome IX de 1873, p. 290.

3. Les deux premières lettres de *sans* corrigent *co[mme]*.

4. *Sont* est récrit en interligne, au-dessus d'un premier *son[t]*, biffé.

5. Mme d'Aulnoy parle (tome I, p. 446-449) de cette tolérance et de la multiplicité des enfants illégitimes. Philippe IV fonda pour les bâtards un asile d'où l'on pouvait les retirer pour leur faire une situation.

leur part, mais très légère. S'il y a un légitime, ils sont tout à fait sous sa main, le père alors ayant les siennes bien plus liées à l'égard du bâtard. Ceux-ci n'ont pás la même part aux successions femelles et collatérales que ceux de deux libres, lesquels, à faute de frères et[1] de sœurs légitimes, les recueillent entièrement. Néanmoins, cette espèce adultérine ne laisse pas de trouver des partis avantageux, s'ils sont sans frères et sans sœurs légitimes, ou s'ils sont fils de fort grands seigneurs qui les aiment. Leur postérité perd avec le temps la flétrissure[2] de son origine, et supplée quelquefois en tout à la légitime, quoique bien plus rarement que l'autre espèce de simples bâtards. On en a vu de toutes les deux, ayant des frères légitimes, être faits grands par le crédit de leurs pères, et fonder alors de plain-pied des maisons presque pareilles à celles dont ils sortoient par bâtardise, et, dans la suite, leur postérité et la légitime tout à fait confondues. Il y a encore des exemples récents de ces sortes de grands[3]. Tel est aujourd'hui un bâtard du duc d'Abrantès, frère du duc de Linarès mort sans enfants vice-roi du Mexique sous le commencement du règne de Philippe V, et frère de l'évêque de Cuenca devenu duc d'Abrantès[4] par la mort de ce frère et de son père, duquel j'ai parlé à propos du plaisant adieu qu'il fit à l'ambassadeur de l'Empereur le jour de l'ouverture du testament de Charles II[5]. Cet évêque, qu'on n'appelle jamais que le duc d'Abrantès, a trouvé le crédit, à mon départ d'Espagne, c'est-à-dire fort peu après, de faire

1. *Et* surcharge *ou*. — 2. Il écrit : *flestrisseure*.

3. C'est ainsi que le célèbre ministre de Philippe IV, Olivarès, ayant perdu sa fille unique, transporta le duché de San-Lucar à un sien bâtard déjà légitimé, le même jour que D. Juan d'Autriche ; et titré marquis de Mairena, pour qu'il pût épouser la fille du connétable de Castille ; mais le seul enfant issu de cette alliance mourut à dix-huit mois, et le duché fut adjugé en 1695 au marquis de Leganès, issu d'une tante du Comte-Duc.

4. La préposition *de*, écrite à la fin d'une ligne, n'a pas été élidée.

5. Tome VII, p. 291-292.

faire grand ce frère bâtard, pour soutenir sa maison éteinte, que j'ai expliquée plus haut, et on le nomme le duc de Linarès [1].

Ce sont ces usages plus qu'abusifs qui ont donné cette distinction aux grands mariés, comme aux [2] non mariés, que leurs bâtards, et comme tels, sont admis dans l'ordre de Malte [3] comme chevaliers de justice [4], sans différence des légitimes. Il faut, sur cela, remarquer qu'après la perte de Rhodes [5], cet ordre, devenu errant et prêt à se dissiper, fut protégé et recueilli par Charles V, qui lui donna l'île de Malte en toute souveraineté [6], fors [7] l'hommage annuel de

1. Cela a été dit dans le volume précédent, p. 138-139, et se retrouve aussi dans la notice VENDÔME, ou plutôt dans la digression placée à la suite de cette notice.

2. *Co^e aux* est écrit en interligne, sur *et*, biffé.

3. Les hospitaliers de Saint-Jean-de-Jérusalem. Saint-Simon avait deux éditions de l'histoire de cet ordre par l'abbé de Vertot et le recueil des privilèges.

4. « Les chevaliers nobles sont appelés *chevaliers de justice*, et il n'y a qu'eux qui puissent être baillis, grands prieurs et grands maîtres. Les chevaliers de Malte sont ceux qui, n'étant pas nobles, ont obtenu, par quelque service important, quelque belle action, d'être mis au rang des nobles. » (*Dictionnaire de Trévoux.*) Les preuves fournies par le présenté au grand prieuré de son pays d'origine devaient justifier de sa naissance légitime en même temps que de la noblesse de ses père, mère, aïeuls et bisaïeuls, en remontant au moins à cent ans. Il fallait, en outre, qu'elles fussent admises à Malte même, dans une assemblée générale de la langue du grand prieuré. On accordait souvent des dispenses pour quelques quartiers de noblesse, et le Pape pouvait aussi en donner pour l'illégitimité : ci-après, p. 280, note 5.

5. Fondé à Jérusalem dans le cours du onzième siècle, et devenu militaire, d'hospitalier qu'il était dans le principe, l'ordre fut forcé de quitter la terre sainte à la fin du siècle suivant et de chercher un asile dans le royaume de Chypre, jusqu'en 1309, époque où les chevaliers, sous la conduite du grand maître français Villaret, enlevèrent l'île de Rhodes aux Grecs ou Sarrasins qui l'occupaient. Ils s'y maintinrent jusqu'au jour de Noël de l'année 1522, et alors les Turcs en reprirent définitivement possession.

6. En 1530.

7. « *Fors*, excepté, hormis, réservé. Il est vieux. » (*Dictionnaire de l'Académie*, 1718.)

quelques oiseaux pour la chasse[1], et qu'encore aujourd'hui l'ambassadeur de Malte ne se couvre point en aucun cas devant le roi d'Espagne, bien qu'il le reçoive en audience publique où les grands assistent couverts[2], et où je me suis trouvé comme grand avec eux, quoique cet ambassadeur jouisse à Madrid, et par toute l'Espagne, de toutes les autres prérogatives du caractère d'ambassadeur, excepté aux chapelles, où il n'a ni place ni fonction[3]. Or, cette obligation envers la couronne d'Espagne, jointe aux usages particuliers à ce seul pays sur les bâtards, peut avoir eu grand part à l'admission de ceux des grands dans l'ordre de Malte. Je dis *ce seul pays*, les comtes de Guldenlew[4] ne pouvant faire exemple dans ce recoin du Nord demi-païen encore dans sa domination, puisque ces bâtards des rois de Danemark n'en font pas même pour la Suède, ni pour tout le reste du Nord, qui n'abhorre pas moins la bâtardise qu'on la déteste et qu'on l'anéantit dans toute l'Allemagne[5].

1. « Tous les ans, le grand maître de Malte envoie douze oiseaux (de fauconnerie) au roi de France par un chevalier de Malte qui est françois, et ce chevalier, outre les frais de son voyage jusqu'à la cour de France, que le grand maître lui fait payer, a encore mille écus de présent de la part du Roi. Le grand maître envoie aussi, tous les ans, sept oiseaux au roi d'Espagne, au lieu d'un éprevier que l'ordre de Malte doit à S. M. C. en reconnoissance de l'île de Malte, autrefois dépendante du royaume de Naples, et que Charles-Quint donna aux chevaliers, que le Turc avoit chassés de l'île de Rhodes. » (*État de la France*, année 1698, tome I, p. 602; comparez la *Gazette* de 1714, p. 151, de 1719, p. 588, et de 1725, p. 160.) Le roi de Portugal recevait aussi un envoi semblable : *Gazette* de 1725, p. 198, et de 1728, p. 210.

2. Ci-après, p. 204. — 3. Voyez le détail au tome XVIII, p. 185-186.

4. Ci-après, p. 415. Nous savons déjà (tome IV, p. 197 et 534) que ce titre était affecté aux bâtards des rois de Danemark. Celui qui avait servi en France de 1691 à 1694, et que le prince de Conti rencontra à Copenhague en 1697, eut pour petit-fils le comte de Lowendahl que Louis XV créa maréchal de France au lendemain de la prise de Berg-op-Zoom (1747). Un autre Guldenlew, fils de Christian V, donna naissance au rameau des comtes de Danneskiold-Samsoe.

5. Dès 1712, il écrivait, dans ses *Projets de rétablissement du*

Pour les doubles adultérins, ils demeurent dans toute l'Espagne dans une entière obscurité, faute de pouvoir nommer la mère, et d'avoir trouvé un jurisconsulte comme Harlay, lors procureur général du parlement de Paris, qui ait appris à faire reconnoître des enfants sans mère[1]. Quelques soient ces restes de mœurs maurisques qui infectent encore l'Espagne, elles n'y vont pas jusqu'à connoître ceux-ci, pour lesquels toute l'horreur, et le néant dû à la naissance illégitime, s'est rassemblée[2] sur les doubles adultérins, dont la monstrueuse espèce ne peut être censée dans aucune sorte d'existence[3].

Les exemples des D. Juans[4], bâtards de filles et de leurs

royaume de France : « Combien est droite la raison qui, sans chercher la sagesse dans les hasards, se fixe irréfragablement aux lois divines et humaines, et abhorre comme un reste de judaïsme et de mahométisme le pernicieux exemple d'Espagne, où les cadets légitimes n'ont plus de rang passé le degré que nous appellerions petit-fils de France, parce que la couronne est transmissible aux femelles, et où cependant la coutume des Maures a conservé des rangs très distingués aux bâtards des rois, qui y ont toujours causé des désordres. J'en dis autant de la barbarie restée en Danemark sur les comtes de Guldenlew comme s'il étoit de l'essence de la royauté d'avoir des bâtards, d'une royauté, dis-je, héréditaire seulement depuis l'année 1660, tandis que la Suède est demeurée pure de cette souillure comme tous les autres États chrétiens. » (*Écrits inédits*, tome III, p. 214.) Il est revenu sur cette même idée, comme on va le voir, dans le *Parallèle*, en 1746, et on la retrouve aussi dans la notice VENDÔME (*Écrits inédits*, tome V, p. 480-481).

1. Voyez notre tome II, p. 55-56. — 2. Ainsi, au féminin singulier.

3. Dans le *Parallèle*, il dit, à propos des enfants des deux maîtresses de Louis XIV (*Écrits inédits*, tome I, p. 99) : « Malheureusement, ces légitimations d'enfants de mère libre étoient ordinaires ; mais celle des doubles adultérins étoit encore tellement inconnue, qu'elle l'est encore aujourd'hui dans toute l'Europe, même en Espagne, où un reste de mœurs mauresques a rendu les lois si indulgentes aux bâtards, et si fort au delà de celles de tous les pays chrétiens. Ce qui n'étoit donc pas dans l'être fut produit par la corruption du cœur et l'adresse de l'esprit d'Harlay, etc. »

4. Nous avons rencontré tout à l'heure le nom du second de ces bâtards, le fils de Philippe IV. Le premier, fils de l'empereur Charles-Quint et d'une jeune fille de Ratisbonne nommée Blomberg, né en 1547 et élevé dans l'ignorance de son origine jusqu'en 1563, fut alors amené à

rois, confirment ce que je viens d'expliquer, et qui s'entendra[1] et s'expliquera mieux encore par là, en se souvenant que ceux des particuliers ont les mêmes droits, proportion gardée, qui est ce qui élève tant ceux des grands, et qui met ceux des rois comme au niveau des princes légitimes[2].

Première* récapitulation sur la grandesse.

Ramassons en deux mots[3] ce qui vient d'être expliqué de l'essence de la dignité de grand d'Espagne.

Nulle mention d'elle avant Charles V.

Ricos-hombres, ou puissants hommes, qui étoient grands et immédiats feudataires des divers royaumes des Espagnes avec droit de bannière et de chaudière[4], y étoit[5] la seule dignité connue jusqu'à nous, parloient couverts à leurs rois, et se mêloient des grandes affaires ; si à titre de droit ou[6] de puissance, d'usage ou de concession, si de succession ou de besoin que les rois avoient d'eux, obscurité entière. Pareille obscurité sur leurs autres prérogatives et fonctions.

Se multiplièrent : cadets, même collatéraux par femmes, et de femmes en femmes, par mérite, après service ou besoin, enfin par grandes charges, sans posséder ces grands

la cour par son frère Philippe II et chargé d'un commandement contre les Maures, puis mis à la tête de l'armée navale des princes chrétiens qui écrasa la flotte turque à Lépante, le 7 octobre 1571. Après d'autres succès en Afrique, il fut nommé gouverneur des Pays-Bas et remporta une grande victoire sur les confédérés de Gand, unis aux Impériaux, mais mourut subitement, peut-être de poison, le 1er octobre 1578.

1. Ces quatre mots, biffés une première fois, ont été récrits en interligne, ainsi qu'*et s'expliquera*.

2. Sous Philippe V même, les grands eurent ordre d'assister aux obsèques solennelles de la religieuse bâtarde du Cardinal-Infant cité ci-après, p. 228. Voyez la *Gazette* de 1715, p. 459-460.

3. Des exemples analogues sont donnés par Littré au mot RAMASSER 4°.

4. Ci-dessus, p. 114 et 148.

5. Ce singulier est bien au manuscrit, malgré les pluriels qui suivent, comme s'accordant avec l'idée sous-entendue de rico-hombrie, plutôt qu'avec le pluriel *ricos-hombres*.

6. *Ou* surcharge *et*.

* *Pre* a été ajouté après coup, sans doute lorsque la manchette suivante : « Autre récapitulation », a été écrite en marge.

fiefs immédiats, devenus *ricos-hombres*, prirent bannières et chaudières, d'où si fréquentes aux armoiries.

Tels étoient-ils devenus sous les Rois Catholiques.

Leur complaisance pour Philippe le Beau en haine de Ferdinand, coup mortel à leur dignité.

Puissance de Charles V. Son adresse à son couronnement impérial les anéantit, et, comme par insensible transpiration[1], leur substitua sans concession, sans cérémonie, la nouvelle dignité de grand d'Espagne, d'abord d'entre les *ricos-hombres*, puis d'autres ; leur conserva le droit de lui parler couverts, et leur en procura de grands en Allemagne et en Italie, par politique, et qui subsistent encore par l'appui de cette même puissance de la maison d'Autriche et de cette même politique.

Cérémonie de la couverture et distinction de deux classes de Philippe II.

Concessions et patentes de Philippe III, auteur vraisemblable de la troisième classe : d'où mystère des classes, aisé, parmi les grands, et leur aversion d'aucun rang d'ancienneté entre eux.

Prétention des rois, née des patentes, de la nécessité de leur consentement pour succéder à la grandesse, même en directe[2], établie par l'usage, et la manière de donner part au Roi et d'en recevoir la réponse, dont la première classe est seule exempte.

De là encore prétention des rois d'en suspendre le rang passée[3] en usage, dont divers exemples, tant en refusant d'admettre à la couverture, qu'en autres cas.

1. Mme de Sévigné écrivait à Bussy (*Lettres*, tome VII, p. 165-166) : « Cette querelle se doit passer en riant, ou par insensible transpiration. » Selon Littré, on désignait ainsi, mais inexactement, « la portion de sueur qui s'évapore à mesure qu'elle est versée à la surface de l'épiderme, sans pouvoir être recueillie. » Nous retrouvons la même locution dans les *Écrits inédits*, tome III, p. 39. C'est l'équivalent de celles que nous avons eues plus haut : *transition insensible*, *insensible manière* et *passage comme insensible*.

2. En ligne directe. — 3. Le féminin a été ajouté après coup.

Certificat de couverture, sans lequel nul rang, même l'ayant faite, si le certificat est perdu, et alors la réitérer, dont exemples; grands[1] étrangers habitant hors l'Espagne exceptés, si ce n'est qu'ils y aillent, même en passant; alors, soumis.

Prétention des rois, née des précédentes, de pouvoir priver de la grandesse sans crime d'État, ni autre grave, dont exemple en Vasconcellos[2], et de[3] sa postérité jusqu'à aujourd'hui.

Des patentes et de l'établissement successif de ces prétentions sont nés les tributs à raison de la dignité. Ils sont trois :

Médiannate, qui au moins va à plus de quarante mille livres pour le roi seul, sans les autres sortes de salaires et d'autres droits; se paye au roi à chaque érection de grandesse; se remet quelquefois, et alors la remise s'exprime dans les patentes mêmes; se demande quelquefois, et est refusée, dont exemples;

Annate, qui est un droit annuel plus ou moins fort, mais moindre[4] que la médiannate; il ne se paye point par l'impétrant, et ne se remet jamais aux successeurs[5];

Mutation, autre droit moins fort que le premier, plus fort que le dernier, qui se paye par tout successeur à son avènement à la grandesse, et ne se remet jamais; droits contraints par saisie et par suspension de rang, quand il plaît au roi, jusqu'à parfait payement, dont plusieurs exemples.

Fief le plus petit en tout genre, mais relevant immédiatement du roi, suffit pour établir une grandesse. Elle s'établit quelquefois sur le nom, sans fief, dont exemples existants, à l'imitation des *ricos-hombres*[6] cadets

1. Ce *grands* surcharge un second *dont*.
2. L'erreur se poursuit : ci-dessus, p. 142-143.
3. La première lettre de *de* surcharge une *s*.
4. La quatrième lettre de *moindre* surcharge un *d*.
5. Voyez l'observation p. 146, note 4. — 6. Ici, *rico-humbres*.

sans grands fiefs dans leur décadence. En ces cas, abonnements pour fixer la quotité des tributs susdits.

Indifférence[1] entière, parmi les grands, des titres de duc, marquis et comte, venue de ce que ces titres s'établirent en Espagne vers la fin des *ricos-hombres*, dont la dignité, étant unique, ne reçut rien de ces titres que la simple dénomination. La grandesse ayant été substituée à la rico-hombrerie pour unique dignité d'Espagne, les titres de duc, marquis et comte y sont restés de même condition qu'auparavant, encore que, dans le fait, il ne reste plus aucun duc espagnol qui, par succession de temps, ne soit devenu grand, espagnol s'entend, et dont le duché soit en Espagne[2]. De pareille condition de ces trois titres est celui de prince, qui ne donne et n'ajoute quoi que ce soit par[3] lui-même en Espagne, et que nul Espagnol naturel n'a encore porté.

Rien de distinct, en la succession aux grandesses, de la manière de succéder à tous les autres[4] biens. Les femelles en sont capables en tout temps en Espagne, et sont préférées aux mâles par la proximité du sang, et ainsi de femelles en femelles; appelées de même aux substitutions des terres ou majorasques, qui sont très fréquentes, et toujours à l'infini : d'où naît la difficulté du commerce des terres de toute espèce, qui se trouvent presque toutes substituées, et les autres soumises aux créances. De là encore cette obscurité presque impénétrable des vrais noms et des vraies armoiries, qui tombent aux appelés avec les biens.

Étrange coutume en faveur

Ce qui ajoute encore avec indécence à cette obscurité est l'ancienne coutume de donner aux Maures, et mainte-

1. *Indifférerence*, par mégarde, dans le manuscrit.

2. Plus tard, il dira (tome XVIII, p. 96) : « Ce n'est que depuis très peu d'années que tous les duchés sont peu à peu devenus grandesses, avant quoi ils ne donnoient qu'une dénomination distinguée, mais sans rang et sans honneurs. »

3. *Par* surcharge *en*.

4. *Autres* surcharge un premier *aut[res]*.

nant encore aux juifs qui se convertissent et que les grands seigneurs tiennent au baptême, non seulement leur nom de baptême, mais celui de leur maison, avec leurs armes, qui passent pour toujours dans ces familles infimes, et qui, avec le temps, les confondent avec les véritables, et les leur substituent encore plus aisément lorsqu'elles viennent à s'éteindre[1].

des juifs et des Maures baptisés.

Bâtards en Espagne ont des avantages inconnus chez toutes les autres nations chrétiennes, venus du mélange avec les Maures qui y a si longtemps duré.

Peu de différence des bâtards de deux libres d'avec les légitimes. Un peu plus de ceux d'une fille et d'un homme marié. Ils héritent, et sont capables de recueillir les substitutions. De là plusieurs maisons de cette origine, et quelquefois redoublée, qui n'en sont guères moins considérables; d'autres, en nombre, dont ce défaut est obscur. Pour ceux d'une femme mariée, ou les doubles adultérins, leur proscription et l'infamie de leur origine est telle en Espagne qu'elle devroit être partout, c'est-à-dire sans espérance et sans exemple d'exception. Ils y sont sans nom, sans biens, sans existence.

Du fonds de la dignité même de grand d'Espagne, que je viens d'essayer d'expliquer, il en faut venir aux usages, et commencer par ceux qui nous sont connus et qu'ils n'ont pas.

Nulle marque de dignité aux armes, aux carrosses, aux maisons, que le dais*.

Les grands ni leurs femmes n'ont aucune marque de dignité sur leurs carrosses ni à leurs armes; ce n'est point l'usage en Espagne pour aucune charge ni dignité que ce soit. Si quelques-uns d'eux conservent ces anciennes distinctions des bannières et des chaudières des *ricos-hombres*[2], elles sont communes à tous ceux de leur maison qui ne sont point grands, et se mettent dans l'écu en bordure

1. On a vu que le pamphlet *el Tizon* ne roulait que sur les descendances de juifs ou de Maures convertis.

2. Ci-dessus, p. 148.

* Il écrit : *daiz*.

ou en écartelure. Il n'y a pas jusqu'aux petits hommes armés et à cheval du connétable de Castille, et aux ancres de l'Amirante, qui ne soient en bordure[1]. Il est pourtant vrai que quelques-uns, en petit nombre, portent les bannières en dehors de l'écu, et quelquefois même l'en environnent[2]; mais cela ne tient point lieu de marque de dignité en Espagne. Pour la Toison d'or, ceux qui l'ont en portent le collier autour de leurs armes, et pareillement celui du Saint-Esprit, ceux à qui on l'a donné. Depuis que les ducs de France et les grands d'Espagne fraternisent en rang et en honneurs, il y a plusieurs de ceux-ci qui, en Espagne, et sans en être jamais sortis, ont pris le manteau ducal[3]. Peu de grands espagnols naturels l'ont encore fait. La reine même n'a point de housse[4].

Les balustres[5] et les autres distinctions extérieures y sont

1. Les ducs de Medina-de-Rioseco, amirantes de Castille, portaient un écusson écartelé : aux 1 et 4, parti en chef de deux tours de Castille, mantelé et arrondi en pointe d'un lion de Léon, ce qui est les armes d'Henriquez; aux 2 et 3, parti au premier d'une chèvre rampante à la bordure de sept créneaux, qui est Cabrera, et au second d'Aragon flanqué d'Anjou-Sicile. Cet écusson avait une bordure écartelée : aux 1 et 4, d'argent à quatre ancres d'azur à la trabe d'or, pour la dignité d'amirante; aux 2 et 3, d'or à quatre lanciers courants de gueules. Quant au Connétable, l'abbé de Vayrac dit de lui (*État présent*, tome II, p. 134) : « Ce n'est plus qu'un noble fantôme qui se réduit uniquement à porter les marques de son antique juridiction, c'est-à-dire d'arborer autour de ses armes l'étendard et l'épée, et de porter la couronne ducale surmontée d'un casque droit et doré. »

2. Ci-dessus, p. 114 et 117. Les Toledo portaient ainsi neuf bannières sur la bordure de leur écusson.

3. Sur ce manteau en France, voyez une note de notre tome III, p. 210.

4. Sur la housse, voyez notre tome VI, p. 320. C'était la couverture de velours ou d'autre étoffe dont les reines, princesses et duchesses avaient le droit d'orner l'impériale de leur carrosse. Saint-Simon eût voulu que cette distinction fût obligatoire, même en voyage, mais avec des différences suivant les rangs.

5. Tome V, p. 67. « Gens de dais et de balustre, » dit Loret (*Muse historique*, tome IV, p. 17 et 178); et Corneille (*Œuvres*, tomes IX, p. 64, note 2, et X, p. 187) :

Ma veine qui charmoit alors tant de balustres.

incônnues, même chez le roi et la reine, excepté le dais[1]; mais ce dais descend chez tous les *titulados*[2], dont il y en a quelquefois de fort étranges : j'expliquerai ce que c'est en son temps[3]. Toute la différence est que les dais de ceux-ci ne sont que de damas tout simple, avec un portrait du roi dessus, et que ceux des grands sont de velours et riches, sans portrait, avec quelquefois leurs armes brodées dans la queue. Ainsi les dais des uns paroissent être pour le portrait, et celui des autres pour leur dignité et pour eux-mêmes[4]. A l'égard des balustres, peut-être que l'usage de coucher en des lieux retirés qu'on ne voit point, et de n'avoir point de ces lits qui ne sont que pour la parade, en a banni la distinction[5].

Honneurs dits en France *du Louvre.*

La manière de bâtir en Espagne fait que ce que nous appelons en France *les honneurs du Louvre*[6] n'y peut exis-

1. Espagnol : *docel.* En France, « il n'y a des dais que chez les rois, chez les princes, les ducs et les ambassadeurs. C'est une espèce de Poële fait en forme de ciel de lit, avec un dossier pendant. Le dais se met auprès de la cheminée, dans la chambre de parade. » (*Dictionnaire de Trévoux.*) Voyez Havard, *Dictionnaire de l'ameublement*, tome II, col. 2-12. — Housse et dais étaient effectivement réservés aux gens titrés, c'est-à-dire princes ou ducs, et, lorsque la noblesse se mit en campagne en 1717, les dames non titrées n'osèrent même pas tenter une si grave usurpation (*Dangeau*, tome XVII, p. 94, avec Addition de Saint-Simon). La pièce principale, dans l'hôtel des Saint-Simon, était celle du Dais.

2. Il écrit : *titolados.*

3. « Ce sont les marquis et les comtes qui ne sont point grands, » dira-t-il plus tard (tome XVIII, p. 153-154). Les titres étaient établis soit sur le nom, soit sur une terre. — J'ai déjà indiqué (tome IV, p. 156) l'ouvrage de Joseph Berni; il a été corrigé et augmenté par Antoine Ramos, en 1777.

4. Comparez la *Relation de Mme d'Aulnoy*, tome I, p. 317. Le maréchal de Gramont, en 1659, fut reçu par Philippe IV sous un dais dont « la queue étoit couverte par le portrait de Charles V à cheval, fait par le Titien, si au naturel, qu'on croyoit que l'homme et le cheval étoient vivants. » (*Mémoires de Gramont*, p. 315.)

5. *Relation de Mme d'Aulnoy*, tome I, p. 318.

6. Ces honneurs du Louvre comprenaient le traitement de *cousin*, et surtout le droit d'entrer en carrosse ou en chaise, avec livrée, dans la cour du Louvre ou de toute maison habitée par le Roi ou par les fils et petits-fils de France. En jouissaient les princes et princesses, ducs et

ter. Les palais du roi et tous les autres ont une grande porte cochère à condition qu'aucun carrosse n'y peut entrer; mais il y en[1] a une image. Après cette porte il y a, au palais de Madrid, un grand vestibule noir et obscur, couvert, court, mais qui s'étend en deux petites ailes, et qui aboutit à quelques marches d'une galerie qui sépare deux cours pavées de grandes pierres plates, avec un grand escalier tout en dehors au bout de cette galerie. Dans ce vestibule couvert entrent les carrosses des grands et de leurs femmes, des cardinaux et des ambassadeurs, et en ressortent dès qu'ils sont descendus à la galerie; ils rentrent de même pour les prendre quand ils veulent remonter pour s'en aller[2]. Tous les autres, hommes et femmes, descendent et remontent devant la grand porte, et tous les carrosses se rangent dans la grand place du palais[3]. Au Buen-Retiro[4], entre plusieurs cours, il y en a deux de suite comme au Palais-Royal à Paris[5], mais infiniment plus grandes. Tous les carrosses entrent dans la première et y restent[6]. Les seuls grands et leurs femmes, les cardinaux et les ambassadeurs entrent dans les leurs sous le corps de logis qui sépare les deux cours, et y descendent dans une galerie ouverte qui conduit au bas du degré, et leurs carrosses passent outre dans la seconde cour, pour

duchesses, maréchaux de France et maréchales, officiers de la couronne, etc. Voyez la suite des *Mémoires*, tome XIII, p. 182-183, l'*État de la France*, 1698, tome I, p. 467-473, le Cérémonial de Sainctot, dans le Supplément au *Corps diplomatique*, tome IV, p. 57, le ms. Clairambault 719, p. 99 et suivantes, etc.

1. *En* est écrit en interligne.

2. Il est question de cette « manière de vestibule au pied du grand escalier » dans le récit de l'audience du maréchal de Gramont en 1659 (*Mémoires*, p. 315). L'abbé de Vayrac décrit aussi l'entrée et l'escalier comme quelque chose de très mesquin (*État présent*, tome I, p. 340-342). Les écuries étaient au bout opposé de la place.

3. Voyez la relation du *Voyage en Espagne* de Gourville (1699), p. 43-46, avec estampe, et le Supplément du *Corps diplomatique*, tome V, p. 332.

4. Tome VIII, p. 101. — 5. Cette disposition subsiste encore.

6. Comparez la suite des *Mémoires*, tomes XII, p. 219, et XVIII, p. 336.

y tourner. Ils les alloient attendre après dans la première, et entroient comme en arrivant, quand leurs maîtres ou maîtresses vouloient y remonter pour s'en aller. Maintenant, c'est-à-dire longtemps avant que j'allasse en Espagne, et je ne sais sous quel règne, leurs carrosses demeurent dans la seconde cour, et ne font plus qu'avancer pour reprendre leurs maîtres ou leurs maîtresses où ils les ont descendus. Ce dernier petit avantage étoit encore nouveau de mon temps, peut-être sur l'exemple des ambassadeurs, qui l'ont toujours eu.

Distinctions de quelques personnes par-dessus les grands.

Il faut se souvenir ici des distinctions extrêmes qu'on a vues plus haut[1] du président, et même du gouverneur du conseil de Castille, par-dessus les grands, qui arrêtent devant lui dans les rues, qui n'en ont pas la main chez lui[2], et qui n'en sont point visités en quelque occasion que ce soit, qui est reçu et conduit au carrosse par un majordome, quand il va au palais, et qui y est seul assis en troisième avec le majordome-major et le sommelier du corps en attendant que le roi paroisse, ou qu'il soit appelé dans le cabinet, en présence de tous les grands debout;

De celles du majordome-major du roi, qui partout les précède tous, et en place distinguée, et qui est assis à côté du roi au bal, à la comédie, aux[3] audiences singulières, les grands debout, et qu'il est comme leur chef[4];

De celle du majordome-major de la reine, qui, chez elle, aux audiences, les précède tous[5];

De celles des cardinaux sur eux, qui, en présence du roi, sont extrêmes, mais nulles en son absence : j'aurai occasion d'en parler ailleurs[6];

1. Tome VIII, p. 149-152.

2. Dangeau rapporte, en 1715 (tome XV, p. 452), qu'il a été ordonné au président de « donner la porte » aux grands; Saint-Simon le nie dans une Addition. En décembre 1704 (*Gazette*, 1705, p. 6), le comte de Montellano, alors gouverneur, reçut la grandesse.

3. *Aux* surcharge *et a*. — 4. Tome VIII, p. 158-162. — 5. *Ibidem*, p. 172.

6. Ci-après, p. 265; suite des *Mémoires*, tomes V de 1873, p. 182, et XVIII, p. 338 et 416; *Brouillons*, dans le tome III des *Écrits inédits*, p. 317.

Enfin, de celles des ambassadeurs, qui, à la vérité, sont peu sensibles et ne se rencontrent pas souvent[1].

J'ai remarqué[2] celles des conseillers d'État, même point grands, qui, à leur exclusion, ont le droit d'aller en chaise à porteurs comme les dames.

A l'égard de celles-ci, toutes celles d'une qualité distinguée, sans distinction des femmes de grands, se font souvent porter en chaise par la ville, et même au palais, dans l'escalier, jusqu'à la porte extérieure de l'appartement de la reine, où leurs chaises et leurs porteurs les attendent, sans le *mezzo-termine*[3] trouvé à Versailles de payer pour faire porter les livrées du Roi aux porteurs des personnes qui n'ont pas les honneurs du Louvre[4]. La vérité est qu'il n'y a guères que les dames du palais, et fort peu d'autres grandes dames femmes de grands, à qui je l'aie vú faire. A propos de livrées, souvent on n'en a point, puis on en reprend, et jamais presque les mêmes. Jusqu'au fonds de la couleur de la livrée, on la change presque tous les ans dans la même maison. Elles sont la plupart sombres, et

1. On trouvera une relation d'entrée et d'audience d'ambassadeur dans la *Gazette* de 1692, p. 125-126.

2. Tome VIII, p. 153 et Addition n° 364, p. 394.

3. Locution italienne qui était fort usitée dès le dix-septième siècle, mais que *l'Académie* ne reconnaissait pas pour francisée.

4. Voyez son mémoire d'août 1753, dans le vol. *France* 200, fol. 67 v°, et les *Écrits inédits*, tomes III, p. 213-214, et VI, p. 144-145. « Quand les princes étrangers et princesses étrangères entrent en chaise chez LL. MM. et chez les autres princes ou princesses, leurs porteurs de chaise sont vêtus de leurs livrées. Depuis l'établissement des chaises royales, il n'y a point de particulier qui ne puisse entrer dans ces sortes de chaises jusqu'au bas des escaliers du Roi. Néanmoins, à Versailles, les chaises à porteurs n'entrent point sur la cour de Marbre. » (*État de la France*, 1698, tome I, p. 471.) Dans une Addition au *Journal de Dangeau* (tome VIII, p. 402), Saint-Simon dit qu'une seule infraction à cette règle fut faite au profit de la comtesse d'Estrées. Les chaises, avec la livrée bleue du Roi, étaient concédées depuis 1667 à une compagnie privilégiée, et prenaient six sols de salaire par personne. On les distingue dans le tableau qui porte le n° 765 au musée de Versailles. Voyez Havard, *Dictionnaire de l'ameublement*, tome II, col. 655-657.

toutes fort simples[1], et les carrosses et les chaises au-dessous de la simplicité. Les boues de Madrid l'hiver, sa poussière l'été, et l'air qui résulte de la quantité et de la nature étrange de ces boues, qui ternit les meubles et jusqu'à la vaisselle d'argent, est cause de cette grande simplicité, mais qui n'est pas pour les ambassadeurs.

Démission de grandesse inconnue* en Espagne. Exemples récents de grands étrangers expliqués. Successeurs à grandesse ont rang et honneurs.

Les grands n'ont point l'usage de se démettre de leur dignité comme les ducs en France; mais, en Espagne, le successeur direct d'une grandesse et sa femme ont des honneurs et un rang, en attendant qu'elle leur soit échue par la mort de celui à qui ils ont droit de succéder. Le comte de Tessé[2], en faveur duquel le maréchal son père eut la permission d'en user comme les ducs à leur exemple, ne seroit pas traité ni reconnu comme[3] grand en Espagne du vivant de son père[4]. La chose faite et le rang pris ici[5], on en tira un consentement du roi d'Espagne parce qu'il ne devoit point avoir d'usage en Espagne, où le comte de Tessé ne devoit point aller; et encore ce consentement fut-il difficile et tardif[6]. Philippe V a pourtant fait deux exceptions à cette règle, que nul autre roi n'avoit enfreinte avant lui.

1. Voyez la *Relation de Mme d'Aulnoy*, tome I, p. 265.
2. René-Mans de Froullay : tome VII, p. 24. — 3. *Co*e est en interligne.
4. Nous verrons Philippe V donner la grandesse au maréchal en 1704.
5. En 1706, à l'occasion du mariage du fils avec Mlle Bouchu : *Journal de Dangeau*, tome XI, p. 38-39, 60 et 63, avec deux Additions; *Mémoires*, tome IV de 1873, p. 394. Dangeau dit, sur ce propos : « Il y a quelques exemples, en Espagne, de pères qui ont cédé la grandesse à leur fils; mais il n'y en a point qu'un père en ait gardé les honneurs en la cédant à son fils. »
6. Mme des Ursins arracha cette concession au roi d'Espagne « contre toutes les règles et les usages, » dit Saint-Simon dans ses Additions. Le décret portait que cela ne tirerait pas à conséquence pour les grands espagnols. Cependant, en 1737, le comte de Tessé obtint de nouveau la même faveur pour son fils, et, en enregistrant cette nouvelle, le duc de Luynes (*Mémoires*, tomes I, p. 306, et II, p. 145) a rapproché ce fait des deux autres que Saint-Simon va raconter maintenant, et que, sans doute, il venait de lui exposer.

* *Inconüe*, dans le manuscrit.

La première fut en faveur du duc de Berwick, auquel, en récompense de ses services après la bataille d'Almanza[1], il donna la grandesse de première classe, les duchés de Liria[2] et de Jerica[3], anciens apanages des infants d'Aragon, pour y établir sa grandesse, et jouir en propriété de ces terres de quarante mille livres de rente; la liberté d'y appeler tel de ses enfants qu'il voudroit pour en jouir même de son vivant, et sa postérité ensuite; la faculté de changer ce choix pendant toute sa vie, et le pouvoir encore de le changer encore par son testament: toutes grâces inouïes, et proportionnées à l'importance de la victoire d'Almanza[4]. En conséquence, son fils aîné[5]

1. La brillante victoire du 25 avril 1707, où nous verrons Berwick, soutenu par le duc de Popoli et par le marquis d'Avaray, écraser l'armée anglo-portugaise et pénétrer en Aragon. — Saint-Simon écrit ici : *Almenza;* ailleurs : *Almanza.*

2. Liria, au N. O. de Valence, ancienne capitale des *Edetani*, brûlée par Sertorius et conquise sur les Arabes par Jacques d'Aragon, en 1252.

3. Ou Xerica. Saint-Simon écrit : *Quirica.*

4. Comparez la suite des *Mémoires*, tome V de 1873, p. 197-198, et tome XVIII, p. 22. Dangeau annonce cette grâce ainsi (*Journal*, tome XI, p. 469-470) : « Le roi d'Espagne ayant donné ordre d'expédier les patentes pour la grandesse qu'il a accordée au maréchal de Berwick avec la faculté de faire passer cette dignité à tel de ses fils qu'il voudroit, S. M. C. a jugé à propos d'y attacher les villes de Lerida et de Xerica, dans le royaume de Valence, avec douze mille livres (*sic*) de rente qui en dépendent, et le titre de duché. » Les *Mémoires de Berwick* disent seulement (éd. 1778, tome I, p. 417-418) : « Le roi d'Espagne me donna, incontinent après la bataille d'Almanza, les villes de Liria et de Xerica, avec toutes leurs dépendances. Il les érigea en duché, avec la grandesse de la première classe pour moi et mes descendants. Ces terres avoient été autrefois les apanages des seconds fils des rois d'Aragon. » L'érection des duchés porte la date du 10 octobre 1707. — Mais ce que ne disent ni Dangeau, ni Saint-Simon, c'est qu'en arrivant pour commander l'armée de Philippe V, le 23 février 1704, M. de Berwick avait eu les honneurs de la grandesse et fait sa couverture : *Gazette*, p. 126; ses *Mémoires*, p. 357. Il venait d'obtenir la naturalité en France.

5. Jacques-François Fitzjames (1696-1738), issu du premier mariage du maréchal, d'abord titré comte de Tynemouth en Angleterre, grand alcade et premier régent perpétuel de la cité de Saint-Philippe en Espagne, fait chevalier de la Toison d'or après la prise de Barcelone,

eut en Espagne la grandesse, les duchés, et porta le nom de duc de Liria, où il s'établit puissamment par son mariage avec la sœur du duc de Veragua, qui en recueillit depuis le vaste et riche héritage[1]. [Add. SᵗS. 398]

L'autre exception fut faite en faveur de la fonction dont je fus honoré[2] d'aller ambassadeur extraordinaire en Espagne[3] faire la demande de l'Infante[4] pour le Roi[5], conclure le futur mariage, en signer le contrat, et assister de sa part au mariage du prince des Asturies[6] avec une fille de M. le duc d'Orléans, lors régent du Royaume[7]. A l'instant que la

en octobre 1714, grand et duc de Liria en 1716, colonel d'un régiment d'infanterie irlandaise au service de l'Espagne en 1718, gentilhomme de la chambre en 1721, maréchal de camp en 1724, ambassadeur à Saint-Pétersbourg en 1726, ministre plénipotentiaire à Vienne en 1731, lieutenant général en 1732, duc de Berwick en 1734 : tome V, p. 24.

1. Tome VIII, p. 122. C'est en 1716, comme nous le verrons (suite des *Mémoires*, tomes V de 1873, p. 197-198, et XVIII, p. 22), que le maréchal fit cet établissement de son fils en Espagne, n'espérant plus qu'il rentrât jamais en Angleterre. Arrivé à Madrid en août, le duc de Liria fit sa couverture en octobre, se maria le 31 décembre suivant, et il hérita en 1733 de l'immense succession des Veragua et du titre ducal.

2. En 1721-1722.

3. *Espagne*, effacé du doigt, à la fin de la ligne, est récrit au commencement de la ligne suivante.

4. Marie-Anne-Victoire de Bourbon, première fille issue du second mariage de Philippe V, née le 31 mars 1718, fut accordée avec le roi Louis XV le 25 novembre 1721 ; mais son bas âge et la mésintelligence survenue entre les deux monarchies empêchèrent l'accomplissement du mariage : l'Infante, qui avait été amenée à Paris après les accordailles, repartit pour Madrid le 5 avril 1725, et elle épousa à Elvas, le 19 janvier 1729, Joseph de Bragance, prince du Brésil, qui fut roi de Portugal en 1750. Devenue veuve en 1777, elle mourut à Lisbonne, le 15 janvier 1781.

5. Louis XV, arrière-petit-fils et héritier de Louis XIV, né le 15 février 1710, devint dauphin le 8 mars 1712, roi le 1ᵉʳ septembre 1715, et mourut à Versailles le 10 mai 1774.

6. Louis-Philippe de Bourbon, fils aîné issu du premier mariage de Philippe V, né le 25 août 1707, reconnu héritier présomptif le 2 avril 1709, devint roi par l'abdication de son père le 16 janvier 1724, mais mourut le 31 août suivant, sans enfants.

7. Louise-Élisabeth d'Orléans, dite Mlle de Montpensier, née le 11 décembre 1709, mariée le 20 janvier 1722, morte à Paris le 16 juin 1742.

cérémonie en fut achevée, le roi d'Espagne s'avança à moi dans la chapelle même du château de Lerma[1], et, avec mille bontés, me fit l'honneur de me dire qu'il me donnoit la grandesse de la première classe pour moi, et en même temps pour celui de mes deux fils que je voudrois choisir, pour en jouir dès à présent avec moi, et la Toison d'or à l'aîné. Comme j'avois la permission de l'accepter, je choisis sur-le-champ le cadet, et les lui présentai tous deux, pour le remercier avec moi de ces grandes grâces, puis à[2] la reine[3], qui ne me témoigna pas moins de bontés, auxquelles j'eus le bonheur de voir toute la cour applaudir, à laquelle aussi j'avois tâché de plaire[4]. Comme on retournoit deux jours après à Madrid, on remit à y faire la réception de l'un et la couverture de l'autre.

Il est bon toutefois de remarquer que ces deux exemples ont été faits en deux occasions uniques, en faveur de deux étrangers à l'Espagne, pour[5] deux personnes dont la démission ne multiplioit rien, parce que, comme ducs de France, nous avions[6] déjà les mêmes rangs, honneurs et prérogatives en Espagne que les grands, droit et usage de nous trouver partout avec et parmi eux, qui étoient bien aises que j'en profitasse souvent[7]. Ce fut aussi ce qui nous

1. Lerma est un bourg de la Vieille-Castille, au S. de Burgos, érigé en duché pour le cardinal de Sandoval, premier ministre de Philippe III, et passé depuis aux ducs del Infantado. On trouvera la description du château dans la suite des *Mémoires*, tome XVII, p. 424-426.

2. *A* est en interligne.

3. Élisabeth Farnèse, fille du prince Odoard II et petite-fille de Ranuce II, duc de Parme et de Plaisance, née le 25 octobre 1692, mariée le 24 septembre 1714, à Guadalajara, morte le 11 juillet 1766, à Aranjuez.

4. *Gazette* de 1722, p. 71 et 78. Voyez le récit de ce mariage, célébré le 20 janvier 1722, au tome XVIII des *Mémoires*, p. 251-256. Saint-Simon finit en disant : « J'étois... au comble de ma joie de [me] voir arriver au seul but qui m'avoit fait desirer l'ambassade d'Espagne. »

5. L'abréviation *p^r^* surcharge un *d*. — 6. *Avoins* corrigé en *avions*.

7. Dans un des articles indiqués plus haut, celui de 1738 (tome II, p. 145), le duc de Luynes fait observer que la grâce exceptionnelle faite aux Saint-Simon tenait sans doute aux circonstances particulièrement favorables de la mission du père, car le maréchal de Villars n'avait pu

empêcha, M. de Berwick et moi, de faire pour nous-mêmes la cérémonie de la couverture, parce qu'elle ne nous don-

lui-même obtenir pareille chose pour son fils, et Philippe V avait préféré conférer une seconde grandesse à celui-ci. Et M. de Luynes ajoutait, à peu près dans les mêmes termes dont s'est servi Saint-Simon au cours des pages précédentes : « Les substitutions des grandesses sont plus étendues que celles des duchés ; non seulement tous les parents y sont appelés, mais même quelquefois les amis, ce qui est pourtant rare. La veuve et le fils jouissent en même temps des honneurs de la grandesse, mais non pas le père et le fils ; c'est ce qui fait que, quoiqu'il y ait autant de grands d'Espagne que de ducs, le nombre des ducs est plus considérable, parce que quelquefois un seul duché fait deux et trois ducs, comme par exemple Villeroy et Charost, au lieu que quelquefois un grand réunit en sa personne deux ou trois grandesses. » Beaucoup plus tard, à l'occasion de la mort du duc de Ruffec en 1754, le duc de Luynes est encore revenu sur ce point (tome XIII, p. 258), mais en faisant une erreur : « La grandesse, dit-il, passa sur la tête de M. de Saint-Simon. Il fut fait grand de la première classe en 1721, et ce n'est qu'en 1722 que, sur sa démission, cette même grandesse fut accordée à son second fils. » Délivrées à Saint-Simon le 18 juin 1723, en exécution d'un décret du 21 janvier de l'année précédente (1722, et non 1721), comme récompense de sa participation à un mariage qui resserrait entre les deux monarchies les liens du sang, pour le plus grand bonheur de l'Europe et l'extension de la religion catholique, et aussi en reconnaissance de son attachement au feu duc de Bourgogne et au duc d'Orléans, les lettres de Philippe V disent que la grandesse a été accordée à notre duc, mais avec faculté de la céder et transférer à son second fils le marquis de Ruffec, et que cela s'est fait. Ainsi, point de concession de grandesse en 1721 pour le père seul, partant point de démission, ni de nouvelle concession pour le fils cadet en 1722. — Dans le même endroit des *Mémoires du duc de Luynes*, on trouve une note additionnelle, où, après avoir rappelé quelle manière de procéder avait été suivie pour le fils du maréchal de Villars, il ajoute que le diplôme de Saint-Simon était réellement conçu en termes exceptionnels. On ne le connaissait pas, ce diplôme, on ne l'avait pas pu voir quand il avait été question de mariage pour la fille unique du duc de Ruffec (Mme de Valentinois), et c'est seulement à la mort de ce dernier que Saint-Simon le voulut bien montrer. « Quelqu'un qui l'a lu, dit le duc de Luynes, me mande qu'il n'en a jamais vu un si étendu et si général, que M. le duc de Saint-Simon est le maître de disposer de sa grandesse de son vivant, ou par testament, comme il le jugera à propos, et qu'il peut la donner à un étranger même qui ne soit ni de ses parents, ni de son nom. Cette circonstance est bien singulière. » Tel est en effet le texte des lettres noit rien dont nous ne fussions en possession entière; aussi assistai-je parmi les grands, et couvert comme eux, à la couverture de mon fils, qui est une cérémonie où les ambassadeurs ne se trouvent point.

Après avoir parlé des usages que nous connoissons et que les grands d'Espagne n'ont pas, il faut venir au rang, honneurs et prérogatives dont ils jouissent, et conclure après, tant de celles qu'ils ont, que de celles qu'ils n'ont pas, quelle idée juste on doit avoir de leur dignité. Comme la clef du rang et des honneurs dont les grands d'Espagne jouissent est la cérémonie de leur couverture[1], comme on l'a vu plus haut, et que c'est encore où la différence des classes des grands est presque uniquement sensible, il faut commencer par sa description. Elles sont toutes semblables suivant leurs classes ; tout y est tellement réglé, qu'il n'y a point à s'y méprendre, ni à y accorder ou retrancher quoi que ce soit. Comme je n'ai vu que celle de mon fils, on ne trouvera donc[2] pas étrange que ce soit celle-là que je décrive, puisque, de même classe, toutes sont en tout parfaitement semblables[3].

(tome XXI, p. 353), et, ainsi que le dit le duc de Luynes, « tous les cas y sont prévus. » « Il n'est pas douteux, ajoute-t-il, que M. de Saint-Simon, en demandant une expédition de cette pièce, a eu en vue les circonstances où il pouvoit se trouver, ayant une fille contrefaite et hors d'état de paroître dans le monde (Mme de Chimay). » Mais, pour compléter cette note, nous devons dire que le duc de Luynes a fait erreur sur le cas du maréchal de Villars, car la patente de celui-ci, parvenue par succession à M. le marquis de Vogüé, titulaire actuel de la grandesse, est établie littéralement sur le modèle, *en la misma forma que el que ultimamente se expediò al duque de San-Simon*, et *en los proprios terminos que si el concediò al referido duque de San-Simon*. La clause de transmissibilité est absolument la même.

1. La *cobertura*. Ce privilège a été comparé à celui que les empereurs byzantins conféraient aux personnages honorés par eux de la ceinture ou baudrier (*zônê*), de ne point s'étendre à plat ventre devant leur personne sacrée comme le reste des courtisans.

2. *Donc* est ajouté en interligne.

3. A ce récit, à celui qu'il refera sous la date du 1er février 1722 (tome XVIII, p. 278-279), mais bien plus succinctement, et à ses

Cérémonie de la couverture, et ses différences pour le[s] trois différentes classes chez le roi d'Espagne, et son plan.

D'abord le nouveau grand, ou celui qui succède à un autre, car cela est pareil pour la couverture, visite tous les grands. J'y menai mon fils. Ensuite il en choisit un pour être son parrain. L'amitié, la parenté et d'autres raisons semblables en font faire le choix, et ce choix lui est honorable. Je crus en devoir prier un grand et principal seigneur, bien avec le roi d'Espagne, et qui fût agréable à notre cour. C'est ce qui m'engagea à prier le duc del Arco, grand écuyer et favori du roi, qui l'avoit fait grand, de faire cet honneur à mon fils[1]. C'est au parrain[2] à prendre l'ordre du roi du jour de la cérémonie, d'en faire les honneurs tant au palais que chez le nouveau grand, de l'avertir du jour marqué, et d'en avertir aussi le majordome-major du roi, qui a soin d'envoyer un billet d'avis à tous les grands. Ce dernier, à l'occasion de mon fils, prétendit que c'étoit à lui à demander le jour au roi[3], et m'en fit faire quelque insinuation. J'évitai de l'entendre, pour ne pas blesser un si grand et si respectable seigneur[4], ni le grand écuyer aussi, et avec lui tous les grands; j'en avertis néanmoins ce dernier, qui s'éleva d'abord, mais qui, en ma considération, l'ignora, et prit cependant l'ordre du roi d'Espagne, qui le donna pour le [1er février][5]; et c'est toujours le matin.

dépêches de l'*Ambassade d'Espagne*, publiées par M. Drumont, p. 242-245, on peut comparer le compte rendu, moins sérieux, que Tessé envoya de sa propre couverture, en 1704, à la duchesse de Bourgogne (*Lettres*, publiées par M. le comte de Rambuteau, p. 202-204), le compte rendu de celle du prince de Chalais, en 1714, dans les *Mémoires du duc de Luynes*, tome VIII, p. 30-31, et la description des cérémonies dans l'*État présent* de l'abbé de Vayrac, tome III, p. 290-293. Voyez aussi le traité de J. le Laboureur, ci-après, p. 450.

1. Il l'a déjà raconté dans le volume précédent (tome VIII, p. 167-168), en parlant de la charge de grand écuyer.

2. Ici, *parrein* a été corrigé en *parrain*. Espagnol : *padrino*.

3. Le 5 avril 1709, on fit trois couvertures à la fois : *Gazette*, p. 197.

4. Le comte de San-Estevan-de-Gormaz, fils et successeur du marquis de Villena.

5. Date laissée en blanc. Il rappellera ailleurs que c'était le quatre

Le jour venu, le parrain[1] invite un, deux ou trois grands, comme[2] tels, et que bon lui semble, pour l'accompagner chez le nouveau grand, qu'il va prendre, et qu'il mène au palais dans son carrosse avec eux, et l'en ramène de même, où tous lui donnent la première place. Ces autres grands aident au parrain à faire les honneurs, et le nouveau grand se fait accompagner en cortège.

Le duc del Arco ne prit avec lui que le duc d'Albe[3] oncle paternel et héritier de celui qui est mort ambassadeur d'Espagne à Paris[4], à cause des places du carrosse que nous remplissions mon fils et moi. Il eut, comme je l'ai dit ailleurs[5], la politesse de venir dans son carrosse, et non dans un du roi dont il se servoit toujours, parce que, dans celui-là, il ne pouvoit donner la main à personne. Je ne pus jamais empêcher, quoi que je fisse, qu'ils ne se missent tous deux sur le devant, mon fils et moi au[6] derrière. Je crus plaire aux Espagnols de marcher à cette cérémonie avec tout l'appareil de ma première audience[7], et j'y réussis. Six de mes carrosses[8], entourés de

vingt-huitième anniversaire de la réception de son père au Parlement, comme duc et pair : tome XVIII, p. 278-279.

1. Ici et cinq lignes plus loin, *parrein*, non corrigé.

2. La première lettre de *co*ᵉ surcharge un *t*.

3. François-Alvar de Tolède y Beaumont, fils issu d'un second mariage du duc d'Albe mort en 1690, porta d'abord les titres de marquis del Carpio et de duc de Montoro, en épousant l'héritière de Haro le 28 février 1688 et devenant ainsi titulaire de quatre grandesses. Fait grand veneur en septembre 1693, il succéda à son neveu en 1711, mais suivit le parti de l'Archiduc, et ne rentra que plus tard en Espagne. Mort le 22 mars 1739, dans sa soixante-dix-septième année.

4. Antoine-Martin de Tolède : tome VIII, p. 190 et 544-545.

5. Tome VIII, p. 167-168.

6. Une main peut-être étrangère a corrigé *au* en *eurent le*.

7. Tome XVII, p. 360-361.

8. En 1721, il ne parlera que de cinq carrosses à lui, suivant celui du roi où il avait pris place. C'était peu en comparaison des prodigalités extraordinaires de certains ambassadeurs[a], et néanmoins nous verrons

[a] Quand le duc d'Estrées fit son entrée à Rome le 6 avril 1672 (*Gazette*, p. 438; comparez celle du duc de Richelieu à Vienne, en 1725, p. 596, ou

ma livrée à pied, suivoient celui du duc del Arco, où nous étions, et personne autour; quinze ou dix-huit autres de seigneurs de la cour marchèrent après les miens remplis de ma suite. Tout Madrid étoit aux fenêtres ou dans les rues[1].

Nous trouvâmes les gardes espagnoles et wallonnes[2] en bataille dans la place du Palais, qui rappelèrent à notre passage en arrivant et en retournant.

A la descente du carrosse, nous fûmes reçus par ce qui s'appelle en Espagne *la famille du roi*[3], c'est-à-dire une grosse troupe de bas officiers de sa maison, et une autre d'officiers plus considérables au milieu du degré, avec le majordome de semaine, qui étoit le marquis de Villagarcia[4], qui étoit Guzman et a été depuis vice-roi du Mexique[5]; l'escalier, depuis le bas jusqu'en haut, bordé des hal-

que, poussé malignement par le cardinal Dubois, il s'endetta à fond pour cette ambassade.

1. Il ne manquera aucune occasion de s'attribuer une popularité peu ordinaire.

2. Il s'agit des deux régiments de gardes, l'un espagnol, l'autre wallon ou flamand, que Philippe V fit constituer en 1703. Notre auteur en a déjà dit un mot par avance : tome VIII, p. 169.

3. La *familia del rey*, dans le *Diario* d'Ubilla, p. 383-387, année 1702. Nous avions aussi la même acception, comme on le voit dans les auteurs du dix-septième siècle, par exemple dans la fable de *l'Alouette et ses petits*. Le cardinal de Richelieu s'en sert dans une lettre de 1642, au tome VII de sa correspondance, p. 131, et Mazarin de même (*Lettres*, tome V, p. 603). C'est la *familia* des anciens, la *famiglia* des princes romains.

4. Sans doute le fils ou le petit-fils de ce Villagarcia dont il a été parlé en 1700 pour sa participation à l'affaire du testament : tome VII, p. 253-254 et 267. Antoine-Joseph, IIIe marquis de Villagarcia et de Montroy, majordome du roi, avait été attaché au prince des Asturies en mars 1715. Il passa gentilhomme de la chambre et devint vice-roi du Pérou en octobre 1734. Selon nos *Mémoires* (tome XVIII, p. 144), il fut appelé à remplacer le duc de Linarès au Mexique en 1722, étant alors second majordome et ayant dû devenir ambassadeur à Lisbonne[a].

5. Ici, le manuscrit porte un point, et la fin de la ligne est vide; mais, en passant à la page suivante, Saint-Simon n'a pas marqué d'alinéa.

celle du marquis de los Balbasès à Lisbonne, en 1728, p. 76), il avait douze carrosses de deuil, trois autres carrosses à six chevaux, soixante personnes de livrée, et l'on comptait ensuite deux cent quarante-six carrosses particuliers.

[a] Ailleurs (tome XVII, p. 392) : « A été depuis vice-roi du Pérou. »

lebardiers sous les armes, avec leurs officiers[1]. Tous ces honneurs ne sont que pour la première classe. Au haut du degré, quelques grands, qui, par cette même distinction, descendirent deux marches. Beaucoup de personnes distinguées dans l'escalier, et jusqu'à la porte de l'appartement[2], et une foule de grands et de seigneurs nous attendoient dans la première pièce; mais cela n'est que de civilité. La vérité est qu'elle fut extrême, et que tous me dirent qu'ils ne se souvenoient pas d'avoir vu tant de concours de grandesse et de noblesse à aucune couverture[3], et, à ce que j'y vis, il fallut le croire[4].

Les gardes du corps étoient en haie sous les armes à notre passage dans leur salle, et à notre retour. Dans cette première pièce au delà de la salle des Gardes, on attend que le roi soit arrivé dans celle qui suit; et cependant compliments sans fin, et invitation au repas qui suit chez le nouveau grand. Lui, son parrain et ses amis par-

1. La garde intérieure dont il a été parlé au tome VIII, p. 168 et 515.

2. L'article élidé surcharge un *d*.

3. Quand Valenzuela fit sa couverture en 1676, la plupart des grands s'abstinrent, et la « fonction » n'eut aucun éclat.

4. Au comble du bonheur et de la gratitude pour le cardinal Dubois, de qui c'était « l'ouvrage, ménagé avec tant d'art et de force, » Saint-Simon lui écrivait le lendemain (*Lettres et dépêches sur l'ambassade d'Espagne*, publiées par M. Édouard Drumont, p. 254-255) : « Je dois avoir l'honneur de vous dire ce que la modestie m'empêcheroit de mander à tout autre, c'est que la déclaration qui me fut faite à Lerma des grâces que j'ai reçues, et l'accomplissement de la plus importante qui se fit hier ont été accompagnées (*sic*) d'un applaudissement si général et si entier, et des agréments les plus flatteurs de la part de la cour et de la ville, que j'en suis également surpris et comblé, et que je n'aurois rien à desirer, si je recevois, en cette occasion, de la part de notre cour, le demi-quart des marques d'une telle bienveillance. Il n'y a jamais eu, dans aucune de ces cérémonies, un tel concours de grands, ni au dîner qui a coutume de suivre, et où j'eus l'honneur de recevoir, outre les grands, d'autres personnes distinguées de cette cour. Nous étions, chez moi, quarante-cinq à table, et le nombre en auroit été encore plus grand, sans la maladie de plusieurs. Il y eut chapelle immédiatement après la cérémonie, où j'eus l'honneur d'assister sur le banc des ambassadeurs, et de voir mon fils sur celui des grands. »

ticuliers vont invitant le monde. Il faut[1] prier tous les grands, tous leurs fils aînés, et les maris des filles aînées de ceux qui n'ont point de fils ; cela est de règle. On peut prier aussi d'autres seigneurs amis ou distingués ; on le fait d'ordinaire, et nous en invitâmes plusieurs[2].

Le roi arrivé, la cérémonie commence. Le majordome de semaine sort et vient avertir le nouveau grand que le roi est entré par l'autre côté. Tous les grands entrent, saluent le roi et se placent ; les gens de qualité en font autant ; les portes s'investissent de curieux[3], et le nouveau grand entre tout le dernier, ayant son parrain à sa droite et le majordome de semaine à sa gauche[4]. La marche est fort lente. Ils font, presque en entrant, tous trois de front et tous trois ensemble, une profonde révérence au roi, qui ôte à demi son chapeau et le remet. Il est debout sur un tapis de pied sous un dais, son capitaine des gardes en quartier derrière lui, couvert parce qu'il est toujours grand, le dos à la muraille ; personne du même côté où est le roi, que le majordome-major du roi[5], qui est couvert, le dos à la muraille, vers le bout du côté des grands[6]. En retour des deux autres côtés jusqu'à la cheminée qui est vis-à-vis du roi, les grands, couverts, le dos à la muraille, d'un seul rang, qui ne se redouble[7] point, et personne devant eux. Devant la cheminée, qui est grande, les trois autres majordomes, découverts. Depuis la porte par où les grands et la cour est entrée

1. On avait lu jusqu'ici *fait*, qui comporterait un point sur l'*i*.
2. Voyez ci-après, p. 198.
3. Même emploi d'*investir* que dans notre tome VI, p. 223.
4. Ici est biffée cette ligne entière : « Mais, avant de passer outre, l'inspection du plan fera mieux tout entendre. » Ci-après, p. 188.
5. *Du Roy* surcharge un second *dome*, écrit par mégarde.
6. Nous savons déjà que le majordome-major précédait toujours les grands, et, au besoin, les représentait : tome VIII, p. 158-162, et appendice XII, p. 533 ; ci-dessus, p. 173, et ci-après, p. 264-265.
7. Emploi de *redoubler* qui ne figure pas dans les dictionnaires du temps. Nous le retrouverons tout à l'heure, p. 191.

jusqu'à l'autre vis-à-vis par où le roi est entré, qui fait le quatrième côté de la pièce où sont les fenêtres, qui sont fort enfoncées et fort larges, sont tous les gens de qualité de la cour, découverts, pêle-mêle les uns devant les autres tant qu'il y en peut tenir; et le reste regarde par les deux portes, en foule, sans s'avancer dans la pièce. Cette première révérence faite, le parrain quitte le nouveau grand et se va mettre après tous les grands, entre la porte par où il vient d'entrer et la cheminée, le dos à la muraille, et s'y couvre, et fait ainsi aux autres grands les honneurs pour le nouveau grand. Celui-ci s'avance lentement, avec le majordome à sa gauche ; au milieu de la pièce, ils font, en même temps et de front, une seconde révérence profonde au roi, qui, à celle-là, ne branle pas ; puis, sans partir de la place, salue le majordome-major et les autres côtés des grands, prenant garde de ne pas tourner tout à fait le dos au roi. Le majordome-major, le capitaine des gardes et tous les grands se découvrent entièrement, mais ne laissent pas tomber leur chapeau[1] fort bas; puis, tout de suite, se recouvrent. Le majordome qui conduit le nouveau grand, et qui a fait la même révérence que lui aux grands, le quitte dès qu'elle est achevée, et se retire vis-à-vis d'où il se trouve, du côté des fenêtres, un pas au plus en avant des gens de qualité, à qui le nouveau grand ni lui n'ont point fait de salut. Le nouveau grand, demeuré seul au milieu de la place, s'avance de nouveau, avec la même lenteur, jusqu'au bord du[2] tapis de pied où est le roi, à qui, en arrivant près de lui, il fait une profonde et troisième révérence, à laquelle le roi ne remue pas. Si le grand est de première classe, le roi prend l'instant qu'il commence à se relever de sa révérence pour prononcer : *Cobrios*. Si de la seconde, il le laisse relever et parler, et faire ensuite la révérence ; en se relevant, il prononce : *Cobrios*, et, quand il est cou-

1. Espagnol : *sombrero*.
2. *Du* semble surcharger *à t*.

vert, le roi lui répond. Si de la troisième, le roi ne prononce : *Cobrios*, qu'après avoir répondu. Il se couvre un instant, puis se découvre, baise la main du roi ; et le reste comme il va être expliqué. A ceux de première classe, le roi ayant prononcé : *Cobrios*, comme le grand se relève de sa troisième révérence, il s'incline de nouveau profondément du corps à ce mot, mais sans révérence, et, en se relevant, se couvre avant de commencer à parler[1]. Les ambassadeurs ne se trouvent point à cette cérémonie, ni aucune dame.

J'étois à la muraille, comme duc de France ou comme déjà grand[2], parmi eux et couvert. On peut croire que je regardois de tous mes yeux par la curiosité de la cérémonie, et beaucoup plus dans l'inquiétude comment mon fils s'en tireroit, qui, avec un grand air de respect et de modestie, n'en eut point du tout d'embarras, et fit tout de fort bonne grâce et à propos : il faut que cela m'échappe. Je remarquai la bonté du roi, qui, en peine qu'il manquât à se couvrir à temps, lui fit deux fois de suite signe de le faire comme il se relevoit de son inclination après le *cobrios*. Il obéit, et, s'étant couvert, il fit, comme c'est l'usage, un remerciement au roi de[3] demi-quart d'heure, pendant lequel il mit quelquefois la main au chapeau, et le souleva deux fois, à une desquelles le roi mit la main au sien. A toutes ces démonstrations, qui ne sont pas pourtant prescrites, et qui [ne] se font qu'en nommant notre Roi, ou quelquefois disant *Votre Majesté* au roi d'Espagne, tous les grands les imitèrent en même temps que lui. Il finit en se découvrant, fit une révérence profonde, et se couvrit en se relevant. Tous les grands se découvrirent et se recouvrirent en même temps. Aussitôt après, le roi, toujours couvert, lui répondit en peu de mots. Lorsqu'il finit de parler, le nouveau grand se découvre[4],

1. *Gazette*, 1721, p. 238. Comparez ci-après, appendice XII, p. 419-420.
2. Comme grand, il n'eût compté qu'après la couverture.
3. Avant *de*, il a biffé *de moins*. — 4. *Se découvre* est en interligne.

ploie un genou[1] tout à fait à terre, prend la main droite du roi, qui est exprès dégantée, avec la sienne, la baise, se relève, et fait une profonde révérence au roi, qui alors se découvre tout à fait et se recouvre à l'instant; et le nouveau grand passe au coin du tapis de pied, salue tous les côtés des grands, qui sont découverts et s'inclinent un peu à lui, et il va, pour cette unique fois, se placer à la muraille au-dessus d'eux tous, à côté et au-dessous du majordome-major, sans aucune façon ni compliment. Là, il se couvre, et eux tous; et, après quelques moments, le roi se découvre, s'incline un peu aux trois côtés des grands, et se retire[2]. Tous vont chez la reine excepté le nouveau grand, sa famille, son parrain et ses amis particuliers, qui suivent le roi parmi les félicitations, et, à la porte de son cabinet, lui font leurs remerciements de nouveau, mais sans discours en forme : après quoi le nouveau grand, avec ce qui l'a accompagné, va aussi chez la reine. Le plan fera mieux entendre toute la cérémonie[3].

1 Pièce où on attend que le roi arrive dans la salle d'audience.
2 Porte par où la cour entre } fermées avant son arrivée.
3 Porte par où le roi entre }
4 Curieux entassés regardant par les portes.
5 Le roi debout sous un dais, sur un tapis de pied.
6 Le capitaine des gardes du corps en quartier.
7 Le majordome-major.
8 Le nouveau grand, lorsqu'il se retire à la muraille.
9 Les grands d'Espagne aux murailles.
10 La place à peu près où je me trouvai.
[11]* Cheminée.
12 Le parrain.
13 Les trois majordomes du roi.
14 Gens de qualité.
15 Le quatrième majordome du roi, lorsqu'après la seconde révérence il a quitté le nouveau grand.

1. Il écrit : *genouil*.
2. *Retirent* corrigé en *retire*, au singulier.
3. Voyez ci-contre la reproduction typographique du dessin à la plume portant en marge les légendes que nous donnons ici.

* Ce numéro 11 a été oublié.

PLAN DE LA COUVERTURE D'UN GRAND D'ESPAGNE
CHEZ LE ROI.

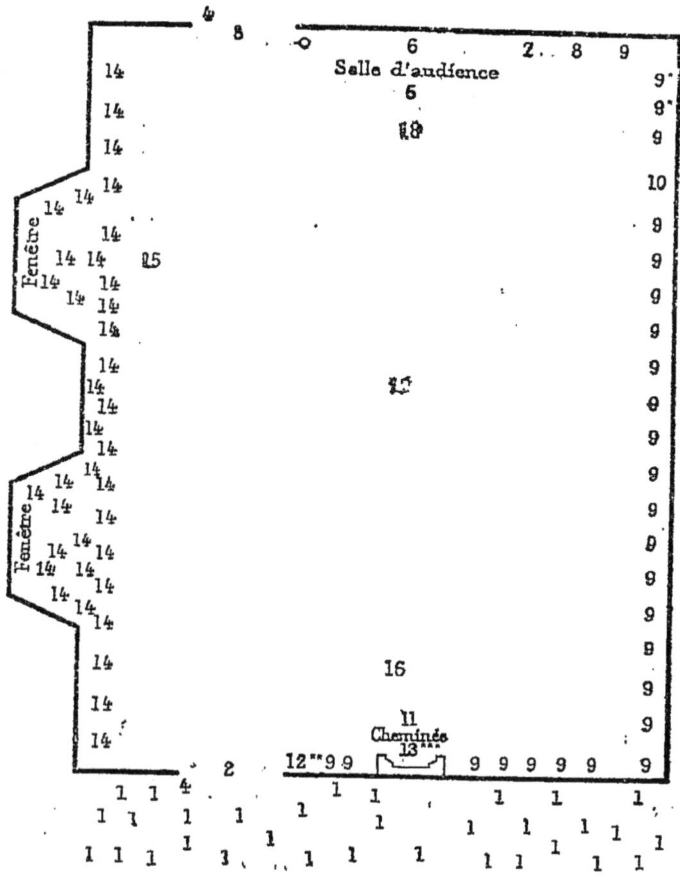

* Ce *9* et le suivant ont été corrigés.
** *10* corrigé en *12*.
*** *11* corrigé en *13*.

16 Première révérence du nouveau grand, après laquelle son parrain le quitte et se retire à la muraille.

17 Seconde révérence, après laquelle le majordome de semaine quitte le grand, et se va mettre du côté des seigneurs, et prend garde qu'ils ne s'avancent pas dans la salle et que l'enfilade des deux portes demeure libre et vide *.

18 Troisième révérence du nouveau grand, seul; il se couvre, parle au roi, l'écoute, lui baise enfin la main dans cette même place, puis se retire à la muraille.

o Personne entre la porte et le roi, qui sort par cette même porte, et tout ce qui veut sortir par là après lui, au lieu qu'il entre seul par là, avec ses officiers seulement qui, par leur charge, le peuvent.

La même cérémonie chez la reine d'Espagne, et son plan.

Chez la reine, on attend, comme chez le roi, dans la pièce qui précède celle de l'audience, qui est fort singulière au palais de Madrid. Elle est fort longue et peu large ; c'est le double d'une galerie intérieure qui entre par un bout dans l'appartement de la reine, et par l'autre dans celui de la princesse des Asturies[1] et dans celui des Infants[2]. Cette salle d'audience communique avec la galerie, dans toute leur longueur, par de grandes arcades ouvertes d'où elle tire tout son jour, et qui en font presque une même pièce avec la galerie, qui est pourtant plus longue que la salle d'audience du côté de l'appartement de la princesse des Asturies et des Infants. Un quart de la longueur de cette salle est retranchée par des barrières à hauteur d'appui et couvertes de tapis, du côté d'en bas, qui ne se mettent[3] que pour ces cérémonies, et qui ne se mettent que pour ce moment-là. Vis-à-vis, au haut de la salle, assez près de la muraille, et en face de la porte et de la barrière, la reine est assise dans un fauteuil plus haut que les fauteuils ordinaires, avec un extrêmement gros carreau de velours à grands galons d'or sous ses

1. La femme du prince héritier.

2. Comparez la description du palais dans la suite des *Mémoires*, tome XVII, p. 343-345 et 367-371.

3. *Met* corrigé en *mettent*, au pluriel.

* Ainsi orthographié ici.

pieds[1], un dais et un grand tapis de pied, ayant derrière son fauteuil un exempt des gardes du corps découvert, et qui n'est point grand ; s'il l'étoit, car il y en a, il seroit couvert. A sa gauche en retour, qui est le côté de la muraille, une haie de grands, couverts, le majordome-major de la[2] reine à leur tête, et une place vide[3] entre lui et le prémier des grands, pour le nouveau grand, quand il se retire à la muraille. Les[4] grands ne redoublent point, et personne devant eux jusqu'à la barrière. A la droite, vis-à-vis du majordome-major de la reine, la camarera-mayor, les dames du palais, et d'autres dames ; les femmes et les belles-filles aînées des grands au-dessus des autres, et, à la différence d'elles, ayant chacune un gros carreau[5] devant elles, et les autres, pour grandes dames qu'elles soient[6], n'en ont point. Ceux des femmes des grands sont de velours en toute saison; ceux[7] de leurs belles-filles aînées, de damas ou de satin en toute saison, avec ordinairement de l'or à la plupart; toutes debout à ces couvertures. Après les dames sont de suite les *señoras de honor;* dans l'entrée de la barrière, mais très peu avant et en face de la reine, des seigneurs et gens de qualité découverts, les uns devant les autres, et, derrière les[8] barrières, ceux de moindre condition ; dans les arcades qui joignent la galerie à la salle d'audience, les camaristes[9] de la reine derrière les dames du palais, et, dans les autres, les officiers de la reine. [Add. StS. 899]

En attendant que la reine soit arrivée, tous les hommes attendent dans la pièce qui précède la salle d'audience, où

1. Tome XVII, p. 367.
2. *De la* semble surcharger *dont.*
3. Telle est bien ici l'orthographe.
4. *Les* surcharge un *a.* — 5. Espagnol : *almohada.*
6. Si grandes dames qu'elles soient.
7. *Ceux* surcharge *celles.*
8. *Les* surcharge *la.*
9. Cette fois, nous avons une forme à demi francisée seulement du mot espagnol.

les invitations se continuent au repas à ceux à qui on pourroit avoir manqué de les faire chez le roi[1].

La reine arrivée avec les dames et placée, celui de ses trois majordomes qui est de semaine ouvre par-dedans la porte de la salle d'audience, et vient avertir. Alors tous les grands entrent, se placent à la muraille et se[2] couvrent. Le parrain n'a point là de fonction ; il entre avec les autres grands, et se place indifféremment parmi eux. Plusieurs seigneurs et gens de qualité entrent aussi après, mais les uns devant, les autres après le grand nouveau, à qui on laisse un grand passage libre. Il entre lentement, avec le majordome de semaine à sa gauche ; ils dépassent la barrière, et, quand il s'est avancé quelques pas, il fait à la reine une profonde révérence avec le majordome, qui aussitôt après le quitte et se retire quelques pas vers les gens de qualité à gauche. A cette première révérence, la reine se lève en pied, et se rassit incontinent ; et lors les grands[3] se découvrent et se recouvrent. Ensuite le nouveau grand s'avance lentement au milieu de la pièce, où il fait à la reine la seconde révérence, qui s'incline un peu sans se lever ; puis, sans partir de la place, il fait une révérence aux dames, entièrement tourné vers elles, et montrant l'allonger en toute la longueur de leur ligne du haut en bas[4], mais pourtant par une seule révérence. Toutes s'inclinent beaucoup, qui est leur révérence. Le nouveau grand se tourne ensuite par-devant la reine vers les grands, toujours sans bouger de la même place, et leur fait une révérence moins profonde qu'aux[5] dames. Sitôt qu'il se tourne aux grands, ils se découvrent, et se recouvrent lorsque le nouveau grand se tourne vers la reine après les avoir salués. Il s'avance après jusque sur

1. Ci-dessus, p. 184-185.
2. *Le* corrigé en *se*.
3. La seconde lettre de *Grands* corrige un *a*.
4. C'est-à-dire l'adresser à toutes ensemble et du même coup.
5. *Quaux*, sans apostrophe.

le tapis de la reine, et tout auprès de son carreau ; il y fait sa troisième révérence, et, en se relevant, se couvre et fait son compliment ; et le reste comme chez le roi, suivant la même différence des classes, mais il se couvre au temps que la classe dont il est le demande, sans que la reine le lui dise, parce qu'elle ne fait pas les grands. Il lui baise[1] la main dégantée, comme au roi, un genou à terre, et s'avance pour cela à côté du carreau. La reine s'incline après à lui, et il se retire à la muraille. Quelques[2] moments après, la reine s'incline aux grands et aux dames, et se retire, et les grands se découvrent et s'en vont.

Le plan fera mieux entendre la cérémonie[3].

1 L'exempt des gardes du corps de semaine chez la reine.
2 La reine.
3 Son majordome-major.
4 Place où le nouveau grand se retire à la muraille.
5 Grands.
6 La camarera-mayor.
7 Les dames du palais et les femmes et belles-filles aînées de grands.
8 Les *señoras de honor* et autres dames de qualité.
9 Seigneurs et gens de qualité.
10 Curieux de moindre distinction.
11 Caméristes *.
12 Officiers de la reine.
13 Première révérence du nouveau grand avec le majordome de semaine.
14 Place où se retire le majordome après la première révérence.
15 Seconde révérence du nouveau grand seul.
16 Troisième ** révérence du nouveau *** grand, et place où il se couvre et parle.
o Personne en toutes ces places.

Il faut remarquer que toutes les révérences que le nou-

1. La première lettre de *baise* corrige une *l* ou une *f*.
2. La première lettre de *quelques* surcharge *u* ou *ar*.
3. Voyez la reproduction typographique à la page suivante.

* Ici, il a bien écrit : *ceméristes*.
** Il a écrit seulement, en chiffre : *3*.
*** La première lettre de *nouveau* surcharge le *G* majuscule de *Grand*.

PLAN DE LA COUVERTURE D'UN GRAND D'ESPAGNE CHEZ LA REINE.

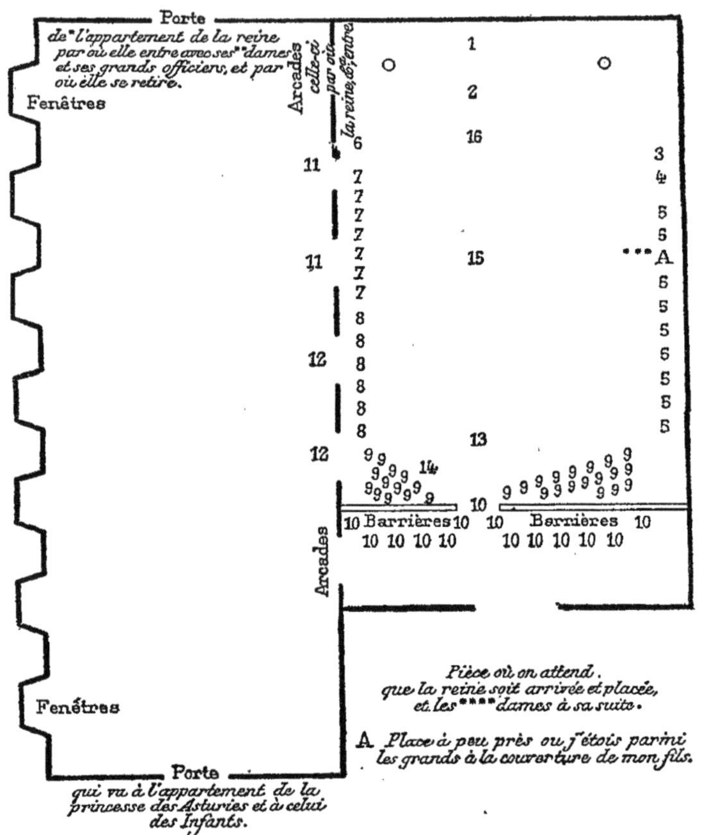

* *Par* corrigé en *de*.

** Il a écrit, par mégarde : *se*.

*** *9* corrigé en *A*.

**** *Ou les* corrigé en *et les*.

veau grand, son parrain et le majordome de semaine font à la couverture chez le roi et chez la reine sont toutes à la françoise[1], même pour les Espagnols : ce qui s'est apparemment introduit lorsque Philippe V a défendu la golille et l'habit espagnol, en sa présence, à tout ce qui n'est ni robe, ni bourgeoisie, ni marchands, et au-dessous[2].

Au moment que la reine s'ébranle pour se retirer, le nouveau grand[3] va faire la révérence et un compliment à chacune de toutes les dames qui sont à la cérémonie et qui ont l'*Excellence*[4], et point aux autres, commençant par la camarera-mayor, et ne s'arrêtant qu'un instant devant[5] chacune, pour avoir le temps d'aller à toutes. Cette nécessité de se hâter a mis en usage le même compliment

1. La révérence ordinaire, en France, était une profonde inclinaison accompagnée d'un mouvement de la main allant presque jusqu'à terre, comme l'enseigne le *Nouveau traité de la civilité françoise*, de 1695, au chapitre x, p. 104 : voyez notre tome I, appendice VI, p. 515-516, et notre tome VIII, p. 60 et note 1. Les *Mémoires du duc de Luynes* (tomes II, p. 290, et III, p. 286) disent que l'habitude s'en perdit sous le règne de Louis XV. Dans les cérémonies de l'ordre du Saint-Esprit et de l'ordre de la Toison d'or, les chevaliers français croisaient les deux pieds et les deux jambes, et fléchissaient les genoux gravement à la façon des saluts de dames (Addition au *Journal de Dangeau*, tome XIV, p. 119-120). C'est ce que Mme d'Aulnoy appelle la révérence espagnole (*Relation*, tome I, p. 196). Notre auteur lui-même l'a décrite ainsi dans le procès-verbal des obsèques de la Dauphine (tome I, p. 515-516), et il va dire tout à l'heure (p. 209) que c'était en effet une seule et même chose. Il y avait aussi les révérences de grand deuil, pour ascendant (*Mémoires de Luynes*, tome XII, p. 358 ; voyez notre tome VIII p. 368, note 4), et certaines dames se bornaient à ce que Saint-Simon appelle la révérence en « ployer rapide des bonnes femmes de village » (*Écrits inédits*, tome VII, p. 108) ou à la religieuse (*Mémoires*, tome XVIII, p. 226).

2. Ci-dessus, p. 138.

3. *Grd*, en abrégé, a été ajouté en interligne, et ensuite la préposition *à* est répétée deux fois, par mégarde, à la fin de la ligne et au commencement de la suivante. — Il ne s'agit ici que des grands de la première classe, comme l'explique le *Mercure* du mois de décembre 1693, p. 90.

4. Ci-après, p. 260 ; suite des *Mémoires*, tome XVIII, p. 154, 155 et 165.

5. La première lettre de *devant* surcharge un *a*.

très bref qui se répète à toutes. En glissant de l'une à l'autre, on leur dit : *A los piés de V. E.*[1], et rien que cela. La dame sourit et s'incline. Cela se fait plus posément aux unes qu'aux autres suivant leur qualité, leur faveur ou leur âge. Si la reine n'est pas encore rentrée, et on se hâte d'avoir fait auparavant, le nouveau grand court à la porte de la galerie qui donne dans son appartement intérieur, et lui fait là encore un remerciement. Je pris la liberté d'abuser peut-être de celle[2] qu'elle m'avoit bien voulu donner auprès d'elle : je l'appelai pour l'arrêter, lui faire mon remerciement, et donner le temps à mon fils de lui venir faire le sien. Cela ne lui déplut pas, et elle nous reçut et nous répondit avec beaucoup de bonté. Dès qu'elle est rentrée, compliments pêle-mêle, et félicitations d'hommes et de dames, comme on feroit en notre cour. Cela dure quelque temps ; puis les dames suivent la reine, d'autres s'en vont chez elles, et les hommes s'écoulent.

Tout ancien prétexte de galanterie pour se couvrir aboli.

Il ne reste plus à la cour d'Espagne trace aucune de cette tolérance de la vanité, prétextée de la galanterie espagnole de l'ancien temps, de personne qui s'y couvre sans autre droit que celui de son entretien avec la dame qu'il sert, dont l'amour le transporte au point de ne savoir ce qu'il fait, si le roi ou la reine sont présents, et s'il est couvert ou non. Cette tolérance étoit abolie longtemps avant l'avènement de Philippe V à la couronne d'Espagne ; il n'en reste pas même d'idée[3]. Il n'y a occasion ni prétexte qui laisse couvrir personne que les grands, les cardinaux, et les ambassadeurs.

1. « Aux pieds de Votre Excellence. »
2. Il a écrit *celle*, en interligne, au-dessus de *la liberté*, biffé.
3. Cette singulière coutume des galants *embevecidos* se couvrant sans aucun titre à cet honneur est encore mentionnée dans la *Relation de Mme d'Aulnoy*, tome I, p. 530, dans les *Mémoires de Mme de Motteville*, tome IV, p. 173-174, et dans la préface des *Grands* d'Imhof, p. XIII, d'après Mme d'Aulnoy. Le mot ne se trouve plus que sous la forme *embobecido* dans le *Dictionnaire de l'Académie espagnole*.

De chez la reine nous allâmes chez le prince des Asturies[1]. Il n'y a là aucune sorte de cérémonie : on l'environne en foule, ni lui ni personne ne se couvre ; mais le nouveau grand, son parrain, le grand ou les grands qu'il a menés[2] le prendre, et ses plus familiers, qui font les honneurs de la cérémonie, sont les plus près du prince. Cela dure quelques moments. Il s'y trouva, et s'y trouve toujours en ces occasions beaucoup de grands et d'autres seigneurs. On nous dit que, chez la princesse des Asturies, cela se seroit passé de même ; mais un érésipèle[3] la retenoit au lit, et on n'y voit ni princesses, ni dames. On ne va point chez les Infants, et nous[4] n'y fûmes point.

Je ne sais si la reconduite[5] que nous fit le duc de Popoli[6], grand d'Espagne et gouverneur du prince, jusque vers la fin de son appartement, fut un honneur de politesse pour moi au caractère d'ambassadeur, ou une distinction due au nouveau grand, car il s'adressa toujours également à mon fils et à moi sur les compliments de cette reconduite ; mais je pense qu'il y eut mélange de tout cela.

Quoique l'appartement du prince fût[7] en bas de plain-pied à la cour, à quatre ou cinq marches près, nous passâmes, en y entrant et en sortant, à travers une longue haie des hallebardiers sous les armes, et *la famille du roi* nous attendoit et nous conduisit au carrosse, qu'elle vit partir, comme elle nous avoit reçus[8] à la descente, qui

1. Louis, héritier présomptif de la couronne : ci-dessus, p. 177.
2. *Mené*, sans accord, dans le manuscrit.
3. Il écrit : *une érésipelle*, qui est l'orthographe de *l'Académie* de 1718. *Héresypelle*, dans la *Gazette* de 1720, p. 55.
4. *Où n'* corrigé en *et n'*.
5. Nous avons déjà eu ce terme dans le tome VI, p. 320. Voyez le *Nouveau traité de la civilité*, par Courtin (1678), p. 186-188.
6. Tome VIII, p. 301-302.
7. Il avait d'abord écrit : *soit en bas*, puis a surchargé *en bas* en *fust*, et récrit *en bas* à la suite, mais a oublié de biffer *soit*.
8. *Receu*, au singulier, dans le manuscrit.

sont[1] deux honneurs de la seule première classe, ainsi que les gardes espagnoles et wallonnes[2], que nous trouvâmes encore sous les armes dans la place[3].

Nous retournâmes chez moi en la même manière que nous étions venus, et parmi tout autant de spectateurs. Il s'y étoit déjà rendu bonne et nombreuse compagnie par d'autres rues, presque tous les grands, beaucoup de leurs fils aînés, quantité de seigneurs et de gens de qualité[4]. Nous étions plus de cinquante à table[5], et il y en eut plusieurs autres, et nombreuses, d'amis, de familiers, et même de grands, de[6] seigneurs et de gens de qualité, qui voulurent s'y mettre. Je me mis à la dernière place. Le duc del Arco, le[7] duc d'Albe, mon second fils, car l'aîné étoit malade, et ceux qui voulurent bien nous aider à faire les honneurs, comme le duc de Liria, le duc de Veragua, le prince de Masseran[8], le prince de Cha-

1. La première lettre de *sont* surcharge un *d*.

2. Ici, il a écrit : *vallones*, et plus haut : *wallones*.

3. Cette participation des troupes de la garde du roi à la cérémonie, formant haie sur l'escalier, dans les salles d'entrée, sur la place du palais, était également usitée pour les réceptions d'ambassadeurs, et cela en Espagne comme en France. C'est un des honneurs dont Saint-Simon regrettait que la pairie se fût laissé dépouiller : voyez le mémoire de 1711, dans les *Écrits inédits*, tome III, p. 35-36.

4. Ci-dessus, p. 184-185.

5. Il ne compte que quarante-cinq convives dans sa lettre au cardinal Dubois, citée p. 184, et dans les *Mémoires* (tome XVIII, p. 278-279).

6. *Grds de* a été ajouté en interligne. — 7. *Le* surcharge *m[on]*.

8. Victor-Amé-Louis de Ferrero de Fiesque, d'abord marquis de Crèvecœur, fils d'une bâtarde du duc de Savoie, né à Gaglianico le 8 mars 1687, fut pris comme aide de camp par Philippe V en 1702, son père étant venu l'offrir et le duc de Savoie le considérant comme trop français de cœur; il servit ensuite comme capitaine de cavalerie en 1703, eut le régiment de la Reine en 1705, prit part aux campagnes d'Espagne, et, y étant resté après la paix, comme son père, devint *recreador* du roi en 1714, échangea son titre primitif contre celui de prince de Masseran en 1720, reçut une charge de gentilhomme de la chambre en octobre 1721 et celle de capitaine des hallebardiers en janvier 1724, passa capitaine général en septembre 1734, eut la Toison d'or et l'ordre de Saint-Janvier, avec le commandement des gardes du corps italiens,

lais[1] et d'autres, se placèrent en différents endroits pour en être plus à portée. On fut content du repas. On y mangea, on y but, on y parla, on y fit du bruit, comme on auroit pu faire en France. Il dura plus de trois heures. Un grand nombre s'amusa chez moi jusque fort tard, et on servit force chocolat et force rafraîchissements. Les jours suivants, tous les grands, leurs fils aînés, et quantité d'autres seigneurs et de gens de qualité nous vinrent rendre visite : c'est la coutume; et, le lendemain, mon fils et moi allâmes remercier le duc del Arco et le duc d'Albe.

Il faut maintenant venir aux autres distinctions et prérogatives du rang des grands d'Espagne. Je n'y entamerai

fut envoyé à Turin comme ambassadeur d'Espagne, passa par Versailles en juin 1742, et mourut à Madrid, le 1er octobre 1743. Son fils épousa, en 1737, une Rohan-Guémené. Leur principauté de Masseran était située dans le pays de Verceil, et la grandesse fut donnée au père de celui-ci en 1712. Nous avons vu un ambassadeur de Savoie de la même famille de Ferrero.

1. Louis-Jean-Charles de Talleyrand de Périgord, neveu de Mme des Ursins, né vers 1680 et d'abord titré comte de Chalais, puis prince comme son père, le frère du mari de Mme des Ursins, qui vécut jusqu'en 1731, avait débuté dans la marine royale en 1692, mais ne lui appartenait plus en 1702, lorsque, étant alors venu voir sa tante à Barcelone, Philippe V le renvoya porter la nouvelle de son départ à Versailles, en demandant qu'il fût autorisé à reprendre du service. Promu capitaine de frégate en 1705, il donna ensuite sa démission pour mauvaise santé, et c'est alors qu'il alla rejoindre en Espagne Mme des Ursins; celle-ci lui fit conférer un grade d'exempt dans les gardes wallonnes et l'envoya à plusieurs reprises remplir des missions secrètes en France. La grandesse, dont il avait été question pour son père dès 1707 ou 1709, ne lui fut donnée à lui-même qu'en 1714 (ci-après, p. 278), et il fit sa couverture le 14 octobre de cette année-là. Ayant suivi sa tante dans l'exil, en 1715, il ne put rentrer en Espagne que deux ou trois ans plus tard, et reçut en décembre 1717 un titre de chef d'escadre, avec lequel il fit campagne contre les Anglais. Il revint à la cour de Louis XV vers 1722, épousa alors la veuve du fils de Chamillart, fut, jusqu'en 1748, un des familiers des petits cabinets, se retira enfin à la campagne, et mourut à Chalais, le 24 février 1757, âgé de près de quatre-vingts ans. Il avait acheté en 1737 le gouvernement du Berry, mais s'en était démis à la fin de 1751, au profit du comte de Périgord, son gendre.

rien d'étranger qu'autant qu'il sera nécessaire pour les mieux expliquer[1].

Madrid est une belle et grande ville[2], dont la situation inégale, et souvent en pentes fort roides, a peut-être donné lieu aux sortes de distinctions dont je vais parler.

Distinction de traits et d'attelage.

J'ai déjà dit[3] que personne sans exception, hors le roi, la reine, les Infants et le grand écuyer dans les équipages du roi, ne peut aller à plus de quatre mules dans la ville[4] : mules ou chevaux, c'est de même ; mais presque personne ne s'y[5] sert de chevaux pour les carrosses[6]. Si on va ou si [on] revient de la campagne, on envoie à la porte de la ville deux ou quatre mules attendre, qu'on y prend, et qu'on y laisse de même lorsqu'on y rentre. Le commun et peu au-dessus n'y peut aller qu'à deux mules ; l'étage d'au-dessus, à quatre mules, mais sans postillon. Les *titu-*

1. Comparez l'*État présent* de l'abbé de Vayrac, tome III, p. 293-298, le 3e discours du traité de Carrillo (1659), un mémoire de cinq feuillets dans les Papiers de Saint-Simon, vol. 36 (*France* 191), et le volume *Espagne* (mémoires et documents) 99, fol. 89 v° à 91, d'après le livre de Salazar de Mendoza : *Origen de las dignidades*, 1618.

2. Voyez ce qu'en dit Mme d'Aulnoy, tome I, p. 259 et suivantes. On prétendait que les Espagnols la mettaient au-dessus de tout ce qui pouvait être au monde comme ville et comme cour ; mais Tessé la trouva très laide, triste et puante (*Lettres* publiées par le comte de Rambuteau, p. 216), et, en 1612, au temps où la splendeur des Espagnes ne déclinait pas encore, Fontenay-Mareuil n'estimait pas que cette capitale fût plus grande qu'Orléans (*Mémoires*, p. 60). Le principal ouvrage ayant pour but de glorifier Madrid était le *Solo Madrid es corte*, par Al. Nuñez de Castro ; nous aurons l'occasion d'en parler.

3. Tome VIII, p. 167 et 173.

4. En 1680, on avait voulu défendre aux gens non titrés l'usage des carrosses : voyez notre tome VIII, p. 184, fin de note.

5. *Sy*, sans apostrophe, surcharge *se*.

6. Sur les carrosses et attelages, voyez la *Relation* de Mme d'Aulnoy, tome I, p. 256-257, 265-268 et 514. Gourville (*Mémoires*, p. 556), et le duc de Luynes (*Mémoires*, tome I, p. 152) disent, comme notre auteur, qu'il n'y avait que des attelages de mules, et point de chevaux. On sait que les mules espagnoles sont des animaux de sang choisi, très vites, de grande valeur, et elles étaient harnachées de housses splendides ; cependant Tessé ne trouva pas que le plus beau des car-

lados et plusieurs sortes d'emplois ont un postillon[1]; mais rien n'est plus réglé que ces manières d'aller, que personne ne peut empiéter au delà de ce qui lui appartient. Ce grand nombre[2] de personnes qui ont des postillons a peut-être été cause d'une autre sorte de distinction : c'est d'avoir des traits de corde très vilains pour toutes conditions, mais qui sont courts pour les moindres de ceux qui ont un postillon, longs pour l'étage supérieur, et très longs pour les grands, les cardinaux et les ambassadeurs, et fort peu d'autres, comme les conseillers d'État, les chefs des conseils, et, je crois, les chevaliers de la Toison, etc.; encore ne les ont-ils pas si longs que les grands[3]. C'est uniquement à la qualité de l'attelage qu'on reconnoît la qualité des personnes que l'on rencontre dans les rues, et cela s'aperçoit très distinctement; et les cochers ont une adresse qui me surprenoit toujours à tourner court, et dans les lieux les plus étroits, sans jamais empêtrer ni embarrasser leurs traits les plus longs[4]. Je n'ai point vu que les cochers des grands les menassent tête nue, sinon en cérémonie, comme à une couverture ou quelque autre semblable; bien l'ai-je remarqué de ceux des femmes des grands, et du porteur de chaise de devant des grands, de leurs femmes et de leurs belles-filles aînées.

Chez la reine, les femmes des grands[5] ont un carreau de Femmes

rosses madrilènes valût davantage que le plus laid de Paris. On distingue nombre d'attelages dans une estampe de la place du Palais représentée le jour où Philippe V partit pour l'armée en 1704.

1. Sans doute le cocher monté sur un cheval de derrière, comme aux coches de France, dont parle Gourville. Voyez l'article du grand écuyer, dans notre tome VIII, p. 167.

2. *Nombres*, au pluriel, mais avec la lettre *s* biffée.

3. Voyez le passage des *Mémoires de Gourville* cité tout à l'heure, et *Villars*, tome IV, p. 210. Il est parlé des *tiros largos* en soie, comme privilège de la grandesse, dans la *Relation de Mme d'Aulnoy*, tome I, p. 187.

4. Mme d'Aulnoy dit, par forme de plaisanterie, que certains de ces attelages étaient longs d'un quart de lieue.

5. Elles gardaient leurs droits même démariées : ci-après, appendice XVIII, p. 453, et Additions et corrections, p. 464.

et belles-filles aînées de grands seules et diversement assises.

velours, et leurs belles-filles aînées un de damas ou de satin, sans or ni argent[1]. Elles s'asseoient dessus[2]. Toutes les autres, de quelque distinction qu'elles soient, sont debout ou s'asseoient nûment[3] par terre[4]. Mais, en Espagne, on ne voit jamais de plancher nulle part; tous sont couverts de belles nattes de jonc qui y sont particulières. Le feu n'y prend point; elles sont fort fines, souvent ouvragées de paysages en noir et en jaune, et d'autres choses, faites exprès pour les lieux. Elles durent toutes une infinité d'années, et il y en a de fort chères[5]. On les ballie[6], quelquefois on les ôte pour les secouer; rien n'est plus propre ni plus commode. Les pièces intérieures ont en tout temps des tapis par-dessus : ceux du palais sont de la plus grande beauté; et c'est sur ces tapis que les dames qui n'ont point de carreau s'asseoient, et s'en relèvent avec une souplesse, une grâce et une promptitude, jusque dans les plus vieilles, et sans aucun appui, qui me surprenoit toujours.

Séance à la comédie et au bal.

La coutume de s'asseoir ainsi, même dans les *maisons* particulières, avoit commencé fort à céder à l'usage de nos sièges du temps de mon ambassade. A la comédie, je n'ai vu que des carreaux, et les dames qui en ont droit[7] assises dessus, et les autres tout de suite, par terre sur le tapis, après elles. Elles y sont[8], comme à Versailles, des deux côtés, et le roi, la reine et les Infants sur une ligne

1. Ci-dessus, p. 191.

2. Comparez le tome XVIII des *Mémoires*, p. 158.

3. Cet adverbe ne s'employait alors, comme aujourd'hui, qu'au sens figuré d'uniquement. Littré cite cet autre passage de nos *Mémoires :* « Le président ne l'appelle ni *Maître*, ni *Monsieur*, mais nûment par son nom. »

4. Voyez notre tome VIII, p. 175, note 5.

5. Comparez la *Relation de Mme d'Aulnoy*, tome I, p. 315-316. On en avait de pareilles en France au seizième siècle : Alfred Franklin, *Variétés gastronomiques*, p. 19-21.

6. Orthographe conforme à une prononciation archaïque ou provinciale contre laquelle Ménage protestait. Nous trouvons *ballier* dans *la Bruyère*, tome I, p. 77, et *balier* dans la *Gazette* de 1694, p. 316.

7. Qui ont le droit d'en avoir. — 8. Il avait d'abord écrit : *y ont.*

vis-à-vis du théâtre, tous dans des fauteuils, le roi à la droite de tout, puis la reine; après, les Infants de suite, par rang; le majordome-major du roi sur un ployant joignant le roi à sa droite, la camarera-mayor joignant le dernier infant à sa gauche, sur un carreau. Derrière les fauteuils, le capitaine des gardes du corps en quartier, le majordome-major de la reine, le gouverneur du prince des Asturies, la gouvernante des Infants, assis[1] sur des tabourets; pas un autre siège, et tous les hommes debout, grands et autres, quoique les comédies soient fort longues[2]. A la droite du roi, il y a une niche dans la muraille, fermée de jalousies, où on entre par derrière : il n'y a là que les ambassadeurs, qui y sont assis[3], et le nonce du Pape en rochet et camail, à côté duquel j'ai assisté plus d'une fois à ces comédies, lui jamais vêtu autrement[4]. Au bal, qui est rangé comme les nôtres à la cour[5], et qui sont là fort beaux[6], les fauteuils et les tabourets derrière sont comme à la[7] comédie, le majordome-major et la camarera-mayor sur son carreau de même; mais il n'y a point d'autres carreaux : ce sont des tabourets rangés sur une ligne de chaque côté; les femmes des grands et leurs belles-filles aînées sont assises dessus[8]. Après elles, et sans mélanges, toutes les autres dames : les grandes dames entre elles, comme elles arrivent, les premières, puis les *señoras d'honor*, enfin les camaristes, mais toutes assises par terre, le dos appuyé contre les tabourets vuides der-

1. La première lettre d'*assis* surcharge *s*[*ur*].

2. Voyez l'*État présent* de Vayrac, tome III, p. 295-296, et les dépêches de l'*Ambassade d'Espagne*, publiées par M. Drumont, p. 178.

3. Ci-dessus, p. 174, et ci-après, p. 204, 205, etc.

4. Comparez le Supplément du *Corps diplomatique*, tome V, p. 314 et 835.

5. Voyez notre tome VII, p. 58.

6. Comparez le compte rendu du bal du 25 novembre 1721, fait par Saint-Simon lui-même, dans la publication de l'*Ambassade d'Espagne*, p. 178 et 200, et celui du bal du 20 janvier 1722, dans les *Mémoires*, tome XVIII, p. 263-264.

7. *A la* corrige *au*. — 8. Voyez notre tome VIII, p. 514.

rière elles. Les vieilles de tout âge sont là, comme à la comédie, au premier rang ; il n'y en a point de second, et on y danse, hommes et femmes, à tout âge, excepté la véritable vieillesse. Les hommes sont derrière les tabourets et en face des fauteuils ; pas un n'est assis, ni grands ni danseurs. On ménage quelque embrasure de fenêtre hors de la vue du roi et de la reine, où il y a des tabourets pour les ambassadeurs, et, autant qu'on peut, personne ne se tient entre eux et la vue du bal[1].

La reine ne danse qu'avec le roi et les Infants ; ni danse réglée ni contredanse. La princesse des Asturies de même. Il est vrai qu'aux contredanses elles dansent avec tous ; mais celui qui est son danseur qui la mène, et avec qui principalement elle figure, est le roi ou un infant[2]. De bal en masque, je n'en ai vu aucun.

Grands, leurs femmes, fils aînés et belles-filles aînées expressément et seuls invités à toute fête, plaisir et cérémonie, et, à quelques-unes, les ambassadeurs.

Il n'y a point de bal public chez le roi, et il y en avoit souvent ; de comédies au palais, et elles n'y sont pas ordinaires comme dans notre cour ; d'audience publique à des ministres étrangers[3] ; d'audiences publiques aux sujets, et il y en a deux fois la semaine[4] : c'est comme nos placets, excepté que chacun parle au roi, je les expliquerai ailleurs[5] ; de fêtes publiques, soit au palais ou ailleurs, auxquelles le roi assiste ; point de cérémonie ou

1. Comparez le tome XVIII, p. 260 et 263. Saint-Simon a décrit plusieurs autres bals dans le récit de son ambassade ou dans ses lettres au cardinal Gualterio. Voyez aussi le Supplément du *Corps diplomatique*, tome V, p. 835.

2. Il parle de la reine seule.

3. Tomes XVII des *Mémoires*, p. 362-363, et XVIII, p. 144-145.

4. Il parle de ces audiences dans le *Tableau de la cour d'Espagne en 1721*, publié en partie à la fin du livre de M. Drumont, p. 380-388.

5. Tome XVIII, p. 202-203. C'est après 1715 (tomes XII, p. 273-274, et XVII, p. 108) qu'il expliquera qu'en France les membres du conseil de régence furent chargés de recevoir à tour de rôle les placets qu'on venait déposer dans l'antichambre du Roi selon l'usage de tout temps, et de les examiner avec deux maîtres des requêtes. Dans le *Tableau* cité tout à l'heure, il raconte qu'au commencement de ce service il recevait plus de mille placets en une fois, et que, trois ans plus tard,

de fonction[1] quelle qu'elle soit, ni que le[2] roi fasse ou qu'il s'y trouve, que les grands, leurs fils aînés et leurs femmes n'y soient à chacune expressément conviés[3]. Si c'est une occasion où on se couvre, les[4] fils aînés ne le sont pas, ni aux chapelles, parce qu'ils n'y ont point de place. L'invitation est si fréquente, et en tant de lieux par Madrid, parce que nul de ceux qui le doivent être n'est omis, même su malade, que cela se[5] fait assez peu décemment. Le majordome de semaine fait les billets d'avertissement, datés[6] sans les signer, et les envoie porter par les hallebardiers de la garde qui en sont chargés; ils se partagent par quartiers. Il n'y a que la chose en deux mots, sans compliment ni cachet, et le dessus mis pour chacun[7]. Lorsqu'il y a quelque cérémonie purement de grandesse hors du palais, où le roi ne se trouve point, ce qui est fort rare quoique j'en aie vu une depuis que je fus grand, l'avertissement se porte de même, en la même forme et par les mêmes ordres. Je l'étois toujours ainsi comme duc de France, avant que je fusse grand, même de celles où le roi me faisoit lui-même l'honneur de me commander de me trouver, et de celles encore où je devois assister par mon caractère et en place d'ambassadeur hors d'avec les grands, comme aux chapelles; et depuis que mon second fils eut fait sa couverture, lui et moi fûmes

c'était à peine deux cents. Le même effet s'était produit en 1661, lorsque Louis XIV avait organisé le service du lundi : voyez ses *Œuvres*, tome I, p. 26-27, et ses *Mémoires*, tome II, p. 225-226, 387, 430.

1. Au sens de cérémonie publique et officielle, *funzione*, comme nous l'avons déjà rencontré.

2. *Que le* surcharge *de cér*[*émonie*].

3. Les grands allaient ainsi au baise-main de Noël et de Pâques, avec les conseils : *Gazette*, 1713, p. 18; 1715, p. 29; 1717, p. 17, etc.; aux services, anniversaires, processions, sacres, etc. : *Gazette*, 1713, p. 307, et 1715, p. 43, 268, 293, 498, 547, 570, 593, etc., etc.

4. *Les* surcharge *ou*. — 5. *Se* corrige *se*. — 6. *Dattés* est ajouté en marge.

7. Ci-dessus, p. 181. Comparez les billets de convocation qui s'adressaient aux ducs et pairs de France, dans notre tome II, p. 109-110, et dans la suite des *Mémoires*, tome IX de 1873, p. 453. En Espagne, un

toujours invités, et nous nous sommes trouvés ensemble parmi les grands comme grands. De cela il résulte que les grands sont l'accompagnement du roi partout, et son plus naturel comme son plus illustre cortège[1]. Personne autre n'est jamais invité, si ce n'est les ambassadeurs en beaucoup d'occasions, comme les fêtes et les chapelles; et, de[2] celles-ci, le plan en expliquera mieux tout[3].

Séance et cérémonie de tenir chapelle en Espagne, et son plan. [*Add. St-S. 400*]

1 Sanctuaire fort magnifique derrière l'autel.
2 L'autel, ses marches, son tapis, et, au-dessous, les trois marches comme du chœur.
3 Porte du sanctuaire.
4 Table pour le service de l'autel.
5 Banc nu pour les célébrants.
6 Banc avec un petit tapis pour les évêques.
7 Fauteuil du cardinal patriarche des Indes.
o Son aumônier*.
8 Son petit banc ras de terre, avec son tapis et son carreau.
9 Porte de la sacristie.
10 Sommelier de courtine ** en semaine, debout, c'est-à-dire aumônier.
11 Fauteuil du roi.
12 Son prie-Dieu, avec son drap de pied et ses deux carreaux pour les coudes et pour les genoux.
13 Fauteuil du prince des Asturies.
14 Son prie-Dieu *idem*, mais qui n'a point de carreau pour les coudes.
15 Grand tapis commun sous les fauteuils et les prié-Dieu***.
16 Grand dais, avec sa queue qui les couvre.
17 Banc, avec son tapis, du capitaine des gardes en quartier.
18 Ployant de velours avec de l'or, pour le majordome-major du roi.
19 Banc des grands, avec son tapis.
20 Garde sous les armes.

simple billet du roi annonçait la nomination à une présidence (*Gazette*, 1693, p. 571), comme, en France, la nomination au titre de ministre d'État. Nous avons vu plus haut (p. 128 et 149)) qu'il n'y avait pas d'autre formalité pour la grandesse de seconde classe, et même de première.

1. Dans les principales occasions (*Gazette* de 1703, p. 412), les grands déployaient un faste extraordinaire en habits et en pierreries.

2. *De* est en interligne.

3. Voyez la reproduction typographique ci-contre.

* Ligne ajoutée après coup.

** Il avait écrit jusqu'ici : *cortine*, de l'espagnol *cortina*.

*** Telle est ici l'orthographe.

ASSIETTE ET SÉANCES LORSQUE LE ROI D'ESPAGNE TIENT CHAPELLE.

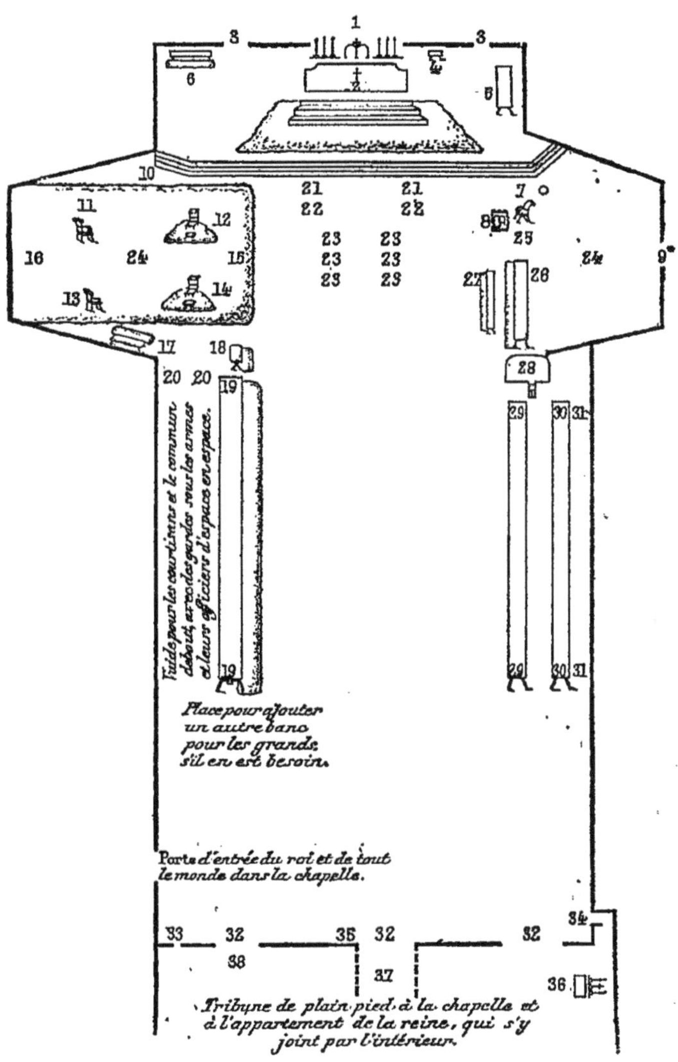

* *8* corrigé en *9*.

21 Deux grands chandeliers d'argent qui brûlent jour et nuit.
22 Deux autres pareils qu'on ajoute lorsque le saint sacrement est exposé.
23 Deux, quatre ou six pages du roi, suivant la solennité*, qui viennent au *Sanctus*, et s'en vont après la communion **du prêtre, avec de grands flambeaux allumés de cire blanche.
24 Espèce de croisée de la chapelle.
25 Les quatre majordomes du roi debout.
26 et 27 Banc des ambassadeurs de chapelle, avec leur petit banc ras de terre, et le tapis de l'un et de l'autre.
28 La chaire du prédicateur et son petit degré.
29 Banc nu pour les ecclésiastiques et les religieux du premier ordre.
30 Banc *idem* pour ceux du second ordre.
31 Vuide pour les ecclésiastiques et les religieux du commun, debout.
32 Glaces qui servent de fenêtres à la tribune à voir dans la chapelle***.
33 Petite porte par où la reine sort de la tribune lorsqu'elle va aux processions et y rentre.
34 Autre porte de communication pour le prêtre qui vient dire la messe à la tribune.
35 Place dans la chapelle pour le majordome de la reine en semaine, debout.
36 Autel de la tribune.
37 Place de la reine sur un prie-Dieu entre deux balustrades.
38 Place des Infants.

Lorsque le roi d'Espagne tient chapelle[1], ce qui arrive très fréquemment[2], dont je parlerai ailleurs[3], sa cour l'attend à la porte de son appartement secret. Il passe environ deux pièces, puis se couvre. Les grands, qui marchent sans ordre devant et autour de lui[4], le prince des

1. Voyez le Supplément du *Corps diplomatique*, tome V, p. 285-286, 334-335, 833-834, l'*État présent* de Vayrac, tome II, p. 256-259, et le volume des Affaires étrangères coté *Espagne* (mémoires et documents) 99, fol. 72. Le gouverneur des Pays-Bas espagnols, lui aussi, « tenait chapelle » avec les grands et les chevaliers de la Toison d'or qui se trouvaient à Bruxelles.

2. Louis XIV avait recommandé à son petit-fils de ne pas trop multiplier les « chapelles. »

3. Tome XVIII, p. 252-253, mariage du prince des Asturies. Voyez aussi ci-après l'Addition n° 400, p. 332.

4. Voyez l'*État présent* de Vayrac, tome III, p. 295.

* Il a écrit : *solemité*. — ** *Comunion*.
*** Le *cancel* ou *canzel* : tome VIII, appendice XI, p. 513, etc.

Asturies, qui le suit, le capitaine des gardes en quartier, qui est toujours grand, et le patriarche des Indes, s'il est cardinal, qui marche à côté du capitaine des gardes, se couvrent tous. On fait un long chemin par de grands et magnifiques appartements, et on arrive ainsi à la chapelle, où chacun fait la révérence à la reine, qui est dans la tribune[1]; puis, s'avançant, on la fait à l'autel. Celle-là est toujours à l'espagnole, c'est-à-dire comme sont les révérences de nos chevaliers du Saint-Esprit et de toutes nos cérémonies[2]. Les ambassadeurs seuls la font à l'ordinaire; le roi la fait à l'espagnole vis-à-vis de sa place. Et chacun prend la sienne[3] : le patriarche, s'il est cardinal, vis-à-vis du roi, laquelle j'expliquerai ailleurs, sinon sur le banc des évêques, où il n'y en a presque jamais, parce que tous résident très exactement, et que la difficulté de la croix que la chapelle ne veut pas souffrir empêche l'archevêque de Tolède de s'y trouver[4]. De mon temps, c'étoit le cardinal Borgia[5] qui étoit patriarche des Indes. Tandis que le célébrant commence la messe au bas de l'autel, le cardinal sort de sa place, où il n'a qu'un[6] aumônier près de lui, debout à sa droite en surplis[7], et, suivi des quatre

1. Comparez le *Tableau de la cour en 1721*, dans le livre de M. Drumont, p. 367.

2. Ci-dessus, p. 192-193 et 195.

3. Voyez plusieurs textes latins ou espagnols réunis dans le volume des Affaires étrangères coté *Espagne* (mémoires et documents) 99, fol. 72 v° à 94.

4. Voyez notre tome VIII, p. 171.

5. Charles de Borgia y Centell, oncle du duc de Gandie et neveu d'un cardinal de même nom créé en 1700 (tome VII, p. 151), d'abord sommelier de courtine, fut fait vicaire général spirituel des armées en avril 1705, chevalier de l'ordre d'Alcantara et membre du conseil des ordres en 1702, fut sacré archevêque *in partibus* de Trébizonde le 30 novembre suivant, succéda au cardinal Portocarrero, comme patriarche des Indes et grand aumônier, en février 1708, eut l'archidiaconé de Calatrava, puis celui de Madrid en 1713, reçut l'abbaye d'Alcala-la-Real en novembre 1717, fut créé cardinal le 29 novembre 1719, et mourut le 8 août 1733, à Saint-Ildephonse, âgé de soixante et onze ans.

6. *Qu'un* surcharge *point d'*. — 7. Ces six mots sont en interligne.

majordomes du roi, de front derrière lui, va au milieu de l'autel sans monter aucune marche, le salue, puis le roi et le prince des Asturies de suite, se retourne le dos à l'autel, salue la reine, puis les[1] ambassadeurs, qui se lèvent et s'inclinent à lui, en dernier lieu les grands, qui en *font* de *même*; et, pour ne le plus répéter, toutes les fois qu'il sort de sa place et qu'il y revient, il fait les mêmes saluts en se baissant comme font nos évêques, et les majordomes derrière lui, à l'espagnole, dans le même temps. Il va au prie-Dieu du roi, qui est debout, dire l'*Introït*[2] à voix médiocre, puis revient. Il lui porte l'Évangile à baiser, et au prince; il va les encenser[3], sans en être salué, et il leur porte la paix, puis à la reine. Lorsqu'il y va et en revient, et c'est toute la longueur de la chapelle, les ambassadeurs et les grands sont debout. En sortant de la chapelle, le roi se couvre, et les grands, et retournent comme ils sont venus[4]. Les pages qui portent les flambeaux au *Sanctus* font, en arrivant à leur place, la révérence à l'autel, au roi et au prince en même temps, à la reine, au cardinal et[5] aux ambassadeurs en même temps, enfin aux grands. C'est à l'espagnole[6], en baissant leurs flambeaux tous en même temps et comme en cadence : c'est un vrai exercice. Il y a toujours sermon en espagnol[7]. Le prédicateur sort de la sacristie, et vient recevoir à genoux la bénédiction du cardinal, puis fait les révérences susdites, et monte en chaire; en s'en retournant, de même.

Cérémonie de la Chandeleur, et celle

Lorsqu'il y a procession, comme à la Chandeleur[8], il n'y a point d'ambassadeurs, parce qu'ils ne pourroient mar-

1. Après *les*, il a biffé *Grands qui se*.
2. Il écrit : *introite*. Ensuite, *à* surcharge *to[ut]*. — 3. *Encencer*.
4. Il a écrit par mégarde : *venues*, au féminin.
5. *Et* est ajouté en interligne. — 6. Ci-dessus, p. 209.
7. Louis XIV avait fait la même recommandation pour les sermons que pour les chapelles.
8. Ci-dessus, p. 130-131. Voyez un mémoire dans le volume *Espagne* (mémoires et documents) 99, fol. 76, l'*État présent* de Vayrac, tome II,

cher que devant le roi, ou après le roi, comme ils font ensuite du capitaine des gardes, quand on va et revient des chapelles ordinaires. En avant n'est donc point leur place; en arrière, ils couperoient la reine, ou au[1] moins les dames de sa suite : tellement que, ces jours-là, ils ne sont point avertis et ne s'y trouvent jamais. La bénédiction des cierges finie par le cardinal, le roi, suivi du prince et de son capitaine des gardes, va au milieu de l'autel, où le cardinal est dans un fauteuil[2] sur la plus basse marche, en sorte que le roi n'en monte aucune. Le majordome-major marche seul à sa droite, suivi d'un bas officier[3]. Il trouve un majordome vers où est le cardinal, qui lui présente un carreau. Le majordome-major le met devant le roi, qui reçoit à genoux le cierge du cardinal, le prince ensuite; puis le majordome-major ôte le carreau et le rend au majordome, se met à genoux, reçoit le cierge, après lui le capitaine des gardes, et retournent en leurs places, le roi étant déjà en la sienne. Tous les grands ensuite, suivant qu'ils se trouvent placés sur leur banc, vont prendre le cierge à genoux; et tout de suite le clergé, à qui il en a été distribué avant le roi[4], sort de dessus ses bancs, et sort processionnellement, puis le clergé qui est à l'autel et le cardinal; après, les grands, deux à deux; enfin, le roi, ayant presque de front le majordome-major à sa droite, le prince derrière, à côté du capitaine des gardes. Tout cela trouve la reine à la porte de sa tribune en dedans, à qui le cardinal, en passant, a donné un cierge, et à tout ce qui est dans la tribune. Les grands saluent la reine profondément, le roi la salue aussi; elle laisse un court intervalle entre elle et le prince,

des Cendres.

p. 260-263, et le supplément au *Corps diplomatique* de Du Mont, tome V, p. 286-287.

1. *Au* surcharge une *m*.

2. Ces trois mots sont en interligne, au-dessus de *debout*, biffé.

3. Ces quatre derniers mots ont été récrits en interligne, au-dessus de *d'un bas offi*[*cier*], commencé en surcharge sur *de plusieures*.

4. Ces trois mots sont en interligne, au-dessus de *cepend*[t], biffé.

et suit la procession entre son majordome-major et son grand écuyer, suivie des Infants. Après eux marche seule la camarera-mayor, les dames[1] de la reine, deux à deux, puis celles des Infants. Le roi et les grands se couvrent hors la chapelle. Les seigneurs et les gens de qualité côtoient, les uns les grands les plus près du roi, la plus grande partie les dames. Puis le commun suit. Il y a des officiers des gardes du corps des deux côtés du roi, et celui qui sert auprès de la reine lui porte la queue. On fait le tour des corridors du palais, ce que j'expliquerai ailleurs[2]. En toutes les processions, c'est le même ordre de marche. A celle-là, mon fils et moi étions sur le banc des grands, plusieurs entre nous deux, et c'est là où j'ai dit que le hasard fit qu'il me précéda[3]. Le roi et tous baisent l'anneau du cardinal après avoir reçu le cierge.

Le jour des Cendres, les ambassadeurs y sont. La bénédiction faite, le cardinal, suivi du Nonce et des majordomes, va au milieu de l'autel comme ci-dessus, où tous deux prennent une étole d'un des assistants à l'autel. Le célébrant donne des cendres au cardinal, seulement incliné, qui lui en donne ensuite, mais le célébrant à genoux; puis, au Nonce, incliné, qui revient à sa place ; après, à tout le clergé. Le roi vient accompagné comme à la distribution des cierges, et le carreau lui est présenté de même. Lui et le prince en ayant reçu, et le carreau ôté comme lors des cierges, les ambassadeurs viennent recevoir les cendres, puis le majordome-major, qui étoit resté là, ensuite le capitaine des gardes, puis tous les grands: après quoi le cardinal en va porter à la reine, aux Infants et à tout ce qui est dans sa tribune. Elle n'assiste jamais ailleurs à aucune chapelle. Les jours ordinaires, c'est où le roi et elle entendent la messe, et où ils communient à

1. La première lettre de *dames* surcharge un *G*.

2. La *Gazette* parle souvent de ces processions dans les corridors, qui étaient alors richement tapissés.

3. Ci-dessus, p. 130-131.

leurs jours marqués, et personne n'y entre que leurs grands officiers intérieurs et les dames de la reine et des Infants. Au-dessus est une grande tribune pour la musique, qui est excellente et nombreuse, et, au-dessus de celle-là, une autre pour les duègnes et les *criadas*[1] du palais, où nul homme n'entre. Les caméristes sont à l'entrée et au fonds de la tribune de la reine.

Il faut remarquer que les ambassadeurs ni les grands n'ont point de carreau à la chapelle. Le tapis de leur banc et[2] de celui des évêques, et du petit banc ras de terre devant les ambassadeurs, sont jusqu'à terre, et d'assez vilaine tapisserie, la même pour tous. Le petit banc ras de terre qui est devant le cardinal est de velours rouge, et n'est pas plus étendu que les autres. Son fauteuil est de bois uni avec les bras tous droits ; le siège et le[3] dossier, qui ne lui appuie que les épaules, est de velours rouge avec un galon d'or et d'argent usé autour, de forme carrée, avec de larges clous dorés dessus d'espace en espace, environnés[4] de petits, comme ces anciens fauteuils de châteaux[5]; son[6] carreau est de velours rouge à ses pieds. Les fauteuils, carreaux et drap de pied du prie-Dieu du roi et du prince sont de velours avec beaucoup d'or ou d'argent, ou d'étoffes magnifiques. Ils changent souvent; mais ceux du roi sont toujours beaucoup plus riches que ceux du prince, et tournés en biais vers l'autel[7].

Banquillo du capitaine

La place du capitaine des gardes du corps fit une grande difficulté[8]. Philippe V est le premier qui ait eu

1. Suivantes, femmes de service : voyez notre tome VIII, p. 582.
2. *Et* surcharge un *d*. — 3. *Le* surcharge un *d*.
4. Il a écrit : *environnez*. — 5. Les fauteuils du temps de Louis XIII.
6. Avant *son*, il a biffé *le* (surchargeant un premier *son*) *fauteuil*.
7. Ce dernier membre de phrase semble ajouté dans le blanc qui restait à la fin du paragraphe. Il est parlé de la disposition des sièges dans le mémoire d'août 1753 que renferme le volume 45 des Papiers de Saint-Simon (*France* 200), fol. 68.
8. Il racontera de nouveau cette querelle du *banquillo* en 1705. Voyez le *Journal de Dangeau*, à la date, tome X, p. 419, avec l'Addi-

des gardes en quartier. Raison pourquoi les capitaines des gardes sont toujours grands*.

des gardes du corps et des capitaines des gardes sur le modèle de la France[1]. Ses prédécesseurs n'avoient que des hallebardiers tels qu'il les a conservés, mais dont le capitaine n'a point de place nulle part comme tel[2], et des lanciers en petit nombre et fort misérables[3], dont le capitaine n'étoit rien. Les grands, qui sont les seuls laïques assis aux chapelles[4], ne voulurent pas souffrir que le capitaine des gardes en quartier le fût, ou, s'il étoit grand, le fût hors de leur banc. Cette difficulté fut réglée par ne jamais prendre de capitaine des gardes que parmi les grands ; mais cela ne les satisfit pas : ils vouloient que celui de quartier fût indifféremment assis avec eux sur leur banc, et le roi d'Espagne, qui s'en faisoit servir sur

tion dont une partie est placée ici sous le n° 400, et p. 428, 429 et 441, les *Mémoires de Sourches*, tome IX, p. 362, les *Lettres de Mme des Ursins à Mme de Maintenon*, éd. 1826, tome III, p. 206, 247, le Supplément au *Corps diplomatique*, tome V, p. 338-339, et l'*État présent* de l'abbé de Vayrac, tome II, p. 106-107. Comparez notre tome VIII, p. 169.

1. Ci-dessus, p. 184. — 2. Tome VIII, p. 168.

3. Les lanciers constituaient la troisième compagnie de gardes espagnols et servaient spécialement pour les Infants ou dans les enterrements. Ils furent supprimés par Philippe V. Tout cela n'était, selon Louville, qu'« un ramassis de savetiers et autres bas artisans de Madrid, rendus à leurs professions toutes les fois qu'ils n'étoient pas employés » (*Mémoires secrets*, tome I, p. 70). Avant Louville, le chanoine Montreuil, dans le voyage de 1660 à la frontière, écrivait (*Archives curieuses de l'histoire de France*, 2e série, tome VIII, p. 318) : « Leurs gardes du corps et leurs gardes wallons sont assez florissants, car ils sont deux cents, tous avec des habits et des manteaux de velours jaune ; mais le reste me parut peu de chose. Leurs gardes ordinaires sont si mal faits, qu'il semble qu'on ait défendu, sur peine de la vie, à tous les hommes de bonne mine d'y entrer. Quelques-uns ont des plumes ; mais tous en devroient avoir pour cacher leurs chapeaux, dont le meilleur ne pourroit servir en France qu'à faire un épouvantail de chènevière. »

4. Ce qui suit, jusqu'à *Cette*, est une addition ou restitution en interligne, formant une ligne entière, de même encre que la manchette. Est-ce la preuve que notre manuscrit n'est que la transcription d'une rédaction primitive, dont l'auteur aurait passé une ligne par distraction?

* La seconde phrase de la manchette a été ajoutée après coup. Cette manchette et les deux suivantes sont écrites sur la marge intérieure de la page 304 du manuscrit, et non sur l'extérieure.

le modèle de notre cour, prétendit l'avoir assis derrière son fauteuil[1]. Enfin, par composition, après beaucoup de bruit, il[2] fut convenu qu'il auroit un *banquillo*, c'est-à-dire un petit banc à une seule place, couvert comme celui des grands, adossé en biais à la muraille, à la place où il est marqué dans le plan.

A vêpres, c'est la même séance, et au Retiro comme au palais, et en quelque lieu que le roi tienne chapelle. Il n'y a que la tribune de la reine qui ne peut être partout placée ni de plain pied, ni au bout de l'église ; mais elle est toujours dans une tribune, et ce changement de sa place n'en apporte aucun autre. J'ai grossièrement expliqué la chapelle par rapport seulement aux grands ; je la détaillerai plus curieusement ailleurs.

Lorsque le roi va en pompe à Notre-Dame-d'Atocha, qui est à un dernier bout de Madrid[3], il est censé n'y être accompagné que de ses grands officiers, qui le précèdent ou le suivent dans ses carrosses, et la reine de même de ses dames[4]. Les grands n'y sont point invités et n'y ont point de places[5].

Places distinguées

Les fêtes dans la place Major[6], qui est fort grande et qui a cinq étages égaux, tous à balcons à toutes les fenê-

1. Comme cela se faisait à la cour de Louis XIV : voyez notre tome III, p. 81, l'*État de la France*, 1698, tome I, p. 422-424, et les *Mémoires de Luynes*, tomes I, p. 261, 270-271, II, p. 70 et 228, etc.

2. La virgule est, par mégarde, après *il*. — 3. Tome VIII, p. 177.

4. Voyez le livre de Vayrac, tome II, p. 276-279.

5. Voyez, sur la disposition des places, la suite des *Mémoires*, tome XVIII, p. 222-223. Saint-Simon n'y alla point (*ibidem*, p. 331), parce qu'on ne l'y invitait pas comme ambassadeur, non plus que son collègue Maulévrier : *Dépêches de l'ambassade d'Espagne*, publiées par M. Drumont, p. 179-180 et 262-263 ; mais la *Gazette* (1707, p. 103, 104, 474, 487, 509, 510 ; 1714, p. 280, 292, 311 ; 1722, p. 134, etc.) nous montre les grands invités à rejoindre la cour à Atocha ou ailleurs pour des relevailles, des cérémonies funèbres, des actions de grâces, etc.

6. *Plaza Mayor*. Elle est décrite dans les *Lettres de Mme de Villars à Mme de Coulanges*, p. 248-249, dans le *Voyage en Espagne* de 1699, p. 95-96, avec estampe, et dans le tome I de l'*État présent*, p. 339.

à toutes fêtes et cérémonies* pour les grands, leurs femmes, fils aînés et belles-filles aînées.

tres, sont assez rares[1]. J'y en ai vu plusieurs à cause[2] des deux mariages, et toutes admirables. J'en parlerai en leur temps[3]. Il suffit ici de dire qu'il y a au milieu une maison distinguée pour le roi et sa cour[4]. Vis-à-vis, la largeur de la place entre deux, sont les ambassadeurs, et ce même étage, qui est le premier, est distribué tout autour de la place aux grands et à leurs femmes, à tous séparément, de façon qu'un grand a du moins[5] quatre balcons de suite, à quatre ou cinq places chacun, c'est-à-dire quatre au large et cinq assez aisément, car ils sont tous égaux et sortent en dehors trois pieds[6]. Si un grand a une ou plusieurs charges qui lui donnent droit de places, on les ajoute de suite à ses balcons comme grand ; mais cela est assez rare. Le second, et, s'il le faut, le troisième étage, sont distribués de même. C'est le majordome-major qui en donne les ordres, et les balcons désignés dans les billets[7], en sorte que chacun sait où aller sans se méprendre. Ce qui reste après de places jusqu'au cinquième étage est en la disposition[8] du corrégidor de Madrid, tellement que ceux qui n'ont point de place par grandesse, ou, ce qui est fort rare, par charges, n'en ont qu'après tous les grands et les charges : ce qui fait qu'ils en ont de médiocres ou de mauvaises, et même difficilement, par le

1. Il y avait cent trente-six maisons, six cent quatre-vingts balcons.
2. Il a biffé une *s* à la fin de *cause*.
3. Tomes XVII, p. 386-387, et XVIII, p. 331-333 ; *Ambassade d'Espagne*, p. 180. Comparez, entre autres exemples, la *Gazette* de 1725, p. 389-390.
4. La *Panaderia*, reconstruite par Valenzuela à la suite d'un incendie où une partie de la place avait brûlé.
5. Emploi très fréquent alors pour *au moins* : voyez les *Caractères*, tome I, p. 368 ; *Dangeau*, tomes VI, p. 106, VIII, p. 259, XV, p. 382, etc. *L'Académie* ne faisait aucune distinction entre les deux locutions.
6. Voyez la *Relation de Mme d'Aulnoy*, tome I, p. 187.
7. Les billets d'avis portés à chaque grand par les hallebardiers : ci-dessus, p. 205.
8. *L'Académie* de 1718 semble faire une distinction entre *en la disposition* et *à la disposition de quelqu'un*.

* *Et ceremonies* est ajouté en interligne.

peu qui en reste pour toute la cour et la ville, de manière que la plupart des personnes de qualité, hommes et femmes, en demandent aux grands de leurs amis sur leurs balcons. Les ministres étrangers en ont avant les seigneurs qui ne sont pas grands, par le majordome-major. Cela se passe de la sorte dès que la fête est hors du palais. Quand elle se fait dans la place du Palais[1], où j'en ai vu aussi d'admirables[2], les fenêtres se donnent par places aux mêmes, mais avec moins d'ordre et de commodité, et toujours par les majordomes, sous les ordres du majordome-major. Aux unes et aux autres, la règle y est telle qu'il n'y a jamais la plus légère dispute, et qu'on y arrive et qu'on en sort avec une grande facilité, quoique la foule n'y soit pas moindre que celle qui fait toujours repentir de la curiosité des spectacles et des fêtes en France.

Les grands sont invités aux cérémonies avec la même exactitude. Comme il est des fêtes où on n'en invite point d'autres, encore que toute la cour s'y trouve, ainsi que je l'ai vu arriver aux bals et aux comédies du mariage, excepté les ambassadeurs, qui le furent aussi, aussi est-il des cérémonies où on n'invite qu'eux ou presque qu'eux. J'appelle inviter d'autres leur faire dire de s'y trouver; car, pour l'avertissement en forme, il ne s'adresse jamais qu'à eux. Ils l'eurent pour la cérémonie de signature[3] du contrat de mariage du Roi et de l'Infante, que je décrirai en son lieu[4]. Il n'y entra qu'eux, et les seigneurs les plus distingués et les gens de qualité en foule virent entrer et sortir le roi et les grands du lieu où elle se fit, et le très petit nombre de charges ou de places indispensables outre les grands qui y furent admis hors

1. Voyez notre tome VIII, p. 166.

2. Tome XVIII, p. 330 et 334; *Ambassade d'Espagne*, p. 177.

3. Ayant écrit d'abord : *du contrat du*, il a biffé *contrat du*, et écrit : *signature*, à la suite, mais sans corriger le premier *du* en *de*.

4. Le 25 novembre 1721 : *Ambassade d'Espagne*, p. 168 et 175-177; *Mémoires*, tome XVII, p. 375-382. C'est là qu'il eut « l'honneur de faire la plus glorieuse signature qui puisse être commise à un sujet. »

du rang des grands, et bien plus éloignés qu'eux de la table et du roi. Il en fut de même au[1] mariage du prince des Asturies, quoique célébré à Lerma, près de Burgos[2]. Le roi n'y voulut d'abord que sa suite ordinaire, parce qu'il y alla chasser six semaines auparavant. Mais, pour le mariage, tous les grands y furent invités ; eux[3], leurs femmes, fils aînés et belles-filles, eurent tous des logements marqués, et furent les plus près de la cérémonie[4], les femmes et les belles-filles des grands sur leurs carreaux. Je décrirai en son lieu cette cérémonie[5]. On[6] verra aussi en son temps les audiences publiques aux sujets et aux ministres étrangers, où les grands sont invités et couverts[7]. Aux processions qui se font dehors, où le roi assiste, et où ils sont aussi invités, ils ont l'*umbrello*[8], c'est-à-dire le parasol[9].

Parasol des grands aux processions en dehors où le roi assiste, et la reine.

1. *Au* surcharge l'abréviation *p*r. — 2. Ci-dessus, p. 178.
3. Pas de ponctuation avant *eux*. — 4. Il y a un point après *ceremonie*.
5. Tome XVIII, p. 252-254 ; *Ambassade d'Espagne*, p. 226-229.
6. Ici, un *y* biffé. — 7. Ci-dessus, p. 204.
8. Il a écrit ce mot par un *o* ou un *u* au commencement. Dans son mémoire de 1711 (*Écrits inédits*, tome III, p. 84-85), c'est *umbrello*. L'orthographe italienne est *ombrello ;* en espagnol, on n'a que *parasol* et *quitasol*.
9. En France, les princesses et duchesses pouvaient seules se faire abriter par un parasol quand elles suivaient la Reine ou la Dauphine à la Fête-Dieu; encore cet usage était-il bien tombé vers la fin du règne de Louis XIV, et il fut aboli en 1743 : voyez ce qu'en disent Saint-Simon, dans une addition à son mémoire de 1711 (*Écrits inédits*, tome III, p. 22 et 84-86), et le duc de Luynes, dans ses *Mémoires*, tomes V, p. 35 et 354, et VIII, p. 233. A Rome, l'étiquette exigeait que les ambassadeurs eussent un parasol (*Lettres de Tessé*, p. 298), comme les princes romains et l'auditeur apostolique. Saint-Simon dit, en 1711 (*Écrits inédits*, tome III, p. 85) : « Cet honneur est encore aujourd'hui à Rome pour le premier rang seulement, et l'*umbrello* y paroît si essentiel pour tous ceux qui en ont le droit, qu'indépendamment du temps et du besoin, ils ne sortent jamais en cérémonie qu'ils ne le fassent porter devant eux. » C'est ainsi qu'on voyait encore, il y a vingt-cinq ans, le parasol rouge tenu par un laquais derrière la voiture des cardinaux. Les princesses du sang seules, en France, avaient droit de faire porter leur parasol ; les dames titrées le portaient elles-mêmes. De tout temps et en tout pays, ç'avait été un des insignes de la plus haute dignité.

Cortès ou états généraux.

Ils sont toujours aussi invités aux *cortès*[1]. C'est ce que nous appelons en France les états généraux[2]; mais ceux d'Espagne ne font guères que prêter des reconnoissances, des hommages et des serments, et n'ont pas même les prétentions de ceux de France. Ainsi y assister n'est pas se mêler d'affaires, encore moins prêter du poids et de l'autorité[3]. En ces assemblées, qui d'ordinaire se font dans la belle église des Jéronimites[4] du Buen-Retiro à Madrid, qui sert de chapelle à ce palais[5], les grands précèdent tous les députés dans la séance et dans tout le reste[6].

1. Il écrit ce nom *cortéz* et *cortés*.

2. Primitivement, les représentants de l'Église, de la noblesse et des villes de chacun des anciens royaumes d'Aragon, de Castille, de Catalogne, etc., se réunissaient tous les ans, ou tous les deux ans, en états provinciaux. Les assemblées plénières, comprenant les prélats, la haute noblesse, les membres des conseils ou des tribunaux et les députés des villes, ne se convoquaient à Madrid que dans des occasions exceptionnelles, et non plus, comme avant 1538, pour voter les impositions. En 1709, ce sera la reconnaissance du prince Louis comme héritier présomptif; en 1724, sa proclamation comme roi, puis la reconnaissance d'un nouveau prince des Asturies; en 1712, l'approbation des renonciations des princes français. Cette dernière session, qui aura trois séances par semaine du 5 novembre 1712 au 10 juin 1713, pour examiner en même temps diverses questions d'État présentées par le roi, ne comprendra que cinquante-huit députés de vingt-neuf cités ou villes, tandis qu'en 1709, il y eut, outre les députés des villes, trois archevêques, six évêques, trente-six grands et vingt-quatre comtes ou marquis, pour prêter serment et rendre hommage au prince des Asturies. Voyez ci-après, appendice X, p. 397-399.

3. Comparez les tomes V de 1873, p. 200, et IX, p. 356.

4. Ainsi, pour *Hiéronymites*. Le *Moréri* écrit : *Jéronymites*, et donne un long article sur cette congrégation formée au quinzième siècle par la réunion de plusieurs communautés de solitaires vivant à l'imitation de saint Jérôme dans sa retraite de Bethléem, mais assujettis par le pape Grégoire XI à la règle de Saint-Augustin. Le prieur du principal couvent, à Lupiana, était général de toutes les maisons existant en Espagne et en Portugal. Nous retrouverons le même ordre à l'Escurial.

5. Voyez l'Addition au *Journal de Dangeau*, tome XIII, p. 15-16. C'est là qu'eut lieu l'hommage du 8 mai 1701 : ci-dessus, p. 26, note 1.

6. Voyez le Supplément du *Corps diplomatique*, tome V, p. 279-285 et 343-346.

Traitements par écrit.

Le roi, écrivant à un grand, le traite de *cousin*, et son fils aîné de *parent;* de même à leurs femmes[1].

Dans les églises hors Madrid.

Dans toutes les villes et lieux où le roi n'est pas, les grands ont à l'église un tapis à leur place, la première du chœur, un carreau pour les genoux, et un pour les coudes; les fils aînés de grands, un carreau[2]. J'en eus ainsi, et mon second fils, dans la cathédrale de Tolède, à la grand messe et au sermon, et le comte de Lorge[3] un carreau. Mon fils aîné étoit demeuré malade à Madrid. Ce carreau du comte de Lorge m'en fit demander pour le comte de Céreste frère du marquis de Brancas[4], pour l'abbé de

1. Les grands ou les titrés les plus considérables étaient traités de *primo*, cousin germain (ci-dessus, p. 125); les autres titrés, de *pariente*, cousin, et l'on ajoutait une qualification d'*ilustre* pour les vice-rois. Cela a déjà été dit en 1700 : tome VII, p. 373.

2. C'est un des privilèges honorifiques qu'il se plaignait, en 1711, qu'on eût enlevés aux ducs et pairs de France, ou du moins qu'on eût restreints considérablement : *Écrits inédits*, tome III, p. 43-46, 59, 213-215.

3. Guy-Michel de Durfort, comte de Lorge, puis duc de Quintin et de Durfort (1728), ensuite de Randan et de Lorge (1733), né le 26 août 1704, du mariage du duc de Quintin, frère aîné de Mme de Saint-Simon, avec une fille du ministre Chamillart, devait arriver en 1768 à la dignité de maréchal de France, après avoir passé successivement par les grades de mestre de camp (1723), de brigadier (1734), de maréchal de camp (1740), de lieutenant général (1745), et avoir possédé la lieutenance générale (1730), puis le commandement de la Franche-Comté (1741). Il mourut à Courbevoie, le 6 juin 1773, étant chevalier des ordres depuis 1745. Mousquetaire en 1719, il avait été mis, en 1720, à la suite du régiment de cavalerie du fils de Saint-Simon, comme mestre de camp réformé. Il prit une part active à la guerre de Sept ans. C'est lui qui succéda au père, comme gouverneur de Blaye, en 1755.

4. Louis de Brancas-Céreste, dit le marquis de Brancas, chef de la maison, et, comme tel, prince de Nisaro et premier gentilhomme chrétien du royaume de Naples, né le 19 janvier 1672, servit d'abord dans les mousquetaires de 1689 à 1691, puis dans la marine, de 1692 à 1699, devint alors colonel du régiment d'Orléans-infanterie, passa brigadier en 1702, maréchal de camp en 1704, lieutenant général en 1710, alla à Madrid, comme envoyé extraordinaire, en 1707, comme ambassadeur extraordinaire en 1714, et une seconde fois en 1727, reçut la Toison d'or en 1713, les ordres du Roi en 1724, la grandesse en 1730, le gouvernement de Nantes et du pays Nantais en 1738, le bâton de

Saint-Simon[1] et pour son frère[2], et je ne les eus qu'à grand peine, et par considération pour moi, comme ils me le dirent nettement[3]. Tous les chanoines étoient en place. On connoît la dignité et les richesses de cette première église d'Espagne ; j'en parlerai ailleurs[4].

Je remets aussi en son temps à expliquer la cérémonie Baptême

maréchal de France en 1741, et mourut le 9 août 1750. Pendant la Régence, grâce à l'amitié du duc d'Orléans, il eut une place au conseil des affaires du dedans, une autre de conseiller d'État d'épée, la direction des haras et la lieutenance générale de Provence qu'avait tenue M. de Grignan. Saint-Simon se vantera beaucoup de son amitié. — Le frère cadet, Louis-Bufile-Toussaint-Hyacinthe, comte de Céreste, était simple capitaine de cavalerie et chevalier de Saint-Lazare, lorsque M. de Brancas pria Saint-Simon de l'emmener à Madrid. Il fut, par la suite, nommé ministre plénipotentiaire à la cour de Suède en 1725 et au congrès de Cambray en 1727, commanda les chevau-légers d'Anjou de 1729 à 1735, succéda alors à son frère comme conseiller d'État d'épée, eut l'Ordre en 1753, et mourut le 25 avril 1754, âgé de cinquante-sept ans.

1. Claude de Rouvroy, de la branche aînée des marquis de Saint-Simon, né le 20 septembre 1695, fut nommé abbé commendataire de Jumièges le 20 janvier 1716, évêque-comte de Noyon et pair de France le 22 juillet 1731, évêque de Metz le 28 août 1733, et mourut le 29 février 1760. Sur son séjour en Espagne à la suite de son cousin, voyez les *Mémoires*, tomes XVII, p. 309, 341, etc., et XVIII, p. 156, 233, etc. On trouvera sa filiation dans notre tome I, p. 409 et 419. Arm. Baschet a beaucoup parlé de lui comme dépositaire des papiers de notre duc.

2. Henri, titré plus tard marquis de Saint-Simon, né le 7 septembre 1703, nommé colonel d'un régiment d'infanterie de son nom le 14 juin 1718, grâce au duc de Saint-Simon, brigadier le 20 février 1734, maréchal de camp le 18 octobre suivant. C'est alors que son mariage en Italie, avec la marquise Botta, mécontenta la famille; l'évêque de Metz et M. d'Angervilliers tentèrent de le faire casser. Il mourut à Montpellier, le 18 janvier 1739, et cette branche aînée finit dans la personne de sa fille, qui fut mère du célèbre utopiste Claude-Henri de Saint-Simon, de la branche de Sandricourt.

3. Ce dernier membre de phrase a été ajouté en interligne.

4. Voyez la suite des *Mémoires*, tome XVIII, p. 341-351 et 417-418. Il y avait quarante chanoines prébendés, dont le doyen jouissait d'un revenu de trente mille ducats, et vingt chanoines « extravagants, » plus douze chanoines et un doyen chargés de la fondation mozarabique du cardinal Ximenez, etc.

de l'infant D. Philippe.

du baptême de l'infant D.[1] Philippe[2], où tous les grands et grandes, leurs fils aînés et belles-filles furent invités, et les plus près du roi et de la cérémonie[3]. Je me contenterai ici de remarquer qu'ils eurent le dégoût, et qui fit du bruit et de grandes plaintes, d'y porter les honneurs[4], qui ne le devoient[5] être que par les majordomes[6].

Honneurs civils et militaires partout.

Ils ont partout les honneurs civils, c'est-à-dire ce que nous appelons en France *le vin*[7], les présents et les compliments des villes et des notables[8]. Ils ont le canon, la

1. Il a écrit : *dom.*

2. Philippe de Bourbon, fils de Philippe V et d'Élisabeth Farnèse, dit l'Infant-Duc, né à Madrid le 15 mars 1720, fait commandeur de l'ordre de Saint-Jacques en 1722, grand prieur de l'ordre de Malte en 1725, grand amiral d'Espagne en 1737, marié en 1739 à une fille du roi Louis XV, devenu duc de Parme en 1748, mort à Alexandrie le 18 juillet 1765; auteur de la branche qui a régné à Parme jusqu'en 1859.

3. Baptême célébré dans la chapelle du palais le 1er mars 1722. Voyez la *Gazette*, p. 146, et la suite des *Mémoires*, tome XVIII, p. 376-378.

4. En France, les honneurs étaient : pour l'enfant, le cierge, le chrémeau et la salière; pour les parrain et marraine, la serviette et l'aiguière. Voyez le baptême des enfants d'Henri IV dans le *Cabinet historique*, année 1872, p. 227-231, et celui du Grand Dauphin dans la *Gazette* de 1668, p. 317. Ci-après, Additions et corrections.

5. Il a écrit : *devoit*, au singulier.

6. En 1707, au baptême du prince des Asturies, les honneurs avaient déjà été portés par MM. de Medina-Celi, de Montalto, d'Osuna, de Gandia, d'Astorga et d'Aguilar-del-Campo (*Gazette*, p. 615-617). En 1722, la *Gazette* dit que le marquis d'Astorga, les ducs del Arco, de Lecera, de Giovenazzo, le prince Pio et le marquis de Laconi soutenaient le voile.

7. Nous verrons Saint-Simon, arrivant en Espagne comme ambassadeur extraordinaire de France, recevoir le vin de ville à Vittoriœ, le 15 novembre 1721 (tome XVII, p. 340). Quand le duc de Chevreuse fit le voyage dont il sera parlé p. 252-253, les bourgeois d'Abbeville, comme ceux de Strasbourg, de Bâle et de Schaffouse, lui offrirent le vin.

8. Sur ces honneurs civils, et sur les honneurs militaires dont il va être parlé, voyez le mémoire de 1711, au tome III des *Écrits inédits*, p. 131-135, les *Brouillons*, p. 343-344 du même volume, et le mémoire de 1722, dans le tome XIX des *Mémoires*, p. 372-373 et 375. Saint-Simon s'y plaint amèrement que Louvois et les intendants aient enlevé de si belles prérogatives à la pairie, et il dit que les grands d'Espagne qui viennent en France ne peuvent se résigner à cette perte.

garde[1], et tous les honneurs militaires, la première[2] visite des vice-rois[3] et des capitaines généraux des armées et des provinces, et la main chez eux pour une seule fois, s'ils sont officiers ou sujets du pays où le vice-roi commande[4], chez lequel ils conservent d'autres sortes de distinctions sur les autres seigneurs des mêmes pays non grands, et servent[5] suivant leurs grades militaires[6]. J'ai expliqué cela plus haut, ainsi que les honneurs qu'ils ont chez le Pape[7], pareils à ceux des souverains d'Italie, et dans Rome, semblables en tout aux distinctions des deux princes du *soglio*[8], qui eux-mêmes sont grands[9].

Honneurs à Rome.

1. Voyez la *Gazette*, 1688, p. 129. — 2. L'abréviation p^{re} corrige *mai[n]*.
3. Voyez ce qu'il en a dit dans le mémoire de 1711, au tome III des *Écrits inédits*, p. 134-135, puis dans les *Brouillons*, p. 344 et 354.
4. Devenu maître de Naples, le gouvernement impérial restreignit ces honneurs : *Gazette* de 1713, p. 614-615, et de 1721, p. 47.
5. L'initiale de *servent* surcharge un *v*, et ensuite *leur* est sans accord.
6. Plus loin (p. 242), comme dans les *Brouillons*, p. 342, il dira que les grands arrivant à l'armée ont une garde d'honneur. On leur donnait une paye de quatre mille ducats ou vingt mille livres (*Gazette*, 1672, p. 258 et 390; *Dangeau*, tome VIII, p. 432; *Sourches*, tome VII, p. 294); selon le *Diario* d'Ubilla (p. 538), cinq cents écus par mois.
7. Le droit de s'asseoir sur un escabeau devant le Pape, comme les ambassadeurs, droit que le saint-siège ne reconnaissait pas toujours (*Journal de Dangeau*, tome XII, p. 261, et Addition au tome III, p. 47). Mazarin, en 1652, écrivait au bailli de Valençay, sur ce traitement accordé aux grands « J'ai vu ce que vous m'écrivez du grandat de don Camille (Panfili). Les Espagnols tiendront l'oncle et le neveu attachés par cette chaîne tant que le pontificat (d'Innocent X) durera, et, après la mort du premier, le neveu deviendra par là leur esclave. C'est une chose étrange que les Papes prêchent tous cet évangile quand ils ne sont que cardinaux, et qu'après ils l'oublient et donnent si aisément dans ce piège. » (*Lettres*, publiées par Chéruel, tome V, p. 285-286.)
8. Colonna et Orsini. L'alternative fut réglée entre eux en juin 1721.
9. Le connétable Colonna ayant, dans certaines circonstances (ci-dessus, p. 57-58), le caractère d'ambassadeur extraordinaire de l'Espagne, et par conséquent un droit de préséance, les autres grands, Savelli, Gaëtano, Palestrina, Borghèse, évitaient de se rencontrer avec lui (*Gazette*, 1679, p. 286 et 346, et 1684, p. 30). — Quoi que notre auteur en dise, nous n'avions encore rien eu sur le traitement accordé aux grands dans Rome. Dans le mémoire des *Changements* de 1711

Rangs étrangers inconnus en Espagne.

Le rang qui s'est peu à peu introduit en France, tel que nous l'y voyons, de prince étranger, soit en faveur des cadets de maisons souveraines, soit en faveur de maisons de seigneurs françois qui l'ont obtenu pièce à pièce, est entièrement inconnu en Espagne[1], aussi bien que dans tous les autres pays de l'Europe[2] qui ont des premières dignités et des charges[3] qui répondent à nos offices de la couronne. Il n'y a donc de rang en Espagne que celui des cardinaux, des ambassadeurs et des grands d'Espagne, celui du chef ou du président du conseil de Castille étant une chose tout à fait à part, quoique supérieur à tous[4]. On a vu ci-dessus[5] des princes de maison souveraine attachés au service d'Espagne faits grands pour leur vie. C'étoit le seul moyen de leur donner un rang, dont ils ont joui sans jamais avoir prétendu aucune distinction particulière, ni quoi que ce soit parmi les autres grands. Ceux-ci se sont soutenus avec le même avantage à l'égard des souverains qui ont été à Madrid, même des ducs de Savoie. Ceux-là, à la vérité, ne furent pas faits grands : aussi n'avoient-ils pas à y demeurer ; mais ils n'en précédèrent aucun, et n'osèrent se trouver avec eux. Le seul fils de Savoie qui fut depuis le célèbre duc Charles-Emmanuel[6] y eut quelque distinction ; mais ce ne fut qu'après

(*Écrits inédits*, tome III, p. 98), il se plaignait que les ducs et pairs ne fussent pas assurés d'en obtenir autant. Voyez p. 424.

1. Voyez ci-dessus, p. 132 et 152.
2. Le manuscrit a ici une virgule ; mais elle contrarierait le sens.
3. *Charges* est écrit en interligne, au-dessus d'*offices*, biffé.
4. Il indiquera plus tard (tome XVIII, p. 108-109) d'autres charges ou fonctions qui conféraient le droit de couverture ; l'abbé de Vayrac les énumère plus complètement (tome III, p. 292-293), mais en faisant remarquer que la couverture ne pouvait, à elle seule, « imprimer le caractère de la grandesse. » Les généraux d'ordres, ainsi que les vice-rois, avaient les honneurs et entrées de la grandesse ; plus tard Louis Ier les donna aux capitaines généraux et lieutenants généraux. L'abbesse des *Descalzas reales* les eut à partir de 1715.
5. Ci-dessus, p. 132.
6. *Ch.*, en abrégé. — C'est le vaincu du Pas-de-Suse : tome I, p. 172-175.

que son mariage fut arrêté avec l'Infante[1], et en cette considération. Encore ces distinctions au-dessus des grands furent-elles assez médiocres[2]. Du prince de Galles qui fut depuis l'infortuné Charles Ier[3], on n'en parle pas : l'héritier présomptif et direct de la couronne de la Grande-Bretagne[4] est au-dessus de toutes règles. La comtesse de Soissons, mère du fameux prince Eugène, ne put jamais paroître en public à Madrid[5], ni voir la reine que dans le dernier particulier malgré sa faveur, ses manèges et ses privances[6], qui, à la fin, aboutirent à l'empoisonner[7], et à s'enfuir pour éviter le supplice dû à son crime[8]. Lorsque le

1. L'article élidé corrige un *c*. — Charles-Emmanuel épousa, le 11 mars 1585, Catherine, fille du roi Philippe II d'Espagne, et elle mourut le 6 novembre 1597, à l'âge de trente ans.

2. Comparez l'Addition au *Journal*, tome VIII, p. 445, et la suite des *Mémoires*, tome IX de 1873, p. 289. On a vu (tome VI, p. 383) Charles-Emmanuel, dans son voyage à Lyon, céder le pas aux princes du sang.

3. Tome II, p. 252. C'est en 1623 qu'il vint en Espagne.

4. Il a écrit *G. Bretagne*, comme auparavant *Ch.*, en abrégé.

5. Étant sortie de France à la suite de l'affaire des Poisons (tome II, p. 44, et tome IV, p. 287) et ayant passé les premiers temps de son exil en Flandre et en Angleterre, puis en Hollande, Olympe Mancini se rendit en Espagne par mer, en mars 1686, avec son fils, pour qui elle croyait obtenir le grand prieuré de Castille, mais ne réussit ni à lui procurer ce riche bénéfice, ni à le marier.

6. La *Gazette* de 1686 rend compte (p. 210 et 234) de son arrivée le 5 avril, et de la réception faite à son fils, qui repartit aussitôt pour la Hongrie, ayant obtenu le traitement de grand de première classe; elle-même se tint d'abord *incognito*, puis fut installée à l'hôtel des ambassadeurs extraordinaires et servie par la maison du roi. Voyez aussi les *Archives de la Bastille*, tome VII, p. 131-132, et le *Journal de Dangeau*, tome I, p. 331 et 333.

7. Nous avons eu ci-dessus, p. 73, une nouvelle allusion à cette mort suspecte de la première femme de Charles II d'Espagne.

8. Plus haut, p. 73, il a dit que c'est Mansfeld qui s'enfuit aussitôt après la mort. En répétant la même accusation deux fois au moins contre la comtesse (surtout au tome VI de 1873, p. 185-186; comparez la notice Carignan, dans le tome VII des *Écrits inédits*, p. 281-284), il donnera des détails circonstanciés sur la préparation de l'empoisonnement concerté entre elle et l'ambassadeur Mansfeld, sur son exécution par elle-même encore, apportant à la reine du lait à la glace qui venait de chez Mans-

prince et la princesse d'Harcourt accompagnèrent la même reine en Espagne[1], ils n'y purent obtenir aucun rang[2], parce que le prince d'Harcourt n'eut le caractère d'ambassadeur que pour la cérémonie du mariage, qui se fit dans un méchant village un peu au deçà[3] de Burgos, où j'ai passé[4]. Aucun seigneur non grand d'Espagne même, ni aucune femme de qualité, ne leur voulut céder; Charles II ni la fille de Monsieur, sa nouvelle épouse, n'y trouvèrent rien à reprendre, elle à représenter, ni lui à ordonner. Ainsi le prince et la princesse d'Harcourt furent contraints de revenir brusquement, pour se tirer de ce qu'ils trouvoient de mortifiant pour eux[5]. Aussi cette princesse d'Harcourt si insolente de la faveur de Mme de Maintenon[6], si entreprenante, si forte en gueule[7], ne parloit-elle jamais de ce voyage.

Égalité chez

Les Électeurs et les princes régents[8] d'Allemagne et

feld, sur son évasion d'Espagne, etc., et nous aurons alors à exposer les motifs qui ont autorisé l'historien des *Nièces de Mazarin* à rejeter ce récit.

1. En octobre 1679 : *Gazette*, p. 607-639, *passim; Annuaire-Bulletin de la Société de l'Histoire de France*, 1868, 2e partie, p. 149-156.

2. Le prince demandait à être appelé *Altesse*, comme plus tard nous verrons un Rohan y prétendre aussi, à la grande indignation de notre auteur. Le feu comte Édouard de Barthélemy a reproduit la relation de M. d'Harcourt lui-même dans *les Amis de Mme de Sablé*, p. 377-381.

3. Nous avons déjà eu cet emploi de *deçà* au tome I, p. 8. Comparez la *Gazette* de 1711, p. 35 et 499.

4. A Quintana-Palla, misérable bourgade, le 19 novembre 1679. Selon la *Gazette* (p. 638), MM. d'Harcourt et de Villars eurent place à la droite du roi, au-dessus des grands; Mme d'Harcourt à gauche.

5. Mlle de Montpensier dit, à propos de cette mission (tome IV, p. 403), que la princesse d'Harcourt se conduisit fort ridiculement, et en femme sotte, avec la pauvre reine.

6. Il a déjà cité (tome VI, p. 78) un esclandre de cette grande et grosse créature, et il y reviendra bientôt.

7. Cette locution reparaîtra. « On dit bassement d'un homme qu'il est *fort en gueule*, pour dire qu'il est braillard, qu'il parle beaucoup, qu'il veut tout emporter à force de parler et de crier. » (*Académie*, 1718.) Chacun se rappelle le vers 17 du *Tartuffe*.

8. Il ne semble pas que les lexicographes aient relevé cet emploi de *régent*, que Saint-Simon substitue évidemment à *souverain*. L'abbé

ceux d'Italie les traitent en tout, chez eux, d'égaux et leur donnent la main[1], et même les ducs de Savoie, jusqu'au dernier, qui, longtemps avant de s'être fait roi, cessa de les voir, ainsi que les cardinaux[2].

tous les souverains non rois.

La politique et la puissance de Charles V leur procura tous ces avantages dans les pays étrangers, que celle de la maison d'Autriche a su leur y maintenir depuis, comme je l'ai déjà dit[3]. Ils ne se pouvoient prétexter[4] que par ceux qui leur furent donnés dans leurs pays même, et Charles V et ses successeurs ont toujours cru, à l'exemple des Papes sur les cardinaux, que leur respect et leur grandeur s'accroissoit et se maintenoit à la mesure de celle qui émanoit d'eux. Tout n'est qu'exemple, non seulement pour les Papes, mais pour ces princes, de la justesse de cette pensée, que ce n'est pas ici le lieu de pousser[5].

La stérilité des reines d'Espagne depuis Charles V n'a point laissé de princes du sang depuis le règne de Charles V[6]. A peine quelque infant cadet est-il sorti de

de Vayrac dit seulement, dans le passage correspondant de l'*État présent* (tome III, p. 298) : « Électeurs et princes d'Italie. »

1. Vayrac ajoute que les ducs d'Escalona (Villena) et de Bejar, lorsqu'ils servirent en Hongrie sous les ordres de l'électeur de Bavière, évitaient de se rencontrer avec ce général, pour ne pas lui donner l'*Altesse*. En revanche, à Naples, à Milan, à Gênes, on restreignait les prérogatives honorifiques de la grandesse : *Gazette* de 1649, p. 631, de 1692, p. 79, de 1711, p. 572, et de 1712, p. 449.

2. Déjà dit plusieurs fois, et, en dernier lieu, ci-dessus, p. 101. — Le duc de Mantoue, étant à Paris en 1704, ne put jamais se rencontrer qu'*incognito* avec le duc d'Albe, qui y était alors ambassadeur d'Espagne, et qui ne voulait point non plus lui donner l'*Altesse*, à ce que raconte Vayrac, p. 298-299. Il garda le même *incognito* à la cour.

3. Ci-dessus, p. 126 et 166.

4. Emploi à remarquer de ce verbe au sens, non pas de donner, présenter un prétexte, mais d'autoriser, justifier un fait par une prétendue raison d'être. Tessé parle (*Mémoires*, tome I, p. 127) d'un voyage « prétexté de la bienséance d'une visite. »

5. Emploi de *pousser* bien moins particulier que celui que nous avons eu au tome II, p. 325.

6. Revenant sur ce point, déjà touché ci-dessus (p. 152), il se reporte

l'enfance[1]; à peine un seul a-t-il atteint l'adolescence, qu'il a été cardinal-archevêque de Tolède, et est mort promptement après[2]. On n'y a donc vu que presque que l'héritier de la couronne[3], et jamais de seconde génération; les nôtres n'ont[4] point voyagé en Espagne : de manière qu'il n'y a ni règle ni exemple des princes du sang aux grands[5]. Monsieur le Prince le héros est le seul qu'on puisse citer, qui, malgré sa situation forcée en Flandres[6], sut toujours maintenir toute sa supériorité sur D. Juan gouverneur général des Pays-Bays, général des troupes, et qui tranchoit du prince du sang d'Espagne quoiqu'il ne fût que

Supériorité de Monsieur le Prince sur D. Juan aux Pays-Bas, et son respect pour le roi fugitif

à la filiation établie par le *Moréri*, art. AUTRICHE; mais on va voir que le mot de stérilité n est guère juste. Comparez les *Mémoires*, tomes V de 1873, p. 182-183, et IX, p. 289, et ci-après, p. 414, l'appendice XII.

1. En quatre générations, il y eut onze infants morts jeunes, dont un seul, outre celui qu'il va nommer, dépassa l'enfance : c'est l'infortuné D. Carlos, fils de Philippe II (1545-1568).

2. Ferdinand, troisième fils de Philippe II, né le 17 mai 1609, créé cardinal-diacre par Paul V, à l'âge de dix ans, pourvu de l'archevêché de Tolède le 5 mai 1620, du gouvernement des Pays-Bas en 1633, et mort à Bruxelles le 9 novembre 1641, laissant une bâtarde religieuse. C'est ce Cardinal-Infant qui, émule des Richelieu et des la Vallette, dirigea lui-même la guerre contre la France, envahit la Picardie en 1636, et envoya ses maraudeurs jusqu'aux portes de Paris; mais ses dernières campagnes furent moins avantageuses.

3. Philippe II, Philippe III, Philippe IV, Charles II. — 4. *Ont* corrige *y*.

5. C'est-à-dire de rapports entre grands et princes du sang.

6. Devenu généralissime des armées de Philippe IV le 25 novembre 1652, déclaré rebelle en France et cité devant la cour des pairs, Condé s'était retiré dans les Pays-Bas espagnols avant même d'être condamné à mort, et il était arrivé à Bruxelles le 21 avril 1653. Selon une lettre insérée dans le Supplément des *Mémoires de Lenet*, p. 607, l'archiduc Léopold l'avait reçu à merveille, lui donnant la droite et l'égalité réciproque; mais c'était toujours en particulier et par des escaliers dérobés qu'ils se visitaient, et il y eut ensuite (p. 619) des difficultés au sujet de l'ordre à donner aux troupes. Il est fait allusion à ce traitement d'égalité dans la réponse des ducs et pairs au mémoire du duc d'Arcos, prétexte primitif de toute la digression de notre auteur : ci-après, appendice XII, p. 416. Condé résida à Bruxelles ou à l'armée jusqu'après l'amnistie qui fut la conséquence de la paix des Pyrénées, et rentra en France au mois de janvier 1660.

bâtard[1]. Il la conserva de même sur tous les autres, avec la gradation de plus de ce qu'il emportoit sur le chef des Pays-Bas et des armées, qui le souffroit très impatiemment, mais qui n'osa jamais lui rien disputer. Il en usoit plus familièrement avec le roi d'Angleterre[2], dont l'état, sous l'usurpation de Cromwell[3], étoit encore bien plus gêné, et plus réduit à fermer les yeux aux avantages que D. Juan en osoit usurper. Cela impatienta Monsieur le Prince, qui, non content de lui avoir appris à vivre avec lui, lui voulut donner encore la mortification de lui montrer ce qu'il devoit au roi d'Angleterre. Peu de jours après que ce prince fut arrivé à Bruxelles[4], et qu'il eut remarqué la familiarité peu décente[5] que D. Juan s'avisoit de prendre avec lui, il les pria l'un et l'autre à dîner avec tout ce qui étoit de plus considérable à Bruxelles. Tous s'y trouvèrent, et, quand il fut servi, Monsieur le Prince le dit au

d'Angleterre Charles II.

1. On a déjà vu que D. Juan vint prendre en 1656 le gouvernement des Pays-Bas et le commandement de l'armée. Après une traversée d'Espagne en Italie où il faillit être pris par les corsaires algériens (*Gazette*, 1656, p. 284, 332, 390-392, 397-405, 463-464 et 605), il arriva à Bruxelles le 11 mai, ayant vu la veille Condé à Louvain, et alla lui faire visite à Halle, le 11 juin (*Gazette*, p. 513, 538 et 652).

2. Charles II, qui venait de conclure avec Philippe IV le traité d'alliance du 12 avril 1656.

3. Olivier Cromwell (1599-1658) était revêtu, depuis 1653, du titre de protecteur de la république d'Angleterre, d'Écosse et d'Irlande, avec l'*Altesse* et tout pouvoir pour désigner son successeur. Le Royaume-Uni était soumis, les Hollandais battus sur mer; l'Espagne avait perdu la Jamaïque, et Mazarin avait cédé la ville de Dunkerque pour obtenir le concours des troupes anglaises. Jusqu'aux confins de l'Europe, Cromwell se voyait considéré et traité comme un arbitre tout-puissant; la Pologne l'implorait contre la Suède, et la Transylvanie contre les Turcs.

4. Comme il a été dit plus haut (p. 30, note 3, et ci-dessus, note 2), c'est en 1656 que le roi détrôné passa au parti de l'Espagne, et qu'il rappela son frère le duc d'York, élève jusque-là et collaborateur de Turenne. Ayant quitté Cologne le 8 mars pour résider quelque temps à Bruxelles et à Tervueren, il alla s'établir à Bruges chez le lord Preston, le 21 avril, lorsque D. Juan dut arriver (*Gazette*, p. 328 et 441).

5. Le *t* de *décente* surcharge un second *d*.

roi d'Angleterre et le suivit à la salle du repas. Qui fut bien[1] étonné, ce fut D. Juan, quand, arrivé en même temps avec la compagnie qui suivoit le roi d'Angleterre et Monsieur le Prince, il ne vit sur une très grande table qu'un unique couvert avec un cadenas[2], un fauteuil, et pas un autre siège. Sa surprise augmenta, si elle le put, quand il vit Monsieur le Prince présenter à laver au roi d'Angleterre, puis prendre une serviette pour le servir[3]. Dès qu'il fut à table, il[4] pria Monsieur le Prince de s'y mettre avec la compagnie. Monsieur le Prince répondit qu'ils auroient à dîner dans une autre pièce, et ne se rendit que sur ce que le roi d'Angleterre le commanda

1. Le *b* surcharge *fo*[*rt*].

2. On a vu tome I, p. 95, ce que c'était que le cadenas, pièce du couvert d'honneur réservé au Roi, aux princes et aux ducs. A une table où se trouvaient réunis des personnages de même rang et ayant mêmes privilèges, il eût fallu pour chacun un cadenas et le « couvert marqué. »

3. Ce service était un souvenir des temps passés, où l'hôte honoré de la présence de son suzerain lui offrait le bassin d'eau et la serviette pour laver ses mains avant le repas : voyez le *Nouveau traité de la civilité françoise*, 1679, p. 105-106, et la suite des *Mémoires*, tome XVIII, p. 27. A la cour, c'était un maître d'hôtel ou un gentilhomme servant qui présentaient au Roi une des serviettes que l'on avait mises dans la nef, mouillée et préalablement essayée ainsi que la cuiller, la fourchette, le couteau et les curedents posés sur le cadenas ; cette cérémonie de la serviette se renouvelait après chaque service et à la fin du repas (*État de la France*, 1698, tome I, p. 72, 75, 76 et 78-79). En cas de parité de rang, l'hôte et son convive « lavaient » en même temps, dans un bassin pareil, présenté par des officiers égaux (*Écrits inédits*, tome III, mémoire de 1711, p. 187) ; c'est ainsi que l'électeur de Mayence invitait le duc de Chevreuse à laver avec son fils, dans le même bassin (*Voyages de Monconys*, 3e partie, p. 337). Par contre, Saint-Simon nous a dit, dans sa notice sur le maréchal de Tourville (tome VIII, p. 611), que cet illustre marin, n'ayant pas encore le bâton, rendait « toutes sortes de devoirs » au vieux duc Claude, comme premier protecteur de son père, « avec un air de déférence tel, qu'il n'a jamais été possible de le faire laver avec lui. » Depuis, tous ces usages étaient tombés en désuétude pour les ducs, devenus trop nombreux, comme notre auteur l'a exposé dans le mémoire de 1711 (*Écrits inédits*, tome III, p. 129-130, 150-151, 186-188). Voyez ci-après, Additions et corrections.

4. *Il* est en interligne, au-dessus de *le Roy*, biffé.

absolument. Alors Monsieur le Prince dit que le roi ordonnoit qu'on apportât des couverts. Il se mit à distance, mais à la droite du roi d'Angleterre, D. Juan à la[1] gauche, et tous les invités ensuite. D. Juan sentit toute l'amertume de la leçon, et en fut outré de dépit ; mais, après cet exemple, il n'osa plus vivre avec le roi d'Angleterre comme il avoit osé commencer[2].

Bâtards des rois d'Espagne.

On a vu ci-dessus l'état des bâtards en Espagne[3]. Ceux des rois en ont profité. Le premier D. Juan[4] eut de grands emplois, s'illustra de la fameuse mais peu fructueuse victoire navale de Lépante[5], passa de vice-royauté en vice-royauté, parce [que] Philippe II avoit peur de son mérite et le tint tant qu'il put éloigné. Avec tant d'éclat, il acquit l'*Altesse* comme les Infants[6], en prit presque les manières, eut une maison fort considérable, et alla finir de bonne heure aux Pays-Bas de la manière que personne

1. *La* corrige *sa*.
2. Cette anecdote reviendra, un peu allongée, en 1707 : tome V de 1873, p. 187-189. Saint-Simon l'avail-il recueillie en Espagne ?
3. Ci-dessus, p. 160.
4. Ci-dessus, p. 164. Ici, *don*, en toutes lettres et correctement.
5. C'est le 7 octobre 1571 que D. Juan, commandant les escadres combinées de l'Espagne, de Venise et du saint-siège, écrasa la flotte turque dans les eaux du golfe de Lépante. On prétendit que les Turcs y avaient perdu deux cents galères et trente mille hommes, et, pendant un temps, les processions d'actions de grâces, les fêtes et les *Te Deum* se multiplièrent en tous pays chrétiens ; mais la discorde fomentée entre les Espagnols et les Vénitiens par la cour de France, qui, loin d'entrer dans la ligue sainte, envoya un évêque en ambassade à Constantinople, fit perdre les fruits de cette belle victoire.
6. Dans une Addition sur le duc et la duchesse de Saint-Pierre (*Journal*, tome IX, p. 398), il avait dit : « En Espagne, il n'y a d'*Altesse* que le fils du roi, et, depuis que toutes les Espagnes ont été réunies sur la tête de Charles-Quint, il n'y a jamais eu de fils d'aucun fils de roi ; ainsi l'on ne sait quel traitement ils avoient, encore moins ceux que nous appelons princes du sang en France, dans un pays où la loi salique n'a point lieu. C'est pour cette raison de l'*Altesse* simple des fils des rois que les grands d'Espagne, qui ne cèdent point aux souverains, leur refusent l'*Altesse*, et parce encore que leur traitement est de tout temps l'*Excellence*, depuis que ce titre est en usage. »

n'ignore[1]. Cet exemple fraya le chemin de la grandeur au second D. Juan[2], qui n'avoit pas moins de mérite que le premier, quoique resserré dans des bornes plus étroites. Il la sut soutenir par les cabales et un parti qui fit pâlir souvent la reine mère de Charles II, régente, et qui lui arracha ses plus confidents serviteurs[3]; il n'est donc pas surprenant qu'il ait eu l'*Altesse* et presque la maison des Infants[4], et que les imitations de beaucoup de leurs manières lui aient été souffertes par un parti de presque toute l'Espagne, qui ne se maintenoit, ne parvenoit, et ne profitoit contre la régente et le gouvernement, qu'à l'ombre de sa protection, et qui, à la majorité de Charles II, chassa cette reine à Tolède[5], d'où elle ne revint à la cour qu'en 1679, après la mort de D. Juan, qui régna toujours sous le nom du roi, et qui n'oublia aucun de tous les avantages que peuvent donner l'exemple, et la puissance, et le grand parti qu'il s'étoit fait. Tous les deux D. Juans moururent sans enfants, après avoir été à la tête des armées et des provinces, le premier à trente-deux ans, l'autre à cinquante. Je parlerai en son temps de l'*Altesse* et du rang que Mme des Ursins et M. de Vendôme usurpèrent en Espagne, et qui leur furent[6] à tous deux diversement funestes[7].

Grands nuls en toutes affaires.

Tels sont à peu près les rangs, les prérogatives, les distinctions, les honneurs des grands d'Espagne. On n'y

1. A Namur, le 1er octobre 1578; mort causée par le chagrin, selon les uns, ou par le poison, suivant un bruit très commun. Il eut pour successeur Alexandre Farnèse, ci-dessus, p. 132.

2. Ci-dessus, p. 141.

3. Nithard, Valenzuela, dont il est parlé plus haut.

4. Il eut, comme le premier bâtard, le titre d'*Altesse*, celui même de *Sérénité*, et un tabouret en avant des grands, à ce que rapporte Carrillo, dans son traité, fol. 16. Charles II le faisait même entrer sous sa courtine : tome VIII, p. 170, note 2.

5. En 1676 : tome III, p. 86 et notes.

6. *Fut*, au singulier, dans le manuscrit.

7. En 1712 : tome IX de 1873, p. 288-291, où sera répétée une partie des faits exposés ici.

voit point leur intervention nécessaire en rien du gouvernement de l'État, ni de sa police intérieure, ni leur voix en aucune délibération ni jugement; nulle séance en aucune cour ni tribunal; nulle distinction, ni pour leurs grandesses, ni pour leurs personnes, dans la manière d'être jugés en aucun cas. Bien est vrai qu'il y en a toujours eu de conseillers d'État, c'est-à-dire de ministres, jusqu'au commencement de Philippe V, mais toujours avec d'autres, toujours par avancement personnel, jamais par nécessité de dignité. Les testaments des rois laissant des fils mineurs ont quelquefois mis un grand dans le Conseil, qu'ils nommoient pour et au nom de tous les autres, mais par eux exprimé et choisi, et, s'il est dit comme grand, ce n'est pas, comme on le voit par ce qui vient d'être remarqué, qu'un grand, comme tel, y fût nécessaire, mais par égard pour eux, et ne sembler pas n'en trouver aucun digne d'y être admis. Dans le fameux testament de Charles II, qu'on peut dire avoir été l'ouvrage de quelques grands qui le[1] signèrent, et d'autres grands qui le surent, et dans la régence qui y fut établie en attendant l'arrivée du successeur nommé[2], on voit des égards pour les charges, les places, les emplois, les personnages, rien ou presque rien donné à la dignité de grand[3], dont le concours et l'autorité ne paroît point nécessaire en dispositions de si grand poids, et qui décidoit le sort de cette grande monarchie. On voit les grands appelés à l'ouverture du testament de Charles II après sa mort[4], qui est peut-être la plus auguste et la plus solennelle action où ils l'aient été; mais je dis action, et non pas fonc-

1. Il avait écrit : *le sceurent et le*, puis a biffé *sceurent et*, mais a laissé par mégarde les deux *le*.

2. Tome VII, p. 285 et 312-313.

3. Comme grand proprement dit, il n'y eut que M. de Benavente, Aguilar étant conseiller d'État, de même qu'il n'y avait eu que MM. d'Aytona et de Peñaranda dans le conseil de la minorité de Charles II.

4. Tome VII, p. 291. Quatre grands furent ensuite nommés pour aller au-devant de Philippe V (*ibidem*, p. 319).

tion[1], puisqu'ils n'y en eurent aucune, et qu'il n'y fut question que d'apprendre les premiers, et avec décence pour les premiers seigneurs de la monarchie, en faveur de qui le roi défunt en disposoit, la forme de gouvernement qu'il prescrivoit, ceux qu'il y admettoit, et de s'y soumettre sans aucune forme d'opiner ni de délibérer. Cela fut fait de la sorte par ceux-là même qui, en les convoquant, savoient bien ce qu'on alloit trouver; mais un cas unique et sans exemple de la monarchie sans successeur connu demandoit bien une telle formalité en faveur des plus grands, des plus distingués[2] et des premiers seigneurs de cette même monarchie revêtus de sa[3] plus grande dignité, pour livrer cette même monarchie à celui que le testateur y avoit appelé sans les consulter ni leur en parler. Ce cas donc si extraordinaire, ou plutôt si unique, ne constitue point par lui-même aucun droit délibératif ni judiciaire[4] en quoi que ce soit aux grands, qui même n'y jugèrent et n'y délibérèrent, mais écoutèrent, apprirent les dispositions, et s'y soumirent, sans qu'aucun entamât aucun discours que d'approbation, et la plupart en un mot ou par leur silence. Ainsi rien d'acquis par là, ni en matière de lois intérieures, ni en matière d'État[5]. De ce grand et unique exemple, exemple si signalé, et de tout ce qui a été rapporté auparavant, il faut donc conclure que la dignité de grand consiste uniquement en illustration cérémonielle[6] de rang, prééminences, préro-

1. Dans son *Tableau de la cour en 1721* (à la suite de l'*Ambassade d'Espagne*, p. 393-394), il précise ce que sont les *fonctions :* cérémonies, audiences publiques, plaisirs autres que la chasse et la promenade.

2. *Distigués*, dans le manuscrit. — 3. *La* corrigé en *sa*.

4. Emplois non relevés par Littré, au sens de droit à la voix délibérative et à l'application des lois judiciaires.

5. On voit de même, en 1706, Philippe V réunir les grands pour leur annoncer son départ, puis la régente les assembler (*Gazette*, p. 125 et 234).

6. Adjectif non relevé par Littré, et qui ne se trouve pas non plus dans *l'Académie* de 1718, mais que l'on rencontre dans la *Gazette de Leyde* de 1685 et de 1686, ainsi que dans Bossuet, et qui s'employait indifféremment avec *cérémonial*, adjectif ou substantif.

gatives, honneurs et distinctions, et en accompagnement très privilégié et nécessaire de décoration du roi.

Point de couronnement*. Nul habit de cérémonie ni pour les rois d'Espagne, ni pour les grands. [*Add. StS. 401*]

Depuis les Rois Catholiques, aucun roi d'Espagne n'a été couronné, aucun n'a porté d'habit royal ni particulier en aucune occasion. Les Rois Catholiques, c'est-à-dire Ferdinand et Isabelle, l'avoient été, et, avant eux, tous les rois particuliers l'étoient dans les Espagnes. Je n'ai aucune notion que les *ricos-hombres* eussent, en ces occasions, des habits propres à leur dignité, ou des fonctions à eux particulières[1]. Ces royaumes étoient petits, peu puissants, toujours troublés entre eux et par les Maures : il y a lieu de croire que tout s'y passoit militairement et simplement. Quoi qu'il en soit[2], depuis que le nom et la dignité de grand a aboli, sous le premier commencement de Charles V, les *ricos-hombres*, il n'y a point eu d'habit particulier aux grands en aucune cérémonie, ni en aucune occasion, non plus qu'aux rois d'Espagne[3].

Nulle préférence de rang dans les ordres d'Espagne, ni dans celui de la Toison d'or.

Dans les divers ordres d'Espagne et dans celui de la Toison d'or, l'idée de l'ancienne chevalerie a prévalu à leur dignité, même à celles des Infants. Ces princes ni les grands n'y ont d'autre préférence de rang que celui de l'ancienneté de la réception, et, entre ceux de même réception, que celui de l'âge. Philippe V est le premier qui ait donné au prince des Asturies, mort roi d'Espagne[4], le rang au-dessus de tous les chevaliers de la Toison et un carreau sous ses pieds au chapitre, mais assis à la première place du banc à droit avec les chevaliers, et coude à coude, sans distance ni[5] distinction du chevalier

1. Addition au *Journal*, tome XIII, p. 15.
2. On lirait : *sçait*.
3. Ci après, Additions et corrections, p. 467. Les anciens pairs de France, ou leurs représentants au sacre, avaient un costume splendide, avec couronne, dont on peut voir la figuration peinte à la suite du Cérémonial de Sainctot, ms. Fr. 14119, fol. 364 *bis* et *ter*.
4. Louis Ier : ci-dessus, p. 177, etc.
5. *Distance ny* est en interligne.

* Ces trois mots ont été ajoutés après coup.

son voisin, et faisant la fonction du plus ancien chevalier sans différence, qui est d'accommoder le collier du nouveau chevalier et l'attacher de son côté, tandis que le parrain l'attache sur l'autre épaule, et le chancelier de l'ordre par derrière, puis d'embrasser le nouveau reçu comme tous les autres chevaliers[1]. Encore a-t-il fallu que le roi d'Espagne ait demandé cette préséance et ce carreau aux chevaliers, qui l'ont accordé, et à qui pourtant cela a paru fort nouveau[2]. Sur cet exemple, les autres infants ont eu le même avantage. J'ai vu ce que je raconte ici[3] à la réception de mon fils aîné; mais il est vrai qu'à celle de Maulévrier[4], qui fut quelque temps après[5], le prince des Asturies attacha bien un côté de son collier, mais que, quand ce fut à l'embrassade, il ne se souleva seulement pas, ne

1. Comparez, dans la suite des *Mémoires*, tome XVIII, p. 355-369, le compte rendu minutieux, avec plan, de la réception du duc de Ruffec, ainsi que l'Addition correspondante, tome XIV du *Journal*, p. 119-121, et, dans les *Lettres de Tessé*, p. 133-136, le récit *de visu* de la réception du duc de Vendôme par Philippe V.

2. Comparez le tome XVIII, p. 133 et 359.

3. A cet endroit, l'écriture change d'aspect.

4. Jean-Baptiste-Louis Andrault, marquis de Maulévrier, en Bourgogne, issu d'une branche cadette des comtes de Langeron, était appelé Maulévrier-Langeron pour le distinguer des Colbert de Maulévrier. Né le 3 novembre 1677, il servit comme aide de camp de Catinat en 1697, puis fut fait colonel d'infanterie, brigadier en 1704, maréchal de camp en 1710, lieutenant général en 1720, et, ayant alors été envoyé à Madrid pour porter le cordon bleu à l'infant D. Philippe, il y fut maintenu avec le caractère d'ambassadeur ordinaire, même lorsque Saint-Simon arriva comme extraordinaire. Il en revint en 1723 avec la Toison, reçut le gouvernement de Briançon en mai 1737, fut créé maréchal de France le 1er mai 1745, et mourut à Paris le 22 mars 1754.

5. La Toison d'or fut donnée à cet ambassadeur quand il annonça le mariage du jeune roi de France avec l'Infante (*Gazette* de 1721, p. 500 et 501); mais sa réception fut extrêmement retardée, parce qu'il était commandeur de l'ordre de Saint-Louis, et qu'il fallait avoir de Rome une dispense d'incompatibilité. La cérémonie ne se fit que le 23 mars 1722, et Saint-Simon, obligé d'y assister bien à contre-cœur, repartit le jour suivant pour la France (*Mémoires*, tome XVIII, p. 372-373 et 420; *Ambassade d'Espagne*, p. 339; *Gazette* de 1722, p. 165 et 199).

l'embrassa, ni n'en fit pas même semblant, et se fit baiser la main[1]. Au sortir de la cérémonie, la plupart des chevaliers m'en parlèrent, et s'en parlèrent entre eux comme d'une nouveauté sans exemple et très offensante, dont ils auroient été bien aises[2] pour Maulévrier, qui étoit fort haï[3], mais dont la conséquence pour les chevaliers qui seroient faits dans la suite, et de là pour l'ordre, les piquoit extrêmement. Je ne sais comme cela se sera passé depuis.

Grands acceptent des emplois fort petits.

Avec toute la grandeur et la hauteur des grands d'Espagne, ils ne laissent pas de rechercher des emplois qu'on auroit peine à croire, et qu'on ne voit rien à quoi cela les puisse mener. Ils en font même quelquefois des fonctions par eux-mêmes[4]; d'autres fois, ils subrogent quelqu'un pour les faire en leur place en leur absence; enfin quelques autres ne les ont que par honneur. Ces emplois, sous d'autres noms, ne sont que des échevinages de villes, même médiocres, avec de simples gentilshommes et des bourgeois. Il y aura quelquefois deux ou trois grands, et des plus distingués en tout, échevins de la même ville. Il s'en trouve aussi à qui les plus petites défèrent ce bizarre honneur, et qui ne le refusent pas. Mais n'en voilà peut-être que trop[5] pour donner simplement une juste idée des grands d'Espagne et de leur dignité, qui n'avoit, ce semble, que frappé les yeux et les oreilles, sans avoir encore passé fort au delà. Ils reviendront encore plus d'une fois en propos[6] à l'occasion de différentes choses de mon ambassade.

1. Pour plus de détails, voyez le tome XVIII, p. 420, et l'Addition au *Journal de Dangeau*, tome XIV, p. 119-120.

2. *Aise*, au singulier.

3. Il ne tarira pas sur l'ignorance, la grossièreté, la brutalité, etc., de l'ambassadeur ordinaire, dont la présence, on le conçoit, lui était désagréable, et réciproquement.

4. *Mesme*, au singulier, dans le manuscrit.

5. Les quatre derniers mots sont en interligne, au-dessus de *que trop, ce me semble, p^r*, biffé.

6. Voyez cette même locution *en propos*, avec le verbe *mettre*, dans

Grandesses s'achètent quelquefois. [*Add. S^tS. 402*]

Je n'ose pourtant[1] finir ce qui regarde cette matière sans dire une vérité fâcheuse : c'est qu'il n'est pas inouï, il n'est pas nouveau, que les rois aient accordé la grandesse pour de l'argent. Cette sorte de marché s'est fait plus d'une fois, et sous plus d'un règne, et j'ai vu en Espagne plus d'un grand de cette façon. Quand cela se fait, c'est tout uniment : on n'y met ni voile pour le temps, ni masque pour l'avenir. On traite tout simplement[2], on convient de prix, et ce prix est toujours fort[3]; l'argent en est porté dans les coffres du roi, qui, au même instant, confère la grandesse. Il y en [a] même de tels de qualité distinguée; mais ceux de qualité distinguée qui ont acheté ne sont pas Espagnols[4].

notre tome VIII, p. 435, et dans une lettre de 1728, insérée au tome XXI des *Mémoires*, éd. 1873, p. 253. Elle n'est pas dans *l'Académie* de 1718.

1. *N'ose pourtant* est en interligne, au-dessus de *ne sçaurois*, surchargeant d'autres mots.

2. *Simplem^t* est en interligne, sur *unim^t*, biffé. — 3. Ci-dessus, p. 144.

4. Voici quelques cas : en 1680, un Portugais israélite paye quinze mille pistoles (Legrelle, *Succession d'Espagne*, tome II, p. 42-43); en 1683 (*Gazette*, p. 56), le marquis d'Estepa, des Centurione de Gênes, offre cent mille écus et la cession de plusieurs fiefs; en 1691, le banquier Marc-Antoine Grillo, aussi de Gênes, est fait grand de la même façon et reçu par son doge (*Gazette*, p. 628); en 1692, le marquis César Visconti offre quatre-vingt mille ducats et quelques autres choses, et se charge de présenter la haquenée au Pape (*Gazette* de 1692, p. 386, et de 1693, p. 101); en 1694, on propose la grandesse et la Toison pour cent trente mille écus (*Gazette*, p. 186, pour 176); en 1698, le marquis de Castromonte donne trente-deux mille pistoles (*Gazette d'Amsterdam*, n° XVI); en 1699, M. de Velasco, l'ancien vice-roi de Catalogne que nous connaissons bien, offre soixante-dix mille pistoles pour avoir la grandesse avec la présidence du conseil des Indes, et on lui en demande cent mille (Hippeau, *Avènement des Bourbons*, tome II, p. 64); en septembre de la même année (*ibidem*, p. 151), le marquis Grillo avance cinquante mille pistoles destinées à la Berlepsch, mais avec promesse d'en recouvrer vingt mille; en avril 1700, le comte Pirrho Visconti donne soixante mille écus et abandonne une créance de cent mille, pour la grandesse héréditaire et transmissible même en ligne féminine ou collatérale (*Gazette*, p. 230 et 268). Le comte de Maceda paye seulement six mille pistoles en 1709 (*Gazette* de 1710, p. 8 et 30); le duc de Sorito

Autre récapitulation.

Récapitulons maintenant ce qui vient d'être dit des usages de la grandesse, comme nous avons fait ce qui en regarde l'essence et le fonds. En joignant l'une et l'autre, on aura le précis, en peu de lignes, de tout ce qui concerne cette dignité.

Nulle marque extérieure de la grandesse aux carrosses ni aux armes. La reine même n'a point de housse. Depuis la fraternité d'honneurs des ducs et des grands, plusieurs même de ceux qui ne sont point sortis d'Espagne ont pris le manteau ducal, mais presque aucun Espagnol naturel. De marques dans leurs maisons, nulles, excepté le dais; ils l'ont de velours, et souvent leurs armes brodées dans la queue, etc. Les conseillers d'État et les *titulados*, et[1] il y en [a] de fort étranges, en ont aussi, mais de damas, avec un portrait du roi dans la queue, comme le dais étant là pour le portrait. De balustres, le roi et la reine même n'en ont point.

Démissions des grandesses inconnues; mais les fils aînés des grands ont des distinctions, et leurs femmes ne diffèrent presque en rien de celles des grands. Toutefois, deux exemples sous Philippe V, l'un, après la bataille d'Almanza, pour le duc de Berwick, l'autre pour moi, à l'occasion du double mariage : deux cas uniques, deux étrangers, deux hommes qui, comme ducs de France, jouissoient déjà de tous les honneurs de la grandesse, et ces deux exceptions portées par la concession même. Inutilité abusive de celui du comte de Tessé.

Couverture d'un grand majestueuse, semblable à la première audience solennelle d'un ambassadeur[2].

Caraccioli, trente mille ducats, en 1713 (*Gazette*, p. 488), etc., etc. Saint-Simon a tort de dire, dans l'Addition, que ces achats de la main à la main étaient fort rares; mais c'est surtout au temps des favoris, Valenzuela, D. Juan, l'Amirante, qu'on les avait vus se multiplier, ainsi que les concessions de titres (*Mémoires de Louville*, tome I, p. 76-77).

1. *Et* surcharge un *d*.

2. Par exemple, la réception de l'ambassadeur de Perse à Versailles, en 1715 : *Gazette*, p. 95-96, et de celui de Portugal à Madrid : 1728, p. 32.

Différence des trois classes[1] :

La première trouve *la famille du roi*, c'est-à-dire ses bas officiers, à la descente du carrosse, le majordome de semaine au bas du degré, et le degré entier bordé des hallebardiers de la garde sous les armes jusqu'à l'entrée de l'appartement; quelques grands au haut du degré, qui en descendent deux marches; se couvre avant de parler au roi, et, ayant fini et fait la révérence, se couvre avant que le roi commence à lui répondre, et l'écoute couvert; la[2] garde des régiments des gardes espagnoles et wallonnes[3] sous les armes dans la place du Palais; reçoit[4] les mêmes honneurs en sortant comme en entrant.

La seconde n'en a aucun en entrant ni en sortant; trouve le majordome de semaine au haut du degré, et quelques grands un peu plus loin; parle au roi découvert; se couvre avant qu'il lui réponde.

La troisième trouve le majordome de semaine à la porte de l'appartement du roi; nuls grands au-devant de lui; parle au roi et entend sa réponse découvert, qui ne lui dit : *Cobrios*, qu'après lui avoir baisé la main, et ne se couvre qu'à la muraille.

Toutes trois gardent chez la reine les mêmes différences de se couvrir.

Le roi est debout. La reine, chez elle, est assise dans un fauteuil, et ne dit point : *Cobrios*, parce qu'elle ne fait pas les grands. Point de fonction de parrain[5] chez elle. Son majordome n'accompagne le grand que jusqu'à sa première révérence, qu'il fait avec lui; à la seconde, salue les dames avant les grands, et point les seigneurs ni les gens de qualité, non plus que chez le roi; va faire un compliment aux dames qui ont l'*Excellence*, lorsque la reine se

1. Il avait remis (p. 132) de marquer complètement les différences. Comparez les *Mémoires de Mme d'Aulnoy*, tome I, p. 187-189.

2. *Les* corrigé en *la*. — 3. Ici, *wallones*.

4. *Reçoit* est en interligne, au-dessus de *trouve*, et ensuite il a écrit, par mégarde : *les mesmesmes*.

5. Ici, *parein*.

retire. Chez le prince des Asturies, visite de respect sans se couvrir et sans cérémonie.

Nulle cérémonie, nul[1] acte public, nulle fonction, nulle fête publique que le roi donne au palais ou ailleurs[2], à laquelle il assiste au-dehors, que[3] les grands ne soient invités, leurs femmes, s'il y a des dames, et leurs belles-filles aînées, et, s'il n'y a point à se couvrir, les maris de celles-ci; et partout en ces occasions, qui sont très fréquentes, ils ont tous beaucoup d'avantages en nombre et en distinctions de places.

Eurent, eux et leurs femmes, leurs fils et belles-filles aînées, les premières et plus proches places[4] au mariage du prince des Asturies, et conviés d'y venir à Lerma; pareillement à Madrid, au baptême de D. Philippe, où j'ai remarqué le dégoût qu'ils eurent d'y porter les honneurs.

Les grands furent tous mandés, et assistèrent seuls, avec le service le plus étroit et le plus indispensable, à la lecture et à la signature[5] du contrat de mariage du Roi et de l'Infante.

Ont aux chapelles un banc couvert de tapis ensuite du roi, et y sont salués autant de fois que le roi.

Sont couverts aux audiences solennelles et publiques, et toutes les fois partout que le roi l'est, sans qu'il le leur dise.

Sont traités de *cousin* quand le roi leur écrit; ont, avec différence des classes, des distinctions dans le style de chancellerie; en ont tous aussi dans les lettres ordinaires. Les fils aînés des grands sont traités par le roi de *parent;* les femmes le sont comme leurs maris.

Ont, hors Madrid et les lieux où le roi se trouve, un tapis à l'église et double carreau pour les coudes et pour

1. Ici encore, par mégarde, il a écrit : *nulle*, au féminin.
2. *Ailleurs* a été ajouté en interligne.
3. *Que* est en interligne, au-dessus d'*ou*, surchargeant *que le*.
4. *Proche place*, au singulier, dans le manuscrit.
5. Ces quatre derniers mots sont en interligne, au-dessus de *du*, surchargeant *et au*.

les genoux. Ont tous les honneurs civils et militaires; la première visite du vice-roi, et la main chez lui; s'ils sont sujets et habitués dans la vice-royauté, ou officiers de guerre, une fois, et puis plus; pareillement à l'armée, une garde et la main chez le général une seule fois, puis servent de volontaire ou dans l'emploi qu'ils ont; de même, font leur cour au vice-roi avec les honneurs et les distinctions que les grands du pays ont chez lui[1].

Les femmes des grands ont chez la reine des carreaux de velours en tout temps, et leurs belles-filles aînées, de damas ou de satin; de même à l'église[2] pour se mettre à genoux, à la comédie pour s'asseoir, et maintenant des tabourets au bal, toutes les autres debout ou par terre.

Distinction d'aller par la ville à deux et à quatre mules, avec ou sans postillon, à traits courts, longs ou très longs. Ces derniers ne sont que pour les grands, leurs fils aînés, leurs femmes, les cardinaux, les ambassadeurs et le président du conseil[3] de Castille.

Leurs cochers les mènent quelquefois tête nue, toujours leurs femmes et leurs belles-filles aînées; et en chaise, le porteur de devant toujours découvert aussi pour les grands qu'ils portent.

Grande précision et distinction à la réception et conduite des visites.

Les grands ne cèdent à personne excepté ce que j'ai dit du président ou[4] gouverneur du conseil de Castille, du majordome-major du roi, et rarement des cardinaux et des ambassadeurs. Nul autre rang que le leur et pour eux, et maintenant donné aux ducs de France. Princes étrangers faits grands à vie à cause de cela. Souverains sans avantages sur eux en Espagne, même ducs de Savoie. Ceux qui y furent accordés au célèbre Charles-Emmanuel,

1. *Eux* corrigé en *luy*.
2. Il a ajouté en interligne *église*, au-dessus d'*a messe*, biffé.
3. Les cinq premières lettres de *du conseil* surchargent *au con*[*seil*].
4. *P*t *ou* est ajouté en interligne.

depuis duc de Savoie, médiocres, et en considération[1] de son mariage réglé avec l'Infante. Prince de Galles, depuis roi Charles Ier d'Angleterre, hors de pair et d'exemple. Duc d'Orléans visita toutes leurs femmes, eut le traitement d'infant, traita les grands comme il traite les ducs de France[2]. Princes du sang de même, et les Infants comme font les fils de France. On remet à parler de l'usurpation de la princesse des Ursins et du duc de Vendôme, qui ne leur fut pas heureuse, à l'exemple des deux D. Juans expliqué. Personne même de ce qui n'étoit point grand ne voulut céder au prince ni à la princesse d'Harcourt, qui menèrent la reine fille de Monsieur : ils n'eurent aucuns honneurs particuliers, ni la comtesse de Soissons depuis.

Les grands sont traités d'égaux chez les Électeurs et les autres souverains, comme les souverains d'Italie chez le Pape, et dans Rome, comme les princes du *soglio*.

Ont cependant en Espagne plusieurs désavantages, qui ont été marqués, avec le gouverneur du conseil de Castille, les cardinaux, les ambassadeurs, le majordome-major du roi, et, en carrosse, avec le grand écuyer.

N'ont ni voix ni séance en aucun tribunal, ni part nécessaire aux lois ni au gouvernement de l'État, ni distinction en la manière d'être jugés en aucun cas.

Ont séance au-dessus de tous les députés aux *cortès* ou états généraux, lesquels[3] ne font que prêter hommage, et n'ont rien des prétentions de ceux de France. Un seul pour tous, mais sans nécessité, a[4] quelquefois été nommé dans les testaments des rois pour être du conseil de régence. Très peu ont eu part au testament de Charles II ; tous furent appelés à son ouverture, et tous sans opiner, pour s'y

1. Les trois premières lettres de *considération* en surchargent d'autres illisibles.

2. Il n'a pas parlé du cas du duc d'Orléans; mais ce sera l'objet de longues dissertations en 1707 (tome V de 1873, p. 181-184), et il en reparlera ci-après, p. 266. Voyez le Supplément du *Corps diplomatique*, tome V, p. 823, et la *Gazette* de 1707, p. 210.

3. *Lequels*, dans le manuscrit. — 4. *A* surcharge *est*.

soumettre : cas unique en singularité et nécessité, qui ne leur ajoute aucun droit.

Nul couronnement des rois d'Espagne depuis les Rois Catholiques, et nul habillement royal en aucune occasion ; nul habit distinctif ni particulier aux grands, ni à leurs[1] femmes.

Nul rang ni distinction dans l'ordre de la Toison, ni dans les autres d'Espagne ; rang avec tous par ancienneté dans l'ordre, et, en même réception, par âge.

Prennent des emplois municipaux fort au-dessous d'eux, et qui ne les mènent à rien.

Bâtards devenus grands.

Exemples, et plusieurs, et de plusieurs règnes, et d'Espagnols et d'étrangers, qui ont acheté et payé fort cher et fort publiquement la grandesse, même entre les étrangers de naissance distinguée ; plusieurs encore existants.

Nul serment pour la grandesse

Nul serment pour la dignité de grand d'Espagne, parce qu'elle n'a que rang, honneurs, etc., et nulle sorte de fonction[2].

Grand nombre de grands d'Espagne.

Le nombre des grands d'Espagne beaucoup plus grand en Espagne même que celui des ducs en France, sans compter les grands établis en Italie et aux Pays-Bas, même avant l'avènement de Philippe V à la couronne, et fort augmenté depuis[3] ;

Indifférence

Et nombre qui ne[4] diminue presque jamais, par la suc-

1. *A leurs* surcharge *aux*.

2. Nous savons déjà (tome VI, p. 418 et note 2) que le duc et pair, se faisant recevoir au Parlement, comme conseiller de cour suprême, prêtait un serment en conséquence. Voyez ci-après, Additions et corrections, p. 467.

3. Plus tard (tome XVIII, p. 107-108), il comptera soixante-deux grandesses en Espagne (vingt-cinq ducs, quatorze marquis et vingt-trois comtes), huit en France (cinq ducs, un prince, un marquis et un comte), huit en Flandre (trois ducs, trois princes et deux marquis), trente-trois en Italie (dix ducs, quatorze princes, cinq marquis et quatre comtes), un seul duc en Angleterre : soit, cent douze ; mais on trouve ailleurs cent treize ou cent seize.

4. *Ne* est écrit deux fois.

cession à l'infini par les femelles, en sorte qu'il ne peut guères diminuer que par la chute des grandesses[1] à d'autres grands par héritage, comme le duc de Medina-Celi, qui en a recueilli seize ou dix-sept, qui toutes sont sur sa tête[2], et qui toutes ne peuvent passer de lui que sur la même tête, sans que celui qui en a ce grand nombre ait la moindre préférence en rien par-dessus les autres grands, ni même parmi eux : en sorte qu'il est entièrement indifférent d'en avoir plusieurs, ou de n'en avoir qu'une[3].

d'avoir une ou plusieurs grandesses. [Add. St-S. 408]

Après[4] cette connoissance de la dignité de grand d'Espagne dans son fonds, dans[5] son origine, et de son état présent, il faudroit en donner[6] une de celle des ducs de France, pairs, vérifiés, et non vérifiés ou à brevet, comme on appelle improprement ces derniers[7]. Mais ce n'est pas ici le lieu des dissertations et des histoires particulières[8].

Comparaison des dignités des ducs de France et des grands d'Espagne.

1. *Grandesse*, au singulier, dans le manuscrit.
2. Ci-dessus, p. 155-156.
3. A la suite du catalogue des grands que comprend la partie encore inédite du *Tableau de la cour d'Espagne en 1721-1722*, Saint-Simon a fait le relevé de toutes les grandesses par noms de familles, et il a trouvé, pour quatre-vingts maisons, cent treize grands et cent soixante-douze grandesses. Voici, par ordre alphabétique, le nombre des grandesses réunies sur une même tête, ou sur plusieurs dans une même maison : Acuña, 8; Alencastro, 2; Avalos, 2; Branciforte, 2; Cardone, 4; Chavès, 2; Doria, 3; Figueroa (Medina-Celi), 12; Folch Paredès, 3; Henriquez, 3; Ligne, 4; Manrique, 3; Moncade, 4; Osorio, 6; Pignatelli, 3; Pimentel, 2; Portugal, 7; Rocafull, 2; Silva, 6; Sotomayor, 2; Spinola, 4; Tolède, 13 ou 15; Velasco, 6. Comparez la suite des *Mémoires*, tome XVIII, p. 110 et 129-131. Les Tolède et Guzman étaient appelés « maisons favorites » parce que les premiers comptaient cinq grands, et les seconds trois (notre tome VIII, p. 544).
4. Ici, l'écriture change, comme s'il y avait eu suspension du travail.
5. Avant *dans*, il a biffé *et*.
6. La première lettre de *donner* surcharge une *f*.
7. Tomes II, p. 22 et 38, et VI, p. 319. « C'est fort mal dit d'appeler *ducs à brevet* ceux dont les lettres ne sont pas vérifiées.... Tous ceux que nous voyons aujourd'hui (Cardone, Arpajon, Orval, le Lude, Roquelaure, Aubigny-Portsmouth) ont plus qu'un brevet, puisqu'ils ont des lettres du grand sceau. » (*État de la France*, 1698, tome II, p. 285.)
8. Il en aura plus d'une occasion : les prétentions de M. d'Antin au

Quelque obscurcissement qu'on ait pris à tâche de jeter, surtout depuis quelque temps, sur la première dignité du royaume de France, elle y est encore trop connue pour avoir besoin[1] d'entrer dans un détail qui feroit un volume. Je me contenterai donc de supposer ce qui est vrai et démontré par tous les auteurs, et par toutes les images qui restent de la grandeur de cette dignité, et que l'ignorance, la jalousie, l'envie, la malice, j'ajouterai la folie de[2] ces derniers temps, n'ont pu étouffer. Il faut se souvenir de l'occasion de cette disgression[3] : c'est l'égalité, convenue entre le Roi et le roi son petit-fils, des ducs de France et des grands d'Espagne, et de leur donner réciproquement les mêmes rangs et honneurs, le mémoire présenté au roi d'Espagne, pour s'en plaindre, par les ducs d'Arcos et de Baños[4], et la punition que ces deux frères en subirent, et l'examen s'ils ont été bien ou mal fondés dans cette plainte, ce qui ne se peut faire que par la comparaison des deux premières dignités des deux monarchies ; mais, en même temps, qu'il ne s'agit pas de faire un livre, ni de s'écarter trop loin et trop longtemps des matières historiques de ces *Mémoires*.

Comparaison du fonds des deux dignités dans tous les âges.

En quelque temps que l'on considère la monarchie françoise depuis sa fondation, et les divers États des Espagnes jusqu'à leur réunion sous Ferdinand et Isabelle, ou plutôt sous Charles V, qui hérita d'eux pour[5] ne faire de toutes les Espagnes, excepté le Portugal, qu'une seule monarchie, elle ne peut entrer en aucune comparaison avec la nôtre. Des provinces séparées, quoi[que] avec titre de

titre de duc d'Épernon, son propre litige avec le duc de la Rochefoucauld pour la préséance, l'édit de 1711, les conflits des pairs avec le Parlement; voyez plus particulièrement, dans la suite des *Mémoires*, le tome X, p. 390-392.

1. Ayant écrit deux fois, par mégarde, le mot *besoin*, il a biffé le second.

2. Avant ce *de*, il a biffé *des derniers tem[ps]*, incomplètement écrit.

3. Ci-dessus, p. 110-113. — 4. Après *Baños*, il a biffé *frères*.

5. *Pr*, en abrégé, surcharge une virgule, et ensuite *ne* se lirait presque *ou*.

royaumes, dont aucun ne l'a porté que longtemps après la France, n'ont pas plus de similitude avec ce grand[1] et vaste tout réuni sous un seul chef, que par la différence d'antiquité de couronne : conséquemment, nulle proportion entre les grands vassaux[2], les vassaux immédiats de la couronne de France, et ceux des différentes pièces qui composoient les Espagnes sous différents chefs, connus sous le titre de rois beaucoup plus tard que les nôtres. Quelques fonctions qu'aient originairement eues[3] ces premiers grands feudataires des Espagnes, elles n'ont pu être plus importantes et plus relevées que celles de nos premiers grands[4] vassaux, et la différence en a toujours été infinie par celle du cercle étroit de chacun de ces petits États ou royaumes indépendants les uns des autres dans les Espagnes, de la vaste étendue du royaume de France sous un seul roi dans tous les temps; et la part que les uns et les autres ont eue aux affaires, soit intérieures, soit extérieures, de l'État dont ils relevoient immédiatement, a été conforme, pour le poids et pour le nombre, à l'étendue de ces mêmes États : ce qui met encore une différence infinie entre les grands vassaux françois et espagnols.

Si, de ces temps reculés, on descend au moyen âge, on ne voit dans les Espagnes que la confusion qu'avoit faite la domination des Maures, la nécessité de se défendre et de se soutenir contre eux[5] où étoient les rois des différentes provinces des Espagnes, et trop souvent les usurpations de ces mêmes rois les uns sur les autres. On ne voit plus que force, que nécessité, que multiplication sans mesure des *ricos-hombres* sans fiefs. Leur part, je dis nécessaire et par droit, dans les affaires, s'évanouit, et depuis il n'en est resté ni ombre ni vestige : en quoi les

1. La première lettre de *grand* surcharge un *v*.
2. Voyez un article sur les grands vassaux de France et sur la réunion des grands fiefs, dans le *Nobiliaire* de Saint-Allais, tome IV, p. 22-29.
3. *Eu*, sans accord, dans le manuscrit. — 4. *Grd*, au singulier.
5. Il a écrit : *contreux*.

grands d'Espagne, successeurs de leur dignité, ne sont pas devenus[1] de meilleure condition qu'eux.

Tout au contraire en France. Les grands vassaux ont toujours eu, de droit et de fait, part aux grandes affaires du dehors et du dedans. Cette part est demeurée aux pairs par essence, aux officiers de la couronne qui, par leurs offices, étoient grands vassaux puisqu'ils en rendoient foi et hommage particulière[2] au Roi, à d'autres grands vassaux, mais quand et à ceux qu'il plaisoit aux Rois d'y appeler[3]. Cette transmission[4] dure jusqu'à nos jours, et, sans parler de tant de grands actes de pairie des temps anciens, il n'y a point de règne qui n'en fournisse[5] jusqu'au dernier, le plus absolu de tous : témoin tous les lits de justice que le feu[6] Roi a tenus[7], et, en dernier lieu, la convocation des pairs par le grand maître des cérémonies au nom du feu Roi, pour l'acte des renonciations qui a précédé la mort de S. M. de si peu[8].

De jugement et de nécessité de celui des pairs en certaines affaires, et de droit en presque toutes, c'est encore une chose qui a toujours été, et qui subsiste encore, de même que les formes solennelles pour juger d'une pairie, ou pour faire le procès criminel à un pair. Rien de tout

1. *Devenus* est en interligne.

2. Reconnaissance officielle par laquelle le vassal promettait à son suzerain : 1° de lui être fidèle; 2° de le servir, comme son homme, envers et contre tous. Voyez le règlement du 18 juillet 1702. Les deux termes de *foi* et d'*hommage* étant inséparables, on faisait accorder l'article, au singulier, avec le premier, *foi*.

3. Voyez trois pages du mémoire de 1712 sur la Renonciation : tome II des *Écrits inédits*, p. 334-337.

4. La première *s* a été ajoutée en surcharge sur la première *n*.

5. Nous lisons plutôt *fournisse* que *fourmille*, donné jusqu'ici par les éditeurs. Ensuite, *d*r est en interligne, au-dessus de *celuy-cy*, biffé.

6. *Feu* est en interligne, ici comme deux lignes plus loin.

7. Voyez ce qu'il dit de l'assistance aux lits de justice dans le mémoire de 1711 (*Écrits inédits*, tome III, p. 13-17), et comparez un mémoire de Colbert, dans ses *Lettres*, tome VI, p. 224-229, année 1664.

8. Renonciations de Philippe V à ses droits naturels sur le trône de France, et des ducs de Berry et d'Orléans à leurs droits sur la couronne

cela en Espagne. On ne le voit point des *ricos-hombres;* on le voit aussi peu des grands. Leurs grandesses[1], pour la transmission, ni pour le jugement, si contestation arrive, ni leurs personnes, si elles se trouvent prévenues de crime, n'ont aucune distinction, dans la forme de les juger, du moindre héritage ni du moindre particulier. Tout se réduit, pour la seule personne des grands, à ne pouvoir être arrêtés que par[2] un ordre du roi, après quoi plus de distinction dans tout le reste; et jamais en Espagne il n'a été mention d'être jugé par ses pairs, c'est-à-dire par ses égaux : ce qui, en matière de pairie on de crime d'un pair, subsiste encore pour les pairs de France.

En voilà sans doute assez pour démontrer la différence entière des pairs de France d'aujourd'hui et des grands d'Espagne, et combien il y auroit[3] peu de justesse de comparer, sous prétexte de convenance, les grands de la première classe avec les pairs.

Si, du fonds de la substance de la dignité et de son antiquité transmise jusqu'à nous, on passe à son inhérence[4] et à sa stabilité, on est extrêmement surpris de n'en trouver aucune dans la grandesse, et de la voir, non seulement suspendue à chaque mutation, même de père à fils dans toutes celles qui ne sont pas de la première classe, du propre aveu de ces grands, mais suspendue encore par le délai ou le refus de la couverture tant qu'il plaît au roi, pour toutes les trois classes; et toutes les trois amovibles, et pour toujours, à la volonté du roi, sans forme aucune[5], sans crime, sans accusation, sans même de prétexte. On

d'Espagne, enregistrées au Parlement le 15 mars 1713, et suivies du retrait des lettres de conservation de droits délivrées à Philippe V en 1700.

1. Après *grandesses*, il a biffé *n'ont.*

2. *Que par* est en interligne, au-dessus de *sans*, biffé.

3. *Auroit* surcharge un autre mot illisible.

4. Terme de philosophie : union de choses inséparables par leur nature. (*Dictionnaire de l'Académie*, 1878.) En 1718, il ne donnait qu'*inhérent.*

5. Ces trois mots sont ajoutés en interligne.

ne sauroit nier qu'une[1] dignité aussi en l'air, autant dans la main du roi, et d'une manière si absolue et si totalement dépendante[2], ne soit fort différente de celles dont l'état est déterminé, fixe, stable, certain à toujours, et qui, une fois accordées, n'ont plus besoin de nouvelles grâces, et ne puissent être ôtées qu'avec la vie pour crime capital, et avec les formes les plus solennelles[3].

Il est difficile de n'être pas blessé d'un tribut imposé à une dignité comme telle, à plus forte raison de tributs redoublés. Ceux qu'on a expliqués ne ressemblent point aux lods et ventes des terres[4], ni aux autres droits de la suzeraineté. Ce n'est point ici une terre qui paye pour sa mutation, puisque les grandesses attachées aux noms, et non aux terres, sont sujettes aux mêmes tributs, et que, faute de payement, ce ne sont point les terres qui en répondent, mais la dignité, qui est suspendue encore dans ce cas. En France, la noblesse, grande, médiocre, petite, doit le service des armes, mais nul tribut pour elle-même. Ce qu'elle paye est sur sa consommation, des droits de terres : en un mot, toute autre chose qu'un tribut de noblesse et à cause de sa noblesse. Combien donc y doit-on être surpris de voir la première et la plus haute dignité où la noblesse la plus distinguée puisse parvenir en Espagne être imposée à divers tributs comme dignité, et pour elle-même, et à peine de suspension jusqu'à parfait payement? Qui peut

1. *Un*, sans accord, dans le manuscrit.

2. Il a biffé *in* avant *dépendante*. Ensuite, *ne* est en interligne, au-dessus d'un premier *ne*, biffé, qui surchargeait *puiss[e]*, et la première lettre de *fort* surcharge l'abréviation de *que*.

3. Ce dernier membre de phrase a été ajouté en marge, après coup.

4. On appelait *lods* (du bas-latin *laudes*, approbation) *et ventes* le droit en argent dû au seigneur sur la vente d'un héritage relevant immédiatement de lui, comme pour reconnaître l'autorisation qu'il voulait bien donner au transfert de la chose vendue *entre les mains* d'un nouveau tenant. Dans la coutume de Paris, ce droit s'élevait à un douzième du prix de vente, sauf remise du quart, et formait par conséquent un des produits les plus considérables de la suzeraineté. Suivant les pays, c'était l'acheteur ou le vendeur qui en supportait la charge.

douter de la différence que cela met encore entre la dignité de nos ducs et celle des grands d'Espagne?

Enfin, la vénalité de la grandesse, non entre particuliers, mais du roi à eux, qui l'a quelquefois vendue depuis Philippe II sous tous les règnes, et vendue sans voile et sans mystère. Quelque rares qu'en soient les exemples, ils sont, et encore une fois il y en a[1] de tous les rois depuis Philippe II. La dignité des ducs a ignoré jusqu'à nos jours cette manière d'y arriver, qui est commune aux plus petites charges.

Dignité de grand d'Espagne ne peut être comparée à celle de ducs de France, beaucoup moins à celle de pair de France.

Il résulte donc de toutes ces différences si essentielles que la dignité de grand d'Espagne, pour éclatante qu'elle soit, ne peut être comparée avec celle de nos ducs, et beaucoup moins encore à[2] celle des pairs de France, avec lesquels les grands d'Espagne n'ont aucune similitude, sont sans fonction, sans avis, sans conseil, sans jugement, sans faire essentiellement partie de l'État plus que les autres vassaux immédiats, et sont[3] sans serment et sans foi et hommage pour cause de leur dignité[4]. Il est donc conséquent que ce n'est à aucun d'eux à se trouver blessés de la parité, convenue entre le feu Roi et le roi son petit-fils, des ducs de France et des grands d'Espagne, et que les ducs d'Arcos et de Baños[5] y ont été très mal fondés, et y ont très peu entendu l'intérêt de leur dignité.

Comparaison de l'extérieur des dignités des ducs de France et des grands d'Espagne.

Ce fonds des deux premières dignités de France et d'Espagne examiné, il faut venir à leur extérieur.

Si on est ébloui de certaines choses que les grands d'Espagne ont conservées par la sage politique de leurs rois, et que les nôtres ont laissé peu à peu obscurcir dans les ducs, il se trouvera que ceux-ci ont eu les mêmes avan-

1. Il a écrit *a* deux fois.

2. Il avait écrit : *avec*, mais a biffé les trois dernières lettres.

3. Avant *sont*, il a biffé *qui*, et ensuite *sans* surcharge un autre mot illisible.

4. Il avait écrit : *leurs Grandesses*, mais a effacé le pluriel de *leurs*, biffé *Grandesses*, et écrit *dignité* en interligne.

5. Il a écrit, par mégarde : *Bañon*.

tages, qu'ils[1] les ont presque tous conservés jusque vers le milieu du dernier règne, et qu'il y en a d'autres où la dignité des ducs est plus ménagée que ne l'est celle des grands.

Spécieux avantages des grands d'Espagne. Un seul solide.

Deux choses, l'une au dehors, l'autre au dedans, fait[2] briller la dignité de grand d'Espagne beaucoup plus que celle des ducs de France. C'est, à qui n'approfondit pas le fonds des[3] dignités qui vient d'être examiné, et à qui n'examine que l'usage présent sans remonter plus haut[4], ce qui éblouit le monde en faveur des grands d'Espagne.

Ces deux choses regardent les princes étrangers[5]. On a vu[6] avec quel soin Charles V établit le rang des grands d'Espagne à Rome, en Italie, en Allemagne, et partout où s'étendit sa puissance, et avec quelle jalousie[7] ce même effet de sa politique a été soutenu depuis par les rois d'Espagne en Italie à la faveur des grands États qu'ils y ont possédés depuis Charles V jusqu'à Charles II, et en Allemagne à l'appui des empereurs de la même maison d'Autriche. Il ne se trouvera[8] point qu'il en ait été usé autrement avec les ducs de France jusque vers le milieu du [Add. St S. 404] dernier règne[9]. Sans en discuter[10] les exemples, qui meneroient trop loin, il suffit de voir comment le duc de Chevreuse fils du duc de Luynes[11] a été traité à Turin et chez

1. Avant *qu'ils*, il a biffé *ou*, et, plus loin, il a écrit, par mégarde : *conserver*, à l'infinitif, ou : *conservee*, au féminin singulier, mais sans accent.

2. Ce singulier peut être considéré comme s'accordant avec *l'une* ou avec *l'autre*.

3. *De* corrigé en *des*. — 4. *Haut* est ajouté en interligne.

5. Ci-dessus, p. 224 et 242, et ci-après, p. 256-257.

6. Ci-dessus, p. 126, 223, 227, 243.

7. Avant *jalousie*, il a biffé *politique*.

8. *Trouverra*, dans le manuscrit. — 9. Le règne de Louis XIV.

10. *Discutter*, dans le manuscrit.

11. Charles-Honoré d'Albert (1646-1712), fils et héritier de Louis-Charles, duc de Luynes (1620-1690). C'est le beau-frère du duc de Beauvillier, l'ami de Fénelon, le confident et le conseiller du duc de Bourgogne.

les Électeurs, voyageant tout jeune[1]. Ses[2] voyages font une partie de ceux de Monconys[3], alors son gouverneur, qui sont entre les mains de tout le monde, où[4] il touche ce fait sans la moindre affectation, parce[5] qu'il appartient à ce qu'il raconte[6]. Le duc de Rohan-Chabot allant voyager à dix-sept ou dix-huit ans[7], M. de Lionne lui donna une

1. « Charles-Honoré d'Albert,... naquit le 7 octobre 1646. Il voyagea dans les principales cours de l'Europe, sous la conduite du sieur de Monconys, qui fit une relation de ces voyages, dont la plus grande partie est du duc de Chevreuse, son élève. Celui-ci quitta l'Italie lors des guerres de l'Empereur contre les Turcs en 1664, et alla servir en Hongrie, où il se trouva au combat de Saint-Godart (*sic*). La campagne finie, il reprit son voyage d'Italie, que le duc de Luynes, son père, lui fit interrompre en 1667, pour le marier. » (*Moréri.*) Tout ce qui va être dit maintenant, non seulement sur le duc de Chevreuse, mais sur les cas analogues de cérémonial à l'étranger, se retrouve dans la grande Addition sur la mort du même duc, et nous plaçons ici cette partie de l'Addition. Saint-Simon y reviendra, avec plus de détails, en 1706 (tome V de 1873, p. 11), comme il l'avait fait dans l'Addition déjà placée sous le n° 313, à l'Appendice de notre tome VI, p. 471-472.

2. *Ces* corrigé en *ses*.

3. Balthazard de Monconys, fils d'un lieutenant criminel de Lyon, naquit dans cette ville en 1611, alla faire ses études à Salamanque, puis voyagea en Orient pour étudier les religions anciennes, l'astrologie et les sciences, et en rapporta un journal d'observations qui fut publié plus tard par son gendre et par le P. Berthet. Ses dernières années se passèrent en Europe, particulièrement à Paris, dans l'étude des sciences naturelles et dans un commerce suivi avec les savants de tous pays. Il mourut à Lyon, le 28 avril 1665 (*Gazette*, p. 534-535), c'est-à-dire avant que son élève, revenu de Hongrie, reprît le chemin de l'Italie. Ses souvenirs de voyage ont été imprimés une première fois en 1665, une seconde fois en 1695.

4. *Où* est en interligne, au-dessus d'*et où*, biffé.

5. Avant *parce*, il a biffé *et*, et ensuite les premières lettres d'*apartient* (*sic*) surchargent *raco*[*nte*].

6. Monconys et son élève ou pupille allèrent d'abord en Angleterre et aux Pays-Bas, puis en Allemagne, où ils restèrent de septembre 1663 à janvier 1664. Dans ce dernier pays, les Électeurs avaient soin de s'absenter ou de se mettre au lit, ou bien ils évitaient d'inviter le jeune duc à dîner, pour ne pas le traiter en égal, laver avec lui, etc., comme notre auteur le rapportera dans sa redite de 1706 (tome V de 1873, p. 11).

7. C'est le fils aîné de Marguerite de Rohan et le frère de Mme de

instruction en forme et signée, pour se conduire avec M. de Savoie également en tout, excepté la main[1], et pour la prétendre des Électeurs, à plus forte raison de tous les autres souverains d'Allemagne et d'Italie[2], et de ne pas voir les Électeurs, s'ils[3] en faisoient difficulté[4]. Non seulement les ducs, comme tels, mais les maréchaux de France généraux d'armée, ont toujours traité en égalité parfaite avec les Électeurs et tous les autres souverains, comme on le voit par les lettres du maréchal de Créquy dernier[5], qui n'étoit point duc[6], et de tous les autres[7]. Une méprise du maréchal de Villeroy à l'égard de l'électeur de Bavière[8] fit la planche, et de cette planche il a résulté que ce même électeur, qui ne disputoit pas en Hongrie aux princes de Conti, à ce que M. le prince de Conti m'a dit et raconté plusieurs fois[9], prétendit, tout *incognito* qu'il étoit, la main

Soubise. Il était né en 1652; donc son voyage doit être postérieur à ceux du duc de Chevreuse. Je ne puis dire où Saint-Simon a pris les détails qui vont suivre, et qui se retrouvent, non seulement dans l'Addition n° 313 (notre tome VI, p. 472), mais, beaucoup plus étendus, dans le mémoire sur les *Changements arrivés à la dignité de duc et pair*, de 1711, au tome III des *Écrits inédits*, p. 96-98, et dans la suite des *Mémoires*, tome V de 1873, p. 11-12.

1. C'est-à-dire pour prétendre les mêmes honneurs, le traitement égal, sauf la droite.

2. Les Électeurs prétendaient passer avant le duc de Savoie, malgré même le traitement quasi royal qu'il était parvenu à obtenir : voyez le mémoire de 1711, dans les *Écrits inédits*, tome III, p. 97.

3. *Il*, au singulier, dans le manuscrit.

4. Cette instruction est rapportée plus au long dans le mémoire de 1711, p. 96-97, et dans la suite des *Mémoires*, tome V de 1873, p. 11-12.

5. François, mort en 1687, frère cadet du duc : tome I, p. 132.

6. La correspondance manuscrite du maréchal de Créquy, sur ses campagnes de 1675-1678, se trouve dans nos bibliothèques.

7. Le maréchal était très rigoriste sur le cérémonial, comme on le voit dans la correspondance de Bussy et au début de nos *Mémoires*, tome I, p. 132.

8. En 1706 : voyez la suite des *Mémoires*, tome V de 1873, p. 10-13, où seront rappelés les mêmes précédents qu'ici, et le mémoire de 1711, au tome III des *Écrits inédits*, p. 188-190.

9. Comparez le même mémoire de 1711, dans le tome III des *Écrits*

chez Monseigneur, et fit si bien, qu'il ne le vit chez lui que dans les jardins de Meudon, sans mettre le pied dans la maison, et qu'ils montèrent en calèche[1], pour s'y promener, tous deux en même temps, par chacun leur portière[2]. Cette égalité avec le Dauphin n'étoit pas jusqu'alors entrée dans la tête[3] d'aucun souverain non roi, et celui-là même, avant le profit qu'il sut tirer de la lourde méprise du maréchal de Villeroy[4], n'avoit pas imaginé de disputer rien aux princes du sang, non plus que le fameux duc de Lorraine, qui commandoit en chef l'armée de l'Empereur, dont il avoit l'honneur d'être beau-frère, et les[5] princes de Conti volontaires dans cette armée[6]. C'est ainsi que des dignités on entreprend sur leur source, et c'est ce que les

inédits, p. 100-101, et voyez le *Journal de Dangeau*, tome I, p. 178 et 183. C'est M. de Bavière qui, avec M. de Carignan (Eugène), avait provoqué les princes à venir en Hongrie, promettant que l'Empereur leur accorderait le même traitement qu'aux Électeurs : *Mémoires de Sourches*, tome I, p. 225.

1. Le commencement de *calcche* surcharge *ch*[*aise*], effacé du doigt.

2. En 1709, quand cet électeur vint à la cour : voyez le *Journal de Torcy*, p. 4 et suivantes, et la suite des *Mémoires*, tomes VII de 1873, p. 120-121, IX, p. 39, XVIII, p. 301-302.

3. Ayant écrit deux fois : *dans la teste*, il a biffé le second.

4. C'est ce que Madame appelle ses « bévues » dans une lettre du 29 octobre 1716 : recueil Brunet, tome I, p. 276. Par égard pour un prince qui payait si cher son dévouement à la France, il ne voulait pas lui enlever les prérogatives qui le mettaient au-dessus des ducs et des maréchaux.

5. Ayant commencé à écrire : *c*[*'est*], il a surchargé *c* en *l*, et ajouté *et* en interligne.

6. Voyez ce qu'il a déjà dit des mêmes faits en 1699 : tome VI, p. 382 et note 7, et l'Addition n° 313, p. 471-472. Il y fait allusion, en 1722, dans une lettre au comte de Belle-Isle, sur D. Carlos, que M. Drumont a publiée dans l'*Ambassade en Espagne*, p. 288. M. de Bavière était coutumier du fait, car nous le voyons soit passant avant le duc de Savoie en vertu du traité de celui-ci avec les Électeurs ou simplement de l'*incognito* (*Journal de Dangeau*, tome II, p. 34), soit offrant au duc de Vendôme la parité de sièges à condition d'être qualifié *Altesse Royale* (*ibidem*, tome XI, p. 168), soit traitant de haut tous les princes italiens (*Gazette* de 1692, p. 7).

Papes et les rois d'Espagne ont sagement prévu[1] et prévenu sur les cardinaux et les grands[2].

Dans l'intérieur, la même prévoyance, mais commune à tous les États de l'Europe, a refusé avec persévérance jusqu'à aujourd'hui tout rang aux princes étrangers[3]. La seule France les y a établis, et leur a laissé peu à peu usurper toutes sortes d'avantages. Ils s'y sont d'abord introduits sans y en prétendre aucun. Après, ils ont ambitionné la pairie; ils[4] en ont obtenu après tant qu'ils ont pu, ils en ont fait valoir les prérogatives. Devenus puissants, ils ont formé la ligue à la faveur de laquelle ils ont empiété par degrés, laquelle[5] auroit dû donner des leçons à n'être pas oubliées. Bien des événements les ont depuis rafraîchies; mais tout le fruit n'a été que d'augmenter les usurpations en y associant des branches de maisons de gentilshommes françois[6] de peur de manquer de princes étrangers vrais ou faux. Il est vrai qu'en nul lieu ces derniers n'ont précédé les ducs; il est vrai encore que les princes étrangers véritables ne les précèdent encore nulle part, si ce n'est dans l'ordre du Saint-Esprit, contre les premiers statuts et le premier exemple de la première promotion que la puissance de la Ligue fit réformer en deux fois, et que d'étranges causes ont maintenus sans décision, mais en continuant l'usage[7]. Il est vrai, de plus, que ceux-là mêmes,

1. Il écrit : *preveu*.

2. L'abbé de Vayrac raconte (tome III, p. 298 et 299) quels expédients les ducs de Bejar et d'Escalona, étant, eux aussi, sous les ordres de M. de Bavière en Hongrie, et le duc d'Albe, se trouvant à Paris en même temps que le duc de Mantoue (ci-dessus, p. 227, note 2), prenaient pour sauvegarder leurs droits à l'égalité réciproque.

3. Ci-dessus, p. 224.

4. *Il*, au singulier, dans le manuscrit. Auparavant, *pairrie*, par deux *r*.

5. *Laquelle* est en interligne.

6. Rohan, la Tour-d'Auvergne, la Trémoïlle, etc.

7. Voyez notre tome I, p. 322 et Addition n° 6, le tome V, p. 261-267 et appendice XII, etc. De même que dans l'ordre de Saint-Michel, Henri III avait primitivement donné le pas aux ducs sur les princes dans son nouvel ordre. Les Guises obtinrent d'abord que les princes

quand ils sont pairs, suivent leur rang d'ancienneté en tous actes de pairie. Il est donc vrai qu'ils cèdent[1] aux pairs, et qu'ils ne les précèdent jamais, excepté dans l'Ordre, de la façon que je viens de le dire. Cela suffit pour montrer qu'il n'en étoit pas ainsi avant le dernier siècle, qu'il y avoit déjà des ducs gentilshommes, et que ce qui s'est introduit depuis n'est qu'usurpation, qui laisse la dignité entière. Mais il faut convenir que la multitude des usurpations, des distinctions, et de ceux qui en jouissent, l'éclat[2] et les avantages qu'ils en retirent, la lutte de préséance qu'ils entretiennent à la cour sur des gens qui s'en lassent, et qui n'ont jamais su s'entendre ni se soutenir[3], est la chose qui donne le plus spécieux prétexte aux grands d'Espagne, chez lesquels ces princes n'ont aucun honneur, aucun rang, aucun établissement, et qui[4], s'ils s'attachent au service d'Espagne, n'en peuvent prétendre ni espérer aucun que pour être faits grands d'Espagne eux-mêmes[5]. Je n'en dirai pas davantage, pour ne pas tomber dans l'inconvénient d'une dissertation contre ces rangs étrangers, qui ne sont soufferts nulle autre part qu'en France[6].

pairs, puis que les princes non pairs et non ducs précéderaient les ducs gentilshommes et jouiraient du même privilège d'âge que les princes du sang. Saint-Simon a commenté longuement ces faits dans le mémoire de 1711 et dans les notices des duchés de GUISE et d'ÉPERNON : tomes III des *Écrits inédits*, p. 51-52, et V, p. 88-90 et 312-315.

1. Avant *cedent*, sans accent, il a biffé un premier *cede*.
2. La lettre *l* d'*éclat* surcharge une *n*.
3. Le corps des ducs et pairs, qui restait sourd aux objurgations de Saint-Simon.
4. Ces princes, et non les grands. La construction est mauvaise.
5. Ci-dessus, p. 132 et 224.
6. Dans les *Brouillons des projets concernant les ducs et pairs*, qui sont de 1711 ou de 1712, il s'écriait (*Écrits inédits*, tome III, p. 360 ; comparez p. 320-322) : « Ayons donc des protocoles fidèles des rangs, des usages et des prétentions des grands d'Espagne avec tous souverains, ambassadeurs, princes, prélats, seigneurs et ministres du deuxième ordre, vice-rois, gouverneurs généraux et commandants, et surtout avec toutes les cours, et ne l'observons pas avec moins d'exactitude et de hauteur qu'eux. Hé quoi ! aurions-nous assez peu d'esprit

A ces deux avantages, dont il faut convenir, quoique en écorce et en surface, sans fonds, les grands en ont encore deux autres que les ducs avoient comme eux : les honneurs militaires et civils, dont[1] M. de Louvois les priva sous prétexte de ménager la poudre[2], d'où le reste des honneurs militaires[3] et civils se sont peu à peu évanouis pour être[4] appropriés aux ministres, qui, avant cette insensible époque, étoient bien éloignés d'y prétendre. Cet avantage est donc un de ceux que la dignité de duc a perdu[5] par l'usage, mais qui ne lui est pas moins propre qu'aux grands, puisqu'ils en ont constamment[6] joui jusqu'à la toute-puissance de M. de Louvois vers le milieu de son ministère.

et de courage pour prouver aux Espagnols que leur mépris est juste puisque nous n'osons prétendre autant qu'eux, et que nous ne pouvons même suivre un chemin qu'ils nous ont frayé et battu? Ce seroit le comble de la misère, et je dirois volontiers de l'infamie. Quelle prise contre nous pour tout ce qui nous attaque! Quelle défense nous pourroit-il rester? Je voudrois donc que ce protocole fût joint à celui que nous espérons nous faire pour le dedans du Royaume, et qu'il fût juré et suivi sous les mêmes peines. En attendant, par le peu que j'ai ouï raconter et par les ordres que M. le duc de Rohan d'aujourd'hui m'a dit avoir reçus du Roi, des mains de M. de Lionne, pour son instruction allant voyager, je suis fermement persuadé qu'excepté le seul M. de Savoie, nous devons prendre la main à tout souverain chez lui, n'écrire à aucun : *Monseigneur*, pas même à M. de Savoie, et prétendre en lieu tiers l'égalité entière avec tout ce qui n'est point électeur. »

1. *Dont* est en interligne, sur *que*, biffé.

2. On a vu plus haut, p. 222 et 242, que c'est un des articles qui reviennent plusieurs fois dans les mémoires de 1711 et de 1722 sur la déchéance des ducs et pairs.

3. *Civi[ls]* corrigé en *militaires*.

4. *Estre* corrige le commencement d'un autre mot.

5. Il a écrit : *perdu*, sans accord, par suite d'un abus commun que nous avons déjà signalé.

6. De façon constante, évidente et assurée, de compte fait, comme dans nos tomes II, p. 75, VII, p. 570, etc. Voyez de nombreux exemples dans les *Mémoires de Louis XIV*, tome I, p. 162, dans les *Historiettes de Tallemant*, tome V, p. 113, dans les *Lettres historiques de Pellisson*, tomes II, p. 148, et III, p. 23, dans le *Journal de Barbier*,

Ces quatre avantages que l'usage a conservés aux grands et ôtés[1] aux ducs, et qui leur ont été également propres, ne consistent donc que dans la volonté différente de leurs rois, et dans une différence de volonté si moderne, qu'elle laisse voir le droit et le long usage en faveur des ducs, et laisse ainsi leur dignité entière, en cela même que le vouloir des Rois y a donné, pour la surface, l'atteinte dont on ne peut disconvenir, mais qui ne peut rien opérer de solide contre leur dignité en faveur de celle des grands, puisque le droit et l'usage est le même, et qu'il ne tient qu'à nos Rois de le remettre comme il a été, en partie jusqu'à la violence de la Ligue, et en partie jusqu'à M. de Louvois.

Les grands ont encore deux autres avantages. L'un n'est qu'un agrément et une distinction, qui est d'être seuls conviés, ainsi que leurs épouses, avec leurs fils aînés et les leurs[2], à tout ce qui se fait de plus ordinaire et d'extraordinaire en fêtes, divertissements et cérémonies à la cour, ou ailleurs quand le roi s'y trouve, ou qu'elles se font par ses ordres[3]. Cela fait un accompagnement de grande décoration au roi, et les nôtres en ont usé de même jusque vers les deux tiers du règne de Louis XIV. Ainsi je ne m'arrêterai pas à celui-ci, quoiqu'il paroisse beaucoup en Espagne, où, pour les chapelles, les audiences publiques, et mille occasions[4], il y en a[5] de continuelles de cet avertissement aux grands, lesquelles, presque toutes, n'existent point en France et y ont toujours été rares de plus en plus.

L'autre avantage des grands en est un effectif : la bonne foi veut qu'on l'avoue ; mais il est l'unique à l'égard des

tome I, p. 245, etc., etc. Le *Dictionnaire de l'Académie* maintient encore ce sens, mais en disant qu'il a vieilli.

1. *Conservé* et *osté*, au singulier, dans le manuscrit.

2. *Les* corrige *leur*, et le second *leur* est aussi sans accord.

3. Ci-dessus, p. 204-205.

4. Ci-dessus, p. 205-206. — 5. Un premier *a* est biffé en fin de ligne.

ducs : c'est le rang et les honneurs de leurs fils aînés et des femmes de ces fils aînés, et, quand ils n'ont point de fils, de celui ou de celle à qui la grandesse doit aller de droit après eux. Les distinctions des fils sont peu perceptibles[1], comme l'invitation dont on vient de parler, l'*Excellence*, qui s'est fort multipliée[2], le traitement de *parent* quand le roi leur écrit, et divers autres[3] ; mais celles de leurs femmes, ou de leur fille aînée, s'ils n'ont point de fils, sont pareilles en tout à celles des femmes des grands en tout et partout[4], à l'exception seule de l'étoffe de leurs carreaux chez la reine pour s'asseoir, ou devant elle à l'église, pour se mettre à genoux (je l'ai[5] dit plus haut[6]), de velours pour les femmes des grands en toute saison, et de damas ou de satin, en toute saison, pour leurs belles-filles aînées. Or, il est vrai que cela n'a aucune comparaison avec les fils aînés des ducs et leurs femmes[7]. Cela est sans

1. Ils ne se couvraient point, mais avaient les entrées : *Journal de Dangeau*, tome XVII, p. 69 ; *Mémoires de Luynes*, tome I, p. 372.

2. Voyez deux cas dans la *Gazette* de 1688, p. 353-354 et 391.

3. Un fils aîné, servant sans emploi à l'armée, touchait deux cents écus par mois : *Dangeau*, tome VIII, p. 432 ; voyez ci-dessus, p. 223.

4. Voyez notre tome VIII, p. 173-175, et les *Lettres de Mme des Ursins à Mme de Maintenon*, éd. 1826, tome IV, p. 235, 236 et 252. A a cour de France, cela va sans dire, les grandes purent réclamer les mêmes honneurs que les duchesses (*Dangeau*, tome XI, p. 232 ; *Sourches*, ome VIII, p. 273), et elles payèrent quinze cent quarante livres pour prendre le tabouret (*Luynes*, tome I, p. 307). En Espagne, nous avons vu (tome VIII, p. 173-175) que c'était exclusivement parmi elles que se choisissaient et la camarera-mayor et les dames du palais.

5. Il a, par mégarde, écrit : *l'ait*. — 6. Ci-dessus, p. 191, 201-203, 242.

7. Le duc de Luynes fait observer qu'il n'y a que la France où les fils des ducs soient ainsi dénués de toute prérogative. Dans le mémoire de 1711 (*Écrits inédits*, tome III, p. 130-131), Saint-Simon dit que jadis les filles de duc avaient un carreau chez la Reine et précédaient les dames non assises ; il aurait voulu (p. 323) qu'elles eussent le pas sur les femmes de la première qualité, comme en Angleterre. *L'État de la France* explique comme il suit pourquoi il parle des princes étrangers immédiatement après les princes du sang et avant les ducs (année 1698, tome II, p. 159) : « Les avantages dont toute une famille jouit sont plus considérables que les avantages dont jouit le seul chef de la maison.

doute accordé à ce qu'il n'y a jamais de démission en Espagne[1]; mais, quelque anciennes que soient les nôtres[2], qui ont commencé au dernier connétable de Montmorency[3], la

Or, non seulement les princes étrangers et princesses jouissent des honneurs du Louvre, mais encore tous leurs enfants; aux ducs et pairs, le seul duc et sa femme jouissent des honneurs du Louvre, mais non pas leurs enfants, ni leurs frères et sœurs.... »

1. La grandesse ne perd jamais ses honneurs, a-t-il dit dans le tome VIII, p. 207.

2. Voyez l'Addition n° 83, dans notre tome II, p. 389-390, et le même volume, p. 131, note 1, sur la démission du maréchal de Villeroy; notre tome VIII, appendice VIII, p. 457, sur la démission de l'évêque-comte de Noyon; l'Addition au *Journal de Dangeau*, tome XII, p. 275-276, sur la démission des ducs de Saint-Aignan et de Gramont, et les *Mémoires*, tome VII de 1873, p. 277-278, sur la démission du duc de Guiche. Vers le milieu du règne, l'usage devint presque général, parmi les ducs, de se démettre au profit du fils aîné, dès qu'il était majeur.

3. Henri, second fils du connétable Anne de Montmorency, fut connu sous le nom de Damville jusqu'à ce qu'il héritât du titre de duc de Montmorency par la mort de son aîné, en 1579. Né à Chantilly le 15 juin 1534, il fut, sous le règne du roi Henri II, gouverneur de Caen (1551), lieutenant-colonel des chevau-légers en Piémont et chevalier de l'ordre de Saint-Michel (1557); sous Charles IX, gouverneur du Languedoc (1563), maréchal de France (1567), lieutenant général en Guyenne, Provence et Dauphiné (1569), etc. Sous Henri III, mal vu à la cour, il se cantonna en Languedoc et « y demeura vingt ans sans en partir, toujours et très publiquement catholique, toujours aussi chef des huguenots de ces provinces, toujours grand et public ennemi de la Ligue, des Espagnols, de leurs progrès, toujours le centre des vrais catholiques, des vrais François attachés à l'État et à la maison royale, ennemis de l'usurpation et des usurpateurs, toujours haï et persécuté sous le nom de chef des Politiques, toujours au milieu des embûches de fer et de poison à sa vie.... » Aussi Henri IV reconnut-il ses services en lui donnant dès 1593 le collier de l'Ordre et l'épée de connétable. C'était le sixième de son nom honoré de cette dignité suprême. Il mourut à Agde, le 2 avril 1614. Sa statue équestre dominait Chantilly du haut de la terrasse. C'est lui qui épousa en secondes noces une Budos, par laquelle vint la parenté des Saint-Simon avec les Condé. (Notice MONTMORENCY, dans les *Écrits inédits* de *Saint-Simon*, tome V, p. 151-162; voyez notre tome I, p. 139.) « Ce connétable Henri avoit cédé son duché-pairie à son fils unique (Henri II), lequel, sur cette démission, fut reçu au Parlement en qualité de pair de France,

bonne foi veut encore l'aveu que nos démissions ne couvrent point cette différence essentielle, parce que la démission opère un duc, qui par conséquent en a le rang et les honneurs, que le démis conserve aussi[1], au lieu que, sans démission, les fils aînés des ducs n'ont aucune distinction, ni leurs femmes, et que les fils aînés des grands et leurs femmes ont, comme tels, toutes celles dont on vient de parler. Mais cet avantage, quelque solide qu'il soit, et qui est l'unique effectif que les grands aient au-dessus des ducs, ne change rien au fonds de leur dignité. Il la laisse telle qu'elle a été montrée. Il est même un témoignage et un reste de[2] cette multiplication des *ricos-hombres* par leurs cadets, et par les cadets de ces cadets, sans fiefs, qui, vers les temps de Ferdinand et d'Isabelle, en avoient défiguré la dignité[3], et qui, à l'habile refonte que Charles V en fit sous le nom de grands, a été restreinte[4] à des bornes plus raisonnables par cet avantage des seuls fils aînés ou successeurs nécessaires des grandesses au défaut de fils, et de leurs épouses, qui a ôté toute occasion de démissions.

Désavantages effectifs et réels des grands d'Espagne.

Après avoir exposé dans toute son[5] étendue les six avantages que les grands paroissent avoir sur les ducs, je dis paroissent, puisqu'il n'y a que de l'éblouissant dans les cinq premiers, que les ducs ont eus comme eux jusqu'au milieu du dernier règne, et, comme eux, les premières places partout, dont le feu Roi s'est montré si jaloux

août 1613, n'ayant pas encore dix-huit ans accomplis; et c'est le premier exemple de ces démissions devenues très ordinaires, et qui ont maintenant plus d'un siècle. » (*Ibidem*, p. 155.) Les pièces sont publiées dans le tome III de *l'Histoire généalogique*, p. 561 et 562.

1. Voyez le cas du maréchal de Vivonne dans la *Gazette* de 1679, p. 86. Quelquefois l'entrée au Parlement était réservée au démissionnaire, d'autres fois non : *Dangeau*, tome IX, p. 237 ; *Luynes*, tome I, p. 70.

2. Le manuscrit porte une virgule avant *de*, qui surcharge *une*.

3. *Digneté* corrigé en *dignité*. Plus loin, *la* corrigé en *l'*.

4. Le féminin de *restrainte* (sic) semble ajouté après coup.

5. Le manuscrit porte bien : *son*, qui devrait être *leur*.

jusqu'à sa mort, témoin l'aventure de Mlle de Melun à un bal[1] et celle de Mme de Torcy à la table du Roi à Marly[2], les deux uniques qui s'y soient exposées; après avoir avoué de bonne foi la solidité du dernier et sixième avantage des grands en la personne de leurs fils et belles-filles aînées, il faut venir aux désavantages de ces mêmes grands comparés aux ducs pour l'extérieur[3].

Quelque usurpation moderne qu'aient essuyée les ducs du chancelier, et même du garde des sceaux de France, elles ne vont qu'à la préséance au Conseil, et, s'ils ont conservé l'ancienne forme d'écrire et de recevoir chez eux que les ducs et les officiers de la couronne ont perdue[4], cela ne regarde point les ducs[5]. Mais le président, ni, en son absence, le gouverneur du conseil de Castille, ne donne[6] point la main chez lui aux grands, qui de plus sont obligés, comme tous les autres, d'arrêter leur carrosse

1. Aventure racontée en 1699, dans notre tome V, p. 339-340.

2. Celle-ci ne viendra que plus tard : tome V de 1873, p. 328-333. Dans le mémoire de 1722, sur les pertes subies par la pairie (publié à la suite des *Mémoires*, tome XIX, p. 370), il dit : « Personne n'a ignoré la sortie qu'il (le Roi) fit à sa table à Marly, à Mme de Torcy, qu'il crut vouloir rester au-dessus d'une duchesse arrivée après elle. » Un annotateur du temps a fait ses observations en marge du manuscrit autographe.

3. Voyez ci-après l'appendice XII, p. 420-421.

4. Il a écrit : *perdues*, au pluriel, à cause de la double idée contenue dans ce membre de phrase.

5. Voyez la suite des *Mémoires*, tomes XI, p. 52-53, et XII, p. 254, le mémoire de 1711, dans le tome III des *Écrits inédits*, p. 89-91, deux mémoires sur les prétentions du Chancelier à l'égard des ducs et pairs, *ibidem*, p. 347-351 et 425-431, la notice ÉPERNON, dans le tome V, p. 335-352, etc. La prééminence du Chancelier dans les conseils (voyez nos tomes IV, p. 385 et suivantes, V, p. 471, etc.) marqua le triomphe de la robe et de l'administration civile sur l'ancienne aristocratie issue de la féodalité. Il se bornait à ôter son chapeau aux ducs, aux officiers de la couronne, au doyen du Conseil, au contrôleur général des finances, et pas aux simples ministres. Les conseillers d'État devaient faire arrêter leur carrosse devant le sien, comme notre auteur va le dire des grands, et ne pouvaient le faire entrer dans sa cour.

6. La première lettre de *donne* surcharge une *l*.

devant le sien, lorsqu'il ne montre pas, par ses rideaux tirés, qu'il veut être inconnu[1]. Ce respect si grand, et si public, est tel en France, qu'il n'y[2] est rendu par les ducs qu'au Roi, à la Reine et aux fils et filles de France, bien loin de s'étendre jusqu'à un particulier.

Une seconde différence, et qui est de tous les jours, et n'est pas moins publique, est l'extrême différence du majordome-major du roi, et comme tel, de[3] tous les grands, lui-même ne le fût-il pas, comme il est quelquefois arrivé. Non seulement il les précède partout sans être jamais mêlé avec eux, mais il a un siège ployant de velours placé à la chapelle à la tête de leur banc, et ce siège si distingué d'eux y est toujours, et il demeure vuide, sans pouvoir être occupé, s'il ne l'est pas par le majordome-major. Il est assis au bal et à la comédie sur ce même siège[4], à la droite du roi, et le joignant, presque sur la même ligne, tandis que tous les grands sont debout; et lorsque le roi d'Espagne reçoit des ambassadeurs sur un trône, comme des Africains et d'autres nations éloignées[5], le majordome est assis en pareille place et sur pareil siège[6] sur le trône, tandis que les grands sont au bas du trône et debout[7]. Chez la reine, son majordome-major précède tous les grands, sans difficulté, en toutes les cérémonies et les audiences; et le grand écuyer du roi ne leur donne pas la main dans le carrosse du roi qui est à son usage[8]. Toutes ces mortifications de charges, publiques et continuelles, sont entièrement inconnues[9] aux ducs. Bien plus, le majordome-major du roi, comme tel et sans être grand, je le répète, comme il est arrivé quelquefois, jouit de tout le

1. Ci-dessus, p. 173.
2. *N'y* est en interligne, au-dessus de *n'*, biffé, parce que, après *est rendu*, il a biffé *en France*.
3. *De* corrige *sur*. — 4. *Siegue* corrigé en *siege*. — 5. Tome VI, p. 140.
6. Ici, *siegue*, ou plutôt même *siegne*, non corrigé.
7. Voyez ci-dessus, p. 173, 203, 211, etc, et tome VIII, p. 161.
8. Ci-dessus, p. 173, 193, 200 et 243.
9. Encore *inconües*, par une seule *n* au milieu.

rang et honneurs des grands; et ce qui est étrange, c'est qu'il est leur chef, et tellement leur chef, que, s'il arrive quelque affaire qui intéresse la dignité des grands, c'est chez le majordome-major qu'ils s'assemblent et qu'ils délibèrent[1], et que c'est par lui que sont portées et présentées au roi les raisons ou les mémoires qu'ils ont à lui faire entendre, et que pareillement c'est par le même que le roi s'explique aux grands de ces décisions ou de ses volontés[2]. Il ne se trouve rien de semblable en France. J'ai moi-même été témoin de tout cela en Espagne, et, pour ce dernier article, qu'il se passa ainsi au baptême de l'infant D. Philippe, où j'étois, et où le roi voulut que les honneurs fussent portés par les grands, quoiqu'ils ne l'eussent été jusqu'alors que par les majordomes[3]. Les ordres, les remontrances, la décision, tout passa par le majordome-major, et ce fut chez lui que les grands s'assemblèrent.

Quoique les grands ne cèdent point aux cardinaux[4], dont j'expliquerai en son temps les divers rangs en Espagne[5], et qu'ils ne les voient point chez eux en public, à cause de la main[6], les grands[7] en essuient néanmoins une distinction étrange, dont la France n'a jamais ouï parler : c'est leur fauteuil à la chapelle, tandis qu'ils n'ont qu'un banc couvert de tapisserie, sans petit banc bas devant eux, et les cardinaux et les ambassadeurs en ont un, celui de ces derniers couvert de tapisserie comme leur banc, et le petit banc bas des cardinaux couvert de velours rouge[8].

Au Conseil, lorsque le roi s'y trouve, et qu'il y a des

1. Tome VIII, p. 160.

2. Ci-dessus, p. 173 et 216. C'est ainsi que dut être remise leur adresse de fidélité au roi, en septembre 1710 : *Gazette*, p. 480.

3. Ci-dessus, p. 222 et 241. — 4. Ci-dessus, p. 173 et 242.

5. Ci-dessus, p. 173, note 6.

6. Le cardinal Portocarrero, revenant de Rome en 1679, se mit à refuser la main aux grands : *Gazette*, 1679, p. 478 et 529.

7. *Les Grds* est en interligne, sur *ils*, biffé.

8. Ci-dessus, p. 213.

cardinaux, ils y ont un fauteuil comme à la chapelle. Ils sont au-dessus des grands, et les grands n'y ont que des sièges ployants[1].

Les grands, et le majordome-major même, sont nettement précédés par les ambassadeurs de chapelle[2] à la distribution des cierges à la Chandeleur, en celle des Cendres, et aux autres occasions où ils se trouvent ensemble qui sont de cérémonie[3].

Toutes ces choses, la plupart si marquées, si distinctives, si journalières, sont[4] inconnues aux ducs, et, avec raison, leur paroîtroient monstrueuses.

Les Infants sont en Espagne comme sont ici les fils et filles de France[5].

De princes du sang, il n'y en a jamais eu tant que la maison d'Autriche a régné en Espagne[6].

M. le duc d'Orléans, petit-fils de France, fut traité en Espagne comme un infant; mais il alla chez toutes les femmes des grands, et traita les grands comme il traitoit ici les ducs[7].

Pour les bâtards des rois, on a vu ce qui a été dit des deux D. Juan, les deux seuls reconnus en Espagne[8], et les grands sont fort éloignés de tout avantage de ce côté-là.

De tout cet extérieur si éblouissant des grands d'Espagne que leurs rois leur ont jalousement conservé au dehors et au dedans de l'Espagne à l'égard des princes étrangers, et que les ducs ont eu comme eux, il n'y a de différence que la fermeté des rois d'Espagne par rapport à leur propre dignité, d'avec l'entraînement des rois de

1. Voyez, dans les Papiers de Saint-Simon (vol. 45, aujourd'hui *France* 200, fol. 66), son mémoire de 1753 sur les privilèges de la pairie.

2. Ci-dessus, p. 131 et note 3, et p. 210. — 3. Ci-dessus, p. 210-211.

4. Avant *sont*, il a biffé *pr la pluspart*.

5. Ci-dessus, p. 153.

6. Ci-dessus, p. 152 et 224.

7. Ci-dessus, p. 243.

8. Ci-dessus, p. 164.

France, dont on a vu[1], par l'exemple de l'électeur de Bavière, que leur dignité même a souffert. Il en est de même des honneurs civils et militaires conservés jusqu'au milieu du dernier règne, de l'invitation aux fêtes et aux cérémonies, qui a été de tout temps, et jusqu'à nos jours, pour les ducs en France comme en Espagne pour les grands, et de ces distinctions que je viens de raconter[2], communes en elles-mêmes aux deux dignités, mais qui, pour la plupart, ont cessé au milieu du règne de Louis XIV. Ainsi, dès qu'elles ont été[3] jusqu'alors, rien d'essentiellement distinctif à l'avantage des grands sur les ducs, puisque[4] la cessation à l'égard de ces derniers est si moderne, et que, lorsqu'il plaira à un roi de France de penser que sa dignité y est intéressée, toute suréminente[5] qu'elle est, et de faire réflexion qu'il n'appartient qu'à son sang d'avoir chez lui des rangs et des distinctions par naissance, inconnus chez toutes les autres nations, ni à aucune dignité étrangère d'y jouir d'aucun avantage plus grand que n'en ont celles qu'il donne, cet extérieur sera bientôt rétabli, et porté au niveau, pour le moins, de celui qui éblouit dans les grands d'Espagne, dont le seul avantage réel, que n'ont pas les ducs, est celui dont jouissent leurs fils aînés et les femmes de ces fils[6].

Pour les désavantages des grands par comparaison aux ducs, on ne compte point le défaut d'habits particuliers et de marques de dignité aux[7] armes, quoique cet éclat en soit un fort marqué, ni le défaut de housse, puisque la reine n'en porte point, ni de balustres, parce qu'on ne voit point leurs lits ni leurs chambres à coucher, ni le mélange dans

1. Ci-dessus, p. 254.
2. Ci-dessus, p. 258-259.
3. Depuis qu'elles ont commencé d'être.
4. *Que* est répété deux fois.
5. Adjectif qu'on ne trouve pas dans les dictionnaires, mais que Littré a relevé dans Bossuet.
6. Ci-dessus, p. 260.
7. Après *aux*, il a biffé *carrosse[s]*, inachevé.

les ordres, puisque les Infants même n'en étoient pas exempts avant Philippe V.

Mais les distinctions étranges du président et[1] même du gouverneur du conseil de Castille, le fauteuil des cardinaux, la préséance si marquée, la supériorité aux audiences singulières, et journellement aux bals et aux comédies, du majordome-major assis à côté du roi, où tous les grands sont debout, sa présidence sur eux par sa charge, même sans être grand, pour tout ce qui concerne leur dignité, ce sont des choses, pour en omettre diverses autres, d'un grand contrepoids, qui[2] toutes sont parfaitement inconnues aux ducs, et qui ne peuvent pas contribuer à faire trouver les ducs d'Arcos et de Baños bien fondés dans leurs plaintes et leur[3] mémoire.

Désavantage* des grands d'Espagne jusque dans le droit de se couvrir.

Venons maintenant à ce qui les a le plus frappés et le plus déterminés à cette démarche : c'est que les grands d'Espagne se couvrent devant leurs rois, et que les ducs de France ne s'y couvrent point; que les princes étrangers s'y couvrent aux audiences des ambassadeurs, et que ceux de la maison de Lorraine, privativement à tous autres, les conduisent à l'audience[4].

Il faut se souvenir de ce qui a été expliqué ci-dessus[5] de l'ancien usage d'être couvert en France devant le Roi sans distinction de dignité, et de la manière imperceptible dont il a changé par le changement des coiffures[6], du chaperon au bonnet, puis à la toque, enfin aux chapeaux. Lors même qu'on étoit couvert devant nos Rois, nul ne leur[7] parloit

1. *Prt et* a été biffé, puis récrit en interligne, mais en toutes lettres.
2. Avant *qui*, il a biffé *et*.
3. Il avait écrit : *leurs*, puis a biffé le signe du pluriel.
4. Ce privilège avait été étendu aux trois maisons de Savoie-Nemours, d'Orléans-Longueville et de Gonzague-Nevers : voyez notre tome VI, p. 419-422, et ci-après, p. 271 et 272.
5. Tome VI, p. 416-417.
6. Il a écrit : *coeffures*, et a mis ensuite un point et virgule.
7. *Leur* surcharge *luy*.

* Il a écrit ici : *désaventage*.

couvert, non pas même[1] les fils de France. Il n'est donc pas étrange que les ducs n'aient point cet honneur, beaucoup moins depuis que l'usage d'être couvert devant les rois de France s'est peu [à peu] aboli, même ne leur parlant pas. Chaque pays a ses[2] usages particuliers, qui se trouvent souvent la cause primitive et l'origine des distinctions. En France, ni homme ni femme ne baise la Reine[3]; ce n'a été qu'au mariage du Roi d'aujourd'hui que cet honneur a été accordé aux princes du sang[4]. Mais les duchesses et les princesses étrangères ont celui de[5] s'asseoir devant elle, et[6] les tabourets de grâce[7], et, pour les hommes, les fils et petit-fils de France, et les cardinaux, sans que les princes du sang, qui l'ont tenté au mariage du Roi d'aujourd'hui, y [Add. St-S. 405]

1. *Mesme* est en interligne.

2. *Ses* corrige *les* ou *ces*, et ensuite *sou[vent]* a été corrigé en *se*.

3. Sur le droit de baiser, voyez un mémoire postérieur à 1636, dans le ms. Clairambault 721, p. 196-197. Il en a déjà été parlé dans notre tome V, p. 244, note 2, et, pour les filles de France, dans notre tome III, p. 309-311. La reine Anne d'Autriche, on l'a vu dans une note du premier passage, ne baisait que la femme de Monsieur Gaston, Mademoiselle sa fille, quelquefois Madame la Princesse, comme favorite, et elle n'accorda la même faveur à Mme de Chevreuse qu'en 1649. La Dauphine ne baisait que les duchesses, et Madame se réglait sur elle. Cinquante ans avant, en 1638, la Reine mère, Marie de Médicis, réfugiée en Hollande chez le prince d'Orange, ne voulut jamais faire à la femme de celui-ci l'honneur de la baiser (*Mémoires de Monglat*, p. 73). On sait à quoi se réduisait le baiser : pour un homme, la princesse présentait la joue, tandis que le présenté se bornait à approcher la sienne de la coiffe; la femme présentée, si elle était simplement « de qualité, » ne baisait que le bas de la robe (tome V, p. 8 et 9). Louis XIV, dans la fin de sa vie, ne saluait plus aucune femme, se trouvant trop vieux pour les baiser (*Mémoires de Luynes*, tomes VI, p. 21-22, et XII, p. 358). C'était, à l'origine, une des formalités de la foi et hommage féodale.

4. Le 5 septembre 1725. Étaient alors princes du sang : les ducs d'Orléans et de Bourbon, les comtes de Charolais et de Clermont, le prince de Conti.

5. Après *de*, il a biffé *s'y*.

6. Ayant biffé *et les* avant *devant*, il a récrit *et* au-dessus de la virgule.

7. C'est-à-dire les femmes ayant obtenu le tabouret de grâce : tome II, p. 41, et tome III, p. 38 et note 5.

aient pu parvenir, et qui, jusqu'à la mort du feu[1] Roi, ne l'ont jamais prétendu[2], sans que, en nul lieu que ce soit, les dames assises se soient jamais tenues debout un instant en leur présence, ce[3] qui auroit été regardé comme un grand manque de respect, parce qu'il n'y en peut avoir qu'un. Ainsi elles se levoient lorsqu'un prince du sang arrivoit où elles étoient assises, et se rasseoyoient sur-le-champ : ce qu'elles faisoient de même pour les principaux seigneurs. En Angleterre, toutes les duchesses baisent la reine, et pas une n'est assise devant elle : tellement que, lorsque les[4] reines d'Angleterre femmes de Charles Ier[5] et de Jacques II sont venues achever leur vie en France, elles y eurent le choix d'y traiter les Françoises assises à la manière angloise ou françoise, et elles choisirent la dernière[6]. Il est donc vrai de dire que ces honneurs sont suivant les pays. Aussi a-t-on vu cette multitude de *ricos-hombres* cesser de se couvrir devant Philippe le Beau père de Charles V par flatterie pour lui, et pour faire dépit à Ferdinand son beau-père, et l'usage de se couvrir ne revenir que sous Charles V, qui l'établit en la forme qu'il est demeuré lors

1. *Feu* est en interligne, et ensuite *ne* corrige *et d*.

2. Le *d* de *prétendu* corrige un *t*. Ensuite, *nul* corrige *li*[*eu*], effacé du doigt, et *que ce soit* est ajouté en interligne.

3. Avant *ce*, il a biffé *hors l'instant*. — 4. *Les* corrige *la*.

5. Charles Ier épousa, les 11 mai-22 juin 1625, Henriette-Marie de France, troisième fille d'Henri IV et de Marie de Médicis, née le 26 novembre 1609. Les troubles de 1644 la forcèrent de se réfugier en France avec ses enfants; elle y resta même après la restauration de son fils, sauf un court séjour en Angleterre de 1660 à 1661, et mourut à Colombes, près Paris, le 10 septembre 1669.

6. En 1647, l'épouse de Charles Ier, étant à Paris, admet au baiser l'ambassadrice de Danemark (*Mémoires de Mme de Motteville*, tome I, p. 338 et 339); en 1673, la duchesse d'York, plus tard reine Marie, l'accorde aux ducs, mais avec quelque difficulté (*Lettres historiques de Pellisson*, tome II, p. 78 et 79); en 1689, elle consent à agir comme on faisait à la cour de France du temps de la feue Reine et à donner le tabouret aux duchesses, maréchales, etc. (*Dangeau*, tome II, p. 294-297 et 390; *Sourches*, tomes II, p. 333-336, 340-342, et III, p. 12; *Lettres de Mme de Sévigné*, tome VIII, p. 406-407, 411 et 414).

de l'abolition de la rico-hombrerie et de l'établissement de la grandesse[1].

Il faut se souvenir encore plus de quelle façon s'est introduit l'usage de se couvrir devant le Roi en France. On le peut voir ci-devant[2], p. 204[3], et y remarquer que c'est celui des grands d'Espagne qui y donna lieu, par la liberté qu'un ambassadeur d'Espagne qui étoit grand prit de se couvrir voyant Henri IV couvert dans ses jardins de Montceaux, et du hasard qui restreignit cet honneur aux princes du sang, aux[4] princes étrangers et au duc d'Épernon, si éloigné de l'être, parce qu'Henri IV, piqué de voir cet Espagnol[5] se couvrir, commanda à l'instant de se couvrir à Monsieur le Prince et aux ducs d'Épernon et de Mayenne, qui par hasard se trouvèrent seuls à cette promenade. De là M. de Mayenne prétendit se couvrir aux audiences où il conduisoit les ambassadeurs, et l'obtint; les princes de la maison de Lorraine, de Savoie, de Longueville et de Gonzague, qui conduisoient aussi les ambassadeurs, se trouvèrent dans le même droit. Dès qu'ils l'eurent obtenu, il s'étendit aisément à ceux de ces maisons qui se trouvèrent à ces audiences sans avoir conduit les ambassadeurs, puisqu'en les conduisant ils se couvroient avec eux; à plus forte raison, Monsieur le Prince et les princes du sang, et en même temps M. d'Épernon, par la bonne fortune de s'être trouvé à cette promenade où il se couvrit avec Monsieur le[6] Prince et M. de Mayenne; et, comme M. d'Épernon, ses enfants furent aussi couverts à ces audiences. Ce chapeau vient donc d'Espagne, et s'est trouvé borné à ceux qu'Henri IV fit couvrir à cette pro- [Add. StS. 406]

1. Ci-dessus, p. 124-125. — 2. Le *c* de *cy* corrige un *p*.

3. Cette page du manuscrit correspond à notre tome VI, p. 422-425. Voyez ci-dessus, p. 268.

4. *P. du S. aux* a été ajouté en marge, à la fin d'une ligne et au commencement de la suivante.

5. Le duc d'Osuna. Cet épisode est raconté dans la *Vie du duc d'Ossone*, par Gr. Leti, et mentionné dans le *Moréri* de 1718, art. Ossonne.

6. L'article *le* est ajouté après *M.*, sur le point, à ce qu'il semble.

menade, et d'eux à leur maison, et aux[1] maisons qui avoient la conduite des ambassadeurs[2]. Ce n'est que le feu Roi qui l'a étendu, en[3] divers temps et à diverses reprises, à trois branches de maisons de gentilshommes, quoiqu'ils ne conduisent pas les ambassadeurs. Le pourquoi et le comment[4] nous jetteroit ici dans une dissertation trop longue. On en a pu voir quelque chose de[5] MM. de Rohan, p. 148[6] et suivante, et de M. de Monaco, p. 78[7]; de ce dernier il n'a rien passé aux Matignons qui en ont eu Monaco avec l'héritière et l'érection nouvelle du duché-pairie de Valentinois[8].

[Add. St S. 407] Mais il ne faut pas oublier que cet honneur de se couvrir est entièrement restreint aux audiences des ambassadeurs, et sans place distinguée, et sans entrer dans le balustre avec les princes du sang et l'ambassadeur, qu'il ne s'étend à pas une autre sorte d'audience, ni de cérémonies, comme à celle du doge de Gênes[9], qui se cou-

1. Après *et*, il a biffé un premier *a*. — 2. Ci-dessus, p. 268 et 271.
3. *A* corrigé en *en*. — 4. Voyez notre tome VIII, p. 89.
5. *De* corrige *su*[*r*].
6. Lisez : *149*, correspondant à notre tome V, p. 182 et suivantes.
7. Lisez : *79-80*, correspondant à notre tome III, p. 21-23. — Ces indications de pages du manuscrit ont été ajoutées après coup en interligne.
8. Tome II, p. 35.
9. Cette célèbre visite du doge eut lieu à Versailles le 15 mai 1685; on en a le compte rendu dans le Cérémonial de Sainctot, publié au tome IV du Supplément du *Corps diplomatique* de Du Mont, p. 61-63, dans le *Journal de Dangeau*, tome I, p. 170-172, dans les *Mémoires de Sourches*, tome I, p. 216-222, dans le *Mercure* du mois, p. 289-373, dans la *Gazette de Leyde*, 24 et 31 mai, dans l'*Histoire de la marine française*, par Eug. Sue, tome IV, p. 203-208, dans le livre de Jal sur *Abraham du Quesne*, tome II, p. 502-505, etc; tableau de Hallé, à Versailles, n° 2107. La république de Gênes prétendait, mais sans succès, au même traitement que celle de Venise, qui cependant avait eu de tout temps des ambassadeurs à Paris, Vienne et Madrid, tandis que les Génois n'y entretenaient que de simples résidents. On se montra plus strict que jamais sur les questions de cérémonial en considération de ce que le doge (François-Marie Imperiale) venait, contraint et forcé, faire une réparation publique au roi de France. Comme il ne voulut point donner la main au maréchal d'Humières, parce qu'il ne la donnait pas aux princes

vrit seul[1], à l'hommage de MM. de Lorraine[2], aux au-

souverains d'Italie, tels que MM. de Parme, de Modène, de Mantoue, ni même au grand-duc de Toscane, M. d'Humières fut décommandé, et il n'y eut personne pour le remplacer dans le cortège. Ordre fut donné aussi au doge de faire déclouer l'impériale de son carrosse, privilège réservé aux seuls petits-fils de France. Quand il arriva à Versailles, on affecta qu'il n'y eût pas dans l'avant-cour un seul soldat des gardes, qui, d'ordinaire, prenaient les armes à la réception des ambassadeurs. Dans la cour, les gardes de la porte et ceux de la prévôté de l'hôtel se tenaient sous les armes; les cent-suisses, avec leurs hallebardes, faisaient la haie sur le grand degré de marbre, les gardes du corps, sous les armes, dans les deux premiers salons de l'appartement, considérés comme salles des Gardes. La cour et les curieux étaient rangés sur deux files dans la grande galerie, depuis le second salon jusqu'au bout, où le Roi se tenait sur un trône d'argent, environné de tous les princes de la maison royale; derrière lui, les officiers de la couronne et de la maison, de la chambre et de la garde-robe que leurs fonctions appelaient en cette circonstance; au pied de l'estrade du trône, MM. de Vendôme, les princes de la maison de Lorraine et de la maison de Rohan, et le lord Saint-Albans, bâtard du roi Charles II d'Angleterre. Quand le Roi eut fait signe au doge d'approcher, il commença sa harangue d'excuses, très digne d'ailleurs, ayant la tête nue, quoique le Roi fût couvert. Mais aussitôt le Roi, soulevant son propre chapeau, lui fit signe de se couvrir pareillement, et, chaque fois que, dans le cours de la harangue, le doge eut à ôter son bonnet de velours rouge, le Roi se contenta de porter la main à son propre chapeau. La harangue du doge est dans le *Corps diplomatique*, tome VII, 2e partie, p. 89-90. Le Roi répondit, et, lorsqu'il eut fini, le doge ôta son bonnet pour présenter les quatre sénateurs qui l'accompagnaient, et qui firent chacun un compliment. Durant tout ce temps, et pendant la réponse du Roi aux sénateurs, le doge resta découvert, quoique le Roi eût son chapeau. Les princes avaient été autorisés à se couvrir tant que le doge serait couvert. Les Génois se présentèrent ensuite chez les princes et princesses, mais non chez les bâtards. Mme la Dauphine et Madame les reçurent assises, Mesdemoiselles et Mme de Guise debout, Madame la Duchesse couchée dans son lit, Mme de Conti et Mlle de Bourbon étendues en déshabillé sur le leur. La prétention des sénateurs à se couvrir devant Monsieur avait été traitée de chimère. Six jours plus tard, on reçut les ambassadeurs moscovites avec la même pompe et le même cérémonial, si ce n'est, en plus, que le maréchal d'Humières le conduisit, que les gardes étaient sous les armes dans l'avant-cour, et que leurs tambours rappelèrent.

1. Le bruit que fit cette visite impatienta Saint-Simon, qui venait d'avoir dix ans : tome I, appendice III, p. 495.

2. En 1700 : tome VI, p. 392-395 et 422.

diences des souverains, etc. : en sorte que ce chapeau est uniquement restreint aux audiences des ambassadeurs[1], où les cardinaux l'ont aussi obtenu, et ne l'ont nulle part ailleurs, non plus que leur bonnet, devant le Roi[2].

Quel que soit cet honneur, il ne touche point aux ducs, puisqu'il ne peut être pris en leur présence : témoin cette audience si solennelle du cardinal Chigi, légat *a latere*[3] du Pape son oncle pour la satisfaction de la[4] fameuse affaire des Corses de la garde du Pape, qui avoient insulté le duc de Créquy ambassadeur du Roi à Rome. Les princes du sang ne pouvoient être à cette audience où le légat eut un fauteuil. Les ducs s'y devoient[5] trouver, et furent avertis de la part du Roi par le grand maître des cérémonies, et, à cause de leur présence, les princes étrangers eurent défense de s'y couvrir. Les comtes d'Harcourt[6], grand écuyer, et de Soissons, qui tous deux conduisoient le légat à l'audience, n'oublièrent rien pour avoir permission de se couvrir, ou de n'assister pas à l'audience : ils ne purent obtenir ni l'un ni l'autre, et y demeurèrent tout du long, et toujours découverts. On peut voir cela plus au long, et le récit de l'erreur réformée d'une tapisserie, p. 134[7], ou plutôt du mensonge qui les y représente couverts.

Il est donc vrai que la présence nécessaire des ducs fait tomber ce chapeau. Les deux seuls qui se trouvent aux audiences où on se couvre n'y sont que par la nécessité de leur charge, l'un en qualité de premier gentilhomme de la chambre qui commande dans la chambre, et qui ne s'en peut absenter alors comme tel, l'autre de capitaine des

1. Aussi les grands avaient-ils la prétention de se couvrir, s'ils avaient assisté à une audience : ci-après, p. 337, Addition n° 406.
2. Tome VI, p. 424.
3. *Lattere*, dans le manuscrit.
4. *L'af[faire]* corrigé en *la f.*
5. *Sy*, sans apostrophe, corrige *y*, et le *d* de *devoient* corrige un *t*.
6. Henri de Lorraine, tome I, p. 188, oncle du prince d'Harcourt qui conduisit la reine d'Espagne à son mari, ci-dessus, p. 226.
7. Lisez : *135 et suiv.*, correspondant à notre tome V, p. 11-19.

gardes en quartier[1], et, comme tel, en fonction nécessaire de sa charge, et nullement comme ducs.

Après ces éclaircissements, ne pourroit-on point remarquer que ce grand honneur de parler [couvert][2] au roi d'Espagne s'affoiblit étrangement par les conditions qui y sont apposées? L'introduction de la nécessité de faire la couverture, avec toute suspension de rang, honneurs et distinctions jusqu'à ce qu'elle soit faite, et cependant le pouvoir et l'usage des rois de la différer tant qu'il leur plaît, et même toujours, est un grand contrepoids; celui d'avoir un certificat[3] de sa couverture du secrétaire de l'estampille, sous peine, si on le perd, d'avoir à recommencer, et de courir les risques des délais du roi, et, en attendant, d'être suspendu de tout rang, honneurs et prérogatives, n'en est pas un moindre, et cela à toute mutation, de père même à fils, et même pour la première classe. En France, le mort saisit le vif[4] sans que le Roi y intervienne, et, à l'égard des pairs, dont la réception au Parlement de celui en faveur duquel l'érection [a été faite][5] fixe le rang d'ancienneté pour lui et pour toute sa postérité, comme l'enregistrement le fixe pour les ducs vérifiés qui ne sont pas pairs, les successeurs à la pairie[6] ne dépendent point de leur réception au Parlement, ni d'aucune autre chose, pour jouir de tout leur rang, honneurs et prérogatives, soit qu'ils[7] s'y fassent recevoir tard ou point du tout, et ne préjudicie en aucune sorte de chose à leurs successeurs.

En voilà bien assez, ce me semble, pour entendre quelle est la dignité des grands d'Espagne, soit dans son origine, son essence et son fonds, que[8] dans son écorce et son extérieur, et le peu qui a été dit sur les ducs de France, parce qu'il auroit fallu un volume pour entrer à fonds dans leur

1. La première lettre de *quartier* corrige un *g*.
2. Mot évidemment oublié. — 3. Ici, il a écrit : *certifficat*.
4. Axiome de droit déjà rencontré dans notre tome VI, p. 68.
5. Verbe omis. — 6. Ici, comme souvent, *pairrie*.
7. *Il*, au singulier, dans le manuscrit.
8. Il croit avoir mis, à la ligne précédente, *tant*, et non *soit*.

dignité, et que j'écris en France, où on la doit connoître et où on en trouve force mémoires et traités, suffit, ce me semble, pour montrer que les grands ne peuvent être[1] comparés en rien aux pairs, et que les ducs d'Arcos et de Baños ont ignoré la dignité des ducs quand ils se sont plaints de la parité de rang et d'honneurs donnés aux uns et aux autres dans les deux royaumes.

des grandesses françoises. [*Add. St S. 408*]

Mais, après cet examen, il faut convenir aussi que l'abus qui s'en est fait est extrêmement étrange. Lorsque le feu Roi[2] et le roi son petit-fils sont convenus de cette parité, il est manifeste qu'ils n'ont entendu qu'une fraternité des grands des deux royaumes pour cimenter mieux celle des deux nations. Au lieu de s'en tenir à un règlement si raisonnable, et si commode pour les ducs et les grands qui vont en Espagne ou viennent en France, on en a fait des grands d'Espagne françois et en France[3] : d'abord, une reconnoissance digne du roi d'Espagne pour le duc de Beauvillier, son gouverneur[4]; après, le crédit des Noailles et du cardinal d'Estrées, aidés de l'amusement que prenoit le Roi des enfances de la comtesse d'Estrées[5] dans la familiarité des particuliers des dames du palais, trouve le chausse-pied du passage du roi d'Espagne de Barcelone

1. *Estre* surcharge *en r[ien]*.

2. *Roy* est en interligne, et ensuite *son* corrige *ont*.

3. Chacune de ces créations devant être racontée en son temps, il suffira, actuellement, de renvoyer à l'endroit correspondant des *Mémoires*. De plus, les grandesses françaises seront intercalées, soit par leur date, soit par ordre alphabétique, dans le tableau général des grands existant en 1722 qui occupe une partie du tome XVIII de la dernière édition. Saint-Simon en avait fait antérieurement un article à part dans le volume 51 de ses Papiers, aujourd'hui *France* 206, fol. 40 v°. D'ailleurs, nombre de nobiliaires modernes, comme celui de Saint-Allais (tome IV, p. 57-62), renferment des listes plus ou moins exactes des grandesses créées en France.

4. En 1701 : dans notre tome VIII, p. 297 et 615. La grandesse, assise sur Buzançais (ci-dessus, p. 155, note 1), passa au duc de Mortemart, gendre de M. de Beauvillier, et s'éteignit avec lui.

5. Lucie-Félicité de Noailles d'Ayen, mariée en 1698 : tome V, p. 28-29.

en Italie, sur une escadre commandée par le comte d'Estrées, pour le faire faire grand d'Espagne, sans qu'il y ait eu soupçon seulement de la moindre opposition à ce passage[1]. En France, il ne faut que des exemples : sur ceux-là, un voyage du comte de Tessé en Espagne, où ses succès furent nuls à l'armée, avec le manège qui l'a si bien servi dans les cours, lui procurèrent la grandesse[2]. Je ne parle point du duc de Berwick, qui, par la bataille d'Almanza, rétablit la couronne sur la tête du roi d'Espagne : c'est en Espagne que les terres de sa grandesse[3] sont situées, et c'est en Espagne que les grands de sa postérité se sont fixés[4]. Trois ou quatre seigneurs flamands[5] grands d'Espagne, dont les pères ni eux-mêmes n'étoient jamais sortis des Pays-Bas ou d'Espagne, se viennent fixer à Paris, trouvent plus agréable d'y jouir du premier rang de l'État, et de s'y établir, que de demeurer chez eux. Le duc de Noailles[6], neveu de Mme de Maintenon, va[7] en Espagne, et y est fait grand tout de suite[8], puis revient disgracié des deux cours[9], et, longues années après[10], fait passer sa grandesse à son second fils[11], à quoi d'abord il n'avoit pas songé :

1. En 1702 : suite des *Mémoires*, tome III de 1873, p. 260, 262 et 274. M. de Marcin refusa alors la grandesse et la Toison, de peur de créer des embarras : *Journal de Dangeau*, tome IX, p. 30.

2. En 1704 : ci-dessus, p. 175. La grandesse fut assise, l'année suivante, sur la terre de Vernie, au Maine.

3. *Grandesses*, avec le pluriel biffé. — 4. Ci-dessus, p. 176.

5. Croy-Havré, Bournonville, Chimay, Egmont, Montmorency-Robecque.

6. Qui n'est encore, en 1701, que comte d'Ayen.

7. Après *va*, il a biffé *servir*.

8. Suite des *Mémoires*, tome VIII de 1873, p. 200. Louis XIV, ne voulant plus que ses sujets reçussent des dignités de l'étranger, avait refusé la grandesse pour M. Amelot, malgré ses services; ce n'est que par exception qu'il consentit, en 1711, à donner son autorisation pour le duc de Noailles, qui venait de prendre Girone : *Mémoires de Noailles*, p. 236.

9. Tome IX de 1873, p. 140-146.

10. En février 1741, comme on va le voir : ce qui reporte après ce temps la date de la rédaction du présent passage.

11. Philippe de Noailles, né le 7 décembre 1715, d'abord titré marquis

ainsi, en deux voyages courts, la Toison au premier[1], la grandesse en l'autre. M. de Chalais, neveu du premier mari de Mme des Ursins, sans aucun service en France[2], se dévoue à elle, et est employé en d'étranges commissions[3], dont la grandesse est la récompense malgré le feu Roi, qui, loin de lui permettre de l'accepter, s'en irrita jusqu'à déclarer qu'il ne souffriroit jamais qu'il en eût le rang ni les honneurs en France[4]. Croiroit-on, après ses aventures

de Mouchy, puis comte de Noailles, pourvu de l'intendance ou gouvernement de Versailles, à la survivance de Blouin, en 1720, titulaire de cette charge en 1729, entra la même année dans les mousquetaires, eut une compagnie de cavalerie en 1731, un régiment d'infanterie en 1734, le grade de brigadier en 1743 et celui de maréchal de camp en 1744, accompagna son père à l'ambassade de Madrid en 1746, y reçut alors, comme duc de Mouchy, le diplôme de la grandesse dont il avait été revêtu le 28 février 1741, sur la démission de son père, passa lieutenant général en 1748, reçut en 1750 un titre de grand-croix héréditaire de l'ordre de Malte, comme mari de la dernière héritière d'Arpajon, alla à Turin et à Parme, comme ambassadeur extraordinaire, en 1755, fut fait chevalier des ordres en 1767 et maréchal de France en 1775, figura à l'assemblée des Notables, et périt sur l'échafaud révolutionnaire, avec sa femme, le 27 juin 1794. C'est l'auteur de la branche ducale de Mouchy actuelle.

1. Le 4 mars 1702, quand il revint de Madrid, comme nous le verrons bientôt. C'est avec le désir d'obtenir cette distinction qu'il était parti à la suite du jeune roi : tome VIII, p. 63, note 3. Mme des Ursins et Mme de Maintenon unirent leurs efforts pour qu'il réussît.

2. On a vu, p. 199, que ce neveu avait été appelé à Madrid en 1711, pour prendre un bâton d'exempt dans la compagnie du duc de Bournonville et devenir ensuite un des *recreadores* de Philippe V ; mais il avait servi dans la marine de France tant que sa santé le lui avait permis, et cela à deux reprises différentes.

3. En 1713, pour l'arrestation d'un cordelier mystérieux (tome IX de 1873, p. 308-310, etc.); en 1714 (tome X, p. 187, etc.), pour le nouveau mariage du roi : voyez, outre nos *Mémoires* et ceux de *Luynes*, tome II, p. 129-132, l'ouvrage de M. Alfred Baudrillart, *Philippe V et la cour de France*, tome I, p. 591-595, et le livre de M. le marquis de Courcy, *l'Espagne après la paix d'Utrecht*, p. 162-167 et 218-219.

4. Nous verrons qu'en 1707 et en 1709, Mme des Ursins exprima le désir qu'on lui permît d'obtenir la grandesse, ou pour Chalais, ou pour son père, qui portait aussi le titre de prince (il ne mourut qu'en 1731) et qui serait devenu majordome-major de la reine-douairière, en même

à l'égard de M. le duc d'Orléans, et l'éclat entre ce prince et Mme des Ursins[1], que ce fut ce prince qui, dans sa régence, lui permit de revenir en France, et d'y jouir du rang et des honneurs[2]? J'avoue que, voyant tant d'abus, je crus en pouvoir profiter comme les autres, mais sans dissimuler à M. le duc d'Orléans combien je les désapprouvois[3]. J'ose[4] dire que, si, après les grandesses de MM. de Beauvillier et de Berwick, il y en a une pardonnable, c'est celle qui me fut donnée à l'occasion de mon ambassade extraordinaire pour demander[5], conclure et signer le mariage du Roi avec l'Infante. De là, Mme de Ventadour, qui fut sa gouvernante, obtint une grandesse pour le comte de la Motte[6], qu'on avoit mis à même d'être fait maréchal de France, et que son incapacité en repoussa

temps que le fils aurait épousé Mlle de Pompadour ou Mlle Amelot; mais Louis XIV fit répondre sèchement qu'il ne voulait plus que la grandesse fût donnée à des Français. Quand une seconde demande fut faite pour le fils, après sa mission de 1714, le Roi mit pour condition expresse que ce nouveau grand ne reparaîtrait pas en France. On a la correspondance échangée à ce sujet entre Versailles et Madrid.

1. En 1708 : tome VI de 1873, p. 44-46.

2. Tome XVIII, p. 53. En outre, des lettres patentes de novembre 1722 permirent que la grandesse fût assise sur la terre de Chalais.

3. Il ne sera pas question de cela dans le récit des conversations qu'il eut alors avec le Régent : tome XVII, p. 246-247. C'est, au contraire, sur les faveurs obtenues par les Brancas, les Nevers, les Noailles, qu'il appuya sa demande.

4. *J'ose* est écrit après une lettre biffée.

5. La première lettre de *demander* corrige c[*onclure*].

6. Charles, second fils du marquis de la Motte-Houdancourt mort en 1672, neveu du maréchal et cousin germain de la duchesse de Ventadour, débuta comme capitaine de cavalerie au régiment de Condé en 1663, fut fait mestre de camp en 1676, sous-lieutenant des chevau-légers du Roi en 1681, brigadier de cavalerie en 1688, maréchal de camp en 1693, gouverneur de Bergues en 1696 et lieutenant général en 1702, fut disgracié en 1709 pour avoir rendu Gand contre les lois de la guerre, eut cependant l'honneur d'être parrain du duc d'Anjou en 1712, et mourut le 24 mars 1728, à l'âge de quatre-vingt-cinq ou six ans. Il avait épousé, en 1687, la veuve de Vaillac, et avait fait ériger la terre de Brinvilliers en marquisat de la Motte (1700).

toujours[1], qui, de sa vie, n'avoit servi l'Espagne[2], et qui étoit parfaitement éloigné de devenir duc[3]. Le mariage arrêté de l'Infant avec une fille de M. le duc d'Orléans[4] fit le grand prieur de France, son bâtard reconnu[5], grand d'Espagne[6]. Cette élévation donna de l'émulation à l'électeur de Bavière pour le sien, attaché au service de France[7] : il fit si bien valoir tout ce que lui avoit coûté son attachement au service des deux couronnes, et l'honneur qu'il avoit d'être frère de Madame la Dauphine mère[8] du roi d'Espagne, que le comte de Bavière fut fait

1. Suite des *Mémoires*, tome VI de 1873, p. 220. — Après *toujours*, le manuscrit porte un point, et les dix-sept mots suivants sont en interligne.

2. Néanmoins, il fit plusieurs campagnes dans ce pays, et, en 1701, il avait pris part à l'occupation des places de la Flandre maritime.

3. C'est en juin 1722, après l'ambassade de Saint-Simon, qu'il fut créé grand : tome XVIII, p. 456; *Gazette*, p. 336. Cette grandesse passa aux Gamaches.

4. Ci-dessus, p. 177.

5. Jean-Philippe (d'abord François-Jean-Paul), fils naturel du Régent et de Mme d'Argenton (voyez notre tome VIII, p. 315, note 1), né le 28 juillet 1702, reconnu en 1706 et baptisé le 8 juillet à Chilly, eut l'abbaye d'Hautviller en 1721, fut nommé général des galères par son père en 1716, eut une place au conseil de marine, et, ayant obtenu alors une dispense du Pape pour entrer dans l'ordre de Malte malgré son illégitimité (17 juillet 1716), fut élu grand prieur de France le 28 septembre 1719. Il mourut, dans cette fonction, le 16 juin 1748.

6. Il fut reçu le 28 février 1723 : tome XIX, p. 97; *Gazette*, p. 138.

7. Emmanuel-François-Joseph, chevalier puis comte de Bavière, fils de l'Électeur et de la comtesse d'Arco, né le 28 mai 1695, légitimé le 20 novembre suivant, entra au service de la France en 1709, y acheta le marquisat de Villacerf, fut fait colonel d'un régiment allemand, brigadier en 1719, maréchal de camp en 1734, lieutenant général en 1738, prit une part considérable aux campagnes d'Allemagne, et, sans cesser d'y servir, remplit les fonctions de chargé des affaires à Munich (1741-1742), puis d'ambassadeur à Vienne (1745). Tué à Laufeldt, le 2 juillet 1747, ayant alors cinquante-deux ans. Il n'avait été naturalisé qu'en mai 1725, et avait, en dernier lieu, reçu la lieutenance générale du pays de Santerre, avec le gouvernement des villes de Péronne, Montdidier et Roye.

8. Avant *mère*, il a biffé *gr^{d}*.

grand[1]. Le maréchal de Villars n'avoit jamais servi le roi d'Espagne, ni approché de ses frontières : la Toison ne laissa pas de lui être envoyée, à la surprise du feu Roi et de tout le monde[2]; pendant la Régence, la grandesse lui plut de même, sans qu'en France ni en Espagne on ait jamais su pourquoi[3]. Enfin le marquis de Brancas[4], à qui un voyage en Espagne avoit valu la Toison[5], y retourna ambassadeur[6] avec stipulation expresse à M. le cardinal Fleury et à Chauvelin[7], lors garde des sceaux et adjoint au principal ministère[8], de n'être point grand[9]; mais, y ayant trouvé sa belle, il s'y fit faire grand malgré eux[10], et s'en tira après comme il put, après avoir essuyé la

1. C'est le 14 mars 1723 qu'il se couvrit : *Gazette*, p. 161. Cette grandesse, qui lui avait été donnée comme ayant accompagné à Madrid Mlle de Beaujolais (voyez le passage des *Mémoires de Luynes* cité p. 144, note 5), passa à sa fille, mariée au marquis d'Hautefort.

2. C'est après la victoire de Denain que nous le verrons recevoir la Toison.

3. En juillet 1723 : voyez les tomes XVIII, p. 49 et 127, et XIX, p. 130, et ci-dessus, p. 178, note 7. Le décret de concession est du 15 octobre 1723, les patentes du 6 avril 1724, régnant le roi Louis Ier.

4. Ci-dessus, p. 220.

5. Tome XVIII, p. 133, 369 et 372. Pendant sept années passées dans la marine, de 1692 à 1698, il avait pris part aux descentes en Espagne. Nous le verrons, revenu à l'armée, colonel, brigadier, puis maréchal de camp, servir auprès de Philippe V, recevoir une mission confidentielle pour Versailles quand ce prince sera obligé de se retirer momentanément sur le sol français, en 1706, puis une autre encore en 1707, et reporter à Madrid les compliments sur la naissance du prince des Asturies, servir vaillamment en Espagne jusqu'à l'année 1713, recevoir alors la Toison, le 26 novembre en récompense de sa belle défense de Girone, et être nommé ambassadeur extraordinaire à Madrid, mais rappelé dès le mois de mars 1714, sur la demande de Philippe V.

6. En novembre 1727, après la réconciliation des deux cours.

7. Tome VI, p. 321.

8. Les douze mots suivants sont en interligne, sur *et s'*[*y*], biffé.

9. Villars dit qu'il n'allait chercher en Espagne qu'argent et grandesse. Philippe V essaya aussi de le faire créer duc : *Luynes*, tome II, p. 282.

10. Il fut nommé grand le 15 février 1730, et se couvrit le 14 mai. Cette grandesse a été l'objet d'un arrêt important de notre cour de cassation, en date du 15 juin 1863.

plus triste disgrâce. Sur cet exemple, le comte de la Marck [1], qui lui succéda, y a obtenu aussi la grandesse [2]; et toutes de première classe. On peut juger si d'autres n'y parviendront pas. J'oublie M. de Nevers [3], dont le père [4] étoit duc à brevet, et qui, fort mal avec le Roi, n'en put jamais obtenir la continuation [5]. Il épousa la fille unique de Spinola [6], qui avoit acheté la grandesse, et qui, heureusement pour lui, survécut un peu le feu Roi, qui s'étoit déclaré qu'il ne le laisseroit pas jouir du rang. Le Régent fut plus indulgent à la mort de Spinola, et tôt après fit [7] duc et pair le même M. de Nevers, aux instances de la duchesse Sforze, sa tante [8].

Indépendamment [9] des grands d'Espagne qui sont ducs de France, cela fait douze grands d'Espagne établis à Paris et à la cour, dont pas un n'eût osé songer à être duc. Il est étrange qu'on parvienne ici au même rang et aux mêmes avantages par une dignité émanée du roi d'Es-

1. Louis-Pierre-Engilbert (1674-1750) : tome VII, p. 93, etc.

2. Nommé ambassadeur à Madrid en 1738, il fut fait grand et chevalier de la Toison en 1739; diplôme du 8 décembre 1740. Dans les *Brouillons* de 1711 (*Écrits inédits*, tome III, p. 338), Saint-Simon dit qu'il avait compté arriver au tabouret en épousant une Soubise.

3. Philippe-Julien-François Mazzarini-Mancini, né à Paris le 4 octobre 1676, titré d'abord duc de Donzy, puis, après son mariage, prince de Vergagne, enfin duc et pair de Nevers, « sans avoir jamais vu ni cour ni guerre, » par la faveur du Régent, en septembre 1720. Il fut gouverneur du Nivernais, grand écuyer de la reine d'Espagne veuve de Louis Ier, et mourut le 14 septembre 1768.

4. Fils de la sœur puînée du cardinal, mort en 1707 : tome V, p. 42.

5. Comparez la suite des *Mémoires*, tome V de 1873, p. 178.

6. Marie-Anne Spinola, mariée le 4 juin 1709, morte à Paris le 11 janvier 1738, à l'âge de cinquante-deux ans environ; fille aînée et héritière de Jean-Baptiste Spinola, de la branche de Lucques établie aux Pays-Bas, prince de Vergagne, fait prince de l'Empire en 1677, lieutenant général des armées du roi Charles II d'Espagne, gouverneur et grand châtelain de la ville d'Ath en 1705, grand en 1709, trésorier général du royaume de Sicile en 1714. Il mourut à Venise, le 2 décembre 1723, dans sa soixante-quinzième année, ayant cédé la grandesse à son gendre au commencement de la Régence, et, du duc de Nevers, elle est passée aux Mortemart.

7. Avant *fit*, il a biffé *le*. — 8. Tome XVII, p. 246. — 9. *Indépendemt*.

pagne, quand on ne peut parvenir à celle que le Roi donne, et qu'il souffre qu'un autre monarque que lui crée, pour ainsi dire, des ducs de ses sujets et dans son royaume. S'il veut élever à la dignité de duc des sujets qui méritent et qui lui plaisent, n'en est-il pas le maître? Mais, ce qu'il ne lui plaît pas de faire, il le voit opérer par le roi d'Espagne. Est-ce-là le[1] réciproque[2] du rang des grands des deux royaumes dont les deux rois sont convenus? Cela se présente à l'esprit de soi-même. Le roi d'Espagne, plus jaloux de ses bienfaits, et les Espagnols, plus retenus, n'ont point encore vu faire de ducs de France en Espagne. Les Espagnols ont raison de sentir cette inégalité, et une profusion si extraordinaire; elle n'est pas moins sentie en France, et, si on prend garde à la mécanique de l'opération, on la trouvera également incroyable et monstrueuse[3].

Toutes ces grandesses françoises s'établissent comme les duchés, excepté qu'en France l'érection précède le rang et les honneurs, dont[4] l'impétrant ne jouit qu'en suite et en conséquence, au lieu qu'en Espagne ils précèdent l'érection[5]; mais tout tomberoit à l'impétrant même, si l'érection ne suivoit pas, à moins que, comme la grandesse de Bournonville[6], elle ne fût sur le nom même, ce qui est

1. *Le* est en interligne.

2. *Réciproque* « est quelquefois substantif, et, dans cette acception, on dit : *Je vous rendrai le réciproque.* » (*Académie*, 1718 et 1878.)

3. « Une monstruosité, » dit-il également à propos du prince de Chalais, dans l'Addition n° 408. Il avait consacré au même sujet un chapitre de ses *Projets de gouvernement* de 1712, p. 107-109. Oublie-t-il qu'il a raconté, au début des *Mémoires* (tome I, p. 198; comparez p. 457), que l'Espagne avait proposé la grandesse à son père, en 1650, pour que celui-ci livrât la forteresse de Blaye et l'entrée de la Gironde aux frondeurs et à leurs alliés espagnols? L'occasion serait bonne pour louer de nouveau le désintéressement de l'ancien favori de Louis XIII.

4. *Dont* est en interligne, au-dessus de *que*, biffé.

5. C'est-à-dire que la couverture, la prise de possession des honneurs, précède la délivrance des patentes, comme nous l'avons vu plus haut.

6. Voyez ci-dessus, p. 146, et la suite des *Mémoires*, tome XVIII,

très rare en Espagne, et n'existe en aucun grand françois. L'érection faite et passée au conseil de Castille, il faut des lettres patentes du Roi enregistrées au Parlement et en la Chambre des comptes[1], avec un nouvel hommage de l'impétrant au Roi, enfin faire enregistrer ces mêmes lettres patentes au conseil de Castille[2]. La contrariété[3] de ces opérations est inexplicable. Par l'érection, le roi d'Espagne exerce en France le plus grand acte de souveraineté sur une terre de la souveraineté du Roi, et se fait un vassal du premier ordre, pour ne pas dire un sujet, d'un sujet du Roi; et à quel titre! d'une terre située en France, de la mouvance directe ou indirecte de la couronne, puisque tout fief lui est reporté, et d'une terre de sa pleine souveraineté, qui n'en est point, pour cela, détachée : en sorte que le possesseur de cette terre, primordialement sujet et vassal du Roi son seigneur suzerain et souverain, le devient, au même titre et par la même possession, d'un autre monarque, dans le royaume duquel il ne vit point, et dans le royaume duquel cette terre n'est pas située. C'est néanmoins sur cette opération, à laquelle on ne peut donner de nom, qu'interviennent les lettres patentes du

p. 13-15 et 127. Il avait rendu de grands services à Mme des Ursins, comme nous le verrons; mais c'est un an après l'expulsion de cette princesse qu'il reçut la grandesse de première classe, et, n'étant pas marié, il finit par la faire passer à un neveu de son nom, avec la charge de capitaine des gardes.

1. Sur l'enregistrement, voyez les *Mémoires de Luynes*, tome VIII, p. 29.

2. Voyez l'autorisation donnée à M. de Beauvillier, en 1701, dans notre tome VIII, p. 297, note 4, et appendice XXII, p. 613-616, et les pièces de la grandesse de Saint-Simon, publiées dans le Supplément des *Mémoires*, tome XXI, p. 349-381 : certificat de couverture, patentes de la grandesse, permission de la recevoir, érection du fief de la Rochelle en comté de Rasse, substitution de ce comté et approbation de cette substitution, approbation par le roi d'Espagne des constitution et substitution du majorat, testament de Saint-Simon réglant la transmission, confirmation par le roi de France de l'exécution du règlement d'hoirie au profit des Valentinois.

3. Premier sens donné par tous les dictionnaires.

Roi pour l'approuver et la ratifier, qui, pour la France, reçoivent leur dernière consommation de leur enregistrement au Parlement et en la Chambre des comptes. Ce n'est pas tout : il faut encore que cette approbation, cette permission du Roi, cette ratification du Parlement et de la Chambre des comptes, en un mot, que ces lettres patentes enregistrées soient envoyées en Espagne, pour y être à leur tour approuvées, ratifiées et enregistrées par le conseil de Castille, qui, ayant fait la première opération par l'enregistrement[1] de l'érection, fait[2] aussi la dernière par l'enregistrement de ces lettres patentes et de leur enregistrement en France.

Ainsi un grand d'Espagne françois fait au Roi un nouvel hommage d'une terre érigée par un roi étranger en dignité étrangère, duquel, à ce titre, il devient vassal immédiat, pour ne pas dire sujet, et se trouve avoir deux rois et deux seigneurs suzerains et souverains[3] pour la même terre[4]. Il doit donc à l'un et à l'autre le service des armes. Que deviendra-t-il donc, si ces deux rois viennent à se faire la guerre, comme il est déjà arrivé[5], et que deviendroient-ils encore, si, à ce qu'à Dieu ne plaise[6], le cas funeste des renonciations arrivoit[7]?

1. *Eregistrement* corrigé, par mégarde, en *erengistrement*.
2. *Fait* surcharge *et*.
3. La seconde lettre de *souverains* surcharge un *a*.
4. Quand Philippe V fit reconnaître son fils par les cortès de 1709, comme prince des Asturies, les grands français durent prêter serment à celui-ci ainsi que les grands espagnols; mais on leur accorda que cette formalité ne les engageait en rien contre leur propre souverain (*Journal de Dangeau*, avec Addition, tome XIII, p. 15-16).
5. En 1719; ce fut alors Berwick, le héros si grandement récompensé d'Almanza, qui, en une seule campagne, enleva Fontarabie, Saint-Sébastien et Urgel. Voyez la suite des *Mémoires*, tome XVI, p. 178 et suivantes, et le livre de M. Alfred Baudrillart sur *Philippe V*, tome II, p. 363.
6. Il a sans doute voulu écrire : « Ce qu'à Dieu ne plaise! »
7. Le cas de vacance du trône d'Espagne ou de celui de France, prévu d'une part dans la renonciation de Philippe V à ses droits successoraux, d'autre part dans celle des ducs de Berry et d'Orléans à leurs

En voilà trop sur cette matière ; mais qu'il étoit bon et curieux de la[1] tirer une bonne fois de l'obscurité de l'ignorance, et de montrer aux François, qui admirent tout ce qui est étranger, qui s'en éblouissent, et qui d'ailleurs se laissent aller au torrent de la plus fausse et de la plus folle jalousie, ce que c'est en effet que la dignité des pairs de France, des ducs vérifiés de France, et des trois classes des grands d'Espagne, par rapport de l'une à l'autre[2], ainsi que l'incroyable abus des rangs étrangers en France, des[3] grandesses qui y sont érigées, et des François habitants en France faits grands d'Espagne ! J'ai regret à la longueur de la disgression ; mais il n'étoit pas possible de la faire plus courte sans omettre des parties essentielles des connoissances nécessaires à y donner. Revenons maintenant d'où nous sommes partis[4].

Mort du roi Jacques II d'Angleterre. Le prince

Le voyage du roi d'Angleterre lui avoit peu réussi[5], et il ne traîna depuis qu'une vie languissante[6]. Depuis la mi-août, elle s'affoiblit de plus en plus, et, vers le 8 septembre[7],

droits respectifs sur l'héritage espagnol (*Mémoires*, tome IX de 1873, p. 460).

1. *La* est en interligne ; il faut ou l'omettre, ou donner à la phrase le sens exclamatif, quoique non marqué sur le manuscrit.

2. Ces huit mots sont en interligne. — 3. Avant *des*, il a biffé *et*.

4. C'est sa formule habituelle pour clore les digressions.

7. C'est le dimanche 4 qu'à la suite d'une faiblesse encore plus grande, Fagon le crut perdu. Le Roi alla le voir le lundi, sur sa prière. (*Dangeau*, p. 184-186.) Madame y alla aussi. « Je trouvai le roi Jacques, écrivait-elle à la duchesse de Hanovre (recueil Jaeglé, tome I, p. 276), en un piteux état. Il avait encore, à la vérité, la voix forte comme à l'ordinaire, et reconnaissait le monde.... Mais il a bien mauvaise mine, et une barbe comme un capucin. Dimanche dernier, après avoir reçu tous les sacrements, il fit venir ses enfants et ses gens, donna sa bénédiction à ceux-là et tint un long sermon au prince de Galles et à ses domestiques. » Dangeau a recueilli ce « sermon. » Comparez une lettre de Mme de Maintenon au roi d'Espagne, dans sa *Correspondance générale*, tome IV, p. 446, celle du duc de Bourgogne à son frère, dans les *Mémoires de Louville*, tome I, p. 195-196, et les lettres du duc de Perth qu'on trouvera à l'Appendice, ci-après, n° XIV.

5. Tome VIII, p. 100 et 311. — 6. *Dangeau*, tome VIII, p. 118, 145, etc.

il tomba dans un état de paralysie[1] et d'autres maux à n'en laisser rien espérer[2]. Le Roi, Mme de Maintenon, toutes les personnes royales le visitèrent souvent. Il reçut les derniers sacrements avec une piété qui répondit à l'édification de sa vie, et on n'attendoit plus que sa mort à tous les instants[3]. Dans cette conjoncture, le Roi prit une résolution plus digne de la[4] générosité de Louis XII et de François Ier que de sa sagesse[5]. Il alla de Marly, où il étoit, à Saint-Germain, le mardi 13 septembre[6]. Le roi d'Angleterre étoit si mal, que, lorsqu'on lui annonça le Roi, à peine ouvrit-il les yeux un moment; le Roi lui dit qu'il étoit venu l'assurer qu'il pouvoit mourir en repos

de Galles, son fils, reconnu roi d'Angleterre par le Roi, et par le roi d'Espagne et le Pape.

1. Il écrit : *paralisie.*

2. Et non *à espérer*, comme on avait lu jusqu'ici.

3. *Gazette*, p. 454-456; *Mercure*, septembre 1701, p. 369-390; relation de Petis de la Croix, ms. Arsenal 4137, p. 288-302; autre relation aux Archives nationales, K 1303, n° 27; lettres de la reine aux religieuses de Chaillot, *ibidem*, K 1302, nos 83 et suivants; *Nouvelles des cours de l'Europe*, tome V, p. 750-757; *Theatrum Europæum*, tome XVI, p. 387-390; Supplément du *Journal de Verdun*, tome II, p. 204-207; *Correspondance de Madame*, recueil Brunet, tome I, p. 55-56; *Mémoires du maréchal de Berwick* (fils naturel de Jacques II), éd. 1778, tome I, Appendice, p. 478-481, etc. Voyez ci-après, p. 292.

4. *La* corrige *sa.*

5. Il a déjà fait cette comparaison, à propos du renvoi des garnisons hollandaises des places de la Barrière : tome VIII, p. 53-54.

6. Notre auteur se borne à abréger l'article du *Journal de Dangeau*, p. 191-192. Il n'y a presque rien dans les *Mémoires de Sourches*, p. 117, non plus que dans la *Gazette d'Amsterdam*, nos LXXVI et suivants. Nous donnons à l'Appendice, ci-après, n° XV, une des relations conservées aux Archives nationales, dans les Papiers du P. Léonard. On peut la comparer avec les lettres du duc de Perth, dans l'appendice XIV. Selon le propre récit de la reine à une des dames de Chaillot (K 1303, n° 27), Louis XIV la fit prévenir qu'il allait venir lui apporter une consolation : et en effet, à peine entré, il lui déclara « qu'ayant considéré toutes choses avec réflexion, il étoit résolu de reconnoître le prince de Galles pour héritier des Trois-Royaumes, si Dieu disposoit du roi, et qu'il lui feroit rendre les mêmes honneurs qu'au roi son père. » Sur ses instances, il passa chez le mourant, et là eut lieu la scène. Du reste, ce récit se retrouve dans la lettre circulaire que les dames de Chaillot firent imprimer (Arch. nat., K 1303, n° 20).

sur le prince de Galles, et qu'il le reconnoîtroit[1] roi d'Angleterre, d'Écosse et d'Irlande. Le peu d'Anglois qui se trouvèrent présents se jetèrent à ses genoux; mais le roi d'Angleterre ne donna pas signe de vie[2]. Aussitôt après, le Roi passa chez la reine d'Angleterre, à qui il donna la même assurance[3]. Ils envoyèrent chercher le prince de Galles, à qui ils le dirent[4]. On peut juger de la reconnoissance et des expressions de la mère et du fils[5]. Revenu à Marly, le Roi déclara à toute la cour ce qu'il venoit de faire. Ce ne fut qu'applaudissements et que louanges.

Le champ en étoit beau; mais les réflexions ne furent pas moins promptes[6], si elles furent moins publiques[7]. Le

1. Il a écrit, par mégarde : *ronnoistroit.*

2. Le Nonce était présent à cette scène, ayant ordre de rester auprès du mourant jusqu'à la fin, pour reconnaître aussitôt son fils comme roi. Louis XIV lui fit remarquer de quelle manière il en usait, et le chargea de le mander au Pape. D'ailleurs, on l'avait généralement prévu.

3. Il a biffé le signe du pluriel à *asseurances.*

4. Le pluriel a été ajouté après coup à *dirent.*

5. Le jeune prince écrivit aussitôt les paroles du Roi, pour « les relire tous les jours et ne les oublier de sa vie. » (*Dangeau.*)

6. *Promptes* est en interligne, au-dessus de *lentes*, biffé.

7. Il a consacré deux pages du *Parallèle* (p. 269-270) à ces réflexions, et là il parle de l'opposition faite par Torcy et par les autres ministres au projet de reconnaissance. Il y eut, en effet, un conseil tenu à ce sujet, mais sans doute après la scène du 13, ou du moins postérieurement à l'entretien du Roi et de la reine, le 11. Dangeau dit, le 14 (p. 193) : « Le Roi tint Conseil le matin, qui dura jusqu'à près de deux heures. Mme la duchesse de Bourgogne alla l'après-dînée, avec Mme de Maintenon, à Saint-Germain.... » Selon Voltaire (*Siècle*, p. 313), « toutes les têtes du Conseil » protestèrent contre l'idée de reconnaissance, Beauvillier au point de vue de l'intérêt des peuples, et Torcy de la politique. Ce dernier s'étendit longuement sur les arguments péremptoires dont une partie vont être exposés par notre auteur, et il les a consignés dans un mémoire que Macaulay a analysé (*Règne de Guillaume III*, tome IV, p. 350-353), et qui porte la date du 19 septembre. Le P. Léonard nous en a également conservé le texte (Arch. nat., K 1301, n° 27), et les auteurs du Supplément au *Journal de Verdun* en ont eu connaissance (tome II, p. 45-47). Macaulay ou son traducteur ont fait une erreur de date en plaçant au 16 septembre (jour de la mort même) la visite

Roi espéroit toujours que sa conduite si mesurée en Flandres, le renvoi des garnisons hollandoises, l'inaction de ses troupes, lorsqu'elles pouvoient tout envahir, et que rien n'y étoit en état de s'opposer à elles, retiendroient la Hol-

de Mme de Maintenon, qui est du 14 selon le *Journal*, puis le conseil tenu à la suite d'un entretien du Roi avec la marquise, et au lendemain la visite du Roi et la déclaration. En somme, nos documents permettent de fixer exactement la chronologie de ces faits : le dimanche 11, visite du Roi à Saint-Germain, trouvant au haut de la montagne la duchesse de Bourgogne et Mme de Maintenon, qui revenaient; le 12, Conseil; le 13, dernière visite du Roi à Saint-Germain et déclaration solennelle; le 14, Conseil, suivi d'une nouvelle visite de Mme de Maintenon et de la princesse à Saint-Germain; le 15, agonie dernière; le 16, la mort, à trois heures vingt minutes. — Macaulay représente Mme de Maintenon, au retour de Saint-Germain, se rencontrant sur la route avec le Roi et le persuadant « probablement » de consulter son Conseil. Voltaire, qui tenait les faits de M. de Torcy lui-même, dit que Louis XIV s'était d'abord rangé à « l'avis unanime de son Conseil, » mais que les instances de la reine d'Angleterre et celles de Mme de Maintenon le firent revenir à ses premières intentions. « Enfin, ajoute-t-il, Jacques III fut reconnu le même jour qu'il avait été arrêté dans le Conseil qu'on ne le reconnaîtrait pas. Le marquis de Torcy a fait souvent l'aveu de cette anecdote singulière. Il ne l'a pas insérée dans ses mémoires manuscrits parce qu'il pensait, disait-il, qu'il n'était pas honorable à son maître que deux femmes lui eussent fait changer une résolution prise dans son Conseil. » Et, dans les notes, Voltaire renvoie aux lettres de son ami lord Bolingbroke disant que Louis XIV céda à « des importunités de femmes. » Tout cela est à rapprocher de cette version dernière de notre auteur, dans le *Parallèle* : « Le Roi fut ébranlé et persuadé à diverses reprises (par les ministres opposants); mais la reine d'Angleterre avoit gagné Mme de Maintenon par pitié : par générosité, le Roi, averti à Marly de la dernière extrémité du roi Jacques, alla à Saint-Germain. Torcy, qui me l'a conté, s'approcha de lui sur son passage et lui dit à l'oreille ses craintes sur l'effet de l'attendrissement qu'il alloit éprouver. Le Roi, sans s'émouvoir, lui répondit sèchement, à ne laisser pas lieu à réplique, et toujours marchant : « Mon parti est pris; je reconnoîtrai « le Prince, et je le vais dire au roi son père.... » Si ce détail ne se retrouve pas dans le texte de nos *Mémoires*, qui est de 1741, on peut supposer, avec quelque vraisemblance, que Torcy l'a conté seulement dans ses dernières années, entre cette date de 1741 et celle de 1746, qui est à la fois la date de sa mort et celle de la rédaction du *Parallèle*. — Voyez l'appendice XIV, ci-après, p. 433 et 434.

lande et l'Angleterre, dont la première étoit si parfaitement dépendante[1], de rompre en faveur de la maison d'Autriche. C'étoit alors pousser cette espérance bien loin; mais le Roi s'en flattoit encore, et, par là, de terminer bientôt la guerre d'Italie, et toute l'affaire de la succession d'Espagne et de ses vastes dépendances, que l'Empereur ne pouvoit disputer avec ses seules forces, et celles même de l'Empire. Rien n'étoit donc plus contradictoire à cette position[2], et à la reconnoissance qu'il avoit solennellement faite, à la paix de Ryswyk, du prince d'Orange comme roi d'Angleterre[3], et que jusqu'alors il n'avoit pas moins solennellement exécutée. C'étoit offenser sa personne par l'en-

1. Frédéric le Grand a dit que la Hollande était remorquée par l'Angleterre comme une barque marchande par un vaisseau de guerre.

2. *L'Académie* de 1718 n'indiquait pas *contradictoire à quelque chose;* mais nous avons dans *l'Étourdi*, acte I, scène IV :

> Ce discours au premier est fort contradictoire.

3. Tome IV, p. 238 et note 2. Louis XIV expliqua, par un manifeste rendu public, et qui se trouve dans tous les recueils du temps, que cet acte de reconnaissance, conséquence naturelle du passé, n'était en rien contraire au traité de Ryswyk, dont l'article IV portait seulement que la France n'inquiéterait, ni n'aiderait personne à inquiéter le roi de la Grande-Bretagne dans la paisible possession de ses États; qu'il se bornerait à assurer la subsistance du fils de Jacques II comme il avait fait pour son père; qu'il ne pouvait lui refuser un titre qui lui revenait par droit de naissance; que d'ailleurs il observait le traité de Ryswyk, tandis que l'Angleterre et la Hollande y manquaient ouvertement, soit par la jonction de leurs flottes, soit par l'assistance secrète qu'elles donnaient à l'Empire. Selon Macaulay (tome IV, p. 358), Torcy se rendit en personne chez l'ambassadeur anglais Manchester pour lui faire agréer ces explications; mais le lord, n'ayant point d'instructions, ne put faire qu'une réponse dilatoire, et l'on verra plus loin (p. 298) qu'il ne tarda pas à quitter la France. A Londres, le résident Poussin n'ayant pas obtenu que les ministres reçussent le manifeste, il le fit imprimer clandestinement et distribuer (*Gazette d'Amsterdam*, Extr. LXXX et n° LXXXII). Mais, si, en fait, deux ans auparavant, Louis XIV avait pu représenter à Guillaume III que la courtoisie et l'usage même[a] lui imposaient de

[a] Louis XIV cita l'exemple des anciens rois de Naples et de Navarre, celui des Wasa (*Mémoires* de Lamberty, tome I, p. 689-690). Plus tard, en 1738, on vit à la fois deux rois de Pologne, l'Empereur s'intitulant roi des Espagnes, et le roi de Prusse prince de Neuchâtel, comme le duc de Luynes.

droit le plus sensible, et toute l'Angleterre avec lui, et la Hollande à sa suite; c'étoit montrer le peu de fonds qu'ils avoient à faire sur ce traité de paix, leur donner beau jeu à rassembler avec eux tous les princes qui y avoient contracté sous leur alliance, et de rompre ouvertement sur leur propre fait, indépendamment de celui de la maison d'Autriche[1]. A l'égard du prince de Galles, cette reconnoissance ne lui donnoit rien de solide[2]; elle réveilloit seulement la jalousie, les soupçons et la passion de tout ce qui lui étoit opposé en Angleterre[3], les[4] attachoit de plus en plus au roi Guillaume, et à l'établissement de la succession dans la ligne protestante, qui étoit leur ouvrage[5], les rendoit plus vigilants, plus actifs et plus violents contre tout ce qui étoit catholique ou soupçonné de favoriser les Stuarts en Angleterre, et les ulcéroit de plus en plus contre ce jeune prince et contre la France, qui leur vouloit

continuer à son hôte le traitement et la qualification de roi (voyez quelques réflexions du duc de Luynes dans le tome II de ses *Mémoires*, p. 124), il était bien difficile d'admettre que le fils du défunt cessât d'être autre chose que ce qu'il avait été depuis sa naissance, c'est-à-dire le prince de Galles, et Guillaume ne pouvait se dispenser de prendre l'acte du 13 septembre pour l'équivalent d'une rupture.

1. Ce raisonnement tombe de lui-même, puisque le traité de confédération entre l'Angleterre, la Hollande et l'Empire était signé depuis le 7 septembre. L'acte téméraire et inutile de Louis XIV ne put donc provoquer la conclusion de cette nouvelle Grande Alliance.

2. Le maréchal de Berwick dit que jadis Louis XIV avait proposé, et le roi Guillaume accepté, de faire du jeune prince l'héritier de ce dernier, mais que Jacques II, à l'instigation de la reine, avait repoussé l'idée que leur fils tînt d'un usurpateur, même si proche parent, la couronne qui lui appartenait par hérédité. Grande imprudence, selon Berwick.

3. Voyez les dernières pages de Macaulay sur les mouvements provoqués par ces nouvelles, surtout à Londres, et sur l'agitation qui s'ensuivit dans la nation, déjà furieuse des prohibitions commerciales de la France. Madame elle-même écrivait (recueil Jaeglé, tome I, p. 277) : « Je pensai bien que ce serait plutôt nuisible que favorable au jeune roi, et que le roi Guillaume y trouverait son profit. » Comparez les dépêches de l'ambassadeur vénitien, ms. Ital. 1919, p. 368, 408, 440-443 et 506.

4. *Les* corrige *l'*. — 5. Tome VIII, p. 257-258.

donner un roi et décider malgré eux de leur couronne, sans que le Roi, qui marquoit du moins ce desir par cette reconnoissance, eût plus de moyen de rétablir le prince de Galles qu'il n'en avoit eu de rétablir le roi son père pendant une longue guerre, où il n'avoit pas, comme alors, à disputer la succession de la monarchie d'Espagne pour son petit[1]-fils[2].

Le roi d'Angleterre, dans le peu d'intervalles qu'il eut, parut fort sensible à ce que le Roi venoit de faire[3]. Il lui avoit fait promettre de ne pas souffrir qu'il lui fût fait la moindre cérémonie après sa mort[4], qui arriva sur les trois heures après midi du 16 septembre de cette année 1701[5]. M. le prince de Conti s'étoit tenu tous ces derniers jours[6] à Saint-Germain sans en partir, parce que la reine d'Angleterre et lui étoient enfants des deux sœurs Martinozzi[7], desquelles la mère étoit sœur du cardinal Mazarin[8]. Le nonce du Pape[9] s'y étoit[10] pareillement tenu, par l'ordre anticipé duquel il reconnut et salua le prince de Galles comme roi d'Angleterre[11]. Le soir du même

1. Ce *petit* surcharge un premier *petit*.

2. Comparez le *Parallèle*, p. 269-270 et 318-319, et voyez les observations de Voltaire, dans le *Siècle de Louis XIV*, p. 314-315, d'après les lettres de lord Bolingbroke et les communications de Torcy, qui fait les mêmes réflexions dans ses *Mémoires*, p. 553-554. On peut lire aussi un article récent de M. César Pascal, dans le *Bulletin de la Société de l'Histoire du Protestantisme français*, 1891, p. 393-418.

3. *Dangeau*, p. 193-194. — 4. Dans la visite du 5 : *ibidem*, p. 185-187.

5. *Ibidem*, p. 194; ci-après, appendice XIV, p. 431. Né le 14 octobre 1633, il avait pris la couronne le 16 février 1685.

6. La première lettre de *jours* surcharge un *c*.

7. Mmes de Modène et de Conti : tomes I, p. 79, et VI, p. 248.

8. Laure-Marguerite Mazzarini : tome VI, p. 248. — 9. M. Gualterio.

10. *Estoit* surcharge un premier *estoit*.

11. *Dangeau*, p. 192 et 194. Clément XI adressa immédiatement à Louis XIV un bref que feu M. Lavallée a inséré, avec une lettre de la reine à Mme de Maintenon, dans la *Correspondance générale*, tome IV, p. 450-452 et 454-456. Le 3 octobre, le Pape voulut prononcer lui-même l'éloge funèbre du défunt en plein consistoire (*Gazette*, p. 510-511 ; *Nouvelles des cours*, tome V, p. 806-810), et Louis XIV répondit

jour[1], la reine d'Angleterre s'en alla aux Filles de Sainte-Marie de Chaillot, qu'elle aimoit fort[2], et, [le] lendemain samedi, sur les sept heures du soir[3], le corps du roi d'Angleterre, fort légèrement accompagné, et suivis[4] de quelques carrosses remplis des principaux Anglois de Saint-Germain, fut conduit aux Bénédictins anglois, à Paris, rue Saint-Jacques[5], où il fut mis en dépôt dans une chapelle, comme le plus simple particulier[6], jusqu'aux temps, apparemment du moins fort éloignés, qu'il puisse être transporté en Angleterre[7];

par une lettre en date du 27 octobre. En outre, le Pape assista, le 24 janvier 1702, à une messe de la chapelle Pauline où son neveu Annibal Albani prononça un nouvel éloge du royal défunt (*Gazette*, 1702, p. 79; Arch. nat., K 1324, n° 123, p. 75), et, à la fin du même mois, le cardinal Barberini, comme protecteur des affaires catholiques d'Angleterre, organisa un superbe service dans son église de Saint-Laurent-*in-Lucina* (ms. Clairambault 1175, fol. 25, 29-30 et 54-62; *Gazette*, p. 90; *Mercure* de mars, p. 153-181). Le Pape en alla voir la décoration.

1. *Dangeau*, p. 194.

2. Monastère de visitandines établi en 1651, par la veuve du roi Charles Ier, dans une maison bâtie pour Catherine de Médicis. Voyez ce qui a été dit des relations de l'épouse de Jacques II avec ce couvent, et des souvenirs qu'on y conservait de la précédente reine sa belle-mère, dans l'appendice X de notre tome VIII, p. 511. Depuis son arrivée en France, la reine Marie allait souvent y faire retraite, considérant certaines des religieuses comme ses meilleures amies. La duchesse de Bourgogne et Mme de Maintenon fréquentaient aussi la maison.

3. *Dangeau*, p. 195.

4. Ce pluriel est bien au manuscrit; il s'explique d'ailleurs par l'idée de *compagnie*.

5. Ces religieux, d'abord établis sur le territoire de Saint-Germain-des-Prés, s'étaient ensuite transférés au faubourg Saint-Jacques, entre les Feuillantines et le Val-de-Grâce, et c'est l'abbé de Noailles, depuis cardinal et archevêque de Paris, qui avait béni en 1677 leur église, petite, mais bien décorée. On dit que la chapelle où fut déposé le cercueil de Jacques II existe encore, toute dépouillée et dégradée, au milieu de quelques bâtiments anciens.

6. Conformément à sa volonté, on inscrivit sur la dalle ces seuls mots : CI GIT JACQUES II, ROI DE LA GRANDE-BRETAGNE; mais un dais fut placé au-dessus, comme il était d'usage à Saint-Denis sur le corps du dernier roi défunt.

7. Dais et inscription ont disparu en 1793; mais il existe encore,

et[1] son cœur aux Filles de Sainte-Marie de Chaillot[2].

Ce prince a été si connu dans le monde duc d'York[3] et

dans l'ancien collège des Écossais, rue des Fossés-Saint-Victor, une partie du monument élevé en cet autre endroit par le duc de Perth, à la mémoire de son maître, parce qu'on y avait déposé le cerveau de Jacques II dans une urne de bronze doré. L'épitaphe latine, très pompeuse, a été publiée, en dernier lieu, dans le recueil des *Inscriptions du diocèse de Paris*, tome I, p. 610-611. Les entrailles étaient restées dans l'église paroissiale de Saint-Germain-en-Laye; la boîte en plomb s'étant retrouvée dans une démolition de cet édifice au temps de la Restauration, le roi Charles X la fit replacer sous un monument de marbre, avec une épitaphe, qui existent encore l'un et l'autre; comparez les Papiers du P. Léonard, K 1717, n°s 26 et 26 *bis*. Le désir de Jacques II eût été d'être inhumé modestement en cet endroit; mais Louis XIV ne l'avait pas trouvé convenable. Voyez sa *Vie* par le P. Clarke, tome IV, p. 475-476.

1. Ce dernier membre de phrase a été ajouté en interligne, sans qu'il y ait ensuite d'alinéa.

2. Voyez, sur ce dépôt, les papiers du monastère, Arch. nat., K 1303, n°s 106-107, et, aux n°s 26-57, des pièces, lettres et certificats (dont une circulaire imprimée, racontant les dernières années du roi, sa fin et les suites de sa mort) sur sa piété et sur les miracles opérés par son intercession. Effectivement, beaucoup de personnes le considérèrent comme saint et recherchèrent ses reliques (*Lettres historiques et édifiantes de Mme de Maintenon*, tome II, p. 91 et 93; *Correspondance générale*, tome IV, p. 445-446 et 455; lettre de Madame, 3 novembre 1701). Nous verrons même que M. de Roquette, évêque d'Autun, qui assistait aux derniers moments du monarque, se crut, pendant un temps, guéri par son intercession d'une fistule à l'oreille. En 1702, l'abbé de Roquette, neveu du précédent, et plus tard membre de l'Académie française, prononça à Chaillot une oraison funèbre, qui fut très goûtée; une autre fut faite par l'abbé Anselme, et également imprimée (*Mercure*, septembre 1702, p. 264-268, et décembre, p. 129-132; lettres de la reine venant de Chaillot, ci-après, appendice XVI, p. 439-441). Des services eurent lieu en beaucoup d'endroits de Paris et de la province.

3. Il avait été bien connu en France sous ce premier titre, lorsque la révolution de 1648 l'avait forcé d'y chercher un asile avec sa mère, dans des conditions misérables, et qu'il étudiait l'art de la guerre sous Turenne. Grâce au cardinal de Bouillon, nous possédons des extraits des mémoires qu'il écrivait dès lors, en forme presque de journal; mais ces extraits, destinés, en 1695, à servir à l'histoire de Turenne, ne vont que de 1652 à 1659, c'est-à-dire à la Restauration, et, quant aux mémoires eux-mêmes, déposés après la mort du roi au collège des Écossais, ils ont été détruits pendant notre Révolution, sans qu'il en subsiste

roi d'Angleterre[1], que je me dispenserai d'en parler ici. Il s'étoit fort distingué par sa valeur[2] et par sa bonté, beaucoup plus par la magnanimité constante avec laquelle il a supporté tous ses malheurs[3], enfin par une sainteté éminente[4].

autre chose qu'un abrégé suspect, dont l'auteur est inconnu. Nous avons en outre des écrits religieux, imprimés ou manuscrits : Arch. nat., K 1303, n°s 23 et 104.

1. A partir de la mort de son frère Charles II, en 1685.

2. Formé à l'école de Turenne jusqu'en 1655, il servit brillamment en Flandre, avec Condé, D. Juan et les Espagnols, de 1656 à 1659 : ci-dessus, p. 229, note 2 ; puis, rentré en Angleterre et devenu grand amiral, il remporta d'éclatantes victoires sur les Hollandais commandés par Opdam et Ruyter, en 1665 et en 1672.

3. Il semble que sa résignation extraordinaire aux coups qui le renversèrent, puis aux contretemps qui rompirent toutes les mesures prises en sa faveur, passa parfois pour être de l'insensibilité et du manque de bon sens : *Lettres de Mme de Sévigné*, tome VIII, p. 410-411. Sa tournure gauche, son bégayement, sa tendance au bigotisme, son apathie et la faveur impolitique qu'il accordait aux jésuites le firent paraître ridicule à bien des gens. Madame cite des scènes caractéristiques (recueil Jaeglé, tome I, p. 92-94 et 258-259). Comparez les *Lettres de Mme Dunoyer*, lettre XVIII, tome I, p. 222-223; les *Mémoires sur Mme de Maintenon*, par Languet de Gergy, p. 269 ; les *Mémoires de la cour de France*, par Mme de la Fayette, p. 229, etc. De plus, mal entouré, servi par des personnages qui jouaient presque tous un double jeu, il eut tout au moins le tort de se laisser duper grossièrement.

4. Voyez son éloge dans le tome I des *Mémoires de Berwick*, p. 481-491, son *Histoire*, par le P. Bretonneau, imprimée en 1703 à l'Imprimerie royale, pour sa veuve, et sa *Vie*, par le P. Clarke, tome IV, p. 476-493. Il avait été, en son temps, fort débauché, malgré les mérites et les charmes de la seconde reine, et sans racheter ce défaut par la même grâce que son frère aîné ; cœur dur, vindicatif et arrogant ; esprit étroit et opiniâtre. Avec le temps et par l'effet de l'infortune, son caractère s'éleva, son âme s'épura ; sa politique, comme l'a dit Châteaubriand, devint magnanime en même temps que négative : « La piété lui tenait lieu de puissance ; retiré dans sa conscience, ses souvenirs le faisaient vivre dans le passé, sa religion dans l'avenir. » De cette dernière partie de sa vie, la reine Marie et les religieuses de Chaillot recueillirent et firent imprimer ou circuler dans le public des écrits pieux indiqués ci-dessus, son testament, etc. (*Gazette d'Amsterdam*, n°s LXXXI et Extr. XCI). Avec ces papiers sont mêlés plusieurs certificats de miracles, dont un du duc Mazarin (K 1303, n°s 27-57).

Visites sur la mort de Jacques II*.

Le mardi 20 septembre[1], le Roi alla à Saint-Germain, et fut reçu[2] et conduit par le nouveau roi d'Angleterre comme il l'avoit été par le roi son père la première fois qu'ils se virent[3]; il demeura peu chez lui, et passa chez la reine d'Angleterre. Le roi son fils étoit en grand manteau violet; pour elle, elle n'étoit point en mante[4], et ne voulut point de cérémonie[5]. Toute la maison royale et toutes les princesses du sang vinrent en robe de chambre[6] faire leur visite

1. *Dangeau*, p. 196; *Sourches*, p. 119. — 2. *Receu* surcharge *co[nduit]*.

3. « Tout le cérémonial de ces visites-là pareil à celui du roi Jacques II, » dit seulement Dangeau. Sainctot en fit une note, qui est dans le ms. Fr. 14119, fol. 304-307. Sur l'arrivée de la reine Marie, puis de Jacques II, en janvier 1689, et sur la première visite de Louis XIV à Saint-Germain, voyez le *Journal de Dangeau*, tome II, p. 289-293, 297, 299-301, ainsi que les *Mémoires de Sourches*, tome III, p. 6-12, 17 et 21.

4. Ce détail n'est pas pris à Dangeau.

5. « Le 19, au soir, la reine d'Angleterre revint à Saint-Germain, et, le lendemain, le Roi et toute la cour allèrent la voir sans cérémonie, parce qu'elle l'avoit souhaité, et elle les reçut dans son lit. » (*Sourches*, p. 119.)

6. Ces robes de déshabillé, dont l'usage, en dehors de la maladie, se continua jusque sous Louis XV, devaient être un reste des robes *battantes* ou *ballantes*, c'est-à-dire flottantes et sans ceinture, dont Mme de Montespan se servait pour dissimuler ses grossesses : J. Quicherat, *Histoire du costume en France*, p. 520. Nous avons un portrait de la comtesse de Soissons en robe de chambre, dans la collection de modes de Trouvain. Comme on le voit ici et en maint endroit, la robe de chambre était tolérée dans certaines occasions, mais non toujours, pour dispenser du grand habit, chez le Roi, au bal, à la comédie, comme si l'on eût été à la campagne : *Dangeau*, tomes VII, p. 172, VIII, p. 207, et IX, p. 300 et 302; *Luynes*, tome VIII, p. 320; *Sourches*, tomes IX, p. 157, et XI, p. 317; *Lettres de Mme de Sévigné*, tomes III, p. 120, et IV, p. 78; *Correspondance de Madame*, recueil Brunet, tome II, p. 231, 238, 319, 320, et recueil Jaeglé, tome I, p. 218. Il y en eut aussi pour la promenade (*les Correspondants de Mme de Balleroy*, tome II, p. 335), pour le voyage (*Luynes*, tomes I, p. 361, IX, p. 513, XIII, p. 360), pour le deuil (*Dangeau*, tome XVII, p. 91), etc.; on en vit d'abattues et d'habillées (*Luynes*, tomes II, p. 279, et V, p. 289). Madame, fidèle au grand habit ou à l'habit de cheval, ne connut jamais la robe de chambre, lirons-nous dans son portrait en 1715. La robe de chambre ne dispensait pas du « corps. »

* Cette manchette est huit lignes trop haut dans le manuscrit.

pendant que le Roi y étoit[1], qui y resta le dernier, et qui demeura toujours debout[2]. Le lendemain mercredi[3], le roi d'Angleterre, en grand manteau violet, vint voir le Roi à Versailles, qui le reçut et le conduisit comme il avoit fait la première fois le roi son père[4], au haut du degré, comme lui-même en avoit été reçu et conduit. Il lui donna toujours la droite; ils furent assis quelque temps dans des fauteuils. Mme la duchesse de Bourgogne le reçut et le conduisit seulement à la porte de sa chambre, comme elle en avoit été reçue et conduite[5]. Il ne vit ni Monseigneur ni les princes ses fils, qui, dès le matin de ce même jour, étoient allés à Fontainebleau[6]. Au sortir de cette visite, le Roi s'en alla coucher à Sceaux[7], avec Mme la duchesse de Bourgogne, et de là à Fontainebleau. Incontinent après[8] le nouveau roi d'Angleterre[9] fut aussi reconnu par le roi d'Espagne[10].

Voyage de Fontainebleau. Jacques III reconnu par Philippe V*.

1. L'annotateur des *Mémoires de Sourches* dit, à ce propos (p. 119, note 3) : « L'ancienne cour trouva très mauvais que quelques-unes des dames y eussent été en robe de chambre, et, en effet, cela étoit un peu trop familier. »

2. « S. M. se tint toujours auprès de la reine d'Angleterre pendant toutes ces visites, qui finirent toutes par aller chez la princesse d'Angleterre. » (*Dangeau*.) Voyez ci-après, Additions et corrections, p. 467.

3. *Dangeau*, p. 198. — 4. Ci-dessus, p. 296, note 3.

5. C'est la copie presque textuelle du *Journal*. — 6. *Dangeau*, p. 199.

7. On y resta du 21 au 23 (*ibidem*, p. 198-200 ; *Mercure*, p. 390-394).

8. Il a ajouté cette dernière phrase après coup, dans le blanc et dans l'interligne qui restaient à la fin du paragraphe, parce qu'il n'avait trouvé le fait que beaucoup plus loin dans le *Journal*.

9. Avant *d'Angl.*, il a biffé *d'Espagne*.

10. Le duc de Bourgogne s'était hâté d'écrire à Madrid le grand événement (*Louville*, tome I, p. 198; *Dangeau*, tome VIII, p. 197, note); la nouvelle de la reconnaissance ne revint à Versailles que le 20 novembre, et l'ambassadeur espagnol alla, le 23, porter à Saint-Germain la lettre de son maître, écrite en latin, en même temps que Louville une autre lettre de la main, écrite en français (*Diario* d'Ubilla, p. 341-342; *Journal de Dangeau*, p. 241-242 et 244; *Sourches*, p. 154; *Gazette d'Amsterdam*, n° XCVI; *Mémoires*, par Lamberty, tome I, p. 691-692). Jacques III remercia Philippe V par une lettre du 27 janvier suivant, qui est dans les *Mémoires de Louville*, tome I, p. 212-213.

* Double emploi avec l'avant-dernière manchette, p. 287.

Effet de ces reconnoissances. Signature de la Grande Alliance contre la France et l'Espagne.

Le comte de Manchester[1], ambassadeur d'Angleterre, ne parut plus à Versailles depuis la reconnoissance du prince de Galles comme roi d'Angleterre, et partit, sans prendre congé[2], quelques jours après l'arrivée du Roi à Fontainebleau[3]. Le roi Guillaume reçut en sa maison de Loo[4], en Hollande, la nouvelle de la mort du roi Jacques II et de cette reconnoissance, pendant qu'il étoit à table avec quelques princes d'Allemagne et quelques autres seigneurs : il ne proféra pas une seule parole outre la nouvelle ; mais il rougit, enfonça son chapeau, et ne put

1. Charles Montagu, IVe comte de Manchester, un des premiers partisans du prince d'Orange et des combattants de la Boyne, avait été nommé ambassadeur à Venise en 1696, et conseiller privé. Il était arrivé à Paris avec le même titre d'ambassadeur, le 9 août 1699, et avait fait son entrée le 15 novembre. De retour en Angleterre, il fut créé secrétaire d'État au commencement de 1702, devint plus tard lord-lieutenant du comté d'Huntingdon, eut une place au conseil privé et une charge de gentilhomme de la chambre, fut créé duc le 30 avril 1719, et mourut le 31 janvier 1722.

2. Le duc de Bourgogne écrivit à Philippe V, le 4 octobre (*Mémoires de Louville*, tome I, p. 198) : « Le prince d'Orange, ou le roi Guillaume, comme il vous plaira le nommer, a ordonné à son ambassadeur de retourner en Angleterre sans prendre congé du Roi. Mais on se moque de sa colère, et il ne peut pas faire plus de mal qu'il tâche à nous en faire. J'avoue que je fus fort soulagé, quand j'appris que le Roi avoit déclaré qu'il reconnoîtroit le prince de Galles, et, quoique je n'en doutasse pas, j'en témoignai ma joie à tout le monde. »

3. *Journal de Dangeau*, tome VIII, p. 197, 204 et 206 ; *Sourches*, tome VII, p. 124. Le billet que l'ambassadeur adressa à M. de Torcy et la réponse de celui-ci sont imprimés dans le recueil de Lamberty, tome I, p. 691. Mme de Manchester était déjà partie le 16 mai, pour faire ses couches à Londres (*Gazette d'Amsterdam*, n° XLII). M. de Heemskerck avait quitté Paris depuis quelque temps, pour raison de santé, et en effet il mourut l'année suivante ; sa femme prit congé le 18 novembre. Réciproquement, don B. de Quiros quitta la Haye, après une forte prise avec le pensionnaire Heinsius.

4. *Het Loo* (tome I, p. 241) était la retraite favorite de Guillaume, qui y tramait ses négociations secrètes tout en chassant le cerf, la perdrix ou le coq de bruyère. Le château était orné de belles peintures sur l'histoire des Nassau. M. Legrelle a décrit cette résidence *de visu* dans le tome I de *la Succession d'Espagne*, p. 442, note.

contenir son visage[1]. Il envoya ordre à Londres d'en chasser Poussin[2] sur-le-champ, et de lui faire repasser la mer aussitôt après : il faisoit les affaires du Roi en absence d'ambassadeur et d'envoyé[3], et il arriva incontinent après à Calais[4].

Cet éclat fut suivi de près de la signature de la Grande Alliance offensive et défensive contre la France et l'Espagne entre l'Empereur, l'Empire, qui n'y avoit nul intérêt[5], mais qui, sous la maison d'Autriche, n'avoit plus de liberté, l'Angleterre et la Hollande[6], dans laquelle ensuite

1. C'est Dangeau qui raconte cela (p. 204), mais sans parler de princes ni de seigneurs assistant à la scène; Macaulay (*Histoire de Guillaume III*, trad. Pichot, tome IV, p. 358) n'a fait que copier Saint-Simon. Voyez ci-après, Additions et corrections, p. 467.

2. Jean-Baptiste Poussin : tome VIII, p. 253.

3. Il avait été avisé de ne pas suivre le roi en Hollande, et, pendant cette absence, il avait essayé de faire accepter aux régents le mémoire ou manifeste de Louis XIV : ci-dessus, p. 290, note 3.

4. *Journal de Dangeau*, tome VIII, p. 210; *Sourches*, tome VII, p. 129; *Macaulay*, tome IV, p. 360-361; *Lamberty*, tome I, p. 692. Les agents de la régence trouvèrent Poussin dans une taverne jacobite, en compagnie de trois députés tories des plus violents. Le parti des Stuarts avait essayé en vain de provoquer une agitation en faveur du fils de Jacques II; toutes les tentatives, y compris une prétendue proclamation publique, échouèrent piteusement en face des adresses chaleureuses que les provinces ne cessaient d'envoyer au roi Guillaume depuis le mois d'août, pour demander des mesures énergiques, le renvoi de la chambre tory, l'alliance avec l'Empire et la Hollande, etc. : *Dangeau*, p. 219; *Sourches*, p. 123; *Gazette d'Amsterdam*, n°s LXX-CIV; *Nouvelles des cours*, tome V, p. 887-899. Chez nous, le *Mercure galant* publia (janvier 1702, p. 373-396) une longue réplique à ces adresses et aux discours prononcés par le souverain anglais dans son parlement. On croyait encore qu'il n'aurait pas raison de l'opposition.

5. Ci-dessus, p. 88. Les cercles qui avaient formé une ligue de neutralité n'adhérèrent que plus tard à la Grande Alliance.

6. Confédération signée à la Haye le 7 septembre, le lendemain du jour où avait paru une déclaration de Louis XIV prohibant l'importation des marchandises anglaises en France : *Corps diplomatique* de Du Mont, tome VIII, 1re partie, p. 89-92; Supplément au *Journal de Verdun*, tome II, p. 77-84; recueil de Lamberty, tome I, p. 619-629, etc. On commença à en connaître l'existence, mais non les conditions, vers le

ils surent attirer d'autres puissances[1] : ce qui engagea le Roi de faire une augmentation dans ses troupes[2].

Mouvement à Naples.

En même temps le cardinal d'Estrées[3], qui n'avoit plus rien à négocier à Venise, ni avec les princes d'Italie[4], s'en retourna à Rome[5]. On venoit d'étouffer une révolte à Naples[6]. Chassignet[7], neveu du baron de Lisola[8], chargé des

milieu d'octobre (*Dangeau*, p. 217), et les copies se répandirent un mois plus tard (*Dangeau*, p. 243; *Sourches*, p. 149; *Gazette d'Amsterdam*, n° LXXVII). Voyez *Quinze années du règne de Louis XIV*, par Ernest Moret, tome I, p. 91-93 et 128-129. Le but de cette nouvelle ligue était d'enlever à la monarchie espagnole toutes ses possessions extérieures, les Flandres, le Milanais, Naples et la Sicile, les îles de la mer Méditerranée, les Présides et les Indes; d'empêcher que les deux royaumes de France et d'Espagne ne s'unissent sous un même roi et que la France ne s'emparât des Indes; enfin, de maintenir au commerce de la Hollande et de l'Angleterre les privilèges que Charles II d'Espagne leur avait concédés.

1. Voyez une lettre de l'Empereur au roi de Suède et d'autres documents dans le recueil de Lamberty, tome I, p. 629-633.

2. *Dangeau*, p. 228, 244-245, 252-253, 260-261, 271; *Sourches*, p. 142 et 146. Nous aurons le détail en 1702.

3. Le nom a été ajouté en interligne.

4. Tome VIII, p. 259. Voyez, sur les dernières négociations, les *Nouvelles des cours*, tome V, p. 350-355.

5. *Dangeau*, p. 216 et 220. — 6. L'initiale de *Naples* corrige une *n*.

7. François, baron de Chassignet, né à Besançon vers 1651, petit cousin de Lisola et ancien précepteur de l'archiduc Joseph, avait été secrétaire du comte de Mansfeld, puis du prince de Liechtenstein et du comte de Martinitz, ambassadeurs impériaux à Rome, et il était revenu dans cette ville en juillet 1701, comme agent de l'archiduc Charles et apportant le traité passé avec les conjurés, dont la base était que ce prince viendrait régner à Naples et laisserait les emplois aux nationaux.

8. François-Paul de Lisola, fils d'un officier anobli de l'archevêché de Besançon, naquit à Salins le 22 août 1613, devint docteur ès droits, chanoine et bénéficier, mais non clerc, et acquit une certaine célébrité, comme orateur, à Besançon. Ses menées parmi les gens du peuple l'ayant forcé à se retirer à Vienne en 1640, l'empereur Ferdinand III l'envoya comme résident à Londres, où il resta jusqu'en 1645, puis en Pologne (1660), à Madrid (1665), et enfin à la Haye (1669). C'est alors qu'il prit rang parmi les plus redoutables adversaires de Louis XIV, soit comme diplomate, soit comme polémiste. Ses principales publications dans ce dernier genre furent des réfutations du traité des *Droits de la*

procurations de l'Empereur[1], l'avoit conduite; il fut pris[2]. Le prince de Macchia[3] et le duc de Telese[4] en étoient les

Reine, et surtout *le Bouclier d'État et de justice contre le dessein manifestement découvert de la monarchie universelle* (1667). Il contribua au premier mariage de l'Empereur avec une infante d'Espagne, à la paix d'Oliva, à celle de Portugal, aux traités d'Aix-la-Chapelle, et particulièrement aux ligues des ennemis de la France, à l'enlèvement du prince de Fürstenberg, etc. L'Empereur le fit baron et membre du conseil aulique, et il mourut à Vienne le 19 décembre 1674. Voyez le *Dictionnaire de Bayle*, le livre de M. de Piépape sur la *Réunion de la Franche-Comté à la France*, tome II, p. 194-198 et 234, un article de feu H. Reynald dans la *Revue historique*, mars-avril 1885, p. 300-351, et le tome I de l'ouvrage de M. Legrelle sur *la Succession d'Espagne*.

1. C'est Dangeau qui donne ce détail (*Journal*, p. 210). Chassignet avait tous les papiers de la conjuration, qui devait s'étendre à la Sicile pendant l'éloignement des galères.

2. Après *pris*, Saint-Simon a biffé *et écartelé*. — En effet, Chassignet ne fut pas supplicié, mais envoyé à Toulon d'abord, puis à Vincennes et à la Bastille, avec Jean-Baptiste de Capoue, prince della Riccia, autre chef de la conjuration (Ravaisson, *Archives de la Bastille*, tome X, p. 478-496; *Dangeau*, tome VIII, p. 382; Botta, *Storia d'Italia*, tome VII, p. 210). Il fut relâché à la paix, et mourut vers 1716, conseiller d'État de l'Empereur.

3 Gaëtan Gambacorta, prince de Macchia, grand veneur du royaume de Naples après son père, en 1694, avait servi en Catalogne comme colonel d'infanterie italienne et s'y était lié avec le prince de Darmstadt. C'était le chef officiel de la conspiration. Il mourut à Vienne, le 28 janvier 1703, poussant toujours l'Empereur à conquérir Naples.

4. Ce duc de Telese (ici, *Telezza*) s'appelait Barthélemy Grimaldi. S'étant enfui du côté de Monte-Vergine, il échappa aux poursuites et alla prendre asile à Vienne, avec quelques compagnons; l'Empereur les reçut en audience le 1er novembre. Il possédait à Naples, dans le faubourg Saint-Antoine, un magnifique palais de famille, que le vice-roi ordonna de raser, pour élever à la place une pyramide commémorative (*Gazette d'Amsterdam*, nos XCII et XCV). Comme Macchia, c'était un homme de mauvaises mœurs, et on l'avait proscrit de Naples pour assassinat. A Vienne, il se battit avec le prince de Caserte, un de ses compagnons d'exil, en 1703, et fut blessé dangereusement (*Gazette*, p. 539). Plus tard, il accompagna l'Archiduc en Espagne, et, au retour de Barcelone, en novembre ou décembre 1707, il périt sur mer, avec plusieurs de ses compatriotes et amis, par le travers de Toulon (*Gazette*, 1708, p. 5 et 16). Son frère et héritier étant mort à Naples le 9 mars 1710, sans postérité, l'Archiduc mit le comte Stella en possession de leurs biens (*Gazette*, p. 186).

principaux chefs, et se sauvèrent[1]. Le prince de Montesarchio[2], à quatre-vingts ans, monta à cheval au premier bruit avec le duc de Popoli[3], et, avec leurs amis, dissipèrent la canaille qui s'étoit assemblée, par où la révolte devoit commencer[4]. Cela contint ceux qui avoient à perdre,

1. Concertée de longue main à Vienne et à Rome avec les agents de l'archiduc autrichien, cette émeute éclata dans la nuit du 22 au 23 septembre, et fut complètement réprimée le 24: *Journal de Dangeau*, p. 207, 208, 210-212, 216, 226 et 234; *Mémoires de Sourches*, tome VII, p. 124-127, 131-134, et appendice VI, p. 466-468; *Gazette*, p. 480, 496-500, 521-522, 534-535, 568 569, 583 et 617; *Gazette d'Amsterdam*, n°s LXXXII-XCII et CIII; relation de Petis de la Croix, ms. Arsenal 4137, p. 316-330; lettre de Madame, du 8 octobre 1701, dans le recueil Rolland, p. 237-238; lettres de Marly, ms. Fr. 17 044, fol. 29-36; *Mercure*, octobre 1701, p. 221-245, 274-287 et 343-348, et décembre, p. 417-418; Supplément au *Journal de Verdun*, tome II, p. 136-153: *Diario* d'Ubilla, p. 268-274; *Theatrum Europæum*, tome XVI, p. 347-351; *Nouvelles des cours*, tome V, p. 801-806, 813-840, 910-915, 920-928, 943-945; *Histoire de la dernière conjuration de Naples en 1701*, publiée en 1706, d'après l'original latin dû à un Espagnol; Botta, *Storia d'Italia*, tome VII, p. 198-212; Litta, *Famiglie celebre italiane*, tome VI, article GAMBACORTA.

2. Le titulaire de la principauté de Montesarchio était alors Jean d'Avalos, descendant du grand marquis de Pescaire, général de l'escadre de Naples en 1658, commandant des galions du Trésor en février 1666, amirante de l'Océan en mars 1672, général de l'armée navale en mars 1675, général des galères de Sicile en août 1678, capitaine général des troupes de la Vieille-Castille en mai 1683. Sa femme était une Sangro San-Severo, de la famille du principal conspirateur qui monta sur l'échafaud en 1701. Il mourut à Naples, en février 1709, âgé de quatre-vingt-dix-huit ans. Il en avait donc quatre-vingt-dix en 1701, comme il est dit dans le ms. Fr. 17 044, fol. 31 v°, et cela explique pourquoi il se fit porter dans une chaise à la tête des troupes fidèles, ayant ses deux fils à ses côtés; mais certaines relations du temps, Ubilla lui-même, et les généalogistes, Imhof, Moréri, Litta, etc., disent que c'est son fils André, et non lui, qui, profitant d'une grande popularité, s'unit au duc de Popoli pour écraser la révolte. Quoi qu'il en soit, le vieux Montesarchio reçut, en récompense de ce service, la Toison, le généralat des galères de Naples et les honneurs de la grandesse (*Dangeau*, juin 1702, p. 443; *Gazette* de 1702, p. 303, et de 1703, p. 245; *Gazette d'Amsterdam*, 1702, n° LI).

3. Tome VIII, p. 301-302. Nous avons vu là que ce duc était un des plus ardents partisans du nouveau roi.

4. *Dangeau*, p. 211. Le gros des rebelles ne se composait que de gens

et tout fut étouffé dans l'instant. Le duc de Gaëtano[1], qui en étoit[2], sortit de Rome dans le carrosse de l'ambassadeur de l'Empereur[3], quoique le Pape le[4] lui eût défendu sous peine de cinquante mille écus d'amende[5]. Le duc de

« de la lie du peuple, » selon l'expression du vice-roi (*Gazette*, p. 480; *Gazette d'Amsterdam*, Extr. LXXXIII); mais les chefs, outre ceux qui ont déjà été cités, appartenaient à la haute noblesse : un Spinelli duc de Castelluccia, deux Carrafa, frère et fils aîné du prince de Chiusano, Charles de Sangro, frère du marquis de San-Lucito, Joseph Capecce, frère du marquis de Lofrano et cousin du duc de Telese, le marquis del Vasto (Avalos), mari de l'arrière-petite-fille du prince de Montesarchio, etc. Le principal meneur était ce duc ou prince Gaëtano dont il va être parlé. Joseph Carrafa et Charles de Sangro, officiers au service de l'Empereur, le marquis del Vasto et le prince de Macchia avaient tout organisé au profit de l'Archiduc. Ils comptaient sur les ressentiments du peuple, et même des classes supérieures, contre le vice-roi Medina-Celi, et celui-ci n'eût point eu raison de l'émeute sans le secours de deux hommes énergiques tels que MM. de Popoli et de Montesarchio. On attribua même le facile et prompt rétablissement de l'ordre à une miraculeuse intervention de saint Janvier. Nous verrons de nouvelles conspirations se former en 1702. Dès la fin de 1701, un des coupables qui s'étaient échappés, le duc de Castelluccia, fit paraître un manifeste en faveur de l'Archiduc (*Gazette d'Amsterdam*, Extr. CIII); le *Mercure galant* y répondit en février 1702, p. 116-147.

1. François, prince Gaëtano ou Cajetano (aujourd'hui *Caëtani*), titré duc de San-Marco jusqu'en 1687, puis duc de Sermoneta, prince de Caserta, etc., plus connu sous ce dernier titre, était fils d'un ancien vice-roi d'Aragon et de Sicile, et gendre du prince de Palestrina.

2. On découvrit sa complicité dans les papiers de Chassignet. « Il y a longtemps que la haine de Gaëtano contre la France dure, » dit Dangeau. Est-ce le gentilhomme napolitain qui fit tuer plus de cent vingt personnes sur ses terres, selon une lettre du marquis de la Fare qui a figuré dans une vente faite par M. Eugène Charavay le 3 avril 1890, n° 93? Bon nombre de personnages de la haute noblesse de ce royaume donnaient tout autant de mal que les bandits aux vices-rois.

3. Le comte de Lamberg. — 4. *Le* est en interligne.

5. *Journal de Dangeau*, p. 212 et 234; *Sourches*, p. 131. « Le duc Gaëtano de Sarmoneta (*sic*), prince de Caserta, à qui le Pape avoit enjoint, sous peine de cinquante mille écus, de ne pas sortir de cette ville, en partit néanmoins samedi (25 septembre) au soir, pour sa terre de Cisterna, dans le dessein de s'avancer vers Naples, ayant ordonné à ses gens d'empêcher le passage des courriers, excepté de ceux de

Medina-Celi[1], vice-roi, s'y conduisit très bien[2]. Cependant le comte d'Estrées, qui étoit à Cadix, eut ordre de mener son escadre à Naples[3], où tout fut très promptement mis en

l'ambassade impériale, de sorte qu'ils firent retourner en arrière un courrier du Pape, qui a ordonné qu'on instruisît son procès pour cette désobéissance, quoique, avant son départ, il eût fait tenir un billet au Pape pour le supplier de ne trouver pas mauvais qu'il allât mettre à couvert ses États à cause du tumulte arrivé à Naples la nuit du 22 du passé. » (*Gazette d'Amsterdam*, n° LXXXIV, correspondance de Rome, 1er octobre ; comparez les *Nouvelles des cours*, tome V, p. 792-795 et 903-909.) Par suite, le Pape fit prendre possession de ses fiefs, et même mit sa tête à prix comme rebelle, les ambassadeurs espagnol et français ayant demandé qu'on exécutât contre lui la bulle qui interdisait tout armement aux barons romains. On pria du moins son fils, qui était accouru à Rome, de modérer son train, et le Pape s'opposa à ce que le représentant de l'Empereur ou le cardinal Grimani, protecteur de la nation allemande, missent leur sauvegarde sur le palais et les biens du fugitif. Ils prétendaient, pour lui comme pour Chassignet, qu'on les devait traiter en belligérants : voyez une lettre du prince Eugène à M. de Vaudémont, dans le recueil Lamberty, tome II, p. 1-2. C'est à cette occasion que le Pape voulut s'exprimer hautement (ci-dessus, p. 59) sur les devoirs des sujets du nouveau roi d'Espagne. Mais, à Vienne, on saisit ce prétexte pour rompre les relations diplomatiques avec le duc Molès et l'ambassade espagnole, comme nous l'avons vu dans le tome VIII, p. 254-255. En juillet 1702, Gaëtano finit par se retirer auprès de l'Empereur, laissant le cardinal Grimani en possession de son palais et de ses biens, sous le coup des poursuites continuées contre lui : *Gazette* de 1702, p. 402, 403 et 413 ; *Gazette d'Amsterdam*, n° LXVI ; *Gazette de Rotterdam*, n° 14. L'Archiduc le créa grand d'Espagne en 1703, et, devenu plus tard empereur, le rétablit dans la possession des biens confisqués sur lui au royaume de Naples. Il mourut en septembre 1716, âgé de quatre-vingt-quatre ans.

1. Les mots *duc de Medina Cœli* ont été ajoutés en interligne.

2. *Journal de Dangeau*, p. 226. Il fut félicité de sa conduite (*Gazette d'Amsterdam*, n° CXVII, de Gênes), et cependant, à entendre Louville et le marquis de Saint-Philippe, la cupidité de ce vice-roi, ses exactions, celles de ses maîtresses, et ses esclandres amoureux, rappelés dans le *Ruy Blas* de Victor Hugo, avaient été pour beaucoup dans le soulèvement de Naples. Sa correspondance avec M. de Vaudémont pendant l'année 1701 est au Cabinet des manuscrits, ms. *Lorraine* 799 ; les lettres relatives à la révolte du 22 septembre y occupent les folios 91 et suivants.

3. *Dangeau*, p. 208 et 211 ; *Sourches*, p. 168-170 ; *Gazette*, p. 417 ;

sûreté. Le prince Eugène avoit ordre d'y envoyer dix mille hommes, si la révolte avoit réussi[1]. Et pour achever de suite[2], le duc de Medina-Celi fut rappelé en Espagne tout à la fin de l'année, avec la présidence du conseil des Indes, riche et important emploi[3]. Le duc d'Escalona, plus ordinairement nommé marquis de Villena, dont il a été parlé souvent à l'occasion du testament de Charles II, et

Vice-rois changés.

Mercure de décembre, p. 417; *Gazette d'Amsterdam*, n° XCI. Selon le *Diario* d'Ubilla, p. 339-340, et les *Mémoires de Sourches*, tome VII, p. 140, les troupes d'Espagne furent mises aussi en mouvement.

1. *Journal de Dangeau*, p. 211. On faisait même croire à la venue de l'Archiduc.

2. Ce qui suit est pris au *Dangeau*, p. 264, 21 décembre. Comparez la *Gazette* de 1702, p. 6, 15, 18, 29, 30, 41, etc. Voici quel fut le sort des chefs : les princes de Caserte (Gaëtano) et de Macchia, dont les têtes étaient mises à prix, et le duc de Telese se retirèrent à Vienne et trouvèrent emploi auprès de l'Empereur ou dans son armée d'Italie, ainsi que les autres conjurés qui avaient pu se réfugier du même côté; le prince della Riccia, arrêté dans l'église de Sora, sur la frontière, malgré l'immunité, et étroitement resserré, avec Sassinet, dans le château de l'Œuf, quoique ses amis eussent essayé d'apitoyer le public sur son état et de mettre le Pape en mouvement, fut envoyé avec Chassinet, comme nous l'avons vu, et avec deux frères Acquaviva, dans les prisons de France. Charles de Sangro fut décapité le 11 octobre, malgré les démarches de sa famille et sans attendre la réponse à une demande en grâce. Cette exécution, suivie de celle de deux conjurés qui avaient gagné les gardes de l'entrée du Château-Neuf, d'un cocher du vice-roi qui devait le livrer aux assassins, et d'un maître d'armes, fit grand effet. Un autre chef, Capecce de Lofrano, avait été tué dans la retraite sur Monte-Vergine; sa tête et trois autres furent exposées sur les murs de la ville. Les biens des condamnés furent confisqués et vendus au profit du domaine royal. La présence de la flotte française aida singulièrement à la répression. (*Mémoires de Sourches*, tome VII, p. 133 et 167-170.) On y embarqua, le 18 janvier, les quatre prisonniers nommés ci-dessus (*Gazette*, p. 78), et nous les retrouverons bientôt en France.

3. Selon le *Diario* d'Ubilla, p. 361, la nomination ne fut signée que le 29 novembre; la *Gazette* de 1702 (p. 6 et 29) dit qu'elle fut déclarée le 14 décembre. La cour de France avait trop de confiance dans ce duc, quoi que pût dire Louville, et il fallut une espèce de coup d'État pour le faire revenir malgré lui et à contre-cœur (*Mémoires de Noailles*, p. 112). Il se refusa, sous prétexte d'indisposition, à mettre lui-même son successeur Villena en possession du gouvernement.

qui avoit été vice-roi de Catalogne, où on l'a vu battu par M. de Noailles, et après encore par M. de Vendôme[1], fut envoyé à Naples vice-roi[2], et le cardinal del Giudice, frère du duc de Giovenazzo grand d'Espagne de troisième classe et conseiller d'État[3], eut ordre à Rome d'aller par *intérim* vice-roi de Sicile, d'où le duc de Veragua fut rappelé[4].

Louville à Fontainebleau, pour le voyage du roi d'Espagne en Italie.

Tout à la fin du voyage de Fontainebleau[5], Louville y arriva de Barcelone, où il avoit laissé le roi et la reine d'Espagne avec la princesse des Ursins et Marcin, ambassadeur de France. Il venoit en apparence pour rendre compte au Roi de ce qui s'étoit passé de plus intérieur en Espagne pendant la longue et dangereuse maladie du duc d'Harcourt, surtout du nouveau mariage de Leurs Majestés Catholiques[6]; mais le but effectif de son voyage étoit d'obtenir que le Roi trouvât bon que le roi son petit-fils passât à Naples sur l'escadre du comte d'Estrées, qui alloit[7] revenir à Barcelone, et qu'au printemps il se mît à la tête

1. Déjà rappelé dans le tome VIII, p. 186.

2. Louville, qui le vit en fonctions l'année suivante, le jugea très défavorablement, comme n'étant qu'un savant de profession, c'est-à-dire bon à rien malgré les meilleures intentions, si ce n'est à passer toute la journée dans sa bibliothèque, abandonnant à sa belle-fille ou à ses valets le soin de le gouverner, comme à saint Janvier celui d'administrer le royaume (*Mémoires secrets*, tome I, p. 239). Il arriva à Naples le 15 février 1702, et M. de Medina-Celi ne partit que quelque temps après.

3. Voyez la notice de ce duc aux Additions et corrections, p. 467.

4. Déjà dit dans la première partie de 1701 (tome VIII, p. 185-188), tout cela sera encore répété en 1702. Comparez la *Storia cronologica de' vice-rè di Sicilia*, par l'abbé de Blasi (1791), tome IV, p. 10 et 11. Le cardinal del Giudice était déjà protecteur des affaires de Sicile auprès du Pape.

5. Le samedi 12 novembre : *Dangeau*, p. 234-236; *Sourches*, p. 147; *Correspondance de Madame*, recueil Jaeglé, tome I, p. 282.

6. Dès le jour suivant, Louis XIV écrivit à son petit-fils une lettre de conseils sur l'attitude qu'il devait prendre avec la reine : Alfred Baudrillart, *Philippe V et la cour de France*, tome I, p. 85-86.

7. *Alloit* est en interligne, au-dessus d'*en estoit*, biffé, et ensuite *revenir* corrige *revenu*.

de l'armée des deux couronnes[1] en Italie. Louville eut plusieurs audiences du Roi, fort longues, seul avec lui dans son cabinet, quelquefois chez Mme de Maintenon, en sa présence. M. de Beauvillier et Torcy l'entretinrent beaucoup[2], et Mgr le duc de Bourgogne. Ce qu'il y avoit de plus distingué à la cour s'empressa de le voir. Je m'en saisis à mon tour, et satisfis avec lui ma curiosité à fonds. Je me chargeai de le ramener à Paris le jour que le Roi partit[3], mais avec une plaisante condition. Le roi d'Espagne l'avoit expressément chargé de faire le tour du canal; pendant les cinq ou six jours qu'il avoit été à Fontainebleau[4], il n'en avoit pas eu le temps : tellement que, le matin du lundi 14 novembre[5], que nous partîmes, je le menai tête à tête faire cette promenade. Au retour nous prîmes Mme de Saint-Simon et l'archevêque d'Arles[6], depuis cardinal de Mailly, et nous nous en allâmes d'une traite à Paris en relais. Je fus ravi de la promenade pour m'entretenir avec lui plus à mon aise de choses particulières, et, dans le chemin de Paris, je lui fis tant d'autres questions, qu'il arriva sans voix et ne pouvant plus parler[7].

Étrange emportement de Monsieur le Duc

J'ai ci-devant parlé de la déroute de la Touanne et de Sauvion, trésoriers de l'extraordinaire des guerres, et que le Roi fit face pour eux afin de soutenir son crédit[8]. En

1. Le lecteur a vu que c'est ainsi qu'on désignait les armées espagnole et française d'Italie, unies au contingent du duc de Savoie.

2. Nous savons déjà que ces deux ministres étaient ses plus fermes soutiens et appuyaient son opposition aux idées du duc d'Harcourt; mais, en d'autres lieux, on le considérait comme un brouillon intrigant, chez qui l'imagination et la fantaisie l'emportaient sur le jugement.

3. Le lundi 14 : *Dangeau*, p. 236; *Sourches*, p. 149.

4. Deux jours seulement. — 5. Quatre mots ajoutés en interligne.

6. *L'arch. d'Arles* est en interligne, au-dessus de *l'abbé*, biffé. — Voyez notre tome IV, p. 304-305.

7. C'est en ce temps-là, comme il a été dit dans le volume précédent, p. 526-527, que Louville dut rédiger la relation de la cour d'Espagne d'où notre auteur tira son *Portrait* de la même cour *en 1701;* et cependant Saint-Simon lui reprochera toutes sortes d'indiscrétions en 1702.

8. Tome VIII, p. 302-305.

contre son ami le comte de Fiesque. [*Add. SᵗS. 409*]

conséquence, il s'empara de leurs biens. La Touanne avoit à Saint-Maur la plus jolie maison du monde, dont le jardin donnoit dans ceux de la maison de Gourville[1], que Catherine de Médicis[2] avoit faits[3], et bâti un beau château[4].

1. Jean Hérauld, qui acheta la terre de Gourville, en Angoumois, vers 1656, et en prit le surnom, était né à la Rochefoucauld le 11 juillet 1625, d'une pauvre et obscure famille. Il débuta chez un procureur d'Angoulême, puis entra, en juin 1642, dans la maison de l'abbé de la Rochefoucauld, grâce à son frère, qui était maître d'hôtel du duc, passa maître d'hôtel du prince de Marcillac, puis son secrétaire au gouvernement du Poitou, en 1646, fut son principal agent pendant la Fronde, ensuite celui du prince de Condé, et enfin celui de Mazarin, entra alors dans les entreprises de fourniture des vivres et de recouvrement des tailles, obtint de Foucquet, en 1657, la recette générale de Guyenne, acheta, l'année suivante, au prix de onze cent mille livres, une charge de secrétaire du Conseil, eut un brevet de conseiller d'État en décembre 1660, se fit recevoir secrétaire du Roi le 30 avril 1661 et secrétaire ordinaire du conseil des finances le 3 mai, voulut alors soutenir Foucquet, mais fut compris dans les poursuites de 1663, condamné à mort par contumace, et obligé de passer deux ou trois ans en Angleterre, en Hollande et en Flandres. Ayant, dans cette dernière résidence, rendu de grands services à son pays, on l'accrédita comme plénipotentiaire à Brunswick en 1666, quoique condamné en France. Il eut la permission de revenir à Paris en 1670, et paya six cent mille livres pour obtenir une « abolition » en 1671; néanmoins, ce n'est qu'après une autre mission en Allemagne, en 1681, que furent signées ses lettres de grâce, contraires aux règles ordinaires. Depuis une dizaine d'années, il dirigeait les affaires de Condé en même temps que des négociations diplomatiques et financières pour le Roi, et il était également capitaine du château de la Rochefoucauld et intendant des affaires de cette maison, dont il avait peut-être épousé secrètement une fille. Il mourut à l'hôtel de Condé, le 14 juin 1703, ayant dicté, dans sa dernière année, le texte de curieux *Mémoires*, qui parurent pour la première fois en 1724.

2. Catherine, fille unique et héritière du duc Laurent de Médicis, née à Florence le 13 avril 1519, mariée au duc d'Orléans, plus tard Henri II, le 27 octobre 1533, couronnée reine de France le 10 juin 1549, morte à Blois le 5 janvier 1589.

3. La première lettre de *faits* surcharge un *b*.

4. Le château primitif du doyenné de Saint-Maur-les-Fossés, à l'E. de Paris, entre Charenton et Vincennes, avec un très beau parc sur la Marne, avait été bâti par Philibert de l'Orme pour le cardinal du Bellay,

Gourville l'avoit donnée à Monsieur le Prince, qui en avoit fait présent à Monsieur le Duc[1]. Rien ne lui[2] convenoit davantage que de joindre les[3] jardins de la Touanne aux siens, et d'avoir sa maison pour en faire à Saint-Maur une petite maison particulière à ses plaisirs, et souvent une décharge au château quand il y étoit avec Madame la Duchesse et bien du monde[4]. Il l'eut donc pour peu de

puis agrandi pour Catherine de Médicis (1563), et plus d'un événement historique s'y était passé. Certains commentateurs de la Bruyère ont voulu y voir le « superbe édifice » bâti par Zénobie sur l'Euphrate (*Caractères*, tome I, p. 271 et 506). Notre auteur fait-il allusion à ce passage? — On a une vue du château, prise pour Gaignières, dans le ms. Fr. 8224, fol. 372.

1. Après la mort de Catherine de Médicis, Saint-Maur fut acheté de ses créanciers par la princesse de Condé, Charlotte de la Trémoïlle (1598), et passa à ses héritiers. Le grand Condé abandonna la jouissance de la capitainerie à Gourville, avec douze mille livres de rente, mais à charge d'employer deux cent quarante mille livres à l'achèvement ou à l'embellissement de cette demeure. Gourville, qui s'était prodigieusement enrichi, y dépensa quatre cent mille livres (voyez ses *Mémoires*, p. 567 et 589), et, six ans avant de mourir, en 1697, il abandonna Saint-Maur à Monsieur le Duc, qui venait d'en recevoir donation de son père pour en jouir seulement après la mort de l'usufruitier (donation du 4 juillet 1697 : Arch. nat., Y 269, fol. 377, K 565, n° 68, et K 543, n° 36; *Journal de Dangeau*, tome VI, p. 144). Monsieur le Duc s'y installa aussitôt; il y reçut le Dauphin en juillet 1700 (*Dangeau*, tome VII, p. 342; *Mercure*, juillet 1700, p. 265-281, et août, p. 9-12) et du 17 au 20 juillet 1701 (*Dangeau*, tome VIII, p. 151-153; *Mercure*, juillet 1701, p. 245), puis la duchesse de Bourgogne, les 8 et 9 août 1702 (*Dangeau*, tome VIII, p. 473-475), etc. Saint-Maur devint le Marly des Condés (Desnoiresterres, *les Cours galantes*, tome IV, p. 13-17), et Monsieur le Duc se surnomma le baron de Saint-Maur, comme sa sœur se qualifiait baronne de Sceaux. On eut la générosité de laisser au neveu et héritier de Gourville la capitainerie et une maison dans le parc (*Dangeau*, tome XVII, p. 259-260). La succession des Condés n'a aliéné ce domaine qu'en 1831.

2. Après *luy*, un premier *convenoit*, biffé, surcharge d'autres lettres.

3. *Les* corrige *la*.

4. La maison de la Touanne (tome VIII, p. 305, note 2) passait pour la plus jolie du monde, avec une terrasse et un jardin de vingt-cinq arpents, aussi admirable pour ses eaux que pour la perspective. Cepen-

chose[1] du Roi pendant Fontainebleau. Peu après qu'on en fut revenu, il y fut coucher avec cinq ou six de ses plus familiers. Le comte de Fiesque[2] en étoit un depuis fort longtemps[3]. A table, et avant qu'il pût y avoir de vin sur jeu[4], il s'éleva une dispute sur un fait d'histoire entre Monsieur le Duc et le comte de Fiesque. Celui-ci, qui avoit de l'esprit et de la lecture, soutint fortement son opinion, Monsieur le Duc la sienne, à qui, peut-être faute de meilleures raisons, le toupet s'échauffa[5] à un tel excès, qu'il jeta une assiette à la tête du comte de Fiesque, et[6] le chassa de table et du logis. Une[7] scène si subite et si étrange épouvanta les conviés. Le comte de Fiesque, qui étoit venu là pour y coucher ainsi que les autres, et qui n'avoient point gardé de voiture, alla demander le couvert au curé, et regagna Paris le lendemain aussi matin qu'il put. On se figure aisément[8] que le reste du souper et du soir furent fort tristes. Monsieur le Duc, toujours furieux, et peut-être

dant, lorsque l'expert fut chargé de l'estimer comme confisquée au profit du Roi, il n'en porta la valeur qu'à soixante-cinq mille livres, comme je l'ai dit au tome VIII, p. 305, note 2. « Le Roi, raconte Dangeau à la date du 13 novembre (p. 236), donne à Monsieur le Duc, pour vingt mille écus, la maison et les jardins de la Touanne à Saint-Maur. La Touanne y avoit dépensé sept à huit cent mille francs. Cela donnera beaucoup de logement à Monsieur le Duc, dont il avoit besoin. Cela augmente et embellit fort son parc ; on joindra tout ensemble aisément, et il y a deux mille cinq cents livres de rente à cette maison. » Un pont réunit les deux jardins. Dans la suite, ce petit château fut prêté par Madame la Duchesse à son amie Mme de Blanzac, et nous verrons Saint-Simon y dîner.

1. Ces quatre mots sont en interligne, au-dessus d'*en présent*, biffé.

2. Tomes V, p. 33, VI, p. 327, et VII, p. 66.

3. L'anecdote qui suit est racontée dans l'Addition sur Monsieur le Duc, tome XIII du *Journal*, p. 113-114.

4. *Sur jeu*, et non *en jeu*, qui était la seule locution admise par *l'Académie* de 1718.

5. Ci-dessus, p. 68. — 6. *Et* est en interligne.

7. *Une* semble surcharger *Cette*.

8. Avant *se*, il a biffé *peut*, en effaçant ensuite la lettre finale de l'infinitif *figurer*, et ajoutant *aiséemt* en interligne.

contre soi-même sans le dire, ne put être induit à chercher à la chaude[1] à replâtrer l'affront. Il fit grand bruit dans le monde, et les choses en demeurèrent là plusieurs mois. A la fin, les amis de l'un et de l'autre s'en mêlèrent. Monsieur le Duc, revenu tout à fait à soi, ne demanda pas mieux que de faire toutes les avances du raccommodement; le comte de Fiesque eut la misère de les recevoir. Ils se raccommodèrent, et ce qu'il y eut de plus merveilleux, c'est qu'ils vécurent tous deux ensemble depuis comme s'il ne se fût rien passé entre eux[2].

La Feuillade; son caractère, son mariage avec une fille de Chamillart.

Le duc de la Feuillade n'avoit pu faire revenir le Roi sur son compte. On a vu ci-devant[3] le vol qu'il fit à son oncle, la colère où le Roi en fut, qui l'auroit cassé sans Pontchartrain[4], qui, par honneur, mit tout son crédit à l'empêcher[5]. Ses débauches de toutes les sortes[6], son extrême négligence pour le service, son très mauvais et très vilain régiment, son arrivée tous les ans très tard à l'armée, qu'il quittoit avant personne, tout cela le tenoit dans une manière de disgrâce très marquée[7]. Il étoit parfaitement bien fait[8], avoit un air et les manières fort nobles, et une physionomie si spirituelle, qu'elle réparoit sa laideur et le jaune et les bourgeons[9] dégoûtants de son

1. « Sur l'heure, dans le premier moment » (*Académie*, 1718).
2. On verra cela en 1708.
3. Tome III, p. 117-118.
4. *Pontchartrain* surcharge *le Cha*[*ncelier*]. En effet, il s'agit du père, non du fils; mais le premier n'était encore que secrétaire d'État.
5. Comparez le portrait qui va suivre avec la notice du duché de LA FEUILLADE, dans les *Écrits inédits*, tome VI, p. 387, 388 et 392, et avec une Addition au *Journal de Dangeau*, tome XVI, p. 444-445.
6. Il l'accusera plus tard de « mœurs italiennes. »
7. Spanheim, en 1690, disait qu'il avait plus de bravoure, d'intrépidité et de hardiesse que de conduite, de modération et d'expérience militaire (*Relation*, p. 329). Il n'y a point de portrait de lui dans les *Caractères* de 1703 et des années suivantes.
8. Rigaud avait peint son portrait en 1691.
9. « *Bourgeon* se dit figurément d'une élevure, d'une bube qui vient au visage » (*Académie*, 1718).

visage[1]. Elle tenoit parole. Il avoit beaucoup d'esprit, et de toutes sortes d'esprits. Il savoit persuader son mérite à qui se contentoit de la superficie, et surtout avoit le langage et le manège d'enchanter les femmes. Son commerce, à qui ne vouloit que s'amuser, étoit charmant. Il étoit magnifique en tout, libéral, poli, fort brave et fort galand, gros et beau joueur[2]. Il se piquoit fort de toutes ses qualités, fort avantageux, fort hardi, grand débiteur de maximes et de morales, et disputoit volontiers pour faire parade d'esprit. Son ambition étoit sans bornes, et, comme il étoit sans suite pour rien, comme il l'étoit pour tout[3], cette passion et celle du plaisir prenoient le dessus tour à tour. Il recherchoit fort la réputation et l'estime, et il avoit l'art de courtiser utilement[4] les personnes des deux sexes de l'approbation desquelles il pouvoit le plus espérer, et, par cet applaudissement qui en entraînoit d'autres, de se faire compter dans le grand monde. Il paroissoit vouloir avoir des amis, et il en trompa longtemps[5]. C'étoit[6] un cœur corrompu à fonds, une âme de boue, un impie de bel air et de profession : pour tout dire, le plus solidement mal-
[*Add.* S^t^S. *410*] honnête homme qui ait paru de longtemps[7]. Il étoit veuf sans enfants de la fille de Châteauneuf et sœur de la Vrillière, secrétaire d'État, avec qui il avoit très mal vécu sans aucune cause, et avec un parfait mépris[8]. Ne sachant où se reprendre dans un accès d'ambition[9], il

1. En 1702, les *Mémoires de Sourches* (tome VII, p. 380) parlent de sa figure jaune et longue, au retour de l'armée d'Italie, où il avait été malade.
2. Ces quatre derniers mots sont ajoutés en interligne.
3. Ces six mots sont en interligne. — 4. Adverbe ajouté en interligne.
5. Nous le verrons, tour à tour, prendre parti pour et contre Saint-Simon.
6. *C'estoit* est en interligne, au-dessus d'*au fonds*, biffé.
7. « Le malheur de l'État, le plus faux et le plus malhonnête homme » (Addition sur son père : *Dangeau*, tome III, p. 402).
8. Tomes III, p. 118, et IV, p. 253-255.
9. Son père avait jadis voulu lui faire épouser une fille de Louvois, ou bien celle de son ami intime Clérembault (tome III, p. 10 ; *Mémoires de Gourville*, p. 577).

imagina que Chamillart seroit en état de tout faire pour lui en épousant sa seconde fille[1], Dreux, mari[2] de l'aînée[3], ne pouvant, par le peu qu'il étoit, lui faire ombrage. Il le fit proposer à ce ministre, qui s'en trouva d'autant plus flatté que sa fille étoit cruellement vilaine[4]. Chamillart en parla au Roi, qui l'arrêta tout court. « Vous ne connoissez pas la Feuillade, lui dit-il; il ne veut votre fille que pour vous tourmenter pour que vous me tourmentiez pour lui. Or, je vous déclare que jamais je ne ferai rien pour lui, et vous me ferez plaisir de n'y plus penser[5]. » Chamillart se tut tout court, et demeura fort

1. Marie-Thérèse Chamillart, née le 22 septembre 1684, mariée le 24 novembre 1701, morte le 3 septembre 1716, sans postérité, « non plus que la première femme d'un si bon mari et d'un si honnête homme » (*Mémoires*, tome XIII, p. 98). On a vu plus haut, p. 37, note 2, que ce mariage était l'œuvre de M. de Marsan.

2. *Mari* surcharge *qui*, effacé du doigt.

3. Catherine-Angélique Chamillart : tomes VI, p. 306, et VII, p. 175.

4. Elle avait dix-sept ans, et lui vingt-huit. Toujours indulgent et flatteur, le *Mercure*, dans son article de novembre 1701 sur ce mariage, dit (p. 384) : « Elle est grande, bien faite, et a soutenu avec autant d'esprit que de modestie, et sans paroître embarrassée, tous les honneurs qu'elle a reçus. » Plus tard, Saint-Simon nous racontera que c'était une vraie Maritorne de *Don Quichotte*, et que ce cajoleur de Marsan « n'avoit pas honte de l'appeler *ma grosse toute belle* » (*Mémoires*, tome VI de 1873, p. 174). En décembre 1700, on avait répandu le bruit qu'elle devait épouser le marquis de Seignelay, et la troisième sœur le vidame d'Amiens (*Sourches*, tome VI, p. 333; *Correspondance de Fénelon*, tome I, p. 113); celle-ci, que la cour crut ensuite, en novembre 1701, destinée au prince de Léon (*Sourches*, tome VII, p. 160) ou au prince de Montlaur (ci-après, p. 314, note 5), épousera en 1702 le duc de Quintin, propre beau-frère de notre auteur, et dont les parents avaient d'abord visé la seconde sœur.

5. C'est presque l'équivalent du discours tenu par le Roi au maréchal de Lorge, lorsque Lauzun avait brigué la main de Mlle de Quintin « pour s'initier de nouveau et se rouvrir un chemin à succéder à son beau-père dans la charge de capitaine des gardes » (tome II, p. 277-278). Cependant le Roi s'était alors borné à avertir le maréchal, sans s'opposer au mariage. Ici, son ton tranchant et absolu est d'autant plus étonnant que, six mois auparavant, en donnant un régiment au jeune duc, il avait « accompagné ce présent de beaucoup de gracieusetés, en lui

affligé. La Feuillade ne se rebuta point : plus il se vit sans ressource, plus il sentit que ce mariage seul lui en seroit une unique[1], et plus il fit presser Chamillart. On ne comprend pas aisément comment, après un tel refus, il osa, quelque temps après, retourner à la charge, et beaucoup moins comme le Roi se rendit à ses instances, à qui l'a connu. Il donna deux cent mille livres à Chamillart, comme il faisoit à ses ministres[2], pour ce mariage; Chamillart[3] y en ajouta cent du sien, et le mariage fut conclu. La Feuillade fut mal reçu du Roi, lorsque, la[4] permission accordée à Chamillart, il lui en parla[5]. Les noces se firent[6]. La Feuil-

disant que, s'il continuoit à bien faire, il le trouveroit disposé à lui accorder de plus grandes grâces; qu'il avoit été bien aise de lui faire sentir, dans les temps, qu'il n'étoit pas content de lui, combien il avoit de raisons pour changer sa conduite, et qu'il le voyoit avec plaisir présentement dans un bon chemin. » (*Dangeau*, tome VIII, p. 94-95.)

1. *Unique* est ajouté en interligne.

2. Voyez nos tomes II, p. 8 et note 3, et IV, p. 58. Pour la dernière fille, le Roi complétera lui-même la dot de trois cent mille livres.

3. *Chamillart* est ajouté en interligne, au-dessus de *qui*, biffé.

4. L'abréviation de *que* a été ajoutée à *lors*, et *la* surcharge *d[e]*.

5. *Journal de Dangeau*, tome VIII, p. 237, 14 novembre : « Avant que de partir de Fontainebleau, M. de la Feuillade parla au Roi, dans son cabinet, pour avoir l'agrément de son mariage avec Mlle de Chamillart. M. de Chamillart avoit déjà, quelques jours auparavant, rendu compte au Roi de cette affaire. S. M., en faveur du mariage, donne deux cent mille francs à la fille, et le père lui donne cent mille francs et plusieurs années de nourriture. M. de la Feuillade, en comptant son gouvernement, jouit de cent mille livres de rente. » Les *Mémoires de Sourches*, qui avaient annoncé le mariage dès le 6 novembre, disent, le 13 (p. 143 et 148-149) : « Ce jour-là, le mariage du duc de la Feuillade avec Mlle de Chamillart fut déclaré, et les courtisans n'en furent point surpris, car ils le savoient depuis longtemps, et ils surent en même temps que celui qu'on avoit proposé pour la cadette avec le comte de Montfort (*lisez :* Montlaur, second fils du prince d'Harcourt) n'avoit pas réussi, et qu'on parloit à sa place du comte de Quintin. » Celui-ci, comme il a été dit, était le frère unique de Mme de Saint-Simon.

6. Dans la nuit du 23 au 24 novembre, au château de l'Étang, nouvellement acquis de la succession de Barbezieux (tome VIII, p. 5-6). Le contrat avait été signé par la cour dans la journée du 23. (*Dangeau*, p. 244; *Sourches*, p. 156; *Dictionnaire critique* de Jal, p. 352; *Mercure*

lade vécut encore plus mal, s'il est possible, avec cette[1] seconde femme qu'avec la première, et dès les commencements; mais il avoit jeté un charme sur Chamillart, à qui il manqua étrangement, quand il ne lui fut plus nécessaire, et qui n'en demeura pas moins constamment affolé de lui tant qu'il vécut[2]. On verra dans la suite combien ce mariage a coûté cher à la France[3].

Fagon, premier médecin du Roi, fut taillé par Mareschal, chirurgien célèbre de Paris[4], qu'il préféra à tous ceux de la cour et d'ailleurs[5]. Fagon, asthmatique, très bossu, très décharné, très délicat et sujet aux atteintes du haut mal[6], étoit un *méchant sujet*[7] en terme de chirurgie; néanmoins, il guérit par sa tranquillité et l'habilité[8] de Mareschal, qui lui tira une fort grosse pierre. Cette opération le fit quelque temps après premier chirurgien du Roi[9]. S. M. marqua une grande inquiétude de Fagon, en

Fagon taillé.

du mois, p. 376-385.) L'évêque de Dol, oncle paternel de la mariée, avait ajouté vingt mille livres à la dot (*Dangeau*, p. 252).

1. La première lettre de *cette* surcharge une *s*.

2. Nous trouverons de bien singulières lettres du gendre au beau-père dans la publication de M. l'abbé Esnault.

3. Allusion à la campagne de 1706 en Italie. — 4. Tome VI, p. 29.

5. *Dangeau*, p. 246, 247, 249 et 263; *Sourches*, p. 159, 161, 165 et 174; *Gazette d'Amsterdam*, n° XCVIII; *Mercure* de janvier 1702, p. 238-244; *Journal de la santé du Roi*, p. 250. Nous avons déjà dit un mot des opérations de la taille (tome V, p. 340, note 6); Mareschal, qui y était passé maître, employait le procédé d'extraction par le haut de la cuisse, que la *Gazette d'Amsterdam* de 1700, n° XXXIX, dit récemment inventé par un frère de la Charité. Le frère Côme, capucin, y était aussi expert, et, en 1702, nous verrons le maréchal de Lorge opéré et tué par le frère Jacques.

6. « On dit : *mal caduc, haut mal*, pour dire : l'épilepsie. Le peuple dit : *mal de saint*. » (*Académie*, 1718.) Il a parlé d'*épilepsie* en 1701 : tome VIII, p. 95.

7. *L'Académie* de 1718 dit : « Les chirurgiens appellent un corps dont ils font l'anatomie *un sujet*. »

8. *Habilité*, selon *l'Académie* de 1718, n'avait d'usage qu'en jurisprudence. Ici, c'est un *lapsus*.

9. En juin 1703, après la mort de Félix, de qui il a été parlé dans le tome VIII. Saint-Simon fera alors son portrait.

qui, pour sa santé, il avoit mis toute sa confiance. Il lui donna cent mille francs à cette occasion[1]. On a pu voir quel étoit Fagon p. 28[2], tout au commencement de ces *Mémoires*.

Harcourt de retour d'Espagne.

Le duc d'Harcourt[3] arriva d'Espagne et entretint longtemps le Roi et Mme de Maintenon[4], et dès lors commença à prendre un grand vol[5]; mais il lui falloit peut-être plus de santé, et sûrement plus de mesure[6].

1. Ce don lui avait été fait avant l'opération, afin qu'il achetât une charge de conseiller au Parlement pour son fils, et il paya lui-même trois mille livres à Mareschal (*Sourches*, p. 159 et 165). Des amis firent célébrer un service d'actions de grâces, et d'autres publièrent des pièces de vers sur sa guérison : *Mercure* de février, p. 312-319, et de mars, p. 127-128.

2. Page 28 du manuscrit, correspondant à la page 287 de notre tome I.

3. Ci-dessus, p. 28.

4. Le 28 novembre, sachant son arrivée à Paris, le Roi le fit appeler à Marly, où on lui donna un logement en bas, parce que l'état de ses jambes ne lui permettait pas de monter l'escalier. Le 30, le Roi le reçut dans sa propre chambre, et lui dit : « Je suis très aise de vous voir; mais, en même temps, je ne laisse pas d'être fâché, car vous m'étiez bien nécessaire en Espagne. Ne songez qu'à ménager votre santé, et demain nous nous entretiendrons plus à loisir. » En effet, le jour suivant, il le fit venir chez Mme de Maintenon; l'entretien dura plus de deux heures et fut suivi de plusieurs autres. (*Journal de Dangeau*, p. 209, 218, 220, 224, 231, 247-249 et 260; *Mémoires de Sourches*, p. 160.)

5. Le Roi se montra fort satisfait de tout ce que l'ancien ambassadeur lui rapportait sur Philippe V et sur l'Espagne. Plus tard, notre auteur, ayant eu communication, par M. de Torcy (comme il le dit dans sa Table générale, tome XX, p. 254), des documents originaux de cette ambassade, en prit une copie, et la plaça dans les Pièces justificatives des *Mémoires*. Ils furent connus de même par Voltaire, au temps où celui-ci préparait le *Siècle de Louis XIV*, et par l'abbé Millot, qui s'en servit pour les *Mémoires de Noailles*. M. Legrelle vient de les employer de nouveau pour le tome II de son ouvrage sur *la Diplomatie française et la succession d'Espagne*, p. 130-215.

6. Malgré ce précédent favorable, nous verrons, dans le prochain volume, que jamais le duc d'Harcourt ne parvint à être ministre en titre, peut-être par sa faute.

Le comte de Montrevel[1], qui, à la prière de l'électeur de Cologne évêque de Liège[2], s'étoit saisi de la citadelle de Liège[3] et avoit prévenu de fort peu les Hollandois, fit, par

1. Nicolas-Auguste de la Baume : tome I, p. 254. Lieutenant général depuis 1693, il sera créé maréchal de France en 1703.

2. Joseph-Clément de Bavière, frère cadet de l'Électeur, né le 5 décembre 1671, fait évêque de Ratisbonne à quatorze ans, en 1685, élu archevêque-électeur de Cologne à dix-sept ans, en 1688, coadjuteur d'Hildesheim et évêque-prince de Liège en 1694, devint titulaire d'Hildesheim le 13 août 1702, mais ne reçut l'ordre de prêtrise que le 1er janvier 1707, et ne fut sacré que le 1er mai suivant, à Lille. Mis au ban de l'Empire en 1706, rétabli dans ses États après les traités de 1714, il résigna Ratisbonne en 1716, et mourut à Bonn, le 12 novembre 1723. — Ce prélat, dont l'élection en 1688 avait fait éclater la guerre, suivait maintenant son frère du côté de la France, et, comme lui, avait adhéré des premiers à l'avènement des Bourbons en Espagne et signé un traité secret avec Louis XIV (13 février 1701). En vain Guillaume III avait envoyé M. de Ruvigny-Gallway pour le ramener dans le parti allemand; comme il éprouvait, sur ce point, une très vive opposition de son chapitre et de ses sujets, il avait levé des troupes commandées par un Français, obtenu même de Louis XIV un corps d'occupation, et publié un manifeste contre les Hollandais (20 novembre). C'était un des membres les plus actifs de la ligue des cercles neutres dont il a été parlé ci-dessus, p. 88.

3. La ville et l'État de Liège (tomes I, p. 238, et IV, p. 44), menacés par les Espagnols et les Impériaux pendant la guerre de Hollande, avaient fait une déclaration de neutralité, mais M. de Fürstenberg, alors évêque de Strasbourg, avait porté le gouverneur de la citadelle à la livrer aux armes françaises, et l'on s'était mis à la démolir sur le conseil de Vauban (*Gazette*, 1676, p. 292 et 325; *Mémoires de Pomponne sur l'état de l'Europe de 1671 à 1680*, tome I, p. 216 et suivantes; *Histoire de Louvois*, par M. Rousset, tome II, p. 142-144 et 232). La démolition n'avait sans doute pas été achevée alors; car, dans la guerre suivante, à la fin de 1688, la faction populaire conclut un traité de neutralité avec Louis XIV en lui payant deux cent mille écus la première année, cinquante mille chaque année suivante, et à charge de raser la citadelle du côté de la campagne (*Dangeau*, tome II, p. 291; *Sourches*, tome III, p. 20). Ce traité n'ayant pas été observé plus que le précédent, et la ville ayant reçu une garnison ennemie, Boufflers fut chargé de la bombarder au commencement de 1691, et la détruisit en partie. En 1693, de nouveau, quoique les corps de métiers et l'évêque lui-même voulussent la neutralité, le même baron de Méan que nous allons retrouver en 1701 fit chan-

Méan, doyen de Liège, son frère et leurs papiers enlevés et enfermés à Namur.

ordre du Roi et du même électeur[1], enlever le baron de Méan, doyen du chapitre de Liège, et son frère[2], avec tous leurs papiers, et les fit[3] conduire dans le château de Namur[4]. C'étoient deux hommes d'une grande ambition, surtout le doyen, qui avoit beaucoup d'esprit et de hardiesse, et qui excelloit en projets, en menées, et en intrigues. Ils étoient fort attachés au roi Guillaume, qui s'en servoit beaucoup[5], et, en dernier lieu, il avoit voulu débaucher le gouverneur d'Huy avec sa place[6], et fait le projet de l'occupation de Liège par les Hollandois. Ce fut

ger ses compatriotes d'avis; il fallut expulser les chanoines hostiles, désarmer les bourgeois et leur imposer un corps d'occupation (*Mercure*, mai 1694, p. 174-243). La situation se trouvait encore pareille en 1701, pour la troisième fois. L'Électeur adressa à M. de Montrevel, commandant des troupes françaises, une lettre de remerciement, qui parut dans la *Gazette d'Amsterdam*, n° XCVII.

1. *Dangeau*, p. 218, 245-246 et 253; *Sourches*, p. 157, 164, 166 et 170; *Gazette d'Amsterdam*, n°s XCVI-C et CII; Quincy, *Histoire militaire du règne de Louis XIV*, tome III, p. 494-495. Les ordres, correspondances et relations se trouvent dans le recueil de Lamberty, tome I, p. 676-682, et dans les *Mémoires militaires* du général Pelet, tome I, p. 145-149. L'occupation se fit le 23 novembre, et l'enlèvement du grand doyen le 1er décembre.

2. C'était une vieille et importante famille de Liège, et les deux frères étaient fils puînés d'un jurisconsulte et écrivain assez renommé. L'un, Jean-Ferdinand, prévôt de Saint-Servais à Maëstricht et de Saint-Paul à Liège, élu grand doyen du chapitre cathédral après le cardinal de Bouillon, le 22 septembre 1688, s'était alors signalé par son opposition au prince Joseph-Clément, et nous venons de voir qu'il avait détourné la ville du parti de la neutralité en 1693. L'Empereur lui avait donné un titre de baron pour sa famille. L'autre frère, Laurent, chanoine de Saint-Martin, prévôt de Notre-Dame à Maëstricht, fut plus tard plénipotentiaire de l'Empereur à Ryswyk, et mourut le 15 mai 1715. (*Recueil héraldique des bourguemestres de Liège*, 1720, p. 405-409 et 525-526.)

3. *Fit* a été écrit après coup en interligne, au-dessus d'*a fait*, biffé.

4. Commandé, au nom du roi d'Espagne, par le comte de Brouay.

5. *Beaucoup* est en interligne, au-dessus de *fort*, biffé.

6. Huy, capitale du Condroz, au pays de Liège, était séparée en deux par la Meuse et avait un bon château. Saint-Simon l'avait vu prendre en 1693 (tome I, p. 237-238) par M. de Villeroy, comme l'avaient prise les Allemands en 1674, puis le maréchal de Rochefort en 1675,

un grand cri de tous les alliés contre la France, outrés de se voir privés de deux instruments si utiles, et encore plus de ce qu'on verroit de leurs desseins par leurs papiers[1]. On n'en étoit plus aux mesures : on laissa crier, et on resserra bien les deux prisonniers[2].

Mort de Bissy. Sa prophétie sur son fils,

Le vieux Bissy[3], ancien lieutenant général, et commandant depuis longtemps en chef en Lorraine et dans les

et comme le prince d'Orange la reprit en 1694. Les alliés s'en empareront en août 1703, ainsi que de Liège en 1702. Enfin le traité de la Barrière, en 1715, stipulera le démantèlement de ces deux villes.

1. On envoya de Paris un manifeste expliquant les motifs de ces mesures de rigueur, ordonnées par l'Électeur lui-même et par son commandant (*Gazette d'Amsterdam*, n° c et Extr. ciii). Par contre-coup, l'Empereur et le Pape se plaignirent (1702, n°s v et ix), et les magistrats de Cologne firent entrer dans leur ville quatre bataillons hollandais, qu'ils qualifièrent d'auxiliaires du cercle de Westphalie, comme les troupes françaises, à Liège, avaient été qualifiées d'auxiliaires du cercle de Bourgogne.

2. Seul, le grand doyen, traité avec une certaine rigueur, fut envoyé de Namur à Avignon, sur la demande du Pape. En 1703, on le ramena à Namur sous la caution de l'évêque (*Sourches*, tome VIII, p. 74); mais il ne fut relâché qu'en 1709, par voie d'échange et déjà malade, pour aller mourir à Liège le 18 juin (*Gazette*, p. 310-311 et 417; *Sourches*, tome XI, p. 325). Son frère le chanoine, retenu d'abord dans la citadelle avec quelques autres membres du chapitre, se sauva à Maëstricht, sous des habits de femme, et dépêcha de là des protestations à Rome, en Allemagne et en Hollande (*Gazette d'Amsterdam*, 1701, n° xcviii; *Sourches*, p. 164 et 170). Après l'opération, M. de Montrevel fut remplacé par M. de Ximenès et alla commander le corps d'occupation de l'électorat de Cologne. Le nouveau commandant se fit si bien venir des Liégeois, qu'on lui offrit une médaille commémorative en 1702.

3. Claude de Thiard, chevalier, puis baron, et enfin comte de Bissy, mort à Metz le 3 novembre 1701, à quatre-vingts ans (*Dangeau*, tome VIII, p. 231). Guidon de cavalerie en 1637, capitaine en 1641, il avait mérité le commandement de son régiment, en 1649, par une très belle conduite dans les campagnes d'Espagne, était devenu brigadier en 1664, commandant de Besançon en 1668, gouverneur d'Auxonne en 1670, maréchal de camp en 1672, lieutenant général en 1677, lieutenant général au gouvernement de Lorraine et Barrois en 1679, chevalier des ordres à la promotion de 1688, commandant des Trois-Évêchés à la paix de Ryswyk. Son portrait lavé, d'après la toile de la collection du Saint-Esprit, se trouve dans les mss. Clairambault 1167, fol. 3, et 1268, fol. 86; son buste en marbre est au musée de Versailles, n° 2832.

depuis cardinal. [Add. St-S. 411]

Trois-Évêchés[1], mourut à Metz, fort regretté par son équité, sa discipline, et la netteté de ses mains[2]. Ce fut un de ces militaires de bas aloi que M. de Louvois fit chevaliers[3] de l'Ordre à la fin de 1688[4]. Il s'appeloit Thiard[5], d'une famille qui a donné des conseillers et des présidents aux parlements de Dijon et de Besançon[6], et un évêque de Chalon-

1. Il avait eu le chagrin de voir le gouvernement de Lorraine donné à M. de Boufflers, son cadet, en 1687. Selon Dangeau, le commandement de Metz et des Trois-Évêchés (Metz, Toul et Verdun) lui valait vingt ou vingt-quatre mille livres ; selon Expilly, il y avait vingt-quatre mille livres d'appointements et treize mille cinq cents d'émoluments.

2. N'étant encore que capitaine de chevau-légers, il fit la campagne de Hongrie, en 1664, sous les ordres de la Feuillade et de Coligny, et se distingua particulièrement aux combats de Kerment et de Saint-Gothard. Le Roi écrivit alors à la Feuillade : « On ne peut pas louer le chevalier de Bissy au delà de ce que vous faites en ne le louant pas du tout; mais je n'en suis pas surpris, sachant que c'est un homme extraordinaire, qui est capable de me rendre de grands services en toutes rencontres. » Et à Bissy lui-même : « Mr de Bissy, vous vous êtes fait remarquer si avantageusement dans l'action passée sur le Raab, le 1er de ce mois, qu'on a peine de trouver des louanges proportionnées à votre mérite. Cependant j'ai bien voulu vous témoigner, par cette lettre, la satisfaction de ce que vous avez contribué à ma gloire en cette rencontre; mais vous la connoîtrez encore mieux par les effets de ma bienveillance aux occasions qui s'offriront.... » (*Lettres de Louis XIV..., recueillies par M. Rose*, éd. Morelly, tome II, p. 48 et 51.) On voit, par les *Mémoires de Coligny* (p. 85 et 86), que Bissy avait été chargé d'amener à ce général quatorze compagnies de cavalerie formées à Parme; Bussy-Rabutin dit qu'il se distingua extrêmement en cette occasion. Un journal de la campagne rédigé par lui, sur l'ordre du Roi (ms. Clairambault 1202, fol. 26-51), a été publié en 1784, par un de ses descendants.

3. Il a écrit : *chev.*, en abrégé, sans indiquer singulier ou pluriel.

4. En cette qualité, il avait fait sur lui une notice qu'on trouvera ci-après, appendice n° XVII. Sur le caractère militaire de la promotion, voyez ci-dessus, p. 47, note 6.

5. Ils signaient : *Tyard*, *Thyart* et *Thiard*. Jal a rapporté, dans son *Dictionnaire critique*, p. 353, un acte de 1715, celui du décès du maréchal de Chamilly, où les trois formes se trouvent côte à côte, en signatures de témoins. La dernière finit par subsister seule.

6. Comparez la suite des *Mémoires*, tome XI, p. 145-146, et l'Addition au *Journal de Dangeau*, tome VI, p. 287. Il n'est pas question de

sur-Saône, grand poète, ami de Ronsard[1], de des Portes[2], du cardinal du Perron[3], et savant d'ailleurs, qui mourut tout au commencement du dernier siècle[4]. Bissy, par ce

magistrats, mais uniquement d'hommes d'épée, dans le fragment de généalogie des Thiard donné par les continuateurs du P. Anselme à l'occasion de la promotion de 1688 (*Histoire généalogique*, tome IX, p. 236). Dans celle que contient le *Dictionnaire de la Noblesse* de la Chenaye des Bois, comme dans l'article du *Moréri* que suit Saint-Simon, le quatrième aïeul de notre comte de Bissy figure seul comme ayant été gratifié de la présidence du parlement de Dôle, en 1502, par Philippe le Beau, roi de Castille, pour qui il tenait les fonctions de garde du scel et souverain juge du comté de Charolais. Le fils de celui-là fut lieutenant général au bailliage de Mâconnais. Ce qui est vrai, c'est que l'illustration militaire ne commença qu'avec le comte que nous voyons mourir en 1701, pour continuer jusqu'à la fin du régime monarchique. Au milieu des officiers généraux, il y eut un littérateur, le marquis Gaspard-Pontus (1723-1786), qui fit paraître en 1784 une généalogie de sa maison à la suite de l'histoire de l'évêque de Chalon dont il va être parlé, avec la relation de Hongrie et les lettres indiquées plus haut.

1. Pierre de Ronsard, né le 11 septembre 1524, en Vendômois, de famille noble, commença par servir dans la maison de divers princes ou dans des ambassades, eut une cure dans le Maine, ne se voua à la poésie qu'à partir de 1542, et publia ses premiers vers en 1551. Quand il mourut, près de Tours, le 27 décembre 1585, il était considéré comme le poète français par excellence, ayant opéré une révolution complète dans la langue ainsi que dans la versification.

2. Philippe des Portes, né à Chartres en 1545, mort le 5 octobre 1606, était beaucoup plus jeune que Ronsard, et il substitua le goût italien à l'imitation grecque et latine de son prédécesseur. Les rois Charles IX et Henri III le comblèrent de cadeaux et de bénéfices.

3. Jacques Davy du Perron, né près de Coutances le 19 novembre 1556, gagna l'évêché d'Évreux (1595) par ses prédications à la cour, le chapeau de cardinal (1604) par ses succès de la conversion d'Henri IV, de la réconciliation avec le saint-siège et de la conférence de Fontainebleau, enfin l'archevêché de Sens et la grande aumônerie (1606) par ses services diplomatiques à Rome. Ses *Œuvres*, mêlées de poésie, de théologie et de diplomatie, furent publiées en 1622, par un neveu.

4. Pontus de Thiard (Tyard), né en 1520, à Bissy-sur-Fley, s'étant adonné de bonne heure aux belles-lettres et aux sciences, fut, avec Ronsard, un des fondateurs de la pléiade poétique de la Renaissance, d'où sortit aussi la première académie. Aumônier ordinaire sous Charles IX, Henri III le fit évêque de Chalon-sur-Saône en 1578; mais il se démit de ce siège en 1594, au profit de son neveu Cyrus de Thiard, et

commandement de Lorraine, trouva à marier son fils aîné[1] à une Haraucourt[2], qui, longues années après, devint héritière par la mort de ses frères sans enfants[3]. Il étoit aussi père de l'abbé de Bissy[4], à qui il procura l'évêché de Toul, et qui depuis est devenu cardinal et a fait un étrange bruit dans le monde[5]. Étant allé, tout jeune homme, et presque du collège, voir son père à Nancy, ce fut à qui le loueroit le plus. Le père, qui étoit galand homme, bon citoyen[6], et vrai, s'en impatienta : « Vous ne le connoissez

mourut le 23 septembre 1605, tout entier à l'étude. L'universalité de ses connaissances lui faisait appliquer ces mots d'Ovide : *Omnia* Pontus *erat;* et Ronsard fit l'éloge de ses sonnets français, les premiers de ce genre. Son histoire a été écrite, en 1784, par le marquis de Thiard, et en 1860, par J.-P. Abel Jeandet. Son portrait fut gravé par Thomas de Leu, en 1577. Saint-Simon suit l'article que le *Moréri* lui a consacré en tête de la généalogie; comparez quelques pièces dans le ms. Clairambault 1202, fol. 5-22.

1. Jacques, marquis de Bissy : tome II, p. 171.

2. Bonne-Marguerite d'Haraucourt, dite Mlle de Marcossey, chanoinesse de Remiremont, fille d'un général des armées bavaroises et sœur d'un capitaine des gardes du duc de Lorraine, mourut le 11 mars 1682.

3. Elle n'avait qu'un seul frère, Charles-Élisée-Joseph, marquis d'Haraucourt et dernier du nom, qui, en mourant sans postérité le 21 août 1715, laissa tout l'héritage de cette antique maison de chevalerie lorraine au fils unique dont la naissance avait coûté la vie à la marquise de Bissy.

4. Tome IV, p. 91. Le vieux Bissy avait eu quatorze enfants : *Mémoires de Luynes*, tome V, p. 319.

5. Nous le verrons jouer un rôle des plus actifs dans les affaires de la Constitution et du jansénisme, dans les persécutions sourdes contre le cardinal de Noailles, etc.

6. Nous avons déjà relevé un premier emploi de *bon citoyen* dans le même sens de dévouement à la patrie (tome I, p. 277 et Additions). *Citoyen* n'était pas un néologisme, loin de là. Dangeau lui-même s'en servait, comme Étienne Pasquier sous le règne de Charles IX (lettre à Pibrac, 1567), comme Dubuisson-Aubenay en 1650 (*Journal*, tome II, p. 93), comme Loret en 1657 (*Muse historique*, tome II, p. 393), comme la Fontaine qualifiant Saint-Évremond de « citoyen de ce vaste univers » (1687), comme Catinat déplorant la mort de la Hoguette en 1693 (ses *Mémoires*, tome II, p. 229 et 523), comme le duc de Noirmoutier écrivant au contrôleur général Desmaretz : « Je vois avec toute la joie d'un bon

pas, leur[1] dit-il; voyez-vous bien ce petit prestolet-là[2], qui ne semble pas savoir l'eau troubler[3]? C'est une ambition effrénée qui sera capable, s'il peut, de mettre l'Église et l'État[4] en combustion pour faire fortune. » Ce vieux Bissy n'a été que trop bon prophète. Il y aura lieu de parler plus d'une fois de ce prestolet, qui en conserva l'air toute sa vie[5].

M. de Montespan[6] mourut dans ses terres de Guyenne, trop connu par la funeste beauté de sa femme, et par ses

Mort de M. de Montespan.

citoyen et les sentiments d'un homme qui vous honore véritablement les premiers succès de votre ministère » (Arch. nat., G⁷ 543, 15 mars 1708), enfin comme Voltaire dans le *Siècle de Louis XIV*, p. 74, comme Louis XV donnant au maréchal de Noailles ce certificat flatteur : « Ce n'est pas d'aujourd'hui que je connois vos bonnes qualités; celle de citoyen est au-dessus de toutes, » ou comme le maréchal de Belle-Isle écrivant au ministre Amelot : « Je suis citoyen, et je veux l'honneur de la nation, » etc.

1. *Leur* surcharge un premier *dit*.

2. *Prestolet* n'est pas dans *l'Académie* de 1718, et cependant une apostrophe de Catherine de Médicis à Amyot, rapportée dans le *Dictionnaire de Trévoux*, prouverait qu'il existait dans notre langue dès le seizième siècle. On n'est pas fixé sur son étymologie. Est-il venu de l'italien? Le *Trévoux* dit : « *Prestolé* ou *prestolet*, s. m.; terme odieux dont on se sert pour mépriser un prêtre sans établissement et sans naissance. »

3. « Qui te rend si hardi de troubler mon breuvage? » (La Fontaine, *le Loup et l'Agneau*.)

4. L'abréviation *l'* surcharge *le*.

5. Dans une Addition au *Journal de Dangeau*, tome IV, p. 300, il dit de M. de Villeroy, archevêque de Lyon : « C'étoit un petit prestolet, à mine de curé de village, aussi haut que son frère étoit bas.... » Madame appeloit Dubois « mon petit prestolet » (recueil Brunet, tome II, p. 53).

6. Louis-Henri de Pardaillan de Gondrin (tome III, p. 218), marquis d'Antin, puis de Montespan, capitaine au régiment du mestre de camp général de la cavalerie, épousa, le 6 février 1663 (*Muse historique*, tome IV, p. 16, 17, 19, 20, 22 et 23), Françoise-Athénaïs de Rochechouart-Mortemart, dite Mlle de Tonnay-Charente, parente de la mère de notre auteur, et n'obtint un jugement de séparation de corps et de biens que le 7 juillet 1674, ayant alors deux enfants, le fils qui devint duc d'Antin, et une fille dont on ignore la fin. Il fut relégué pendant un temps dans ses terres du Midi ou en Languedoc, où sa vie n'était pas précisément triste, si nous en croyons les *Lettres de Mme Dunoyer;* mais on le vit plusieurs fois à Paris dans ses dernières années, en 1691 (*Sourches*, tome III, p. 491), en 1693 (Papiers du P. Léonard, Arch.

Hardiesse de son fils.

nombreux et plus funestes fruits[1]. Il n'en avoit eu qu'un fils unique avant l'amour du Roi, qui étoit le marquis d'Antin, menin de Monseigneur[2], lequel[3] sut tirer un grand

nat., MM 826, fol. 73 v°), en 1696, pour le mariage Coëtquen et Noailles (Arch. nat., Y 268, fol. 447 v°), peut-être même en septembre 1700, époque où il perdit un procès en requête civile contre le duc de Foix. Il descendait alors à l'hôtel de Hollande, sur le quai Malaquais. Dans le Midi, une de ses résidences était le château de Bonnefond, en Gascogne; mais c'est à Saint-Élix (Haute-Garonne) qu'il mourut le 1er décembre 1701, comme vient de nous l'apprendre la toute récente publication de M. Fr. Abbadie : *Lettres d'un cadet de Gascogne sous Louis XIV*, p. 38-39. Le 9 décembre, dit Dangeau (tome VIII, p. 256), « on eut nouvelle que M. de Montespan était mort dans ses terres en Guyenne, après une longue maladie. M. d'Antin, son fils unique, étoit allé le trouver avant que la cour partît de Fontainebleau. On dit qu'il héritera de plus de quarante mille livres de rente, et qu'il trouvera beaucoup de vaisselle d'argent et de meubles. » Comparez la *Gazette d'Amsterdam*, n° CII. Selon les bruits recueillis par le P. Léonard (Arch. nat., MM 826, fol. 74 v°, et M 766, lettre du 7 janvier 1702), il laissait trois cent soixante mille livres de dettes; mais les *Mémoires de Luynes* (tome V, p. 200) racontent, comme Dangeau, qu'il y avait au moins quarante mille livres de rente en terres substituées en Languedoc, et c'étaient les terres dont il avait hérité, en 1687, par la mort de son oncle, le soi-disant duc de Bellegarde (*Dangeau*, tome II, p. 35). Mlle de Montpensier a dit de lui (*Mémoires*, tome IV, p. 152) que c'était un homme fort extravagant et d'une conduite extraordinaire, mais avec bien de l'esprit. On prétendit qu'avant de mourir il avait écrit à sa femme pour lui proposer un pardon réciproque, et qu'il l'avait appelée à être son exécutrice testamentaire (*Sourches*, tome VII, p. 174; *Gazette d'Amsterdam*, n° CII; Papiers du P. Léonard, M 766, lettre déjà citée). Elle prit le deuil, mais ne reçut point les compliments, non plus que sa sœur l'abbesse de Fontevrault; celle-ci fit seulement célébrer un service, sans dire à quelle intention.

1. Les bâtards. — Nous aurons l'occasion de revenir sur l'attitude de M. de Montespan soit pendant le temps où sa femme était maîtresse en titre, soit après. On peut d'ailleurs se reporter au livre de feu P. Clément, *la Marquise de Montespan*. Voyez nos Additions et corrections, p. 468.

2. On a vu, dans le tome VII, p. 51 et 239-240, ce que Mme de Montespan venait de faire pour cet unique enfant légitime. Un acte du 29 août 1685 et le contrat de mariage des 17 et 19 août 1686 avaient garanti à M. d'Antin la moitié du patrimoine Gondrin et Montespan.

3. *Lequel* est en interligne, au-dessus de *qui*, biffé.

parti de la honte de sa maison. Dès que son père fut mort[1], il écrivit au Roi pour lui demander de faire examiner ses prétentions à la dignité de duc d'Épernon[2]. Tous les enfants de sa mère en supplièrent le Roi[3] après son souper, ou de le faire duc, M. le duc d'Orléans portant la parole[4]. Cette folie d'Épernon fut en effet son chausse-pied[5]; mais les moments n'en étoient pas venus, un obstacle invincible l'arrêtoit encore[6] : Mme de Montespan vivoit, et Mme de Maintenon la haïssoit trop pour lui donner le plaisir de voir l'élévation de son fils[7].

1. *Journal de Dangeau*, tome VIII, p. 260, 15 décembre 1701.

2. Montespan, sur la Garonne, à treize kil. de Saint-Gaudens, avec ruines d'un château fort du treizième siècle, était venu aux Pardaillan par une alliance avec Paule d'Espagne, héritière de cette terre (1521), comme Antin en Bigorre, par un autre mariage de 1561, comme le duché de Bellegarde, des Saint-Lary, par le second mariage du grand-père de M. de Montespan, au seizième siècle, et enfin comme le duché d'Épernon, par sa grand'mère maternelle, Jeanne de Goth, femme de Jean Zamet, fille d'Hélène de Nogaret et nièce du premier duc d'Épernon. Songeant à relever ce dernier titre ducal, M. de Montespan avait acheté la terre d'Épernon en mars 1698, puis avait obtenu la renonciation de Mlle d'Épernon et de l'abbé d'Épernon, pris des lettres d'héritier bénéficiaire (*Dangeau*, tome VI, p. 302; comparez l'Addition n° 75, dans notre tome II, p. 385), et cédé le duché, par donation du 6 juin suivant (Arch. nat., Y 271, fol. 147 v°), au marquis d'Antin, qui, de son côté, n'ayant pas de maison dans le pays, avait acheté des Armenonville le château du Loreau, placé dans le voisinage de la ville (ci-après, p. 347). Une lettre conservée dans la collection de M. Alfred Morrison, à Londres (*Catalogue*, tome IV, p. 22), prouve qu'il préparait dès lors les voies pour réclamer le titre ducal. Son père même avait pris la qualification de duc d'Épernon aussitôt après la mort de la carmélite, ci-dessus, p. 68.

3. Après *Roy*, il a effacé du doigt un second *le*.

4. C'est Dangeau qui raconte cette scène le 15 décembre, ajoutant que la proposition ne sembla pas être bien reçue. Monseigneur, quoique présent, ne s'était pas mêlé à la conversation.

5. Même emploi que dans notre tome II, p. 40.

6. L'affaire ne s'engagera que beaucoup plus tard, pour aboutir seulement en 1711, et, comme Saint-Simon y prit alors une part active, dans le parti opposant, il en racontera longuement les circonstances et les péripéties.

7. Quatre jours plus tard, Mme de Maintenon écrivait à la princesse

Duc de Montfort capitaine des chevau*-légers par la démission du duc de Chevreuse.

Malgré elle, M. de Chevreuse fut plus heureux par la permission qu'il obtint de donner sa charge de capitaine des chevau-légers de la garde au duc de Montfort, son fils[1]. Elle ne put jamais revenir de l'affaire de Monsieur de Cambray à l'égard de ses anciens et persévérants amis, qui l'avoit tant été d'elle-même[2]. Elle haïssoit surtout le duc de Chevreuse et la duchesse de Beauvillier. M. de Beauvillier, elle le supportoit davantage, quoiqu'elle ne l'aimât guères mieux. Mme de Chevreuse étoit le moins dans sa disgrâce. Mais le Roi étoit si parfaitement revenu pour tous les quatre, que Mme de Maintenon ne put jamais leur donner d'atteinte.

Ainsi finit cette année, et tout le bonheur du Roi avec elle.

de Soubise (*Correspondance générale*, tome IV, p. 463) : « M. d'Antin m'a écrit pour le faire duc. Il remue tout pour cela. L'affaire ne me paroît pas en bon train. Il ne faut pourtant répondre de rien. »

1. *Dangeau*, tome VIII, p. 270 et 271 ; *Sourches*, tome VII, p. 177. Le duc de Montfort était cornette de la compagnie depuis 1688. Il s'était distingué à la guerre et avait reçu plusieurs blessures, notamment à Mons, en 1691, et près de Maëstricht, en 1693. Il fut mis en possession le 10 janvier 1702 : *Dangeau*, p. 288 et 357 ; *Mercure* du mois, p. 246-248 ; *Gazette*, p. 23. Son père commandait la compagnie depuis trente-deux ans. M. de Soubise ne put obtenir la même permission de céder les gendarmes à son fils : Arch. nat., M 766, lettre du 31 décembre 1701.

2. Voyez nos tomes IV et V, particulièrement ce dernier, p. 144-165.

* *Chev.*, en abrégé. Dans le texte, *chevaux legers*.

APPENDICE

PREMIÈRE PARTIE

ADDITIONS DE SAINT-SIMON

AU *JOURNAL DE DANGEAU*

387. *M. de Ségur et l'abbesse de la Joye*[1].

(Page 2.)

18 juin 1701. — Ce Ségur est un gentilhomme qui avoit été fait à peindre et qui jouoit admirablement du luth. Étant jeune et mousquetaire de la seconde compagnie, qui, pendant les voyages de Fontainebleau, a son quartier à Nemours, il fit connoissance avec l'abbesse de la Joye, qui est tout contre. Elle devint telle, que l'abbesse en demeura grosse et bien empêchée de son paquet. Cet embarras la poussa si près du terme, qu'ayant enfin pris quelque prétexte de sortir, elle prit le chemin de Paris, et ne coucha qu'à Fontainebleau pour la première journée. La cour y étoit, et elle se mit au premier cabaret où elle put trouver une chambre. La nuit, elle s'y trouva mal, et pressée de si près, qu'elle y accoucha d'un gros garçon avec le bruit et le scandale qu'on peut imaginer. Cette histoire fut contée au duc de Saint-Aignan à son réveil, qui ne manqua pas d'en faire une gorge chaude au Roi en entrant à son lever, qui étoit jeune encore, et qui s'en divertit beaucoup avec tous les courtisans curieux de savoir qui étoit cette bonne abbesse. M. de Saint-Aignan ne l'étoit pas moins, et fut bientôt satisfait : c'étoit sa fille. On lui fit donner sa démission, et le rare fut qu'on lui donna une pension sur l'abbaye, qui n'est pas riche, dont elle alla vivre dans une autre à Paris, où elle en jouit encore à près de quatre-vingts ans. Ségur a depuis perdu une jambe à la guerre, et on voit encore à son âge ce qu'il a été. Son fils a épousé une bâtarde de M. le duc d'Orléans, pendant la Régence, dont il étoit maître de la garde-robe.

388. *Le président le Bailleul.*

(Page 12.)

10 juillet 1701. — Ce président le Bailleul étoit fils du surintendant des finances, et frère de la mère du maréchal d'Huxelles et de [celle

1. Voyez ci-après, p. 341-343, l'appendice I.

de] Saint-Germain-Beaupré, deux femmes de beaucoup d'esprit, belles et galantes en leur temps, et qui, jusqu'à leur vieillesse, avoient conservé beaucoup d'amis. Le président étoit un fort honnête homme et fort homme de bien, qui avoit donné sa charge à son fils et vivoit retiré à Saint-Victor dans la piété, et avoit aussi conservé beaucoup d'amis. Son fils étoit un très pauvre homme, et son petit-fils un misérable, qui a vendu sa charge.

389. *M. d'Armenonville fait directeur des finances.*

(Page 17.)

24 juin 1701. — D'Armenonville est celui qui depuis, dans la régence d'Orléans[1], a été garde des sceaux. Il étoit frère de la femme de [le] Peletier, ministre d'État et contrôleur général des finances, qui le fit intendant des finances, de l'évêque d'Aire, puis d'Orléans après le cardinal de Coislin, et du P. Fleuriau, jésuite. Chamillart, surchargé de travail, demanda ce secours, qui en fut un aussi momentané pour les finances, par celle que ces nouveaux directeurs payèrent.

390. *M. de Vaudémont et le maréchal de Villeroy en Italie.*

(Page 45.)

13 août 1701. — M. de Vaudémont devoit son être à l'Empereur, et surtout au prince d'Orange, et personne ne s'étoit licencié avec tant d'audace contre le Roi, personnellement. Il avoit eu par ces deux canaux les premiers emplois du roi d'Espagne[2] Charles II, et nommément le gouvernement général du Milanois. Il se trouvoit appuyé en France par une grande cabale qui gouvernoit Chamillart, et se trouvoit frère de Mme de Lillebonne, dont les deux filles étoient de très principaux personnages à la cour. Son fils unique étoit dans l'armée du prince Eugène, dont M. de Commercy, fils de sa sœur, se trouvoit la seconde personne. Avec tout cela, on se fioit à lui de tout, et rien, dans l'armée, ne se délibéroit sans sa participation, et on ne pouvoit comprendre qu'on ne pût former aucun projet, que les ennemis à l'instant n'agissent comme s'ils avoient assisté à la délibération, ni envoyer qui que ce fût dehors, qui ne trouvât, à point nommé, plus fort que soi, et qui ne fût battu. Catinat, sans brigue et sans soutien que sa capacité et sa vertu, en porta tout le blâme comme prenant toujours mal ses mesures, et le maréchal de Villeroy fut choisi pour aller réparer ses torts. Il y fut reçu à Marly, dès qu'on le sut, comme l'ange tutélaire. Il n'y eut que le maréchal de Duras, qui, en possession de ne se contraindre sur quoi que ce soit, le trouvant le soir même de son arrivée au souper derrière la chaise du Roi, lui frappa sur l'épaule et lui dit : « Monsieur le maré-

1. Les six derniers mots ont été ajoutés en interligne.
2. *Du* corrige *de*, et *roi d'Espagne* a été ajouté en interligne.

cha, tout le monde vous fait des compliments de ce que vous allez faire en Italie; je vous garde, moi, le mien à votre retour. » Ce propos, ouï du Roi et de toute la compagnie, en fit sourire la plupart et embarrassa fort le maréchal de Villeroy. On verra que M. de Duras n'eut pas la peine de lui faire le compliment promis.

391. *Rôle suspect de M. de Vaudémont.*

(Page 49.)

29 février 1704. — Rien n'étoit plus singulier que la confiance qu'on avoit prise en M. de Vaudémont, dont le fils unique servoit l'Empereur, dont le père avoit toujours été si bien traité, qui n'avoit de fortune que ce qu'il en tenoit de la maison d'Autriche, et qui avoit été l'ami de cœur du prince d'Orange sans que cette liaison eût cessé. Rien aussi n'étoit plus rare que la faveur et la considération des sœurs de M. de Commercy, déserteur du service du Roi et devenu la seconde personne de l'armée impériale, où il fut tué à Luzzara. Rien de plus complet que l'appui réciproque de ses sœurs et de Vaudémont, frère de leur mère, intimement lié avec le maréchal de Villeroy et Chamillart, qui en furent les dupes, et le Roi par eux.

392. *Mme d'Épernon la carmélite.*

(Page 68.)

23 août 1701. — Cette Mme d'Épernon étoit le reste de la fortune immense et de la race moderne des Épernons. Quand les deux Dauphines, l'une après l'autre, vinrent en France, elles furent l'une et l'autre quelque temps après aux Grandes Carmélites, et le Roi leur recommanda de ne pas oublier à faire asseoir Mme d'Épernon, qui avoit recueilli le duché femelle de son père, et Mme de la Vallière, à qui le Roi avoit donné cette dignité, et qui toutes deux, l'une par mépris du monde, l'autre par pénitence, et toutes deux plus qu'en âge de choix et d'avoir tout vu, s'étoient faites carmélites, et étoient de saintes et d'excellentes religieuses. Aucune des deux ne voulut s'asseoir; elles en avoient persévéramment refusé la Reine, et dirent qu'en se faisant religieuses elles avoient renoncé à tout, oublié tout, et n'étoient que de simples religieuses comme toutes les autres de la maison.

393. *Le marquis de Lavardin.*

(Page 70.)

29 août 1701. — C'est le même qui fut ambassadeur à Rome vers Innocent XI dans l'éclat des Franchises.

394. *Le comte de Sinzendorf.*

(Page 76.)

22 août 1701. — C'est le même Sinzendorf qui est grand chancelier

de la cour et ministre de conférence, et qui partage l'autorité à Vienne avec le prince Eugène; le même encore qui est venu au congrès de Soissons, et le grand tenant de la Pragmatique pour M. de Lorraine contre le prince Eugène et l'Impératrice.

395. *Les ducs d'Arcos et de Baños.*

(Page 110.)

30 juin 1716. — Le duc d'Arcos étoit frère du duc de Baños et de la duchesse d'Albe qui vint en France avec son mari, ambassadeur d'Espagne, qui y mourut, et leur fille unique aussi, dont la grandesse retourna à son oncle paternel. La duchesse d'Albe se remaria au duc de Solferino, arrière-cadet de Gonzague, qu'elle avoit connu abbé à Paris, et qui fut fait grand pour ce mariage et gentilhomme de la chambre par Philippe V, lequel, n'en ayant point eu d'enfants et étant veuf, se remaria à la fille du prince de Santo-Buono Caraccioli, grand d'Espagne, qui avoit été vice-roi du Pérou. Ces deux ducs d'Arcos et de Baños vinrent[1] exilés en France, en punition de s'être opposés à l'égalité du rang des ducs et des grands d'Espagne dans les deux monarchies, convenue entre Louis XIV et le roi son petit-fils à son avènement à celle d'Espagne. Ils s'appeloient Ponce de Léon. Le duc d'Arcos étoit veuf de la fille de l'amirante de Castille, retiré en Portugal, en chemin de France, où il venoit ambassadeur, dont tous les biens furent confisqués, et qui mourut misérablement en Portugal. Elle étoit veuve du marquis del Carpio, issu par mâles du célèbre don Louis de Haro qui, avec le cardinal Mazarin, avoit fait la paix des Pyrénées. En secondes noces, il épousa une Spinola petite-fille du marquis de los Balbasès ambassadeur d'Espagne en France lors du mariage et de l'entrée solennelle de la reine Marie-Thérèse, femme de Louis XIV, à Paris, et qui mourut prêtre. Cette seconde femme eut plusieurs sœurs, qui épousèrent le duc de la Mirandole, comme les *Mémoires* le disent[2], le prince Pio, grand d'Espagne, qui étoit capitaine général d'armée et l'avoit été de Catalogne, le comte de Fuensalida, grand d'Espagne, qui étoit Velasco, des connétables de Castille ducs de Frias, et un frère marquis de los Balbasès, grand d'Espagne, gendre du duc d'Alburquerque, et depuis grand écuyer de la princesse des Asturies[3]....

396. *Valenzuela dépouillé de la grandesse.*

(Page 141.)

28 septembre 1692. — Après que la reine mère d'Espagne eut été

1. Ce mot a été biffé dans le manuscrit et remplacé par *estoient venus*, en interligne.
2. Ces cinq derniers mots ont été biffés dans le manuscrit.
3. La fin de cette Addition trouvera place au tome XVII de 1873, p. 33.

obligée par D. Juan d'éloigner le P. Nithard, son confesseur, que, tout jésuite qu'il étoit, elle fit son ambassadeur extraordinaire à Rome, et bientôt après cardinal, Valenzuela, homme d'esprit et de qualité, devint son homme de confiance. Il fut fait grand d'Espagne et rallia un parti à la reine; mais celui de D. Juan, s'étant reconnu et senti ses forces, subjugua la reine une autre fois, fit chasser Valenzuela aux Philippines, confisquer ses biens, exiler et disperser sa famille, et, ce qui se peut, mais qui n'a presque point d'exemple en Espagne, lui fit ôter la grandesse, qui n'est pas depuis rentrée dans sa famille. C'étoit néanmoins un fort honnête homme, point intéressé, habile, nullement insolent dans sa prospérité, à ce qu'on dit encore en Espagne; mais la reine mère y étoit détestée, et par conséquent les siens, et D. Juan adoré.

397. *Les bâtards en Espagne.*

(Page 160.)

3 avril 1712. — Les bâtards simples succèdent en Espagne par un reste de coutume moresque; mais il faut qu'il n'y ait point d'enfants légitimes, et souvent encore leur succession est-elle fort écornée par les oncles, tantes et autres collatéraux. Les bâtards adultérins de père succèdent aussi; mais il faut, pour les en rendre capables, des formalités, et ils ne succèdent même qu'avec des restrictions. Pour les bâtards de double adultère, ils sont également proscrits, anéantis et inconnus en Espagne. Le mérite des deux D. Juans, l'exemple du bâtard de Charles V, les partis et les cabales de cour du temps de ce dernier, et la minorité de Charles II, l'élevèrent[1] d'autant plus qu'il n'y a point eu de fils d'Espagne qui aient duré, encore moins qui aient eu postérité, ni qui aient été dans l'état séculier, depuis que les couronnes de Castille et d'Aragon ont été réunies[2] par le mariage de Ferdinand le Catholique et d'Isabelle. Mme des Ursins, qui s'unit M. de Vendôme pour obtenir l'*Altesse* et en avoir l'attache de notre cour, contre le désespoir de toute l'Espagne, procura cette élévation nouvelle à M. de Vendôme[3] dans les mêmes vues de flatter le Roi et ses bâtards, dans son projet entamé de se faire souveraine. Ce ne fut pas avec un moindre fracas qu'on avoit fait l'*Altesse*, et on a prétendu que le pauvre M. de Vendôme ne le porta pas loin[4]....

398. *Le duc de Berwick cède la grandesse à son fils aîné.*

(Page 177.)

3 septembre 1716. — Cet exemple du duc de Berwick est le premier qui se soit vu en Espagne d'une cession de grandesse; celle du maré-

1. Il s'agit du duc de Vendôme. — 2. On lit plutôt : *reconnues*.
3. Les honneurs dont avait joui D. Juan d'Autriche.
4. La suite de cette Addition, sur la Toison d'or, trouvera place en partie au tome XI de 1873, p. 149, et en partie au tome XVIII, p. 359.

chal de Tessé fut escroquée, comme on a vu en son lieu[1], et n'auroit pas eu d'effet en Espagne. On a vu, dans ces *Mémoires* et dans ces notes, les raisons de la singularité qui firent exclure le fils aîné du duc de Berwick, unique de son premier mariage, des lettres d'érection en duché-pairie obtenues par son père. Ses vues d'établir ce fils en Angleterre ne pouvant plus avoir lieu, il les tourna vers l'Espagne, et, par l'événement, il devint un des plus grands seigneurs par un mariage dès lors grand, mais qui, dans la suite, le devint bien davantage par la mort sans alliance du duc de Veragua, frère unique de sa femme, en qui finit une des trois branches de la maison de Bragance établie en Espagne, et qui n'avoit, ainsi que celles d'Oropesa et de Lemos, d'autres bâtardises que celles mêmes des rois de Portugal. La branche d'Oropesa s'est éteinte depuis, et celle de Lemos est prête à s'éteindre. Ce fils du duc de Berwick eut, avec cette cession de la grandesse, que le roi d'Espagne permit, et l'en fit jouir, la propriété et la jouissance du duché de Liria, dont il prit le nom, et de celui de Jerica, de plus de quarante mille livres de rente, que le roi d'Espagne donna en propriété au duc de Berwick avec la grandesse, en récompense de l'importante victoire d'Almanza, et le duc de Liria eut de grands emplois en Espagne, qu'il servit utilement en paix et en guerre, et sa femme fut dame du palais.

399. *Les sièges et carreaux des dames à la cour d'Espagne.*

(Page 191.)

17 novembre 1700. — Dangeau est mal informé. Personne ne s'assit en Espagne, si on appelle s'asseoir être sur des sièges, car il n'y en a point pour les dames, même chez elles; mais la différence est égale pour les femmes des grands, qui sont assises sur des carreaux, les femmes de leurs fils aînés aussi, mais d'étoffe différente, et toutes les autres par terre, sans carreaux. Depuis que les coutumes espagnoles se sont affoiblies et se sont mêlées des françoises, les sièges ont commencé à s'introduire, avec la même distinction que les carreaux, qui même ne sont pas abolis.

400. *La chapelle du roi en Espagne.*

(Page 206.)

16 septembre 1705. — .... Tenir[2] chapelle, c'est toutes les fois que le roi entend la grand messe, qui est toujours en musique, et presque toujours accompagnée d'un sermon espagnol après l'Évangile. Cela arrive presque toutes les fêtes et dimanches de l'année, et, le carême, trois fois la semaine, à cause du sermon qui ne va point sans la grand

1. Les sept derniers mots ont été biffés dans le manuscrit.
2. Le commencement de cette Addition, sur la garde du roi, se placera dans le prochain volume.

messe. Il y a fort peu de chapelles les après-dînées, et, quand il y en a, les séances y sont comme le matin, et elle est telle. Du côté de l'Évangile, hors du sanctuaire le plus intérieur, il y a un dais, et sous ce dais un grand tapis de pied, un prie-Dieu étroit pour une seule personne, couvert d'un drap de pied, avec un carreau pour se mettre à genoux, et un autre pour l'appui du prie-Dieu, avec un fauteuil derrière. Le fauteuil, les carreaux et le drap de pied sont d'une même étoffe d'or fort riche, dont il y a de plusieurs sortes pour en changer. Ce fauteuil et ce prie-Dieu sont tournés en biais vers le coin où se lit l'Épître sur l'autel. Environ à deux toises de vuide plus bas que le prie-Dieu, mais sur même ligne et hors du tapis, est un siège ployant, de velours rouge frangé d'or, pour le majordome-major du roi, et, tout joignant ce ployant et sur la même ligne, un long banc couvert d'un tapis de médiocre étoffe jusqu'à terre, devant et derrière, mais qui ne traîne point, où se placent les grands d'Espagne, indifféremment entre eux comme ils se trouvent; mais nul autre que grand d'Espagne, sans exception quelconque, pas même leurs fils aînés, ne se met sur ce banc, qui tient tout ce côté de la chapelle et qui contient beaucoup de places. S'il vient trop de grands pour le remplir, les derniers entrés, car tous accompagnent le roi, et rarement arrive-t-on après, les derniers entrés s'en retournent et sortent de la chapelle; s'il n'y a pas assez de grands, le bas bout reste vuide. Si le majordome-major arrive après qu'on est placé, il va également se mettre sur son ployant; s'il est absent, quand ce seroit hors du royaume, le ployant est toujours en sa place, et demeure vuide, personne ne pouvant s'y mettre que lui. Ce ployant et le banc des grands n'est point en biais comme le fauteuil et le prie-Dieu du roi, mais parallèle à la muraille, entre laquelle et ce banc est un espace de vuide, où les gens de qualité qui ne sont pas grands et les officiers des gardes en quartier sont debout, sans aucun banc. Cette position entendue, on voit qu'il n'y a point de place pour le capitaine des gardes en quartier derrière le roi, comme partout ailleurs. Pour y remédier, le roi fit mettre un petit banc, ou tabouret allongé pour avoir l'air d'un banc, en potence et reculé entre son fauteuil et le ployant du majordome-major, pour le capitaine des gardes, et c'est ce qui fit tout le bruit. Les grands se plaignirent de deux choses : l'une, qu'on donnoit un *banquillo* ou petit banc au capitaine des gardes en quartier, comme tel, dans un lieu où eux seuls avoient droit d'être assis; l'autre, que non seulement on donnoit ce droit au capitaine des gardes, mais que, sous prétexte d'être auprès du roi, on le plaçoit au-dessus du banc des grands et du ployant du majordome-major. Cela fit un grand vacarme. Le roi crut les apaiser en faisant grand d'Espagne le prince de Tserclaës, capitaine des gardes en quartier, revenu de l'armée, sur lequel le bruit étoit arrivé, et lui donnant ainsi le droit d'être assis à la chapelle; mais les grands objectèrent que ce n'étoit pas comme grand qu'il étoit en cette séance, mais comme capitaine des gardes, dont la charge demeuroit en possession et de s'asseoir et de l'être au-dessus d'eux, et on verra que deux capitaines des gardes, tous deux grands d'Espagne, remirent leurs charges. Enfin, après bien des mouvements, il fut convenu que jamais il n'y auroit de capitaine des gardes qui ne fût grand, et que le roi promît de ne donner pas une de ces charges à aucun qui ne le fût, et cela à cause du droit de s'asseoir; et, quant à la séance, que le *banquillo* du capitaine des gardes en quartier seroit reculé derrière, entre le ployant du majordome-major et la tête du banc des grands, tenant de l'un et de l'autre, un peu éloigné d'eux, et personne entre, non plus simplement en potence à demi, mais tout à fait en face de l'autel, c'est-à-dire de la face où est l'autel, un bout du *banquillo* vers les grands, et l'autre bout à la muraille, moyennant quoi le capitaine des gardes, quoique le plus loin du roi qu'il se peut en cette place, n'avoit rien entre deux, étoit moins proche et moins avancé que le ployant du majordome-major, ni presque que la tête du banc des grands, et encore par la contrainte du lieu, et toutefois se trouvoit couvert et caché derrière eux de toute la chapelle, en sorte qu'on ne le pouvoit apercevoir que de vis-à-vis du majordome-major, avec peine derrière, ou à découvert de plus haut vers l'autel. Ainsi le roi conserva une place à son capitaine des gardes en quartier, et les grands, ne le pouvant empêcher, se contentèrent qu'elle fût ajustée de la sorte. Pour achever en deux mots cette séance de la chapelle[1], à l'autre bout du tapis du roi, vers l'autel, est un aumônier en quartier, qui est toujours debout ou à genoux. Entre le coin de l'autel, du côté de l'Évangile, et la muraille, un banc nu pour les évêques, quand il y en a, ce qui est fort rare qu'il s'en trouve à la cour. Ils sont assis le visage tourné à la chapelle, comme le prêtre au *Dominus vobiscum*, et le dos appuyé au mur du côté de l'Épître. Tout près de l'autel est un banc pour les célébrants; au-dessus, la crédence pour le service de l'autel; vis-à-vis du roi, un fauteuil ancien, tout droit, garni au dos et au siège de velours rouge sans frange, cloué aux bords de gros clous de cuivre, et tout le bas du dos à jour, les bras droits de bois non garni ni doré, les pieds de même; devant, un petit banc d'un pied et demi de haut, couvert comme celui des grands, mais de velours rouge, et, au bas en dedans, un carreau uni de velours rouge. C'est la place du patriarche des Indes, s'il est cardinal, et, s'il y a plusieurs cardinaux, on ajoute des fauteuils et des carreaux, et le petit banc bas s'allonge. Derrière le fauteuil, son aumônier, qui ne le suit point quand il va dire l'*Introït* auprès du prie-Dieu du roi, et le *Credo*, ni quand il va lui donner la paix, le livre de l'Évangile à baiser[2], l'eau bénite et l'encens. En toutes ces fonctions il est accompagné des quatre majordomes du roi, et salue les grands allant et venant après les ambassadeurs. Ces quatre majordomes sont, ou tous ou presque tous, gens de la première qualité, mais ni grands, ni fils

1. Ce membre de phrase a été biffé par un correcteur moderne.
2. Après ce mot, il y a un blanc dans le manuscrit.

aînés de grands, et montent de là à tout fort souvent. Ils sont debout, sans banc derrière eux, entre le fauteuil du cardinal et le banc des ambassadeurs de chapelle. Ces ambassadeurs sont ceux des têtes couronnées catholiques qui ont fait leur entrée. Leur banc est court, parce qu'ils sont peu, et pareil à celui des grands, couvert de même, sans carreau comme eux; mais ils ont devant eux un petit banc bas pareil à celui du cardinal, mais couvert comme le banc où ils sont assis. Le Nonce est au premier [rang] de ce banc des ambassadeurs, et sans nulle distinction d'eux. Ce banc est vis-à-vis l'espace vuide au-dessus du majordome-major et vis-à-vis sa place; il n'y a qu'un petit passage à passer un homme entre le bas bout du banc des ambassadeurs et la chaire du prédicateur, qui est collée à la muraille, et, de la chaire en bas de la chapelle, un banc pour tous les prédicateurs, aumôniers et gens d'Église du palais; il est nu, et ils s'y asseoient; derrière eux, le commun debout. Au fond de la chapelle est un vitrage de glace de toute sa largeur, et, de plain-pied derrière, une grande tribune ou pièce, où on[1] entre de l'intérieur des cabinets, où la reine entend la grand messe avec ses dames et les petits infants, et où le roi et elle entendent la messe basse et communient à un autel qui est dans cette pièce. Ainsi on n'entre dans la chapelle que par le côté joignant ce vitrage, qui a joignant une petite porte, par où la reine sort pour les processions et rentre après. Le patriarche des Indes lui va porter l'encens et l'eau bénite après le roi. Le prince des Asturies a un fauteuil, un prie-Dieu, un drap de pied, un carreau pour s'agenouiller, au-dessous de celui du roi, joignant presque et tournés de même en biais, d'étoffe moins précieuse et qui se change aussi; point de carreau sur l'appui du prie-Dieu; et reçoit après le roi les mêmes honneurs du patriarche des Indes, à qui, bien que cardinal, il ne fait pas, pour les recevoir, plus de civilités que le roi, et cette civilité est presque imperceptible.

401. *Les grands n'ont point d'habits de cérémonie.*

(Page 235.)

27 avril 1701. — Il n'y a ni couronnement, ni habits de cérémonies quelconques, en Espagne, depuis l'union de ses États par Ferdinand et Isabelle.

402. *Grandesses achetées moyennant finance.*

(Page 238.)

11 décembre 1700. — Dangeau fait bien des fautes sur l'Espagne. Il a dit plus haut que connétable de Castille étoit une charge de la couronne. Cela a pu être jadis, mais n'est plus depuis longtemps. Elle est héréditaire, ainsi que celle d'amirante, toutes deux sans aucune fonction, et ont été abolies par Philippe V. Ici, il parle de vente de la

1. Un correcteur moderne a ajouté *l'* devant *on*.

charge d'alfier-major de Castille. Or, une fois pour toutes, rien n'est vénal en Espagne, si ce n'est quelquefois la grandesse, mais sans marché; on donne au roi de la main à la main, et cela est fort rare.

403. *Plusieurs grandesses sur la même tête.*

(Page 245.)

24 juin 1702. — Être une fois grand, ou sept fois, ou davantage, ne fait quoi que ce soit. Ces grandesses s'accumulent par héritage, et tombent toutes nécessairement sur la tête du fils aîné ou autre héritier ou héritière nécessaire, à faute d'enfants, sans donner plus de rang ni d'avantages qu'une seule grandesse.

404. *Voyages de M. de Chevreuse; traitement qu'il reçut chez les princes étrangers.*

(Page 252.)

5 novembre 1712. — .... Comme[1] il étoit fort jeune, on l'envoya voyager. Monconys l'y accompagna, qui a donné ces voyages, où l'on voit quel rang ce duc tint dans les pays étrangers; que l'électeur palatin se mit au lit pour ne lui donner ni disputer la main, le traita d'égal, et le fit accompagner par le prince électoral son fils; qu'il ne céda la main à aucun des souverains chez lesquels il passa, excepté M. de Savoie, qui le traita pleinement d'égal en tout le reste, et que partout il reçut de grands honneurs. Sans que la couronne soit déchue depuis, on a vu une étrange différence, et l'électeur de Bavière prétendre l'égalité chez notre Dauphin, et l'avoir au moins en évitant toutes différences aux portes et partout, avec une attention bien marquée. C'est par les dignités et leurs gradations que tout se maintient ou déchoit. Cet électeur prit sur le maréchal de Villeroy tout ce qui lui plut. Le maréchal de Boufflers, qui n'eût pas été si facile, ploya sous cet exemple; et de là l'égalité avec Monseigneur. La couronne d'Espagne, qui sait mieux maintenir ses grands, se défend derrière ce rempart, et c'est par où elle a su contenir les souverains dans le respect et dans les bornes anciennes....

405. *Privilège de s'asseoir refusé aux princes du sang.*

(Page 269.)

12 janvier 1689. — Dangeau, courtisan au dernier point de sa nature, l'est jusque dans ses *Mémoires*, que chacun savoit bien qu'il faisoit, et, par cette raison, hasarde quelquefois, ou se fie à de mauvais mémoires. Par exemple, jamais prince du sang ne s'est assis devant la

1. Le commencement et la fin de cette Addition trouveront place dans la suite des *Mémoires*, au tome IX de 1873, p. 378.

Reine mère, et cela est vrai. Mais, outre le fait, qui est certain, c'est qu'on a vu qu'au mariage de Louis XV ils voulurent s'asseoir, et ne le purent soutenir. Monsieur le Duc, prince du sang et premier ministre, qui avoit fait un mariage pour le Roi dont il ne craignoit pas de contradiction de S. M., l'obtint; mais tout aussitôt les ambassadeurs demandèrent le même honneur, sur ce qu'ils ont la main chez les princes du sang, et que, par conséquent, ils se prétendent égaux à eux. On voulut négocier; ils tinrent ferme, et déclarèrent que le premier d'entre eux qui trouveroit un prince du sang assis chez la Reine, s'asseoieroit là même dans l'instant : tellement que les princes du sang cessèrent de prétendre à s'asseoir, mais, en revanche, firent que les dames assises se tinrent debout en leur présence, ce qui n'avoit jamais été, et que le feu Roi eût trouvé bien mauvais, qui savoit parfaitement qu'il n'y a jamais qu'un respect. On peut donc croire que les ambassadeurs du temps de la Reine mère n'étoient pas de meilleure composition que ceux du temps du mariage de Louis XV, et que le cardinal Mazarin, de plus, qui, comme cardinal, s'asseoyoit devant elle, et ne donnoit pas chez lui la main aux princes du sang, auroit mal volontiers partagé avec eux un honneur qu'ils avoient si peu, qu'on ne peut fixer d'époque à sa suppression; car la reine Marie-Thérèse a vécu cinq ans avec la Reine sa belle-mère, de naissance et de dignité parfaitement égales, si ce n'est que le Roi vouloit que la Reine sa mère précédât en tout la Reine sa femme, qui, par toutes ces raisons, n'auroit pas refusé aux princes du sang le traitement que leur donnoit la Reine mère, ni de son vivant, ni depuis. Que si l'on parle du particulier pendant la minorité, non seulement les princes du sang, mais ceux avec qui la Reine mère traitoit d'affaires dans son cabinet, ce qui arrivoit souvent sans Conseil, étoient souvent assis, et le commandeur de Jars, qui avoit couru fortune pour elle jusqu'à l'échafaud du temps du cardinal de Richelieu, alloit, pendant la Régence, toutes les après-dînées, dans le cabinet de la Reine, et s'y entretenoit souvent une heure seul avec elle, et toujours chacun dans un fauteuil. C'étoit un Rochechouart sans rang ni prétention, et qui, hors de là, étoit, au cercle et partout, debout devant la Reine mère[1]. Or, ce sont ces privances d'affaires ou d'amitié qu'il ne faut pas confondre avec des rangs et des distinctions. Il s'en trouvera grand nombre de conquis par les princes du sang du dernier règne et de celui-ci; il ne seroit pas aisé de montrer aucune de leurs pertes en ce genre.

406. *La couverture en Espagne.*

(Page 271.)

29 janvier 1698. — Ces *Mémoires* paroissent un peu faciles aux prétentions étrangères. On ne niera pas le fait qu'ils avancent ici des

1. Voyez notre tome V, p. 245-346.

grands d'Espagne[1], parce qu'on ne le sait pas; mais on doute avec raison qu'il puisse être, parce que le Roi ne paroît jamais couvert en aucune occasion chez lui, et les grands d'Espagne ne pouvoient pas prétendre qu'il se couvrît exprès pour les faire couvrir à une première audience d'ambassadeur, encore moins se couvrir sans que le Roi le fût, ce qu'ils ne font ni ne prétendent en Espagne. A la vérité, le roi d'Espagne est couvert en beaucoup d'occasions ordinaires chez lui, et alors les grands se couvrent.

407. *Le Roi ne se couvre qu'aux premières audiences d'ambassadeurs.*

(Page 272.)

9 novembre 1692. — Il n'y a rien que de tout ordinaire à cette réception du duc-administrateur de Würtemberg[2]. C'est de la sorte que tous les sujets du Roi le saluoient en allant, en arrivant quelque part, et jamais le Roi ne s'est couvert chez lui que pour des premières audiences d'ambassadeurs, l'hommage de M. de Lorraine, et choses semblables.

408. *Les grandesses françaises.*

(Page 276.)

17 octobre 1714. — La condition mise par le Roi à sa permission à M. de Chalais d'accepter la grandesse montroit un grand déchet en Mme des Ursins, dont il étoit l'ouvrage et le confident le plus intime et le plus abandonné, et ce dégoût si marqué pour elle lui devoit faire faire bien des réflexions. Au fonds, ces grandesses françoises restoient des monstres. Lorsqu'à l'avènement de Philippe V à la monarchie d'Espagne, le rang des ducs de France et des grands d'Espagne leur fut respectivement communiqué dans les deux dominations, c'étoit une égalité raisonnable, qui marquoit une considération réciproque, et qui facilitoit le commerce entre les deux cours; mais il en naquit un abus dont la multiplication devint insupportable, et qui fut en soi extravagant, puisqu'il donna lieu au roi d'Espagne de faire ici des ducs sous une autre forme, et sans que le Roi eût la pareille pour faire en Espagne des grands. Cette forme même ne pouvoit qu'elle ne fût monstrueuse, puisque le roi d'Espagne érigeoit en grandesse une terre en France dont il ne pouvoit être ni souverain ni suzerain, et qu'en conséquence cette érection étoit reconnue et enregistrée au parlement de Paris et en la Chambre des comptes, qui, par là, au moyen des lettres patentes du Roi, reconnoissoient et admettoient dans son royaume, et de son consentement, un pouvoir de souverain terrien égal au sien en cette par-

1. Dangeau avait dit : « Les grands qui viennent ici ne veulent pas voir le Roi, parce qu'ils prétendent se couvrir devant lui. »

2. Ce duc, amené prisonnier à la cour, comme nous le verrons au tome X, avait été reçu dans le cabinet, par le Roi debout et découvert.

tie. Le premier qui fut grand de cette sorte, et qui n'y avoit jamais pensé, fut le duc de Beauvillier. Il avoit été gouverneur du roi d'Espagne, et, si un abus pouvoit être souffert en faveur de quelqu'un, c'étoit, en ce genre, en la sienne; mais, cette porte une fois ouverte, ce fut à qui y entreroit, et, comme elle ne le pouvoit être qu'à des gens alors très principaux, et qui fussent fondés en causes apparentes, conséquemment gens qui avoient trait important à l'Espagne, comme généraux d'armée, ambassadeurs ou autres pareils, Mme des Ursins, qui avoit grand intérêt d'en être maîtresse, fut ravie d'avoir ce grand appât à leur montrer, et, à coup double, de se faire des courtisans et des amis en notre propre cour. C'est ce qui rendit enfin cette grâce si commune, et qui s'est bien multipliée encore depuis.

409. *Monsieur le Duc et le comte de Fiesque.*

(Page 308.)

4 mars 1710. — .... Il (Monsieur le Duc)[1] étoit fort des amis du comte de Fiesque, et depuis très longtemps. Soupant avec lui et quelques autres familiers dans la petite maison de la Touanne à Saint-Maur, qui lui venoit d'être donnée, dans la déroute de ce trésorier, pour joindre à la sienne, sans être ivre ni rien d'approchant, on se mit en dispute sur un fait d'histoire, Monsieur le Duc d'un avis, le comte de Fiesque de l'autre. Grand débat, tant et si bien que voilà Monsieur le Duc aux gros mots, puis à jeter une assiette au comte de Fiesque et à le poursuivre d'injures gagnant la porte, et à le chasser plus honteusement qu'un laquais fripon. La compagnie, effarée, s'entremit sans succès : la porte demeura fermée sur le comte de Fiesque, qui devoit coucher là, et à qui le curé donna son lit jusqu'au matin, qu'il envoya chercher une voiture pour regagner Paris. Monsieur le Duc et lui furent longtemps sans vouloir ouïr parler l'un de l'autre; à la fin pourtant, on les raccommoda, et si bien, qu'ils demeurèrent amis, et que Monsieur le Duc, honteux apparemment, se piqua d'une assiduité auprès de lui en sa dernière maladie peu d'années après, et qui fut longue, qu'il y alloit plutôt deux fois par jour qu'une, et qu'il le servoit lui-même autant que les propres domestiques du comte de Fiesque....

410. *Le duc de la Feuillade épouse Mlle Chamillart.*

(Page 312.)

14 novembre 1701. — Le duc de la Feuillade étoit veuf sans enfants de la fille de Châteauneuf, sœur de la Vrillière, tous deux l'un après l'autre secrétaires d'État. Il avoit fort mal vécu avec elle, sans cause, et

1. Le commencement et la fin de cette Addition se rapportent à la mort de Monsieur le Duc, et trouveront place en 1710, tome VII de 1873, p. 283 et suivantes.

avec grand mépris pour la famille. Il disoit que son beau-père épluchoit de la salade avec ses commis dans son cabinet; et en effet il n'avoit pas grande application. Il avoit fait nombre de choses qui avoient tellement déplu au Roi, qu'il auroit été cassé sans le chancelier de Pontchartrain, qui le protégea par pur honneur. Il vouloit se raccrocher par ce mariage. La première fois que Chamillart en parla au Roi, le Roi l'arrêta tout court; il lui dit qu'il ne le connoissoit pas comme lui; qu'il ne vouloit sa fille que pour le tourmenter pour faire pour lui, et que lui, Chamillart, le tourmentât en sa faveur; qu'il lui déclaroit que jamais il ne feroit rien pour lui, et qu'il lui feroit plaisir de n'y pas songer davantage. Chamillart se tut, et revint une autre fois à la charge. Le Roi céda avec répugnance, et l'assura qu'il s'en repentiroit. En effet, il vécut plus mal encore avec cette femme-ci, qui étoit étrangement laide, qu'avec l'autre. Mais il avoit jeté un charme sur Chamillart, à qui il manqua souvent, et qui n'en fut pas moins affolé de lui. On verra combien ce mariage coûta cher à la France.

411. *Le bonhomme Bissy et son fils l'évêque de Toul.*

(Pages 319-320.)

8 novembre 1701. — Le bonhomme Bissy s'appeloit Thiard, et fut un des chevaliers du Saint-Esprit militaires à qui on trouva fort à redire, et à qui M. de Louvois procura l'Ordre en 1688. C'étoit un fort galant homme, dont le fils, évêque de Toul, a bien fait parler de lui et est enfin devenu cardinal. Longtemps avant d'être évêque, et se trouvant à Nancy chez son père, qui y commandoit déjà, on le loua fort devant lui : « Vous ne le connoissez pas, dit Bissy aux louangeurs. Voyez-vous bien ce petit prestolet-là qui ne semble pas l'eau troubler? Tel vous le voyez, c'est une ambition effrénée, et qui sera capable, s'il peut, de mettre l'Église et l'État en combustion pour faire fortune. » On a vu qu'il a été prophète, et on le voit encore tous les jours[1].

1. Comparez ci-après, appendice XVII, p. 443-444.

APPENDICE

SECONDE PARTIE

I

SÉGUR ET L'ABBESSE DE LA JOYE[1].

« .... Le Roi a donné une lieutenance générale de la province de Champagne au marquis de Ségur, autrefois si connu sous le nom de *Beau Mousquetaire*. C'est encore un homme très bien fait, quoiqu'il ait une jambe de moins, car il en perdit une dans la dernière guerre, à la bataille de la Marsaille. Son aventure a fait trop de bruit pour que vous n'en ayez pas entendu parler; cependant, comme vous pourriez ne l'avoir sue que confusément, pour vous épargner la peine de me la demander, je m'en vais vous la conter; il n'y a pas longtemps qu'on m'en a fait le détail, et j'en ai les idées toutes récentes. Le marquis de Ségur était un cadet de Gascogne de fort bonne maison, mais beaucoup plus fourni de vieux parchemins et de titres de noblesse que de louis. Ses parents l'envoyèrent tout jeune à Paris. Il entra dans les mousquetaires, et, comme sa bonne mine étoit tout son apanage, il songea à la mettre à profit, donna dans la galanterie, fit mille conquêtes, autant ou plus d'infidélités, et il ne fut bientôt bruit, dans le monde, que du *Beau Mousquetaire*. Lorsque la cour fut à Fontainebleau, comme il étoit obligé de rester à Nemours avec la compagnie, il chercha à se faire un amusement dans ce quartier-là, et fut voir l'abbesse de la Joye, dont le nom étoit de véritables armes parlantes, car c'étoit une jeune nonnette, belle et charmante, qui ne respiroit que la joie et le plaisir. Le *Beau Mousquetaire* ne manqua pas d'être de son goût; elle le reçut le mieux du monde, le pria de revenir, et l'intrigue fut bientôt formée. Le cavalier s'entendoit à merveilles à inspirer de l'amour, et s'avisoit rarement d'en prendre; car c'étoit un vrai héros à la moderne, qui n'étoit pas assez fou pour suivre les traces des Amadis et des Céladons. Outre les agréments de sa personne et de son esprit, il avoit eu soin

1. Ci-dessus, p. 2-4 et 327, Addition n° 387. — Extrait des *Lettres de Mme Dunoyer*, lettre XXXVIII, année 1699. Elle écrit : *Ségure*.

de joindre beaucoup d'acquis à un très beau naturel; il avoit mille belles qualités, savoit danser, chanter, et jouoit si divinement du luth, que l'on peut dire que ç'a été l'instrument de toute sa fortune. Ce fut par là principalement qu'il gagna le cœur de la jeune abbesse. Elle vouloit qu'il en jouât continuellement auprès d'elle, et ensuite elle souhaita d'en jouer aussi. Il s'offrit fort obligeamment de lui montrer, et ne manquoit pas de se rendre tous les jours au parloir pour lui donner leçon. La dame ouvroit une petite grille pour pouvoir faire passer le luth, et le *Beau Mousquetaire* tâchoit de lui faire entendre de sa place la manière dont elle devoit s'y prendre. Mais, comme ces sortes de choses s'apprennent bien mieux par démonstration que par raisonnement, il dit un jour à la belle abbesse que, s'il avoit pu lui montrer de plus près, elle en auroit appris bien plus vite, et la pria de permettre qu'il fût aussi heureux que son luth, et qu'il lui fût permis de passer par la petite grille. La belle crut d'abord la chose impossible, parce qu'il n'y avoit place que pour faire entrer quelques livres, ou quelques boîtes, ou des choses à peu près de cette grosseur; mais le cavalier, qui avoit la taille fine et le corps très souple, trouva le secret de passer sans beaucoup de peine. Il plaçoit alors lui-même les doigts de la dame sur les cordes du luth et se donnoit tous les soins imaginables pour en faire une bonne écolière. S'ils s'en fussent tenus là, il n'y auroit eu que plaisir; mais, l'écolière étant devenue maîtresse, leurs tendres accords eurent bientôt des suites embarrassantes. Le *Beau Mousquetaire* ne s'en embarrassa pas beaucoup: il revint à Paris, lorsque la cour partit de Fontainebleau, et laissa à la dame le soin de se tirer d'affaires comme elle le pourroit. Elle prit le seul parti qu'elle pouvoit prendre, qui étoit de feindre quelque maladie pour se faire ordonner des eaux; les religieuses n'y font pas autre chose, et c'est là leur grande route. Notre abbesse prit celle de Versailles, pour de là aller au lieu qu'elle avoit choisi pour mettre son petit Emphion (*sic*) au monde, et où elle comptoit pouvoir parfaitement bien se cacher. Mais il se trouva qu'elle n'avoit pas bien compté; il y eut erreur de calcul, et Versailles fut le théâtre où cette scène se passa. La dame y fut prise par ses douleurs, et il ne lui fut pas possible de porter son paquet plus loin, ni d'empêcher que son aventure ne fût sue. Le duc de S.-A..., qui ne croyoit pas y avoir autant de part qu'il y en avoit, fut le premier qui vint la conter au Roi, charmé de trouver occasion de divertir S. M.; mais la Feuillade, qui étoit venu dans la même intention, et qui étoit fâché que le duc de S.-A... l'eût prévenu, trouva bientôt le moyen de s'en venger et de lui rabattre son caquet, en lui apprenant le nom de la religieuse. Le duc de S.-A... n'eut plus les rieurs de son côté, dès qu'il sut que c'étoit sa fille; sa confusion et son embarras étoient encore plus propres à réjouir le Roi, que l'histoire qu'il venoit de lui faire. Comme il avoit été lui-même le premier à découvrir la honte de sa fille, il n'y eut plus moyen de la cacher, et il fallut qu'elle subît la peine: on lui ôta son abbaye, et elle fut enfermée pour le reste de ses jours dans un couvent où tout ce qu'elle a pu emporter pour sa consolation a été le portrait de M. de Ségur, qu'elle aime toujours : il est peint en sainte Cécile jouant du luth, et c'est l'objet de toutes ses dévotions. On dit que c'est à cette dame que l'on doit ces lettres si passionnées qui ont paru dans le monde sous le nom de *Lettres portugaises*. On prétend que c'est l'abbesse de la Joye qui les a écrites à M. de Ségur, et que c'est pour dépayser la scène qu'on a supposé qu'elles venoient de Portugal. Quoi qu'il en soit, comme ce qui fait le malheur de l'un fait quelquefois le bonheur de l'autre, la disgrâce de l'abbesse de la Joye causa la fortune de M. de Ségur. Le Roi voulut voir ce *Beau Mousquetaire;* il le trouva à son gré, lui fit mille biens en faveur de sa bonne mine, et, au lieu d'être puni pour avoir profané un couvent et pour toutes les autres circonstances de cette galanterie, il en a au contraire été récompensé, puisque, outre la faveur du Roi, que son aventure lui a procurée, elle lui a encore fait faire un mariage très avantageux; car la fille d'un fermier général, qui avait de grands biens, eut la même curiosité que le Roi avoit eue, et cette curiosité à peu près le même succès. M. de Ségur plut à la demoiselle, qui l'épousa bientôt après, et le fit grand seigneur par la quantité de biens qu'elle lui apporta en mariage. Elle voulut surtout avoir ce luth si célèbre dans l'histoire de son époux, et je le vis encore l'autre jour chez elle, où j'étois allée passer la journée avec d'autres personnes de ma connoissance. Voyez, Madame, ce que c'est que les caprices du sort, et si l'on n'a pas raison de dire que le gibet n'est jamais que pour les malheureux. Une pareille aventure auroit entraîné tout autre que M. de Ségur dans le précipice, et l'auroit fait périr sous la rigueur des lois, ou par le ressentiment des parents de l'abbesse; mais, au contraire, il en sort triomphant, et elle ne lui a procuré que des biens et des honneurs. Après cela, je défie les politiques les plus habiles de pouvoir prendre des mesures justes sur leur fortune, et le plus court est de se laisser mener en aveugle par cette aveugle déesse.... »

II

LES BAILLEUL[1].

(Fragment inédit de Saint-Simon[2].)

« 1643, 5 décembre. — M. LE BAILLEUL, mort janvier 1655.

« 1651, 4 juillet. — M. LE BAILLEUL, sur la démission de son père; mort octobre 1683[3].

« Ces Messieurs le Bailleul qui prétendent venir d'Écosse, où un Bailleul a été roi[4]; que, d'une[5] branche établie dès 1260 en basse Normandie, Perche et Maine, un cadet vint au pays de Caux, et, marié par Jacques son père, 1476, il fit leur branche au château de Bailleul, encore existant dans la paroisse d'Angerville-Bailleul[6]. Fr. Blanchard, qui s'est merveilleusement escrimé des généalogies des *Premiers Présidents du parlement de Paris*, et qui y a fait d'heureuses découvertes, et des parenthèses non moins favorables à d'autres familles de magistrats, rapporte comme il peut toutes ces belles choses[7]. Tout passe en France, et rien ne s'y conteste. L'Écosse n'a pas été ingrate en chimères : nous verrons, à son tour, celle des Colbert, qui ont aussi prétendu en venir[8].

1. Ci-dessus, p. 12-14.

2. Extrait des notices des *Grandes charges de la couronne*, GRANDS LOUVETIERS (Papiers Saint-Simon, vol. 45, *France* 200, fol. 181 v°), dressées d'après le tome VIII de l'*Histoire généalogique*, p. 809-812**. Mais les auteurs de l'*Histoire* ont écrit partout *de*, et non *le* Bailleul.

3. Il n'a pas parlé de ces grands louvetiers dans les *Mémoires*. Le premier s'appelait Charles, et le second, Nicolas.

4. John Baliol, mort en 1305. Son fils Édouard fut roi aussi de 1331 à 1356.

5. *D'une* est en interligne, au-dessus de *qu'une* ou *que d'une*, biffé.

6. Dans le canton actuel de Goderville, dép. Seine-Inférieure. — Saint-Simon a écrit : *Anserville.*

7. C'est l'*Histoire généalogique* qui renvoie à l'ouvrage suspect de Blanchard, p. 412; notre auteur ne s'y est même pas reporté. François Blanchard fit paraître en 1645 les *Éloges de tous les Premiers Présidents*, et en 1647 *les Présidents au mortier*. C'est dans ce dernier ouvrage que se trouve, p. 399-419, la généalogie des Bailleul, dressée, non par Blanchard lui-même, mais par le juge d'armes Pierre d'Hozier († 1660; une copie aux Archives nationales, MM 707), depuis les règnes seulement de saint Louis et de Philippe le Hardi, faute de pouvoir remonter par titres jusqu'au temps des croisades et de la conquête de l'Angleterre. Ils y sont toujours appelés *de* Bailleul, et représentés comme descendant d'une famille d'épée qui avait quitté les armes pour la robe. Comparez les premières pages du livre du comte Édouard de Barthélemy sur une des filles du surintendant Bailleul : *la Marquise d'Huxelles et ses amis*, et, à la fin, p. 365, une note du fils de d'Hozier.

8. Voyez la suite des *Mémoires*, tome V de 1873, p. 329.

Il est pourtant vrai qu'on ne connoît ces Messieurs de Bailleul que de 1500, avec la qualité d'écuyer, soutenue de très petits fiefs, d'alliances inconnues ou obscures, et de nul emploi. Quelques curés en font tout l'honneur. La branche directe de cette famille n'a eu aucun magistrat. Les trois dernières générations ont eu des cadets qui ont fait des campagnes, et d'autres, chevaliers de Malte. Les aînés des deux dernières générations ont commandé la noblesse du pays de Caux par ordre des ducs de Saint-Aignan et de Beauvillier, gouverneurs du Havre-de-Grâce. Le fils du dernier est conseiller au parlement de Rouen.

« La branche de Ruffosse, en quatre générations, ne présente qu'une parfaite obscurité. Celle de Drumare, qui en a cinq, ne présente rien de mieux, un chevalier de Malte à la quatrième, et deux conseillers au parlement de Rouen, père et fils. Celle de Château-Gontier[1] est la seule qui ait paru. Nicolas le Bailleul, de qui elle est sortie, eut deux fils. Le grand louvetier fut le cadet. L'aîné fit aussi fortune, ou plutôt la sienne fit celle de son cadet, le père étant demeuré dans le néant de ses prédécesseurs[2]. Ce fils aîné fut autre Nicolas le Bailleul, seigneur de Château-Gontier, Soisy, etc., successivement conseiller au parlement de Paris 1608, maître des requêtes 1616, ambassadeur en Savoie, président au Grand Conseil, lieutenant civil à Paris 1621, puis six ans prévôt des marchands, président à mortier au parlement de Paris 1627. Il fut après chancelier de la reine Anne d'Autriche, qui, dès qu'elle fut régente en 1643, le fit ministre d'État et surintendant des finances. Il eut un[3] fils et quatre[4] filles[5], et il mourut 20 août 1662. L'aînée des filles épousa Claude Malier, seigneur du Houssay, maître des requêtes, conseiller d'État, ambassadeur à Venise; la seconde, Charles Girard, seigneur du Thillay[6], président en la Chambre des comptes de Paris; la troisième n'eut point d'enfants de François de Brichanteau, marquis de Nangis, frère aîné du grand-père du marquis de Nangis mort 1724 et chevalier d'honneur de la Reine. Elle se remaria au marquis d'Huxelles et fut mère du maréchal d'Huxelles, sur l'article duquel on en a parlé[7]. Elle mourut à Paris, 29 avril 1712, à quatre-vingt-six ans. La dernière enfin épousa Henri Foucault, dit le marquis de Saint-Germain-Beaupré, dont on a parlé sur l'article du[8] maréchal Foucault[9]. C'est la grand mère du marquis de Saint-Germain-Beaupré et du commandeur son frère, qui sont aujourd'hui. Elle est morte 21 novembre 1706[10].

1. Feu M. André Joubert a publié une étude sur ce marquisat en 1890.
2. C'est ce père qui fut valet de chambre du roi Henri IV, fait caché aux généalogistes ou dissimulé par eux.
3. *Un* est en interligne, au-dessus de *deux*, biffé.
4. Le chiffre *4* est à demi biffé et illisible.
5. Après *filles*, il a biffé *son fils cadet ne se maria point et fut*.
6. Et non *Tillet*. C'est le Thillay, près Gonesse, sur le ruisseau du Crould.
7. Cet article est dans le même volume, fol. 135-137.
8. Ici, un mot biffé et illisible.
9. Même volume, fol. 149. — 10. Le chiffre *7* corrige *6*.

« Leur frère, fils aîné du surintendant, eut sa charge de président à mortier. C'étoit un des meilleurs et des plus honnêtes hommes qu'on pût voir, et qui avoit et méritoit le plus d'amis. Il mourut d'apoplexie en l'abbaye de Saint-Victor, à Paris, 11 juillet 1701, où il s'étoit retiré depuis vingt-quatre ans, ayant cédé sa charge à son fils, et menant une vie fort pieuse et fort décente. Il avoit soixante-dix-neuf ans[1]; on l'appeloit le président le Bailleul, et son fils le président de Château-Gontier. Fort pauvre homme. Il mourut 17 avril 1714, à soixante-cinq ans. Son fils eut sa charge, ne la fit point, vécut en perpétuelles débauches, ne se maria point, et vendit enfin en 1719[2] sa charge à M. Chauvelin, depuis garde des sceaux, etc.[3].

« Les deux grands louvetiers père et fils ont eu des enfants obscurs, dont quelques-uns ont été lieutenants aux gardes. »

1. Ceci est une addition en interligne.
2. *1619*, dans le manuscrit.
3. Comparez la suite des *Mémoires*, tomes X de 1873, p. 165, et XVI, p. 116.

III

LES FLEURIAU D'ARMENONVILLE.

Note de d'Hozier[2].

« Fleuriau d'Armenonville, conseiller d'État, directeur des finances, est beau-frère de M. le Peletier le ministre; c'est ce qui l'a élevé, et il est grand-oncle du marquis de la Vrillière, secrétaire d'État.

« Charles Fleuriau, son père, commença sa fortune par le trafic des épingles. Il fit ensuite une grosse banqueroute, dont il se releva; puis, s'étant mis dans toutes sortes de commissions et de fermes, où il amassa du bien, il se fit secrétaire du Roi l'an 1634, et épousa, l'an 1636, la fille de Nicolas Lambert, procureur des comptes, qui fit une fortune immense sous M. d'Hémery. La mère de cette Lambert étoit fille d'un célèbre chirurgien-accoucheur appelé Jacques Guillemeau. Après sa mort, il se remaria avec la fille d'un nommé Guillemin, qui étoit violon de feu M. Gaston de France, duc d'Orléans. C'est de son premier mariage qu'il eut Mme de Fourcy, mère de la marquise de Châteauneuf, dont est fils le marquis de la Vrillière, et c'est la même dame de Fourcy qui, étant veuve, épousa M. le Peletier.

« Du second lit de Charles Fleuriau sont sortis M. d'Armenonville et M. l'évêque d'Orléans, son frère.

« Charles Fleuriau étoit fils de Charles Fleuriau, marchand à Tours. On dit que ce marchand étoit chapelier. »

Ce grand-père avait épousé, le 15 avril 1590, la fille d'un Bonneau maire de Tours. Le P. Léonard (Arch. nat., M 538) dit qu'il était aussi secrétaire du Roi et portait les qualifications d'écuyer et de sieur des Touches; mais nous ne lui trouvons, dans les premiers temps, que la qualification de noble homme. Charles Fleuriau, second du nom, mourut à Paris, le 15 février 1694, âgé de quatre-vingt-dix ans, et son cœur fut transporté dans l'église d'Armenonville. La fortune vint du mariage de ce Charles Fleuriau, en 1636, avec la fille du richissime président Lambert de Thorigny, dont naquit Mme le Peletier. C'est lui qui acquit, en 1649, de Charles de Morais, seigneur de Fortisle, et de Louise de Tranchelion, la terre d'Armenonville, près Maintenon, et il en embellit le château. L'intendant des finances le quitta pour celui du Loreau ou Lauriot, à la porte d'Épernon, puis il vendit ce dernier, en 1698, au marquis d'Antin, et acheta alors Rambouillet.

1. Ci-dessus, p. 18, et Addition n° 389, p. 328.
2. Extrait du mémoire de 1706 sur les *Ministres et membres du Conseil* fait pour le Roi et Mme de Maintenon : Bibl. nat., ms. Clairambault 664, p. 728-729.

Le président Hénault a consacré à M. d'Armenonville une ou deux pages qui confirment les dires de Saint-Simon et de d'Hozier, et dont voici les parties principales (*Mémoires*, p. 54-55) : « La première fortune de ce nouveau garde des sceaux venoit de ce que sa sœur avoit épousé M. Peletier le ministre. Leur père, nommé Fleuriau, étoit d'une bonne famille de Tours, attaché à un nommé Bonneau, homme d'affaires, qui avoit fait la fortune de Fleuriau. M. Peletier, ayant été nommé contrôleur général..., fit, peu de temps après, son beau-frère intendant des finances.... C'étoit un homme d'une belle figure, porté à la cour de bonne heure par ses emplois, qui, ayant eu successivement pour terre ou pour maison de campagne Rambouillet, la Muette et Madrid, et y ayant vécu honorablement, avoit accoutumé les courtisans à le regarder avec une sorte de considération, qui avoit été directeur des finances sous le feu Roi, et dont on avoit parlé pour la place de contrôleur général lorsque M. Desmaretz succéda à M. Chamillart. D'ailleurs, M. d'Armenonville avoit une grande facilité pour les affaires; accoutumé à un certain courant des finances, dont il ne connoissoit que la mécanique, mais peu instruit dans les lois, qu'il n'avoit pas eu le temps d'apprendre; d'un agréable aspect, caressant indifféremment tout le monde, ne connoissant pas du tout les hommes, mais ne doutant de rien, et étant autorisé à se croire du mérite parce que la fortune le lui avoit fait accroire; peu de fonds d'esprit, de la religion, et pourtant facile dès qu'il s'agissoit de plaire à ses supérieurs.... » Nous avons vu, dans le tome VIII, p. 448, ce que l'abbé le Gendre pensait du même personnage en tant que légiste.

Il avait épousé la fille d'un riche marchand de soieries, Jeanne Gilbert, qui mourut le 25 octobre 1716, à cinquante-six ans.

IV

LETTRE DE LOUVILLE A M. DE TORCY[1].

« A Madrid, ce 29e août 1701.

« Je me sers, Monseigneur, de l'occasion du fils de Mme le Brun qui s'en va en poste à Paris pour vous écrire un mot, la disette des courriers étant si grande à présent, que nous n'osons plus en attendre, y ayant un temps infini que nous n'avons reçu aucune nouvelle ni de France ni de l'Italie, ce qui nous tient dans une grande inquiétude.

« M. le duc d'Harcourt a encore eu la fièvre cette nuit, moindre cependant qu'à l'ordinaire, par le secours du quinquina, qui ne lui fait pas tout l'effet que l'on en pouvoit desirer. Cette rechute change fort ses idées et lui fait prendre la résolution de demander à se retirer : ce qu'il doit exécuter, en cas qu'il ne l'ait pas encore fait, par le premier courrier. Ils tiennent sur cela le cas fort secret, et j'en ai averti M. le comte de Marcin, car Blécourt nous le cache soigneusement à l'un et à l'autre. Vous pouvez compter cependant très sûrement que cette résolution est prise d'une manière qui paroît fixe, et que c'est la crainte de mourir ici et les persuasions de Mme d'Harcourt qui l'ont fait prendre. C'est à Mme de Maintenon directement qu'on en doit écrire, et c'est de Caylus que je tiens ceci, à qui Mme d'Harcourt en a fait la confidence ; je vous prie de lui garder le secret. Ce que je puis encore vous dire sur cela, c'est que, deux jours avant cette rechute, on pensoit fort différemment, et que l'on faisoit même de grands projets d'établissements pour ce pays-ci, que j'ai sus par la même voie. On comptoit, par exemple, de marier la fille aînée de Mme d'Harcourt au vieux Castromonte, grand d'Espagne, qui est très riche et qui est de la nouvelle impulsion, et une sœur de Mme d'Harcourt au prince Pio, et, pour frayer le chemin aux mariages de ce pays, on a proposé au comte d'Ursel, qui est un très bon parti, une fille de M. de Noailles ; on songeoit aussi à faire avoir au plus tôt la Toison à Sézanne, et l'on prévoyoit, pour la suite, une grandesse sur le modèle de M. de Beauvillier. Tout ceci, comme vous voyez, Monseigneur, n'est pas un projet qui se puisse exécuter en trois mois, et tout a été changé par cette rechute, qui a fait faire de plus tristes réflexions. Voilà ce que j'ai cru vous devoir mander, parce que

1. Sur la retraite du duc d'Harcourt, ci-dessus, p. 28. — Cette lettre a figuré dans la vente des autographes de feu M. de Villars, faite par M. Étienne Charavay le 17 février 1879, n° 138 du catalogue. Comparez les *Mémoires secrets de Louville*, tome I, p. 126, 137, 157 et 175, et l'ouvrage de M. Alfred Baudrillart, *Philippe V et la cour de France*, tome I, p. 72-74.

j'ai bien imaginé que je n'en serois pas averti en droiture, et que vous pouvez avoir, par rapport à ce changement, quelques mesures à prendre. C'est par cette raison que j'en ai averti aussi M. de Marcin, qui a de la peine à le croire ; mais la chose est pourtant très certaine, et s'exécutera incessamment, à moins qu'un prompt rétablissement ne fît avorter ce dessein, pour lequel Mme d'Harcourt, qui ne veut pas perdre son mari, a beaucoup de penchant. Je crois que les instructions de M. de Marcin, que l'on m'assure n'avoir pas plu, pourroient bien y avoir entré pour quelque chose.

« M. d'Harcourt n'a témoigné jusques ici aucune envie que M. de Marcin prît le caractère, ni se mêlât d'aucune affaire : ce qui nous embarrasse fort et tient tout en suspens ; il sera pourtant bon pour le bien des affaires du Roi que cette incertitude finisse au plus tôt, car il est absolument nécessaire qu'il y ait quelqu'un, dans le *despacho*, qui y soit témoin de toutes les résolutions qu'on y fait prendre au roi, et M. de Marcin comprend déjà de reste les inconvénients qui arrivent du contraire.

« M. le duc d'Harcourt me dit, l'autre jour, qu'il croyoit que l'affaire du duc de Monteleon, qu'il a prise fort à cœur, avoit plus contribué que tout le reste à sa rechute, et je suis persuadé qu'il a raison ; mais, de bonne foi, je crois que l'air d'Espagne lui est très contraire et qu'il ne s'y rétablira jamais ; et en vérité ce seroit une perte, car il faut convenir que cet homme-là a de très grands talents, un esprit excellent pour les affaires, et qu'il est propre à bien des choses, sans compter la guerre, où je suppose qu'il excelle comme tout le monde le dit. A propos de ceci, je ne sais s'il n'avoit point en vue le commandement de l'armée d'Italie, car il ne compte pas, ni personne ici, que M. de Catinat se soit bien conduit. Je lui ai ouï parler sur cela comme le public ; peut-être a-t-il tort, et [je] ne me mêle nullement d'en juger.

« Ce que je voulois vous dire l'autre jour que le roi avoit remarqué est qu'il étoit venu un ordre de France pour ôter l'Inquisiteur : sur quoi, S. M. nous dit qu'il voyoit bien que le Roi, qui n'avoit pas envie que ce fût ni le cardinal ni le président, leur mandoit de le nommer autant qu'ils n'auroient pas l'effronterie de se nommer eux-mêmes, et que le cardinal et le président, qui avoient envie qu'on les nommât, renvoyoient la nomination en France, chacun d'eux s'en flattant par ici ; qu'elle avoit compris à merveille ce manège, et qu'elle verroit avec plaisir qui seroit le plus fin ou d'eux ou du Roi son grand-père. Je crois que vous trouverez que cette remarque, qui vient très certainement du roi seul, n'est pas trop mal faite pour un enfant de dix-sept ans. Pour moi, je vous avoue qu'elle m'a surpris.

« M. de Marcin a fort approuvé une idée qui a passé par la tête du comte de Ribaucourt, qui est de prier le Roi de vouloir bien le faire chevalier de Saint-Louis ; il regarde cela comme un honneur singulier pour lui, et certainement le sujet le mérite et est d'assez bonne maison pour avoir mieux en cas de besoin. Il y a vingt-sept ans qu'il sert, a été blessé plusieurs fois, a eu cinq oncles tués au service du roi d'Espagne; son père a servi soixante-dix ans, est mort mestre de camp général et gouverneur d'Anvers; et est un très bon sujet par lui-même; et, dans le goût où l'on est d'avoir les ordres, il me paroît qu'on ne peut mieux commencer, et il se fait un vrai plaisir d'être le premier qui fasse la planche. Je crois que M. de Marcin vous en écrit pour savoir si le Roi approuve cette demande. Il s'en va à Paris, en s'en retournant en Flandre, et aura l'honneur de la demander au Roi avec la permission du roi son maître. Ses terres sont dans l'Artois, et il a une forte inclination pour la France[1].

« Il y a ici un M. Ofroy de Servigny[2] qu'on dit être un bon sujet, et qui a été fort recommandé ici par bien des gens de mérite. Il a été longtemps à Cadix, et seroit prêt à y retourner pour y prendre une connoissance entière des abus qui s'y commettent dans toutes les administrations différentes et lui fournir des remèdes. M. Orry croit que cela pourroit être très utile, et, à mérite égal, comme il est tout porté ici et qu'il a demeuré longtemps à Cadix, il croit que l'on s'en pourroit bien servir. On attend sur cela vos ordres pour l'y envoyer. Je ne sais s'il ne faudroit point que cela se fît de concert avec M. de Chamillart. En tous cas, Monseigneur, vous ferez, par rapport à cela, ce que vous aviserez bon être.

« M. de Marcin vous rendra compte de ce qui s'est passé au sujet du duc d'Arcos, et M. de Blécourt de ce que le roi lui a ordonné devant moi par rapport au capucin. Vous savez quel est mon sentiment là-dessus, et je suis bien aise que les autres vous en fassent voir aussi la nécessité. Quand vous voudrez, nous arrêterons[3] toutes les lettres; je connois tous les canaux, et, si l'on arrête le capucin, il faut lui prendre tous ses papiers et le fouiller depuis la tête jusques aux pieds: c'est un des grands fripons qu'il y ait au monde, et ses compagnons aussi. L'avis que l'on vous envoie vient des capucins mêmes, et vous verrez par là que le Medina nous a accusé juste. Vous pouvez compter[4] que la reine ne sera jamais la maîtresse de se déterminer d'aller en France tant que ce maraud-là l'en détournera.

« Il y a ici une putain françoise qui est arrivée de Barcelone, et qui a été longtemps entretenue par le prince de Darmstadt; elle est bien faite et de grand air, et est à présent entretenue ici par un moine. Elle dit à tous ceux qui ont commerce avec elle que le prince de Darmstadt

1. Philippe V le fit maréchal de camp au mois de mars 1703. Il était grand bailli et gouverneur de Dendermonde depuis octobre 1700. On ne voit pas, dans l'*Histoire de l'ordre de Saint-Louis*, qu'il ait obtenu ce qu'il désirait en 1701. Peut-être est-ce le même que Gaspard-Antoine d'Espinosse (Spinosa) d'Aubremont et de Raimbaucourt, baron de Grimbergue, lieutenant général au service de l'Espagne, qui mourut à Bruxelles, le 21 avril 1725, âgé de soixante-neuf ans (*Gazette*, p. 215).

2. Nom douteux. — 3. Mot douteux.

4. Mot douteux.

l'a envoyée ici pour y attendre l'Archiduc. Ce discours-là, qui est fin et punissable dans toute autre putain, est pendable dans une françoise, et j'aurois fort opiné qu'avec tout son grand air, et pour l'honneur de la nation, vous lui fissiez donner le fouet cruellement par la main du bourreau, car elle se vante de reste. Je crois pourtant que M. de Marcin se contentera de la faire chasser; mais je voudrois bien aussi qu'on fît donner les étrivières au moine. Je suis obligé de vous avertir aussi qu'il nous vient ici de France des putains sans nombre, comme si c'étoit une chose rare ici et dont on eût grand besoin, et une infinité de gens de sac et de corde, sans aveu, banqueroutiers, fripons, garnements et têtes sans cervelle, qui viennent ici sans savoir pourquoi, et qui tourmentent le roi et les ministres pour avoir des charges et des emplois. J'en ai parlé à Ubilla, qui en est le plus tourmenté, et que la plupart de ces gens-là font enrager, et nous sommes convenus qu'il vous renverroit tous ceux qui lui viendroient, et que, sans un certificat de l'ambassadeur ou un témoignage de la Roche ou de moi, il les renverroit tous sans les entendre; et M. de Marcin est d'avis de faire sortir hors de Madrid tous les François qui y seront sans aveu, et qui n'y auront aucun métier ni profession : ce qui sera très utile pour sauver l'honneur de la nation et pour éviter les affaires que ces gens-là causeront tôt ou tard.

« M. Orry est très peiné de la maladie de M. le duc d'Harcourt, car il n'est point autorisé de sa part dans la recherche qu'il fait, ni secouru par le cardinal et le Conseil, qui lui donnent des connoissances frivoles et ne lui délivrent aucuns états. Cependant il a beaucoup travaillé déjà, en donnant de l'argent sous main à des gens qui lui viennent donner des avis à l'insu de ceux qui sont intéressés à maintenir la confusion et le désordre. Il est certain qu'il travaille prodigieusement et qu'il a une santé de cheval, de sorte que ce qu'il fait sera au moins très utile pour un homme plus autorisé que lui, que l'on pourroit envoyer dans la suite avec quelque caractère, qui profiteroit de ses connoissances et de son travail; et si, dans quelque temps, on vouloit nous envoyer M. Desmaretz, lorsque la matière sera débrouillée, je suis persuadé que l'on remédieroit à une infinité de choses en très peu de temps, car nos maux ne sont pas irrémédiables, avec du temps et de l'autorité. J'ai lu déjà une espèce de plan de la conduite qu'il veut tenir, qui m'a paru fort bon, et je crois qu'il sera nécessaire, lorsqu'il vous l'enverra, d'en faire donner une copie à M. Desmaretz, afin qu'il s'instruise peu à peu de nos affaires; car, encore un coup, je ne le perds point de vue, et je suis sûr que, tôt ou tard, et malgré que l'on en ait, on sera forcé de nous l'envoyer ici, et je voudrois bien, s'il ne sait pas l'espagnol, qu'il voulût bien l'apprendre, et qu'il s'y appliquât sans relâche et sans perdre de temps[1].

« Nous attendons avec impatience votre réponse sur ce qui regarde le duc de Monteleon et le comte de Fernan-Nuñez, sur lesquels le car-

1. Voyez notre tome VII, p. 137, note 6.

dinal et le président ne disent plus rien ; mais je sais qu'ils n'en pensent pas moins et qu'ils comptent que le duc leur payera tôt ou tard. Je sais aussi qu'une des raisons qu'ils ont de haïr Fernan-Nuñez[1] est qu'ils veulent faire le duc d'Alburquerque vice-roi du Mexique par la protection d'Ubilla, qui a été domestique de sa maison. L'affaire de l'*assiento* des nègres a été terminée très promptement, l'argent comptant ayant évité la lenteur ordinaire. On compte d'en faire tenir incessamment cinquante mille écus à M. de Vaudémont, qu'on dit en avoir grand besoin. J'ai écrit par l'ordinaire, à M. le duc de Beauvillier, l'usage que nous croyions qu'il en falloit faire. Je ne lui écris point aujourd'hui, parce que l'on ne m'en donne pas le loisir, Mme le Brun allant partir.

« J'aurois bien d'autres choses à vous dire ; mais je ne sais si cette voie est trop sûre, outre que je doute que ce courrier fasse une grande diligence. Le roi est en parfaite santé, et n'est plus occupé que des affaires d'Italie et de la campagne qu'il compte de faire l'année prochaine; cela suspend toutes ses idées de mariage, que celles de la guerre ont détruites absolument.

« Je ne sais si j'ai eu l'honneur de vous mander que M. le duc d'Harcourt comptoit qu'il falloit absolument que M. le duc de Medina-Sidonia entrât au *despacho* pendant le voyage, et que ce seroit lui faire un affront terrible, qu'il ne méritoit pas.

« M. de Marcin ne prenant encore aucune connoissance des affaires, cela les retarde furieusement, et nous met hors d'état de pouvoir remédier à une infinité de choses, ni d'en étudier une infinité d'autres, grandes et petites, par lesquelles il seroit bon de commencer, et qui achèvent de se gâter par ces délais.

« Je suis, avec un très profond respect,

« Monseigneur,

« Votre très humble et très obéissant serviteur.

« LOUVILLE. »

1. Deux ou trois mots douteux.

V

LE MARÉCHAL DE MARCIN[1].

(Fragment inédit de Saint-Simon[2].)

« Le comte DE MARCIN[3] étoit un extrêmement petit homme de taille et de tout, sans pourtant manquer d'un certain esprit et de savoir cheminer; vif, frétillant, et infiniment grand parleur. Il vint en France à dix-sept ans, après la mort de son père. Il étoit originaire du pays de Liège et de fort peu de chose; connus seulement vers 1450, sans fiefs, sans emplois, sans extraction, sans alliance. On prétend qu'il y en eut un qui fit les affaires de la famille des seigneurs de Modave, qui en épousa la veuve, et qui s'enta dessus après en avoir eu les biens. Quoi qu'il en soit, nul service militaire, et rien que d'obscur jusqu'au grand-père du maréchal, qui s'appeloit Jean de Marcin, seigneur de Chantereine et premier seigneur de Modave, fils de Nicolas et de Marguerite d'Orley, dite de Linster. On croit qu'elle avoit Modave, et on ne voit point autrement par où son fils l'a eu, qu'on croit fils de l'homme d'affaires de cette famille de Modave, dont le frère cadet Henri, qui n'a ni seigneurie ni qualité, obtint en 1585[4] attestation de sa noblesse des mayeur et échevins de la haute cour du ban d'Havelange en Condroz. C'est la première fois qu'il ait été mention de noblesse dans cette famille. Le fils de son frère aîné, susdit Jean, premier seigneur de Modave, fut capitaine et gouverneur d'Huy, qui [est] le premier emploi qu'ils aient eu, et acquit le Grand Modave en 1642, au nom de son fils, qu'il eut de Jeanne de la Vauxrenard. Ce nom n'impose pas; mais ce fils fit une surprenante fortune, et c'est le père du maréchal de Marcin, et bien rapide.

« Il s'appeloit Jean-Gaspard-Ferdinand de Marcin. Sa mère se maria en 1608[5]. Il perça si bien par ses talents, que, en 1642, il étoit colonel des chevau-légers liégeois, et, trois ans après, il fut maréchal de camp et colonel de cavalerie liégeoise, et admis au corps de la noblesse du pays de Liège et du comté de Looz par l'assemblée générale tenue à Liège le 16 juillet 1645. Il passa de là au service de France[6] avec les

1. Ci-dessus, p. 28-33. Comparez la suite des *Mémoires*, tome V de 1873, p. 30-31.

2. Extrait des *Maréchaux de France*, vol. 45 des Papiers de Saint-Simon (aujourd'hui *France* 200), fol. 158.

3. Saint-Simon écrit : *Marchin*, comme l'*Histoire généalogique*, dont il va suivre le court article (tome VII, p. 676-678) pour la filiation et les titres.

4. Le 17 mars 1586, selon l'*Histoire généalogique*.

5. Plus exactement : elle était mariée en 1608.

6. L'*Histoire généalogique* ne dit pas cela, par la bonne raison que c'est

avantages qu'on y a toujours prodigués aux étrangers. Il fut gouverneur de Bellegarde et de Tortose, et lieutenant général dans l'armée du Roi en Catalogne, puis capitaine général de cette province en 1649, 1650 et 1651. Pendant[1] ce temps-là, il s'attacha à Monsieur le Prince, fut l'âme de son Conseil et de son parti, et fut gouverneur de Stenay. Il suivit Monsieur le Prince dans sa retraite aux Pays-Bas, passa au service d'Espagne, dont le roi le fit capitaine général de ses armées aux Pays-Bas en juin 1653, et il le servit au secours de Valenciennes en 1656. En 1657, Charles II, roi alors dépossédé d'Angleterre, lui donna pouvoir de commander toutes ses forces par mer et par terre sous les ducs d'York et de Glocester, ses frères, pour le recouvrement de ses États, et lui donna l'ordre de la Jarretière, en février 1658. La même année, ayant acquis partie[2] de la terre de Marcin du chapitre de Saint-Martin-au-Mont de Liège, et en partie du chapitre de Notre-Dame d'Huy, l'Empereur le créa comte de Marcin et du saint-empire. Il fut aussi conseiller au conseil suprême de guerre du roi d'Espagne aux Pays-Bas. Il commanda, en 1667, les troupes d'Espagne aux Pays-Bas, et, voulant jeter du secours dans Lille assiégé par le Roi, il fut défait par le marquis de Créquy depuis maréchal de France, et obligé de se retirer derrière Gand, dernier août. Il fut mandé, 10 février 1671, pour assister à l'assemblée des états du pays de Liège et du comté de Looz, qui se devoit tenir le 9 mars suivant, et il mourut en 1673. Il avoit épousé Marie, seconde fille d'Henri de Balsac, marquis de Clermont d'Entragues, laquelle, par la mort de sa sœur aînée sans enfants, devint seule héritière, et en eut un seul fils, qui fut le maréchal de Marcin, et une fille[3] morte jeune sans alliance.

« Le maréchal de Marcin obtint, en arrivant en France à dix-sept ans, la compagnie des gendarmes de Flandres; brigadier en 1688, et commanda la gendarmerie en 1689, dans l'armée de M. de Duras en Allemagne. Il se trouva l'année suivante à la bataille de Fleurus, où il fut blessé; maréchal de camp en 1693, et se distingua, cette année-là, à la bataille de Nerwinde et à la prise de Charleroy. En 1695, il fut directeur général de la cavalerie et servit en Italie. En juin 1701, lieutenant général et ambassadeur extraordinaire auprès du roi d'Espagne, qu'il accompagna en son voyage de Naples et à sa campagne de Lombardie, où il eut deux chevaux tués auprès de lui à la bataille de Luzzara, 9 août suivant[4]. Sur la fin de la même année rappelé en France, fut fait chevalier de l'Ordre, 2 février 1703[5], en considération de ce

déjà au service de la France qu'il avait commandé son corps de cavalerie liégeoise (Susane, *Histoire de la Cavalerie*, tome III, p. 136-137) et obtenu le grade de maréchal de camp.

1. Avant ce mot, Saint-Simon a biffé *et Gr de Stenay*.

2. Le *p* surcharge *la*. — 3. *Fille* surcharge *sœur*.

4. Cette bataille est du 15 août 1702, comme on le verra dans notre tome X.

5. Les sept lignes qui suivent ne sont plus empruntées au texte de l'*Histoire généalogique*. Comparez la suite des *Mémoires*, années 1703 à 1706.

qu'il avoit refusé la Toison d'or que le roi d'Espagne lui vouloit donner. Avec beaucoup de souplesse, et souvent de bassesse, il s'étoit concilié Mme des Ursins en Espagne, M. de Vendôme en Lombardie, ministres et seigneurs qui approchoient le plus du Roi, Mme de Maintenon même, et étoit parvenu à être un moment à la mode. Il eut, la même année, le gouvernement d'Aire à vendre, servit aux sièges de Brisach et de Landau, se trouva à la bataille de Spire, et, au refus de Coigny père du maréchal, passa à la tête d'un corps et d'un convoi considérable en Bavière, où l'Électeur lui donna, en arrivant, le bâton de maréchal de France, qui lui avoit été adressé à l'insu de Marcin, et qu'auroit eu Coigny, qui fut au désespoir. Marcin prit ainsi, sous l'Électeur, le commandement de l'armée, et[1] commanda l'hiver dans Augsbourg. L'année suivante, son armée, qui faisoit la gauche, celle du maréchal de Tallard la droite, et celle de l'Électeur le centre, ne fut pas entamée, et se retira en bon ordre, recueillant les débris des deux autres, défaites et détruites à la bataille d'Hochstedt[2]. Il servit ensuite en Alsace, en chef l'hiver, en second l'été, avec le maréchal de Villars, firent repasser le Rhin aux Impériaux et dégagèrent le[3] Fort-Louis. Marcin eut, cette même année 1705, le gouvernement de Valenciennes[4]. Le maréchal de Villars s'étant excusé d'aller en Italie avec M. le duc d'Orléans, lorsque M. de Vendôme en fut rappelé pour aller commander l'armée de Flandres à la déroute et à la disgrâce du maréchal de Villeroy à Ramillies, le maréchal de Marcin fut choisi en sa place, et M. le duc d'Orléans n'eut le commandement de l'armée qu'en donnant sa parole au Roi qu'il s'y conduiroit en tout et partout par les avis de Marcin, et qu'en ce premier essai de commandement il ne feroit rien contre son sentiment. La Feuillade, gendre de Chamillart, dans l'apogée de sa faveur et de sa toute-puissance, faisoit le siège de Turin, dont l'issue fut telle par son opiniâtre ignorance et par la basse servitude de Marcin, qui, par rapport à ce siège et par aveugle complaisance pour la Feuillade, s'opposa à tout ce que M. le duc d'Orléans voulut, et pendant la campagne, et pour sortir des lignes ensuite au-devant du prince Eugène, pour le combattre. M. le duc d'Orléans, qui prévit qu'en les gardant elles seroient enfoncées par quelque endroit, et lui[5] tout ensuite mis en confusion et battu, comme il arriva, fut si outré de cette opiniâtreté de Marcin, que, les trois derniers jours avant la bataille, il refusa de donner l'ordre et de se mêler de quoi que ce fût. Marcin y fut blessé à mort, pris, conduit dans une cassine voisine,

1. Cet *et* est en interligne.

2. Les cinq derniers mots sont en interligne.

3. Ces deux mots ont été ajoutés en interligne, au-dessus de *prirent le*, biffé.

4 Pour la suite, qui n'occupe que trois ou quatre lignes dans l'*Histoire généalogique*, notre auteur ne peut plus s'être servi de ce texte.

5. *Luy* est en interligne.

gardé par quelques soldats des ennemis, tandis que la déroute s'achevoit, et y mourut la nuit suivante du 7 au 8 septembre 1706, à cinquante ans. Il n'y eut guères que ses créanciers qui y perdirent; mais ils y perdirent gros, et on trouva tout plein de misères dans ses papiers. Il fut enterré à Turin, et il ne s'étoit point marié. »

VI

LES FRAIS D'AMBASSADE DU DUC D'HARCOURT[1].

Projet de la dépense que M. le duc d'Harcourt sera obligé de faire à Madrid[2].

Dépense pour les domestiques espagnols.

4 gentilshommes à	8 réaux par jour	. . . .	32r
6 pages à	4 » »	. . . .	24r
8 laquais à	4 » »	. . . .	32r
1 portier à	5 » »	. . . .	5r
4 cochers à	5 » »	. . . .	20r
4 postillons à	4 » »	. . . .	16r
2 garçons de cochers à	3 » »	. . . .	6r
2 muletiers à	5 » »	. . . .	10r
3 palefreniers à	5 » »	. . . .	15r
2 servantes à	4 » »	. . . .	8r
1 jardinier à	4 » »	. . . .	4r
« Total de la dépense par jour des domestiques espagnols. . .			172r

Écurie.

24 mules de carrosse. 8 mules de charge . 12 chevaux de main ou de suite . . .	44, à quatre réaux et demi chacun par jour, y compris le ferrage et les autres frais.	198r

« Total de la dépense par jour des domestiques espagnols et de l'écurie.	370r
« Qui font, pour une année, à raison de 60 réaux la pistole.	2250p 50r
« On donne deux habits par an à chacun des gentilshommes et pages, ce qui ne peut pas monter à moins de 30 pistoles pour chacun desdits gentilshommes et pages. .	300p
« Total de la dépense par an des domestiques espagnols et de l'écurie.	2550p 50r

1. Ci-dessus, p. 32.
2. Arch. nat., Papiers du Contrôle général, G7 999, année 1701. Il s'agit de la seconde ambassade, après la mort de Charles II et l'acceptation de la succession. Comparez une lettre du duc à Torcy, 31 mars 1701 : Dépôt des affaires étrangères, vol. *Espagne* 88, fol. 178.

Domestiques françois nourris à la maison.

Gentilshommes	2
Secrétaires, dont un espagnol	3
Maître d'hôtel	1
Chirurgien	1
Cuisiniers	2
Aides	2
Rôtisseur	1
Garçon de cuisine	1
Sommeliers	2
Aide d'office	1
Valets de chambre	3
Laquais	6
« TOTAL des domestiques nourris à la maison	25

« La nourriture de ces vingt-cinq domestiques et la dépense de table monteront au moins à 300 pistoles par mois, ce qui fait par an 3600p

« Le loyer de maison et de meubles 600p

« Les ports de lettres et les présents que l'on fait au nouvel an aux officiers de la maison du roi vont au moins à 300p

« TOTAL GÉNÉRAL de la dépense comprise au présent mémoire 7050p 50c

« Qui font, sur le pied que le change est présentement, la pistole revenant à plus de 14lt 10s, plus de 100 000lt.

« Non compris les gages des domestiques françois, qui peuvent aller environ à 10 000 francs par an, et plusieurs autres dépenses extraordinaires que l'on ne peut prévoir.

« Il ne me reste, en tout, que 10 000 ou 12 000 francs du bien de ma femme, qui est diminué pour l'éducation de mes enfants.

« Le gouvernement de Tournay et la pension que S. M. me donne me valent 37 000lt. J'en laisse 25 à ma femme pour vivre : de manière que je ne saurois compter que sur 12 000lt. Si elle vient en Espagne, la dépense sera beaucoup plus considérable.

« Il est à remarquer que les frais de ma dernière ambassade ont arriéré ma pension et mon gouvernement. J'ai touché 32 000 écus, soit pour venir à Bayonne commander l'armée de S. M., soit pour me mettre en équipage pour aller à Madrid. Les préparatifs, pour l'autre, ont passé 40 000 écus ; ceux-ci ne seront guères moins forts.

« La dépense du voyage à Madrid, du retour, et celui que j'y fais présentement, montera fort haut, et, quoiqu'elle n'approche pas du tiers de celle de M. de Beauvillier et de M. de Noailles, elle ne laissera pas d'être fort haute.

« Rien ne me fait plus de peine que d'être obligé à parler de cela après la grâce que le Roi m'a faite, qui ne me laisse plus rien à desirer; mais il faudroit tomber dans l'un des deux inconvénients ci-énoncés, en faisant déshonneur au Roi, soit en vivant pauvrement, ou me mettant hors d'état de payer ce que j'aurois dépensé à Madrid.

« Il est à remarquer que le change rend la somme très forte.

« Je ne parle point des franchises, parce que peut-être S. M. ne voudra pas que son ambassadeur en prenne, si les autres y consentent[1]. »

1. En marge de ce mémoire, le contrôleur général a écrit : « 30 000 livres. » En 1698, M. d'Harcourt avait obtenu, outre les 36 000tt d'appointements, une gratification annuelle de 12 000tt (ci-dessus, p. 32, note 4), et autant pour l'ameublement. Voyez *la Diplomatie française et la succession d'Espagne*, par M. Legrelle, tome II, p. 164. Blécourt, comme chargé des affaires, n'avait que 18 000tt d'appointements, plus 800 pistoles espagnoles de la ville de Madrid, 500 du nouveau roi, et sa pension.

VII

LES GÉNÉRAUX DE L'ARMÉE D'ITALIE[1].

Les correspondances abondent sur cette longue crise qui aboutit au rappel du maréchal de Catinat; mais il n'en est pas dont le ton approche comme virulence, et, disons le mot, comme inconvenance, des lettres de Tessé dénonçant son chef. Le 8 juillet, par exemple, il écrivait au ministre[2] : « Tout ce que je vois me feroit devenir fou, si je ne me précautionnois contre moi-même pour vivre sur tout ce que je vois au jour le jour, faire mon possible pour servir mon roi, me plier pour cela de toutes les manières, et m'y mettre jusqu'au cou comme un bon serviteur, sans vouloir ni pouvoir regarder trop curieusement dans l'avenir. » Le 19[3] : « J'ai déjà eu l'honneur de vous dire que je professois comme article de foi que, quand celui qui tient le cul de la poêle ne tourne pas l'omelette à la fantaisie du mattre, ni par conséquent à la sienne, c'est qu'il ne l'a pu faire autrement. Sur ce principe, je dis mon petit sentiment sur les choses présentes, et ne repasse point sur les passées. » Et plus loin : « Maintenant que les ennemis, évitant la bataille, se sont mis, comme d'habiles gens, en situation de déshonorer et de décrier nous et nos affaires en Italie sans risquer la moindre chose et sans vouloir combattre..., ils nous présentent des têtes, ils font un manège de campagne excellent; et nous, avec une armée formidable, nous ne faisons rien, par des principes, je crois, de précaution et de sagesse, bonne toujours, et, dans de certains instants, mortelle.... Je vois, entre vous et moi, la sagesse d'un des grands capitaines que le Roi ait, qui a gagné des batailles, et qui a toutes les grandes et solides qualités, je vois, dis-je, la sagesse et l'expérience embarrassées par le prince Eugène, qui devroit recevoir en tout des férules. » Et à Catinat inactif, impuissant, il oppose le prince lorrain : « J'ai été conférer avec M. le prince de Vaudémont à Mantoue, qui, malgré ses infirmités et sa santé encore récemment attaquée, a la tête et le cœur excellents. Il arrive, Dieu merci! à l'armée; il a des vues, c'est un capitaine auquel il ne manque que la possibilité de monter à cheval. Nous ferons le possible, et au delà.... Je rendrai toute ma vie cette justice au prince de Vaudémont que, si l'on l'avoit cru, le passage de l'Adicée[4] auroit reçu de grandes difficultés[5]. » Et deux jours plus

1. Ci-dessus, p. 47-52 et 78-86.
2. *Mémoires militaires relatifs à la succession d'Espagne*, publiés par le général Pelet, tome I, p. 586.
3. *Michel Chamillart*, par M. l'abbé Esnault, tome I, p. 30-33.
4. L'Adige.
5. Comparez ses lettres au roi d'Espagne et au duc d'Harcourt sur ce

tard[1] : « .... Je finis par dire que la patience, quand on ne peut pas mieux faire, est l'attribut des honnêtes gens comme elle est celui des ânes, et qu'en un mot, il faut prendre d'où l'on en est. » Mais, répétait-il encore, après avoir laissé les ennemis passer l'Adige, le Canal-Blanc, le Tartaro, et faire un pont sur le Pô, il faut, à tout prix, les empêcher de passer le Mincio, ce qui les réduirait à ne pas trouver de quartiers d'hiver en dehors des possessions vénitiennes. — Or, avant que le mois fût passé, le duc de Savoie, à peine arrivé à l'armée, n'eut rien de plus pressé que de rétrograder sur Goïto, laissant tout le pays entre l'Adige et le Mincio aux Impériaux, qui passèrent cette rivière le 28, à leur propre étonnement[2].

M. de Vaudémont et Tessé avaient protesté contre ces manœuvres, auxquelles Catinat s'était lui-même opposé; ils ne purent plus que couvrir en toute hâte Milan et Crémone, et, de là, écrivirent les lettres les plus acrimonieuses[3]. En voici une de Tessé, datée du 7 août[4] : « Je deviens fou par tout ce que je vois; M. de Vaudémont fait pitié, et nous nous consolons comme de bons serviteurs qui vont aux expédients et qui les cherchent. Il y a quelque chose d'invisible, et un enchantement perpétuel et impénétrable qui conduit cette machine. L'armée du Roi, indépendamment de ce que nous ramassons, est d'un tiers plus forte que celle de l'ennemi ; vous nous mandez à tous que le Roi veut que l'on combatte, et pourtant l'on fait tout ce qu'il faut pour l'éviter : on laisse passer le Mincio tranquillement, on voit tout le jour défiler une armée qui prête le flanc, et l'on ne charge ni avant-garde, ni flanc, ni arrière-garde! On fait un camp à Medoli, qui est la plus belle plaine du monde, et, le lendemain, pour éviter l'ennemi que je croyois que l'on vouloit chercher, l'on fait une journée outrée.... Encore une fois, je deviens fou.... » Et le 10[5] : « Ce maréchal que j'aime, respecte et honore, ne voit plus rien que ce que ceux qui se noient voient; il veut tout faire, et ne fait rien[6].... Les ordres changent trois fois dans un jour. Encore si le bon maréchal vouloit se faire servir ou se laisser servir, patience! Mais il a ses opiniâtretés.... Au bout du compte, le Roi doit être informé qu'il n'y a, en vérité, plus, comme l'on dit, *personne au logis*, et que sa pauvre tête s'échauffe, s'embarrasse, et puis qu'il n'en sort rien.... » Et s'apercevant un peu tard qu'il avait dépassé toute mesure, il ajoutait ce post-scriptum : « Je vous supplie de brûler ma

même prince, publiées par Hippeau dans les *Mémoires de l'Académie de Caen*, 1862, p. 439-442, et les lettres du prince à M. d'Harcourt, sur les bons services de Tessé, des 19 janvier et 1er mars 1701, p. 434-439.

1. *Michel Chamillart*, p. 35-37.

2. Ci-dessus, p. 55, note 3, et p. 85, note 5; correspondances de Venise et de Paris, dans la *Gazette d'Amsterdam*, nos LXV et LXVII.

3. *Mémoires militaires*, p. 284-289. — 4. *Ibidem*, p. 591.

5. *Ibidem*, p. 594, et *Mémoires de Tessé*, tome I, p. 203.

6. Il s'était cependant opposé à la marche en arrière, et n'était plus responsable : voyez ses *Mémoires*, tome III, p. 91-92.

lettre après en avoir fait l'usage que vous jugerez à propos; toutes vérités ne sont pas bonnes à dire; je dois même les dire moins qu'un autre, et j'ai retardé tant que j'ai pu.... » Dans cette même lettre, qui nous est parvenue malgré ses recommandations, il demandait qu'on renvoyât Catinat en quelque pays un peu plus connu de lui, et qu'on le remplaçât par un autre maréchal actuellement disponible (M. de Noailles, par exemple), qui « voulût seulement se laisser servir. »

C'est alors qu'eut lieu l'altercation scandaleuse à laquelle Saint-Simon a fait allusion[1] parce qu'il avait rencontré ces quelques mots dans le *Journal de Dangeau*[2] : « Les démêlés de M. le maréchal de Catinat et de M. de Tessé font grand bruit à la cour et à Paris. » Nous en avons le récit fait par Tessé lui-même, dans un fragment de lettre chiffrée à Chamillart[3]. S'il faut en croire le principal intéressé, ce serait le duc de Savoie qui l'aurait mis en demeure de reprocher au maréchal son inaction, ses irrésolutions de chaque jour, et, au milieu de toute la généralité qui « mangeoit un morceau » chez le marquis de Dreux, gendre du ministre, Tessé aurait littéralement sommé le maréchal de faire charger l'armée ennemie qui passait le Mincio[4] : « Comme le temps se passoit, et que la conversation étoit devenue publique, je dis à M. le maréchal : « Monsieur, voulez-vous, ou ne voulez-vous « pas? car le temps presse. » Et sur cela, M. de Vaudémont dit : « Si « l'on charge l'arrière-garde, cela fera retourner les ennemis et enga- « gera une affaire comme celle de Seneffe, qui ne peut être qu'avanta- « geuse. » Enfin, voyant qu'on ne prenoit aucun parti, je fis la sottise de dire : « Monsieur, les armes du Roi sont déshonorées. Vous ne vou- « lez prendre aucun parti; je m'en vais à ma droite, où j'attendrai vos « ordres. » .... Je n'eus pas le dos tourné, que M. de Savoie dit à M. le maréchal et au prince de Vaudémont : « M. de Tessé a perdu le respect « devant moi; il a pris devant M. le maréchal un ton de parler trop « haut, et, sans la considération que j'ai pour lui, je l'aurois interdit. » — « C'étoit pourtant lui, s'écrie Tessé, qui m'avoit engagé à cette proposition, dont il ne vouloit que le bruit, et point l'exécution! »

On peut s'imaginer que cette scène, ayant eu tant de témoins[5], ayant même été l'objet d'un rapport du duc de Savoie au Roi[6], fit beaucoup gloser et passa vite à Paris par le canal des correspondants des gazettes,

1. Ci-dessus, p. 78 et 80. — 2. Tome VIII, p. 180-181, 29 août.
3. Recueil de M. l'abbé Esnault, tome I, p. 38-42.
4. Dangeau dit en effet (tome VIII, p. 164, 6 août) : « M. le duc de Savoie et M. de Vaudémont étoient d'avis qu'on attaquât les ennemis de l'autre côté du Mincio pendant qu'ils étoient à demi passés; mais M. de Catinat a jugé à propos de les attaquer en deçà du Mincio.... » On sut, deux jours plus tard, qu'il n'y avait eu aucun combat.
5. Querelle incompréhensible entre un homme aussi doux que Tessé et un sage comme Catinat, dit l'annotateur des *Mémoires de Sourches*, p. 107.
6. Tessé apprit tout cela indirectement, par Mme de Verue, sa bonne amie, restée en relations réglées avec Turin et avec le marquis de Saint-Thomas.

qui avaient déjà mis leurs lecteurs au courant des dissentiments des généraux[1]. Le bruit fut même si fort, que Tessé crut devoir se défendre, s'excuser auprès de tous ses amis. On vient de voir ce qu'il écrivait à Chamillart ; nous avons aussi sa lettre à Jérôme de Pontchartrain[2]. « Il n'y a nulle mésintelligence, prétendait-il, entre M. de Vaudémont et le maréchal de Catinat ; mais le premier a vu clair, et l'autre, entre vous et moi, n'a vu qu'un étang.... Le bruit courra, quoiqu'il n'en soit rien, que nous sommes mal ensemble, le maréchal de Catinat et moi, et cela est fondé sur ce que, voyant l'infamie que nous allions faire, dont M. le duc de Savoie n'étoit peut-être pas trop fâché, je ne pus pas m'empêcher de prendre la parole, de représenter la possibilité qu'il y avoit de faire une action sûre et avantageuse ; je me proposai pour l'entamer, et je fis et dis ce que je croyois qu'en pareil cas un bon serviteur pouvoit et devoit dire. L'on ne le voulut pas : je me retirai. Mais, quoique l'on dise son sentiment, qui n'est pas suivi, il ne s'ensuit pas que l'on soit mal ensemble. Au surplus, j'estime que le Roi a pris un bon parti d'envoyer le maréchal de Villeroy.... »

Celui-ci était arrivé dans l'intervalle ; mais l'opinion publique ne se méprit ni sur les motifs du changement de direction, ni sur les fruits qu'il pouvait donner. Voici la chanson qui courut alors[3] :

Le prince Eugène, dit-on,
Partout fait faire des ponts.
Ah ! voyez donc quel beau prodige;
Sur des ponts passer l'Adige !
Lampons.

Catinat, un fin renard,
Se tient toujours à l'écart
Pour l'attirer dans la plaine.
Ah ! voyez quel capitaine

Cependant il mande au Roi
Qu'il a besoin de Villeroy.
Ah ! voyez donc quelle prudence
De ce maréchal de France !

Quand Villeroy l'aura joint,
De combat on n'aura point.
Ah ! voyez donc comme Eugène
Descendra dedans la plaine !

1. Voyez, dans les *Mémoires de Sourches*, tome VII, p. 67, le compte rendu d'un conseil de guerre du mois de mai, où, mal à propos, figure le duc de Savoie, qui n'arriva à l'armée que deux mois plus tard. Voyez aussi les *Dépêches vénitiennes* de juillet, ms. Ital. 1919, p. 175, 224, 257, 333, 364, 365, etc.; la *Gazette d'Amsterdam*, n°s LXVII et LXVIII, et Extr. LXXIII ; enfin, la *Storia d'Italia*, par Botta, tome VII, p. 228-233.

2. Recueil Rambuteau, p. 58.

3. Chansonnier, ms. Fr. 12692, p. 495-497.

Villeroy va bien briller
En plumes et en baudrier.
Ah! voyez donc comme à sa vue
Eugène aura la berlue!

De Catinat secondé,
Il va paroître un Condé.
La valeur et la prudence
Combattront d'intelligence.

Jamais dans le Milanez,
Allemands, vous n'entrerez,
Quand ces deux foudres de guerre
Mettront au vent la rapière.

Demeurez au Mincio,
Car, si vous passez l'Oglio
Et l'Adige, je vous assure,
Craignez votre déconfiture.

Vaudémont dedans Milan
Attend, dit-on, l'Allemand.
Savoir de quelle manière,
C'est ce que l'on ne sait guère.

Pour le prince savoyard,
C'est sans doute un grand hasard
Qu'à son sang il s'intéresse
Pour la reine et la duchesse.

Il en veut à Catinat,
Qui l'a fait échec et mat,
Lorsque, dans sa Vénerie,
Il fit si grand incendie.

Pour nos trébuchants louis
Ses gens il nous a remis
Par compte et par inventaire.
Ah! voyez donc quelle affaire!
Lampons....

De tout cela il ressort clairement que l'entente était complète entre Tessé et M. de Vaudémont, non seulement pour discréditer Catinat, mais aussi pour signaler les côtés suspects de la conduite du duc de Savoie, et que Tessé se chargea hardiment d'accrocher le grelot. Mais peut-on dire que Catinat ne méritât pas ces accusations? Saint-Simon racontera ailleurs[1], avec force détails, que la cabale et Mme de Maintenon elle-même, celle-ci par crainte qu'on n'affligeât le Roi, s'étaient arrangées pour que la correspondance de Catinat ne parvînt pas jusqu'à

1. *Parallèle*, p. 248 et 249; *Mémoires*, année 1702, dans notre tome X.

lui; et, en effet, le duc de Beauvillier reprocha au maréchal d'avoir laissé ignorer, même à ses amis, les difficultés qu'il rencontrait ou les scrupules qui l'arrêtaient[1]. Dans sa situation, convenait-il de ne répondre aux accusations multipliées chaque jour, même aux reproches si vifs et aux ordres si précis du Roi[2], que par d'humbles aveux tels que celui-ci[3] : « Jusqu'à présent, Sire, notre guerre n'a pas été heureuse; j'en ai le cœur et l'esprit extrêmement mortifiés. Il me semble que la source de nos fautes a été de vouloir remédier à tout ce que les ennemis pouvoient faire, et que l'on trouvoit des inconvénients à tous les partis que l'on auroit voulu prendre »? Comme le fait entendre M. de Beauvillier, un général timoré est difficile à défendre, et tous les contemporains de Catinat, jusqu'au bon et inoffensif Dangeau, reconnurent que le beau rôle était pour Tessé et pour M. de Vaudémont[4]. Leur exaspération semblait légitime, et leurs plaintes trop bien fondées, pour qu'on les attribuât à une brigue préalablement concertée entre eux. Selon les défenseurs du maréchal[5], cette brigue se serait appuyée en outre sur la duchesse de Bourgogne, comme fille de M. de Savoie, et sur Mme de Maintenon, qui, pour son compte personnel, en voulait doublement à Catinat de ne jamais rien lui écrire sur les affaires de la guerre[6], et d'afficher des opinions philosophiques et irréligieuses,

1. Il lui écrivit, au début de la campagne suivante (*Mémoires de Catinat*, tome III, p. 155-156) : « Si, pendant cette campagne, il survenoit quelque chose qui pût vous regarder personnellement, ne laissez pas vos fidèles amis dans la même ignorance que vous les laissâtes les années dernières, ce qui rend leurs bonnes intentions trop inutiles. Souvenez-vous aussi, en informant le Roi, d'entrer dans les détails qu'il aime, et penchez sur cet article du côté du trop. Vous avez à être en garde contre le peu d'envie que vous avez de vous faire des fêtes par des choses inutiles. »

2. Le Roi les exprima publiquement : *Dangeau*, tome VIII, p. 168.

3. *Mémoires militaires*, tome I, p. 290, et p. 599-607; *Mémoires de Catinat*, tome III, p. 93 et suivantes.

4. Après le passage du Mincio, alors que l'on croyait une action imminente, il arrivait tous les deux jours des courriers de M. de Vaudémont, du duc de Savoie ou de l'ambassadeur Phélypeaux, qui n'annonçaient que de simples marches et contre-marches. Dangeau remarque (p. 166) que, pendant ce temps-là, « M. de Catinat n'a rien écrit du tout depuis le 28 au soir, qu'il se préparoit à marcher de Goïto aux ennemis. »

5. *Mémoires de Catinat*, tomes II, p. 438-447, et III, p. 92-93. Ces *Mémoires* (tome II, p. 451), ou plutôt ceux de *Tessé* (tome I, p. 216), dont la partie relative à Catinat a été purement et simplement reproduite en l'adaptant à la biographie de ce dernier maréchal[a], ces *Mémoires*, dis-je, racontent que le secrétaire du chevalier de Tessé, frère de notre comte, proposa à Catinat de lui révéler toute la cabale formée contre lui, mais qu'il fut renvoyé comme un simple fripon.

6. Papiers du P. Léonard, Arch. nat., MM 824, fol. 14 v°.

[a] Les *Mémoires de Tessé* ont été faits par Grimoard en 1806, et ceux de *Catinat*, par le Bouyer de Saint-Gervais, en 1819.

même d'autoriser les désordres sacrilèges commis par certaines troupes en Lombardie[1]. Cette dernière accusation ne manquait pas de fondement, d'autant que Catinat avait toujours habitué ses armées à user sans ménagement du fer et du feu, en Italie comme dans le Palatinat[2]. Aussi crut-il devoir s'en disculper, lorsque Chamillart lui transmit les plaintes de la cour de Rome[3] :

« J'ai reçu, Monsieur, la lettre du 14 octobre que vous m'avez fait l'honneur de m'écrire, avec laquelle vous m'en avez envoyé une de M. le cardinal Paulucci, du 6 septembre, écrite à M. le Nonce en France, sur les désordres et sacrilèges commis par les troupes; à quoi est joint copie d'une lettre écrite le 17 août par un gentilhomme de Crême, qui est celle qui a donné lieu à la lettre de mondit sieur le cardinal Paulucci. J'ai vu, Monsieur, ce que contient la lettre de ce gentilhomme, dans laquelle il y a deux faits que j'ignore absolument, et dont je ne me souviens point. Le premier, qu'un prêtre soit venu me trouver et ait élevé devant moi une hostie, et qu'après m'avoir reproché, « avec un zèle digne de son caractère, » ainsi que dit cette lettre, l'horrible sacrilège des soldats, il m'avoit dit à haute voix : « Puisque vous ne « faites point porter le respect qui est dû à Dieu et à ses sacrements, je « vous maudis, et toute votre armée, au nom du Père, du Fils et du « Saint-Esprit! » et qu'aussitôt il s'en alla, me laissant dans une horrible surprise. Dans le second, il dit que, M. le duc de Savoie étant arrivé « ici, » sans nommer le lieu, avec moi, accompagné de deux cents soldats, il fit demander à entrer dans la ville : ce qui ne lui ayant pas été accordé, il retourna sur ses pas, plein de fureur, et, pour se venger, qu'il envoya cinq cents hommes ravager et mettre le feu, sans aucun égard, à tous les villages d'alentour. Ce fait est absolument faux, aussi bien que celui du curé qui a élevé une hostie devant moi. Après cela, je conviendrai, Monsieur, qu'en entrant sur le Crémonois, les troupes y ont vécu avec licence et pillage dans leur marche, en allant au fourrage, et qu'il y a eu deux églises pillées. J'en ai ressenti tout le déplaisir possible, et je n'ai manqué en rien à la sévérité qui pouvoit établir une meilleure discipline. J'ai fait faire nombre d'exécutions, et, entre

1. *Mémoires de Catinat*, tome III, p. 93, note, et p. 323-324. « Que vous dirai-je de M. de Catinat? écrivait-elle après la mort de Guillaume III, le 3 avril 1702. Il fait son métier; mais il ne connoît pas Dieu. Le Roi n'aime pas à confier ses affaires à des gens sans dévotion. M. de Catinat croit que son orgueilleuse philosophie suffit à tout. » (*Lettres*, éd. 1806, tome II, p. 190-191.) Le marquis de Créquy, dans sa *Vie de Catinat*, p. 19, accuse aussi la duchesse de Bourgogne de s'être servie de la même arme pour perdre le maréchal, qui se permettait de suspecter son père.

2. Dans la guerre de 1688 à 1696.

3. Lettre autographe, datée du camp d'Urago, le 1er novembre 1701. Elle a été distraite des papiers du ministre et appartient maintenant au Musée britannique : ms. Addit. 20 317, fol. 24-25. Gustave Masson l'a publiée en 1869, dans l'*Annuaire-Bulletin de la Société de l'Histoire de France*, p. 70-72.

autres, fait brûler un cavalier. Personne ne peut être touché plus que moi de ces irrégularités, et c'est une des croix du commandement que de n'être pas maître de la discipline, avec toutes les remontrances et sévérités qui peuvent être pratiquées. Je m'estimerois criminel, si je n'avois pas été affligé du pillage desdites deux églises, et si j'avois manqué de diligence à chercher les moyens d'en faire justice. Je vous prie de me faire l'honneur, etc. LE MARÉCHAL DE CATINAT. »

A cette pièce de la défense on peut joindre une lettre du maréchal au ministre, en date du 28 août, demandant à être relevé de ses fonctions[1], deux notes justificatives[2], et trois lettres du 22, du 23 et du 24 août à son frère[3]; mais encore l'authenticité de ces dernières est-elle douteuse[4]. Tous ces documents témoignent des vertus dont notre auteur fera plus tard honneur à Catinat[5]; mais il n'en semble pas moins que les « parties du capitaine » lui manquèrent dans la campagne de 1701. Ses parents et ses amis étaient d'avis qu'il revînt tout de suite[6], et ils lui envoyèrent un projet de lettre au Roi préparé dans ce sens par l'abbé de Maulévrier, sous la dictée de M. de Beauvillier; tout en offrant sa démission[7], il crut de son devoir de demeurer, feignit même de ne point entendre les sarcasmes du nouveau général, qui devait si mal justifier la confiance mise en lui, et le Roi finit par rendre justice à une si rare abnégation[8].

1. *Mémoires de Catinat*, tome III, p. 118 et 120, avec fac-similé d'une lettre du ministre en date du 1er septembre.

2. *Ibidem*, p. 333-339.

3. Publiées dans les *Œuvres de Louis XIV*, tome III, p. 17-18, puis dans les *Mémoires de Tessé*, tome I, p. 213-217, et dans ceux de *Catinat*, tome II, p. 449-450, et tome III, p. 109-113.

4. Nous en avons des copies du temps au Cabinet des manuscrits, dans les Papiers du médecin Vallant, ms. Fr. 17044, fol. 428-429; aux Archives nationales, dans les Papiers du P. Léonard, MM 824, fol. 15-18; à l'Institut, dans le ms. in-folio 286, etc.; mais Gueudeville, en les publiant sur le moment même, dans ses *Nouvelles des cours*, année 1701, p. 771-775, affecta de ne pas les croire authentiques, et le P. Léonard aussi les suspectait.

5. Lors de sa mort, en 1712; comparez ci-dessus, p. 48 et 80. Dans une curieuse lettre de 1695, à Barbezieux, Tessé avait finement déterminé les faces principales de ce caractère : un général dont tout le talent tend à l'épargne et à la simple défensive, qui, ne voulant rien hasarder, ne demande rien non plus, et d'ailleurs croit le Roi et le pays également impuissants à porter remède aux mauvaises situations (Rousset, *Histoire de Louvois*, tome IV, p. 526-528).

6. Ci-dessus, p. 79 et note 4.

7. Il écrivait à ses parents (*Mémoires*, tome III, p. 227) : « Le Roi parle chez Mme de Maintenon; Chamillart répète ses discours pour faire voir qu'il est admis dans ce sanctuaire, les autres pour montrer qu'ils parlent au ministre. Le Roi me feroit beaucoup plaisir d'envoyer quelqu'un là pour commander. » Villeroy lui semblait tout désigné, comme ami de M. de Vaudémont, et il s'engageait sincèrement à le seconder.

8. *Mémoires de Catinat*, tome III, p. 104-124.

Quant à la trahison que notre auteur met tout à la fois au compte de M. de Vaudémont et au compte du duc de Savoie[1], tout le monde y croyait, même le Roi[2]. Madame écrivait, le 28 août[3] : « On dit à Paris, mais je ne sais si c'est vrai, que M. de Catinat n'a rien pu faire parce qu'il était toujours trahi ; il ne peut donner un ordre sans que le prince Ugène n'en soit immédiatement informé. » Saint-Simon a nettement expliqué, mais sans donner aucune preuve plus positive, quelles raisons rendaient suspects et M. de Vaudémont et le duc de Savoie ; ce qu'il ne paraît pas avoir su, c'est que ces deux princes, en arrière l'un de l'autre, se dénonçaient réciproquement. Était-ce, comme l'a dit le général de Grimoard[4], un calcul machiavélique, un *alibi* sous lequel chacun croyait mieux cacher sa propre perfidie ? Y avait-il même entente entre eux pour jouer ce double jeu ? Quoi qu'il en soit, lorsque l'ambassadeur Phélypeaux eut signalé comme un fait patent, et admis par MM. de Villeroy et de Tessé, l'existence de relations suivies entre Victor-Amédée, le prince Eugène et l'Empereur, relations dont Catinat aussi avait eu avis avant l'ouverture des hostilités[5], il dénonça, à son tour, le bon ami du comte de Tessé comme accusé, non seulement par les officiers espagnols[6], mais par le duc de Savoie lui-même[7], et il fournit à l'appui tant de faits notoires, ou du moins de si fortes présomptions, que le Roi chargea l'intendant Bouchu de faire une enquête, en dehors de Villeroy, qui restait fidèle à ses anciennes amitiés[8]. Aussitôt après la séparation des armées, Bouchu se mit au courant de tout ce que M. Phélypeaux croyait avoir découvert ; il travailla un mois entier et envoya une volumineuse et consciencieuse instruction, mais sans vouloir conclure à une culpabilité certaine[9].

Nous verrons qu'au commencement de 1702[10], le Roi éprouva moins de scrupules, puisqu'il fit ordonner à M. de Marcin d'insister pour que Philippe V enlevât au prince lorrain le gouvernement du Milanais ; mais Marcin, lui aussi, avait une liaison de vieille date avec M. de Vaudémont : il ne se pressa point d'agir, et, le prince ayant su gagner la confiance du duc de Vendôme, qui venait remplacer Villeroy à la tête

1. Ci-dessus, p. 46-52 et 80-84.
2. Selon les *Mémoires de Feuquière*, tome II, p. 68-69, il jugea politique de se taire jusqu'à ce que les choses prissent une trop mauvaise tournure.
3. Recueil Jaeglé, tome I, p. 275.
4. *Mémoires de Tessé*, tome I, p. 185-186.
5. *Mémoires militaires*, tome I, p. 233, note 1.
6. Philippe V transmit, en octobre 1701, les griefs et accusations de ses officiers : Dépôt des affaires étrangères, vol. *Turin* 109, fol. 302-304.
7. Ci-dessus, p. 85, note 2.
8. Correspondance du duc de Savoie et de M. Phélypeaux avec le ministre : vol. *Turin* 108, fol. 27, 68, 120, 185, etc.
9. *Michel Chamillart*, par M. l'abbé Esnault, documents XXIII et XXIV du tome I, p. 43-93. Ci-dessus, p. 51, note 3.
10. Correspondance du duc de Vendôme, à l'année 1702, dans notre tome X.

de l'armée d'Italie et qui trouva en lui beaucoup de zèle et de fidélité, on retira les ordres envoyés à Marcin[1], et M. de Vaudémont conserva toute la faveur dont il jouissait depuis la mort de Charles II; Saint-Simon nous dira, en d'autres termes, qu'il put librement continuer ses trahisons[2]. Tessé fut-il mis au courant de cette enquête, ou ignora-t-il que la cour de Versailles eût eu des doutes sur la loyauté d'un ami qui, trois ans auparavant, lui semblait à lui-même et suspect et dangereux dans le Milanais, comme une créature de l'Empereur[3]? Jusqu'ici sa correspondance ne nous a pas édifiés sur ce point. Mais il serait inexact de dire que ni le Roi, ni son ministre, ni le maréchal de Villeroy, n'eurent jamais le moindre soupçon, comme Saint-Simon le racontera plus tard[4].

En revanche, Tessé avait été fixé de bonne heure sur ce duc de Savoie qu'il pratiquait si familièrement depuis la guerre précédente, et, quoi qu'on en ait pu dire[5], jamais son profond dévouement à la fille ne l'aveugla sur le caractère du père, sur cette duplicité dont la France allait faire encore une fois l'épreuve. Tel il l'avait dépeint dans sa correspondance de 1696[6], ou dans ses mémoires de 1698 et 1699 au Roi[7], tel il le dénonça dès avant le commencement des hostilités de 1701, au milieu de ses dithyrambes enthousiastes en l'honneur de M. de Vaudémont. Le 27 février, de Milan, il écrivait au duc d'Harcourt[8] : « Quant à M. le duc de Savoie, c'est un étrange pèlerin. Dès que vous m'aurez envoyé le chiffre que je vous ai demandé, je vous mettrai au fait sur sa conduite. Ce ne sera jamais un allié, ni un ami commode, ni déterminé. J'augure un peu mieux, depuis quelques jours, du parti qu'il pourra prendre de mauvaise grâce et à écorche-cul; mais, quand une fois on est entré au bal, toujours va qui danse, et danser bien ou danser mal, c'est toujours danser. J'espère donc qu'il dansera; mais nous, nous sommes à merveille informés de ses menées et de sa conduite avec l'Empereur, et, dans quelque situation qu'il soit, il y aura toujours avec lui des sûretés et des précautions et des traités, et les signatures ne doivent pas suffire.... » Et ailleurs encore, en mai 1702[9]: « Entre vous et moi uniquement, et M. le Chancelier, si vous le voulez, la cour.... n'a pu ou voulu voir que M. de Savoie est le plus grand ennemi qu'elle ait. Je sais sur cela des détails qu'il ne convient pas de dire à un domestique de sa fille. Je l'ai pourtant écrit comme un bon serviteur doit faire. Le maréchal de Catinat en a été la dupe, et j'en ai

1. *Mémoires de Tessé*, tome I, p. 186-187.
2. Ci-dessus, p. 50, note 2.
3. *Mémoires de Tessé*, tome I, p. 127. — 4. *Mémoires*, tome XII, p. 45.
5. Note du duc de Luynes au *Journal de Dangeau*, tome VIII, p. 180.
6. Dans notre tome III, appendice XIII.
7. *Mémoires de Tessé*, tome I, p. 127-128 et 154-163.
8. Lettre publiée par feu M. Hippeau, dans les *Mémoires de l'Académie de Caen*, 1862, p. 444.
9. Recueil Rambuteau, p. 93 et 102, lettres à Jérôme de Pontchartrain.

été le sacrifié au public[1], qui m'a donné bien des paquets, où j'ai été innocent comme vous.... Quant au Savoyard,... le renard, mon maître, mourra dans sa peau et ne sera jamais ni fidèle allié, ni commode ami, et restera implacable ennemi suivant les conjonctures. »

Toutes ses lettres, durant la campagne de 1701, comme d'ailleurs celles de l'ambassadeur Phélypeaux[2], renferment des dénonciations plus ou moins formelles, appuyées sur des faits plus ou moins positifs, que l'on signalait de toutes parts. Tantôt il prévient que le duc cherche tous les moyens d'éluder la jonction des armées et a demandé sous main, à l'empereur Léopold, de lui adresser une lettre menaçante qui pût lui servir d'excuse[3]; tantôt il écrit au ministre, sans la moindre ambiguïté[4] : « Voici ce que je reçois d'assez bon lieu, très fâché que mes prophéties sur ce qui regarde M. le duc de Savoie se trouvent quelquefois vraies, et que la connoissance que j'ai de son caractère, de son esprit et de son cœur me donne lieu de vous informer de choses désagréables.... Voilà, mot pour mot, ce que l'on me mande en chiffre.... M. le prince Eugène a écrit à l'Empereur qu'il étoit en commerce avec M. de Savoie, que l'on pouvoit tout espérer de ce prince pour le service de S. M. I.; que S. A. R. lui avoit fait savoir qu'il pressoit de toutes ses forces le mariage de sa fille et son départ : après quoi, quand cela seroit fini pour ne rien perdre d'un mariage aussi important, il trouvera bien les moyens de marquer à l'Empereur son attachement, et qu'il fournira les expédients qu'il imagine pour faire son coup même après cette alliance[5].... »

Catinat lui-même, quoique en termes plus respectueux, multipliait les avis, pour ne pas dire les dénonciations[6], et il se serait écrié un jour, parlant au duc, en plein conseil[7] : « Non seulement le prince Eugène est instruit à point de tous les mouvements de notre armée, de la force des détachements qui en sortent, et de leur objet; mais il l'est encore de tous les projets qui sont discutés ici. » Cette conviction était partagée par tout le monde, excepté, je crois, par Villars, qui cependant, arrivant de Vienne, eût dû être édifié sur les relations secrètes de cette cour avec Turin[8]. Après les premiers jours d'illusion[9],

1. Dans la scène du mois de mai, rapportée plus haut, p. 363-364.
2. Citées ci-dessus, p. 369, note 8.
3. *Mémoires de Tessé*, tome I, p. 192.
4. *Michel Chamillart*, par M. l'abbé Esnault, tome I, p. 34-35.
5. Une autre fin de lettre, non déchiffrée (p. 37), doit en dire encore plus. Tout cela était d'ailleurs publiquement connu, comme on le voit par les dépêches de l'ambassadeur vénitien : ms. Ital. 1919, p. 178.
6. Ci-dessus, p. 50, note 3.
7. *Mémoires de Catinat*, tome III, p. 92.
8. C'est précisément à lui que Victor-Amédée alla se plaindre d'être mis en suspicion : voyez ses *Mémoires*, tome II, p. 9-12. Par suite, son éditeur Anquetil n'a pas voulu croire que le duc fût coupable.
9. Ci-dessus, p. 78 et suivantes, et ci-après, Additions et corrections, p. 460.

le maréchal de Villeroy écrit au Roi que M. de Savoie est un homme d'esprit et de courage incomparables, mais très dangereux, prêt à tout sacrifier pour l'intérêt; qu'il manquera sans aucun scrupule à ses engagements les plus solennels, et qu'il faut ou le perdre à jamais, ou l'attacher par des liens qui ne puissent se rompre[1]. Vers le milieu de septembre, comme Tessé avait été chargé de reprendre Castiglione et Castel-Gofredo, on eut la preuve que le secret de cette opération avait été livré à l'ennemi, et que cette trahison ne pouvait venir que de M. de Savoie[2].

La bonne foi de Louis XIV répugnait à de pareils soupçons, a dit le président Hénault[3]; c'est précisément ce que Saint-Simon a exprimé plus tard (après qu'eurent paru les premières éditions de l'*Abrégé chronologique*[4]), dans son *Parallèle des trois rois Bourbons*[5] : « Le Roi ne put se figurer, malgré l'expérience, que ce prince voulût trahir Philippe V, qui venoit d'épouser sa fille et sœur de la duchesse de Bourgogne. Le combat de Chiari, engagé malgré Catinat, qui en voyoit le succès impossible et la ruine des troupes manifeste, devoit ouvrir les yeux; mais les plus hasardeuses actions ne coûtèrent jamais rien au duc de Savoie, quand il croyoit y trouver son utilité. Il vouloit, à l'entrée de la campagne, affoiblir l'armée françoise et en masquer l'intention; il réussit en l'une et en l'autre, en se distinguant par la plus grande valeur au milieu du plus grand feu de cette boucherie, tout aussi longtemps qu'il put la faire durer. Le triste succès de cette action lui réussit au double, et par son issue, telle qu'il se l'étoit proposée, et par l'envoi du maréchal de Villeroy, qui fut mandé à l'instant de Flandres pour aller en Italie redresser les prétendus torts de Catinat[6]. »

Il y eut cependant un moment où les retards de M. de Savoie à rejoindre l'armée des Couronnes, en juillet, inquiétèrent assez Louis XIV pour qu'il suspendît précipitamment la conclusion du mariage de Philippe V[7]. Mais, en dépit des bruits qui couraient à la cour comme à

1. *Mémoires militaires*, tome I, p. 611 et 612.

2. *Ibidem*, p. 333 et 337-338. Le piquant fut que Chamillart voulut mettre cette trahison sur le compte du secrétaire de Catinat (*Mémoires de Tessé*, tome I, p. 224). On en arrivait à voir partout des traîtres ou des espions.

3. *Nouvel abrégé chronologique*, éd. 1774, 3e partie, p. 883.

4. Celles de 1744 et 1746.

5. Tome I des *Écrits inédits*, p. 272.

6. Il n'est pas besoin de faire remarquer que, dans la dernière partie de ce passage, Chiari, où Villeroy, arrivé depuis le 22, commanda, est confondu avec Carpi, affaire du début de la campagne. Même erreur dans la suite, p. 320-321, où il est dit que c'est après Chiari qu'on envoya Villeroy, homme sans capacité ni lumières, trop courtisan pour ne pas ménager le père de la duchesse de Bourgogne, l'oncle des demoiselles de Lillebonne, son ancien compagnon de plaisirs. Aucun choix n'eût pu être « plus convenable aux vues du duc de Savoie et de Vaudémont. »

7. Ci-dessus, p. 92, note 1. Il lui écrivit, le 29 juillet (*Mémoires de Noailles*, p. 92; *Mémoires de Louville*, tome I, p. 189-190; original dans le

l'armée et à la ville, deux campagnes entières devaient encore s'écouler avant que le Roi se résignât à prendre un parti décisif[1]; c'est seulement dans la déclaration de guerre à la Savoie et dans la lettre au Pape, qui parurent l'une et l'autre en 1704, que Louis XIV flétrit comme il convenait la duplicité de son voisin et allié. Malheureusement pour la mémoire de celui-ci, il est difficile de douter que sa trahison ne datât du premier jour[2], et, si les archives autrichiennes ou les papiers du prince Eugène livraient tous leurs secrets[3], nous ne doutons pas que les accusations de Tessé, de Catinat, de Phélypeaux, et de tant d'autres, ne fussent confirmées et justifiées.

Triste début pour Louis XIV que cette première campagne ouverte sans déclaration de guerre en forme, sous la direction d'un généralissime et de trois ou quatre chefs de corps qui se suspectaient et se dénonçaient à l'envi les uns les autres, soit comme traîtres, soit comme incapables, en face de ce redoutable homme de guerre, moitié français d'origine et moitié savoyard, mais tout dévoué d'âme et de cœur à l'Empereur, par haine de la France! Au prestige de son récent triomphe sur les Turcs il joint les qualités les plus précieuses du grand capitaine, dans leur plein épanouissement, une profonde connaissance des pays, des choses et des hommes, et une indépendance absolue de tous ses mouvements. Le vainqueur de Chiari va rester devant nous comme la personnification implacable de l'Europe liguée contre Louis XIV, jusqu'au jour où l'heureuse fortune du maréchal de Villars aura raison de lui.

recueil appartenant à M. le duc de la Trémoïlle et provenant de Louville) : « J'ai cru devoir différer votre mariage sur des avis que j'ai reçus du peu de sincérité du duc de Savoie. Vous connoissez son caractère. J'avois écrit au marquis de Castel-Rodrigo de suspendre la négociation.... Je souhaite qu'il en trouve les moyens. »

1. Désarmement des troupes piémontaises par le duc de Vendôme, 29 septembre 1703.

2. Sa maxime n'était-elle pas qu'il faut toujours avoir le pied dans deux souliers?

3. Nous verrons ce prince, en 1702, nouer toutes sortes d'intrigues suspectes dans l'entourage même de Philippe V et du duc de Vendôme.

VIII

LES SAINT-HÉREM[1].

(Fragment inédit de Saint-Simon[2].)

1655. « Le marquis DE SAINT-HÉREM, du nom de Montmorin, qui remonte jusqu'aux temps les plus reculés et est des plus anciennes et des premières[3] d'Auvergne[4]. On n'en connoît les mères que depuis Hugues III, petit-fils d'Hugues II, seigneur de Montmorin, qui accompagna Louis le Jeune outre mer. Hugues III, son petit-fils, étoit marié en 1260 à Béatrix de Mercœur. Leur fils Hugues IV fit hommage de sa seigneurie de Montmorin à l'évêque de Clermont, et Bompar, fils de celui-là, fut conseiller au Parlement, gendre du chancelier Pierre Flotte, et mourut en 1337. Il fut aussi bailli de Meaux. On n'en voit rien autre, ni service militaire. Il étoit marié, et point clerc. Cet emploi de conseiller est difficile à entendre. Thomas, son fils, servit et fut prisonnier à la bataille de Poitiers, et mari d'une Narbonne. Godefroy[5], son fils, assista au mariage du duc de Berry et de la comtesse de Boulogne. D'une Thinières il eut quatre fils et quatre filles, qu'il partagea entre l'Église et le monde. Une fille épousa[6], 1388, Armand, seigneur de Saint-Nectaire; l'autre, Pierre, seigneur de la Queille et de Châteauneuf; et les deux autres, religieuses. Des fils, Pierre, l'aîné, continua la lignée; le second fut chanoine de Brioude et abbé de Thiern; le troisième, chanoine de Lyon, doyen de Brioude, maître des requêtes, évêque d'Agde; le dernier fut Jacques de Montmorin, qui fit la branche de Saint-Hérem.

« Pierre, seigneur de Montmorin, son frère aîné, fut bailli de Saint-Pierre-le-Moutier et chambellan de Charles VII, qui lui fit plusieurs dons pour ses services militaires. Il épousa une Chauvigny; Charles, son fils aîné, une l'Espinasse, dont il eut deux filles mariées : l'une,

1. Ci-dessus, p. 63-67.
2. Extrait des *Grandes charges de la couronne*, GRANDS LOUVETIERS, vol. 45 des Papiers de Saint-Simon (Dépôt des affaires étrangères, vol. *France* 200, fol. 182); voyez ci-dessus, p. 344, l'appendice II.
3. Il croit avoir écrit *maison*, au lieu de *nom*.
4. Il va se servir de la filiation donnée par les auteurs de l'*Histoire généalogique*, aux GRANDS LOUVETIERS DE FRANCE, tome VIII, p. 813-822. Ce tome VIII parut en 1733.
5. *Geoffroy*, dans l'*Histoire généalogique*.
6. *Une fille* est en interligne, au-dessus de *deux*, et *espousa* corrige *espousèrent*.

1476[1], à Henri d'Albon, seigneur de Saint-Forgeux; l'autre, à Antoine, seigneur de Saint-Nectaire; et un fils aîné, Jacques, seigneur de Montmorin, gendre de Jean, seigneur de [Montmorin[2]], et d'Isabeau de Beaufort. Antoine, seigneur de Montmorin, leur fils, mari d'une la Guiche, eut un fils[3], qui servit et fut capitaine des gardes de la reine Catherine de Médicis. Il mourut à Blois, 3 mars 1572[4]. Il épousa une Saint-Nectaire; ses enfants ne firent point de génération. Son frère, Jacques[5], oncle[6] de ce capitaine des gardes de la reine Catherine, succéda aux biens de son neveu. Il fut premier écuyer de la reine Louise de Lorraine, qui l'envoya inutilement à Rome solliciter les obsèques du roi Henri III son mari; on voit ailleurs ce que c'étoit que ces obsèques[7]. Son fils, mari d'une Montboissier, et son petit-fils ne parurent point. Ce dernier eut deux fils. L'aîné mourut jeune, sans alliance[8]. L'autre, évêque de Die, 1687[9], puis, 1694, archevêque de Vienne, et mort en 1713, étoit un grand et saint évêque, aimé et honoré de tout le monde. Le cardinal d'Auvergne, qui ne l'est pas tant, avoit été son grand vicaire et a succédé immédiatement à son archevêché[10].

« De la branche de Nades, nulle remarque à faire. Elle a duré quatre générations et a fini vers 1560.

« De la branche de Saint-Hérem, rien à remarquer des trois premières générations, que les femmes. Celle du chef de cette branche, qui y apporta la terre de Saint-Hérem, fut Jeanne, fille de Jean Gouge, trésorier du duc de Berry, nièce de Martin Gouge, évêque de Clermont, chancelier de France. Les autres femmes furent de Vissac, d'Apchon[11], de Faudoas, de Chalançon et de Chazeron. François, seigneur de Montmorin, fils de la Chazeron, fut prisonnier à la bataille de Saint-Quentin, 1557, commandant la compagnie d'ordonnance du connétable de Montmorency, qui y fut aussi prisonnier. Ce même[12] François, seigneur de Montmorin[13], fut ensuite gouverneur de haute et basse Auvergne. Il

1. Le 15 janvier 1475, selon l'*Histoire généalogique*, mais sans doute ancien style.
2. Le manuscrit porte : *Montboissier*, biffé, mais non remplacé.
3. En interligne, au-dessus de *frère*, biffé.
4. Le manuscrit porte : *1672*.
5. Avant *Jacques*, il a biffé *aisné Ant.* et un troisième mot illisible.
6. Propre frère, comme il vient de le dire, et non pas oncle.
7. C'était « l'honneur des obsèques solennelles que tous les papes ont coutume de faire pour les têtes couronnées » (*Histoire généalogique*). Voyez la suite des *Mémoires*, tome IX de 1873, p. 229.
8. Tué à la bataille de Nordlingen, le 3 août 1645, commandant le régiment d'infanterie de Conti.
9. *1682* corrigé en *1687*.
10. Il a été parlé de cet archevêque et de son grand vicaire en 1700 : tome VII, p. 83.
11. Apchon est le nom de la mère de Marguerite de Vissac.
12. *Ce mesme* est ajouté en interligne, avant *Fr.*
13. Non pas de Montmorin, mais de Saint-Hérem et autres lieux.

avoit épousé en 1526 Anne, dame de Bothéon, veuve de Claude, seigneur de Saint-Chaumont, fille de François de Joyeuse, duquel[1] la mère étoit fille aînée de Jean II, comte de Vendôme, et d'Isabeau de Beauvau. Cette Joyeuse étoit cousine issue de germaine du père du maréchal de Joyeuse, père du duc et du cardinal de Joyeuse, du capucin, etc.[2]. Il faut remarquer que toute la maison aujourd'hui régnante descend du mariage de ce comte de Vendôme et de cette Beauvau.

« Gaspard de Montmorin, seigneur de Saint-Hérem, fils de cette Joyeuse, fut gouverneur de la haute et basse Auvergne après son père et chevalier de Saint-Michel, illustre à jamais pour n'avoir pas voulu imiter l'horrible massacre de la Saint-Barthélemy, qui lui étoit prescrit pour le même jour dans tout son gouvernement[3]. De Louise d'Urfé il eut une fille, mariée au vicomte de Polignac, puis à François de Clermont-Chaste, sénéchal et gouverneur de Velay. Le fils[4] de ce digne gouverneur d'Auvergne ne laisse rien à remarquer. Il eut un fils attaché au parti d'Henri IV contre la Ligue[5], qui, d'une Chazeron, eut deux filles : l'une, mariée à Gaspard de Coligny, comte de Saligny ; l'autre, à Jean de Combourcier, vicomte de Ravel, seigneur de Moissac, du Terrail, etc., lieutenant général des armées du Roi et en basse Auvergne, tué au siège de Mardyck ; et Gilbert-Gaspard de Montmorin, mort 1660, qui, de la fille de Philippe Castille[6], seigneur de Chenoise, grand maréchal des logis de la maison du Roi, eut le marquis de Saint-Hérem, grand louvetier, dont il s'agit, et qui vendit sa charge pour acheter le gouvernement, capitainerie et conciergerie de Fontainebleau, et le comte de Saint-Hérem[7]. Le marquis de Saint-Hérem épousa, 1651[8], Anne le Gras, fille du secrétaire des commandements et intendant de la maison de la Reine, sœur de la femme de Courtin, conseiller d'État, si connu par ses ambassades. C'étoit un rare couple. Le mari étoit de ces gens de l'ancienne roche que tout le monde aimoit, qui toujours vouloit chasser et faire bonne chère. La femme étoit une figure de l'autre monde, pleine de ridicules, mais la meilleure créature du

1. *Duquel* corrige *dont la*.

2. Il s'est reporté à la filiation des Joyeuse, dans le tome III de l'*Histoire généalogique*, p. 837 et 840.

3. Ce fait célèbre, dont nos historiens modernes ont publié les pièces justificatives, n'est pas mentionné dans l'*Histoire généalogique*. On conteste d'ailleurs l'authenticité de la lettre du gouverneur au Roi, donnée par l'annotateur du *Journal de P. de l'Estoile*.

4. Lisez : *frère*. Gaspard et Jean portent le même numéro XVI dans la filiation de l'*Histoire généalogique*.

5. Ce second Gaspard « rendit de grands services au roi Henri IV pendant les troubles de la Ligue » (*Histoire généalogique*).

6. Lisez : Philippe *de* Castille.

7. Ici, il a biffé : *nomé Gr de Fontau après son père avec la survivce pr son fils, aujourd'huy col. d'inf., cape concierge et gr de Fontau*.

8. Cette date est ajoutée en interligne.

monde, dont pourtant personne ne vouloit, et avec raison : on ne peut plus grande ni plus mauvaise chère, et en plus méchante compagnie, pendant que la cour étoit à Fontainebleau. En cela, et à se faire dire partout des Évangiles sur la tête, à n'avoir ni sens ni ordre, ils mangèrent un très gros bien, à n'avoir pas de souliers. Elle se grilla, un jour, à Valvins, dans la rivière. Elle en trouva l'eau trop froide, et, pour l'échauffer, en se mettant dedans, elle se fit verser tout près d'elle, au-dessus, une quantité d'eau bouillante qui laissa celle de la rivière comme elle l'avoit trouvée, mais qui, la touchant d'abord, lui fit une brûlure à la hanche et à la cuisse, dont elle se sentit longtemps et donna fort à rire. Quand il tonnoit, elle se fourroit sous un canapé et faisoit coucher dessus tout autant de ses[1] gens qu'elle pouvoit, les uns sur les autres, qui s'étouffoient, prétendant que, si le tonnerre tomboit sur elle, il auroit perdu son effet à travers cette pile[2] de gens avant de percer à elle. On ne finiroit point sur les contes de cette femme, qui les combla par l'étrange aventure qui lui arriva tout à la fin de sa vie. Un fou, entré chez elle à Paris, la trouva dans son appartement, sans avoir rencontré personne, et fit à cette vieille, et d'une figure hideuse, les propositions les plus étranges, et qu'il se mit en devoir d'excéder par force. Elle, quoique saisie de peur, se mit à crier de toutes ses forces; on accourut, et le fou se sauva. Elle en voulut porter sa plainte, qui alla jusqu'au premier président d'Harlay: on peut juger quelle source de plaisanteries et de risées. Elle mourut à quatre-vingt-cinq ans, à Paris, en 1709, et son mari à plus de quatre-vingts ans aussi, en 1701. Il s'étoit rompu une cuisse en courant le cerf à Fontainebleau, dont il étoit demeuré fort boiteux, et ne laissoit pas de chasser. Il ne fut point chevalier de l'Ordre en 1688; M. de la Rochefoucauld, qui l'aimoit fort, en parla au Roi et lui apprit sa naissance, qu'il ignoroit, et qu'il voulut bien ignorer, car il eut le temps depuis de le faire, et en fit bien d'autres sans que ce bonhomme ait été chevalier de l'Ordre. Sa fille, déjà vieille, épousa M. de Palaiseau[3], veuf et avec des enfants.

« Le fils[4], marquis de Saint-Hérem, eut de bonne heure sa survivance de Fontainebleau. C'étoit un très galant homme, aimé et considéré de tout le monde, et qui faisoit très dignement ses fonctions, et très poliment. Celui-là voyoit chez lui, à Fontainebleau, la meilleure compagnie de la cour et y faisoit une chère mesurée, mais continuelle et

1. Ce mot est en interligne.
2. Il a écrit : *pille*.
3. *Paloyseau* est écrit en marge, remplaçant *d'Harville*, biffé. C'est François de Harville des Ursins, marquis de Palaiseau et de Traisnel, marié en 1699 à Angélique-Cécile de Montmorin, qui mourut le 8 avril 1747, à quatre-vingt-quatre ans.
4. Ces deux mots sont en interligne, au-dessus de *Le fils de*, biffé, qui corrigeait *Son fils*.

très délicate[1]. Il servit tant qu'il put, sans avoir eu de régiment. Son fils, avec moins de mérite, a été plus heureux; il en a eu un de bonne heure, et la survivance de Fontainebleau pendant la Régence[2].

« Le frère du grand louvetier eut une fille, mariée à d'Espinchal, et un fils de beaucoup d'esprit, qui, veuf d'une Bigny, fille du comte d'Aisnay, avec des enfants, se fit prêtre et est mort en 1723, évêque d'Aire depuis douze ans. Un de ses fils lui a succédé à Aire, transféré depuis à Langres après la mort de l'évêque-duc de Langres fils du duc d'Antin. Un autre mourut quelques mois avant le père, étant agent du clergé[3], savant et aimable au dernier point, et d'un mérite pour qui, avec sa naissance, les plus grandes places étoient faites[4]. Leur aîné est mestre de camp de cavalerie, qui a[5] épousé une sœur de l'abbé de Montgon qui a fait tant de bruit en Espagne et depuis longtemps exilé en Auvergne pour un livre qu'il a publié, où M. le cardinal Fleury est cruellement traité, et le ministère d'Espagne n'est pas[6] plus ménagé[7]. »

1. Comparez la suite des *Mémoires*, tome XVIII, p. 439.

2. Pas plus ici que dans les *Mémoires*, il ne parle du mariage de ce Saint-Hérem avec une Rioult de Douilly.

3. Non pas agent du clergé, mais député de la province d'Auch. Il mourut le 5 juillet 1723, dans sa vingt-septième année.

4. Comparez le tome XVIII, p. 439, où il dit que cet abbé et son cousin le marquis étaient ses amis de tout temps.

5. Ce mot est en interligne.

6. *Pas* est en interligne.

7. Voyez les *Mémoires du marquis d'Argenson*, tomes III, p. 120, VI, p. 48, VII, p. 241, et les *Mémoires du duc de Luynes*, tome X, p. 15.

IX

LES DÉBUTS DE LA PRINCESSE DES URSINS.

Deux ou trois erreurs peuvent être relevées dans le récit de l'envoi de la princesse des Ursins à Madrid[1]. Il est inexact tout d'abord que ce choix ait été spontané de la part de la cour de Versailles; en second lieu, que la princesse fût « desirée par la Savoie encore plus, s'il se pouvoit, que par la France, » et enfin, qu'elle se soit « fait prier assez pour augmenter le desir qu'on avoit d'elle, et non assez pour dégoûter ni rien faire de mauvaise grâce, mais pour qu'on lui sût gré de son acceptation. » Du reste, ce sont là des fautes bien minimes, et elles ne nuisent point au remarquable et très exact portrait de cette « personne du monde la plus propre à l'intrigue, » qui, à « beaucoup d'ambition, mais de ces ambitions vastes fort au-dessus de son sexe et de l'ambition ordinaire des hommes, et un desir pareil d'être et de gouverner, » joignait « le plus de finesse dans l'esprit, sans que cela parût jamais, et de combinaisons dans la tête[2]. » Mais, telle que Saint-Simon nous la dépeint, et, je le répète, il semble l'avoir bien connue et représentée, on comprendra sans peine que ce choix de 1701 fut tout simplement le résultat des visées et des combinaisons qu'elle avait préparées de longue main. Depuis vingt-cinq ans et plus, elle cherchait sans succès l'emploi et la juste rémunération de ses facultés : les papiers des marquis de los Balbasès ont révélé assez récemment[3] qu'en 1673 elle avait offert ses services, non à la France, mais à l'Autriche, sous les auspices du P. Nithard, avec l'espoir de devenir princesse de l'Empire, et que, pour atteindre ce but de sa convoitise, elle n'eût tenu aucun compte des injonctions de son propre souverain d'origine. Elle revint cependant à la France et à Louis XIV dès l'année suivante, sous l'influence du cardinal d'Estrées[4], secondé ensuite par l'Espagnol Portocarrero[5], et, lorsque l'embarras, la détresse financière la forcèrent

1. Ci-dessus, p. 98-99. — 2. *Ibidem*, p. 97.

3. Article de M. Rodriguez Villa, dans la *Revista contemporanea* du 30 janvier 1877, p. 256-265, cité par M. le marquis de Courcy, dans *l'Espagne après la paix d'Utrecht*, p. 23-30.

4. Voyez notre tome V, p. 103, note 5.

5. *Memorias de las reynas catholicas*, par le P. Florez, tome II, p. 983. Un de ses biographes a dit que, dès ce temps-là, elle arrêta ses visées sur le prince français que son ami Portocarrero devait donner comme héritier au roi Charles II, et que le tout-puissant archevêque de Tolède, non moins attaché à cette enchanteresse que le cardinal d'Estrées, lui promit le poste de camarera-mayor auprès de la femme que prendrait le futur souverain des Espagnes. C'est François Combes, dans *la Princesse des Ursins*, p. 23-25

de quitter l'Italie pour un temps assez long, c'est à la cour de Versailles qu'elle chercha asile de 1687 à 1695. « C'est encore un problème, nous a dit Saint-Simon[1], que de savoir si elle brigua ou si elle refusa l'étrange place pour elle de dame d'honneur de Mme la duchesse de Chartres, depuis d'Orléans. » Au contraire, dans une Addition[2], il avait affirmé d'une façon positive que « le Roi l'avoit tentée[3], » mais qu' « on ne l'y put résoudre, et, après d'autres tentatives, on fut encore heureux de trouver la maréchale de Rochefort. » En effet, une lettre des plus instructives de Mme de Maintenon à sa bonne amie Ventadour[4] prouve tout à la fois qu'il avait été question de confier ce poste à la belle Romaine, qu'au dernier moment elle se déroba, et que son esprit d'intrigue et d'ambition ne laissa pas alors de donner des inquiétudes en haut lieu. « Si Madame, y lisons-nous, si Madame (opposée au mariage de son fils avec la bâtarde du Roi) vouloit voir ce qui s'est passé sur Mme de Braquiane[5], combien on prévient les grands par des faussetés, comme ils doivent être en garde contre tout ce qu'on leur dit! Mme de Braquiane a fait le mariage de M. le duc de Chartres pour être dame d'honneur : c'est une intrigue qu'elle a commencée avec moi dès que nous étions à Fontainebleau; et nous voyons aujourd'hui qu'elle ne veut pas être dame d'honneur! Ces choses-là ne font-elles pas ouvrir les yeux, et surtout à des personnes d'aussi bon esprit que Madame? » Ainsi la duchesse avait d'abord brigué, puis refusé cette place, qui d'ailleurs n'était guère faite pour la femme

et 61, qui a raconté cela d'après l'*Histoire secrète de la cour de Madrid*, publiée à Cologne en 1719 et attribuée à Rousset. Mais il est difficile d'admettre que l'affaire ait été ourdie à Rome lorsque Portocarrero y vint recevoir le *pallium* et le chapeau de cardinal, comme l'a dit Combes, puisque cela nous reporterait ou à 1675 pour le chapeau, ou à 1678 pour le *pallium*. Dans la première occasion, il se logea à côté du palais des Bracciano, mariés depuis quelques mois à peine (*Gazette*, p. 192, 599, 974; *la Princesse des Ursins*, p. 23-26); et à la dernière date, il passa un an à Rome comme ambassadeur extraordinaire, avant d'être rappelé à Madrid comme conseiller d'État et de devenir le chef du parti espagnol et anti-allemand : voyez notre tome VII, p. 257, note 2, et la *Gazette* de 1678, p. 122, 222, 239, 574, et de 1679, p. 94, 117, 131, 179. Mais pouvait-il être question, dès ce temps-là, avant la naissance des enfants du Grand Dauphin, avant même son mariage, d'assurer la succession espagnole à celui des princes français qui devint, vingt-deux ans plus tard, le roi Philippe V; à plus forte raison, de le marier avec une fille du futur duc de Savoie? En revanche, il est établi de toutes parts que Mme de Bracciano fut dès lors acquise à la France, avec mission de la seconder dans la succession à venir.

1. Notice publiée dans l'Appendice du tome V, p. 497.
2. Addition n° 13, dans notre tome I, p. 352.
3. Essayée, sondée.
4. Lettre sans date, mais du mois de janvier 1692, publiée par Lavallée, puis par M. Geffroy, dans le recueil de 1887, tome I, p. 216-217.
5. Elle signait alors : LA DUCHESSE DE BRACHANE.

d'un grand seigneur italien. A plus forte raison peut-on croire qu'elle regretta de ne pouvoir se mettre sur les rangs lorsque fut formée la maison de la duchesse de Bourgogne[1]; mais, alors, elle avait quitté la France après un séjour de huit ans plutôt consacré en apparence aux intérêts de sa famille et de sa fortune qu'aux intrigues de la cour, où elle avait peu figuré, précisément peut-être parce que l'on craignait, autour du Roi, « les grâces de son esprit et de son corps[2]. » C'est dans ce séjour que Saint-Simon la connut, la pratiqua, faillit même devenir son neveu par alliance, et noua avec elle une « amitié particulière à l'occasion de celle qui étoit entre elle et sa mère dès son précédent voyage[3]. » Il nous a parlé aussi, très en gros, de la situation fort embarrassante où elle se trouva peu après, en 1698, quand mourut M. de Bracciano[4]; il a dit un mot des démêlés survenus ensuite entre elle et le cardinal de Bouillon, qui firent tant de bruit[5]. Depuis lors, la princesse prit une part active à toutes les affaires de la France en Italie, à Naples comme à Rome, et entretint avec Torcy, dont elle s'était fait apprécier jadis à Paris, une correspondance tout aussi régulière que l'eût pu faire un agent en titre.

Un document authentique[6] prouve que, quelque temps avant l'ouverture de la succession, Mme de Maintenon était revenue de ses préventions et croyait devoir récompenser par des témoignages d'estime, d'amitié, les services réels rendus au Roi par la fille des la Trémoïlle[7]. Ces deux dames ne tardèrent pas à entrer directement en correspondance, et leurs relations commencèrent en 1700, avant que les affaires eussent pris une tournure décisive sur ce terrain espagnol qui allait devenir comme leur domaine commun pendant quinze ans.

Aussitôt que la nouvelle de l'acceptation de la succession arrive

1. Une lettre d'elle a été citée dans notre tome III, p. 171, note 2.

2. « Mme de Bracciano, assise comme les duchesses, ne montra point d'autre prétention, et vivoit bien plus à Paris qu'à la cour, où Mme de Maintenon craignoit les grâces de son esprit et de son corps. » (Notice publiée dans notre tome V, appendice VI, p. 497.)

3. Tome V, p. 106.

4. Ce duc avait huit cent mille écus de dettes, et il s'en fallut de peu que les créanciers ne fissent mettre en décret son beau palais de la place Navone; les biens de la maison étaient en économat entre les mains de la chambre apostolique, qui ne délivrait qu'une très mince portion du revenu.

5. Tome V, p. 109, note 4.

6. Lettre du 10 janvier 1699, écrite par Mme des Ursins à une amie que Mme de Maintenon avait chargée de lui transmettre ses condoléances sur la mort de la duchesse Lanti : Lavallée, *Correspondance générale*, tome IV, p. 272-274.

7. Mme des Ursins chargeait en retour sa correspondante d'exprimer sa gratitude, de dire quelle forte inclination elle avait eue de tout temps pour la personne et le mérite de Mme de Maintenon, et de faire entendre qu'elle comptait sur des relations directes et suivies.

à Rome, la princesse écrit à son ami Torcy[1] : « L'exemple, Monsieur, que le Roi vient de donner d'une modération inimitable, et le plaisir que doit avoir S. M. de voir régner paisiblement son petit-fils sur toute la monarchie d'Espagne m'ont paru une occasion très favorable pour me donner l'honneur de lui écrire.... Voilà enfin cette grande affaire consommée, qui faisoit trembler toute l'Europe par les malheurs qu'elle pouvoit causer, et notre roi arbitre souverain du repos de la Chrétienté ! A lui seul tout le mérite de ce grand ouvrage. Que de gloire, bon Dieu ! mais aussi quelle modération ! »

Et le lendemain, au Roi lui-même[2] : « Sire, si les Espagnols et les Italiens, qui tiennent leur repos de la modération de Votre Majesté, forment aujourd'hui des vœux très sincères pour votre prospérité, que ne doivent point faire les peuples qui ont le bonheur d'être sujets d'un si bon roi, et moi surtout, que Votre Majesté honore d'une protection si particulière, et qui ne possède presque rien qui ne vienne des grâces qu'elle a eu la bonté de me faire[3] ? Cette réflexion, Sire, m'anime, dans le grand événement qui semble n'être arrivé que pour porter votre gloire au delà de l'imagination des hommes, à prendre la liberté de présenter à Votre Majesté les respectueuses protestations de mon zèle infini pour son service et de l'extrême joie que je ressens de voir des nations qu'une ancienne jalousie aveugloit présentement aussi empressées que nous-mêmes à publier qu'il ne fut jamais un roi ni si bon ni si grand que Votre Majesté. »

Le nouveau roi d'Espagne était à marier : c'est alors que Mme des Ursins entra réellement en scène pour mener l'affaire de Turin, négociant de toutes parts à la fois, convertissant à ce projet l'ambassade espagnole et le nouveau pape[4], mais surtout travaillant pour elle-même, et triomphant successivement de toutes les oppositions. Le 27 décembre 1700, elle aborde ce sujet pour la première fois avec sa bonne amie la maréchale de Noailles[5] : « .... La grande affaire dont je veux vous parler, Madame, regarde le mariage du roi d'Espagne, et une vue que j'ai pour moi au cas qu'il se fasse avec Mme la princesse de Savoie. » Et elle raconte comment, au défaut du prince de Monaco très malade, elle est arrivée à convertir à cette alliance toute la faction espagnole, cardinaux, auditeurs de rote, ambassadeur. Puis : « Je conjecture de toutes ces choses que Mme la duchesse de Bourgogne aura la satisfaction de voir Madame sa sœur reine de cette grande monarchie, et, comme il

1. Lettre du 7 décembre 1700, communiquée par M. le duc de la Trémoïlle : original au Dépôt des affaires étrangères, vol. *Rome* 415, fol. 334.

2. Lettre du 8 décembre : vol. *Rome* 415, fol. 341.

3. Elle venait d'essayer, mais vainement, d'obtenir que sa pension de dix mille livres fût augmentée : recueil Geffroy, p. 72.

4. Fr. Combes, *la Princesse des Ursins*, p. 63.

5. Recueil Geffroy, p. 84. L'abbé Millot n'avait donné qu'un fragment de cette lettre. Le volume de lettres à la maréchale appartient à M. le duc de la Trémoïlle.

faut une dame titrée pour conduire cette jeune princesse, je vous supplie de m'offrir, Madame, avant que le Roi jette les yeux sur quelqu'autre. J'ose dire être plus propre que qui que ce soit pour cet emploi, par le grand nombre d'amis que j'ai en ce pays-là et par l'avantage que j'ai d'être grande d'Espagne, ce qui lèveroit les difficultés qu'une autre rencontreroit pour les traitements. Je parle, outre cela, espagnol, et je suis sûre d'ailleurs que ce choix plairoit à toute la nation, de laquelle je puis me vanter d'avoir toujours été aimée et estimée. »

Mais ce n'est pas au poste même de camarera-mayor en titre qu'elle aspire; elle ne prétend que conduire la princesse et la remettre aux mains de son royal époux : « Mon dessein seroit, Madame, d'aller jusqu'à Madrid, d'y demeurer tant qu'il plairoit au Roi, et de venir ensuite à la cour rendre compte à S. M. de mon voyage. S'il n'étoit question que d'accompagner la reine jusqu'à la frontière, je ne penserois pas à cet emploi, car ce qui me le fait desirer principalement, après le service du Roi, qui passe chez moi avant toute autre chose, c'est l'envie que j'ai de solliciter moi-même à la cour de Madrid des affaires considérables que j'ai dans le royaume de Naples. Je serois bien aise aussi d'y voir mes amis, et, entre autres, M. le cardinal Portocarrero, avec qui je chercherois les moyens de marier en ce pays-là une douzaine de Mesdemoiselles vos filles. Vous devez savoir, Madame, que je compte sur lui presque aussi solidement en Espagne que je puis compter sur vous en France. L'amitié qu'il a pour moi va jusqu'à m'envoyer quelquefois des présents de ce qu'il y a de plus rare dans son pays, et il n'y a que huit jours qu'on m'en a apporté un de sa part, assez galant et assez magnifique pour être présenté à une reine. Jugez, après cela, si je ne ferois pas la pluie et le beau temps en cette cour, et si c'est avec trop de vanité que je vous y offre mes services. Je n'ai pas cru pouvoir vous engager à entrer dans cette affaire, Madame, qu'en vous y faisant trouver un gros intérêt, car j'appréhende que vous ne soyez très lasse de vous employer pour moi. M. le cardinal de Noailles, à qui j'ai communiqué cette vue[1], vous réchauffera encore, s'il est besoin. Ainsi, vous serez la seule personne sur qui j'appuierai toute la conduite de cette affaire. »

Est-ce bien sincèrement que la princesse se restreignait à la seule conduite et au voyage jusqu'à Madrid? On en peut douter, tant elle avait soin de faire valoir son crédit en Espagne; et néanmoins, c'est sur ces bases que la brigue se poursuivit sans relâche, par tous les « ordinaires, » et qu'elle réussit avec le temps[2]. Piquée au jeu comme mère de famille, et déjà édifiée sur le désir que Mme des Ursins avait de l'obliger en la personne de ses enfants[3], la maréchale se mit en mouvement du côté de Mme de Maintenon, et celle-ci, au bout de trois ou

1. Il était venu à Rome pour le conclave.

2. Recueil Geffroy, p. 90-91 et 94-95.

3. Ci-dessus, p. 21-22. Elle avait voulu marier avec le duc Salviati cette fille que nous avons vue épouser M. de Coëtquen en 1696, malgré sa laideur.

quatre mois, finit par proposer Mme des Ursins à Madrid, dans les termes les plus engageants[1] : « C'est une femme qui a de l'esprit, de la douceur, de la politesse, de la connoissance des étrangers, qui a toujours représenté et s'est toujours fait aimer partout. Elle est grande d'Espagne ; elle est sans mari, sans enfants, et ainsi sans prétentions embarrassantes. Je vous dis ceci sans dessein ni intérêt particulier, mais simplement parce que je la crois plus propre à ce que vous desirez qu'aucune femme que nous ayons ici. » Ces ouvertures trouvèrent de l'écho à Madrid, car Mme des Ursins n'avait rien caché de ses premières démarches au cardinal Portocarrero, et la réponse de celui-ci avait été tellement favorable et chaude, que les deux amies la firent passer sous les yeux de Mme de Maintenon[2]. Par une lettre du même temps[3], on voit que Mme de Maintenon avait bien voulu présenter cette candidature au Roi[4], et qu'après des hésitations assez naturelles[5] il l'avait accueillie favorablement, à la seule condition que son petit-fils fût du même avis. De ce côté, à Madrid, M. de Torcy et le jeune comte d'Ayen, pris comme sa mère par l'intérêt et l'amour-propre[6], agirent avec succès, soutenus d'ailleurs, et très puissamment, par le cardinal Portocarrero. Ce dernier fit ressortir tous les inconvénients que pouvait avoir le choix d'une Castillane, et les avantages d'une étrangère sans famille ni liaisons dans le pays, sans engagements avec les grands[7]. Les mêmes arguments furent développés dans la lettre que Torcy écrivit à M. d'Harcourt le 20 avril, comme dans son instruction pour le nouvel ambassadeur Marcin : « S. M. nommera la duchesse de Brachiane pour conduire la nouvelle reine depuis la frontière du Royaume du côté de Savoie jusqu'à celle d'Espagne. Il faudroit que le roi d Espagne la choisît pour amener la princesse depuis la frontière jusques à Madrid. Pendant ce voyage, elle feroit les fonctions de camarera-mayor, et le roi catholique n'en nommeroit point d'autre. Si l'on trouvoit alors quelque inconvénient soit de la part des Espagnols, soit par quelque autre raison, le temps qu'elle auroit demeuré auprès de la princesse pendant ce long voyage auroit toujours eu son utilité. L'intention du Roi est que vous proposiez cette vue au roi d'Espagne. Vous ferez, s'il

1. Lettres de Mme de Maintenon, 16 avril 1701, et de M. de Torcy, 20 avril, au duc d'Harcourt.

2. Lettre du 29 mars, à la maréchale de Noailles, publiée par M. Geffroy, p. 94-95.

3. Lettre de Mme des Ursins au comte d'Ayen, 16 avril 1701, publiée dans l'ouvrage de l'abbé Millot, p. 397-398.

4. Faut-il croire, comme l'a dit ailleurs Saint-Simon (dans notre tome V, p. 499), que Mme de Maintenon était bien aise de se délivrer d'elle à jamais ?

5. Il lui répugnait d'abord d'imposer au jeune roi et à sa cour une étrangère, une française d'origine. Voyez le livre de Combes, p. 73-76.

6. La Toison d'or fut sa récompense.

7. *Mémoires du marquis de Saint-Philippe*, tome I, p. 115.

vous plaît, savoir ensuite si vous trouvez quelque difficulté, et, comme j'écris en même temps, par ordre de S. M., à Mme de Brachiane, pour savoir ce qu'elle pense, je vous informerai de sa réponse aussitôt que je l'aurai reçue. J'ajouterai seulement que le Roi paroît persuadé que personne n'est plus capable qu'elle de se bien acquitter de cet emploi. »

Les ambassadeurs à qui s'adressait cette invitation, et Louville, encore que celui-ci eût peut-être préféré Mme de Ventadour[1], n'eurent point de peine à faire agréer au jeune prince le nom proposé par son grand-père, pourvu qu'on ne fît pas aux Espagnoles l'affront de nommer en titre cette étrangère[2]. Restait la cour de Savoie, d'où l'on craignait quelque candidature de la princesse de Carignan, qui avait élevé la future reine[3] : Mme des Ursins obtint que Torcy et le maréchal de Noailles d'un côté, le cardinal Portocarrero d'autre part, fissent insinuer à Victor-Amédée, ou à ses représentants, qu'il n'était guère possible de contrarier le choix de l'aïeul et du petit-fils. Comme on lui avait déjà affirmé de Turin que tout dépendait du roi de France[4], la partie était gagnée d'avance.

Au reçu de la lettre de Torcy, qui lui annonçait par ordre du Roi cette entente unanime, la princesse répondit par les plus vifs remerciements, mais en prenant soin de demander que l'on pourvût à ses besoins matériels, à la question d'argent[5]. Son acceptation fut transmise à Madrid, et le brevet suivant, par lequel Philippe V notifiait officiellement à la princesse son choix et celui du Roi son aïeul, arriva à Rome le 20 juin[6] :

El Rey.

« *Princesa de Ursini, prima, hallandose el Rey Christianissimo y yo con la entera satisfacion de vuestra persona, servicios y casa, y con la segura confiança de que los continuareis en todas ocasiones, ofreciendose aora la de mi mayor aprecio como es la de mi tratado casamiento con la serenissima princesa de Savoya, Maria-Luisa, he querido desde luego para quando llegue el caso de efectuarse, en que*

1. *Mémoires de Louville*, tome I, p. 148.
2. *Journal de Dangeau*, tome VIII, p. 236. Voyez ci-après, aux Additions et corrections, p. 468, la lettre de Blécourt, 9 mai.
3. Recueil Combes, p. 79-80. Ci-dessus, p. 92, note 6.
4. Recueil Geffroy, p. 99; recueil Combes, p. 69. Saint-Simon a dit, dans la notice Noirmoutier (notre tome V, p. 499) : « La cour de Turin proposa la princesse des Ursins,... qui seule embrassoit tout ce qui se pouvoit desirer à cet égard. Mme de Maintenon le trouvoit plus que personne, parce que cela la délivroit d'elle à jamais dans notre cour. La chose fut donc bientôt réglée, et Mme des Ursins, qui n'étoit plus en état de soutenir à Rome l'éclat dans lequel elle y avoit toujours vécu, avide de gouverner..., vit les cieux ouverts, et ne se fit pas prier ni attendre. »
5. Recueil Geffroy, p. 102-105. Ci-dessus, p. 93, note 6.
6. Lettre du 6 juin, imprimée dans le *Diario* d'Ubilla, p. 332. On en a une copie au Dépôt des affaires étrangères, vol. *Espagne* 90, fol. 119.

espero en Dios se interpondrá corto tiempo, por lo que procuro adelantarle por mi parte, y siendo preciso que esta princesa haya de venir á esta corte, nos ha parecido, al Rey, mi abuelo, y á mi, fiar de vuestra representacion, y cuydado el que la vengais asistiendo, como me persuado lo hará vuestro grande amor y zelo, y que os deberé este especial y agradable servicio que siempre tendré muy presente vara corresponderle en quanto se ofrezca de vuestra satisfacion.

« *De Madrid, á 6 de junio de 1701.*

« YO EL REY.

« D. Antonio de Ubilla y Medina. »

Le lendemain, le chargé d'affaires Blécourt écrivait à Torcy[1] : « Après avoir dit au roi d'Espagne que Mme des Ursins accepte l'honneur que LL. MM. lui font, il me dit que j'en pouvois parler au cardinal et au président[2], ce que je fis. Le cardinal me demanda jusqu'où elle viendroit; je lui dis jusques à Madrid. Il me répondit que celle qui accompagnoit la reine ne venoit ordinairement que sur la frontière. Il me demanda ensuite si elle venoit comme camarera-mayor. Je lui dis que je n'en savois rien, mais que le Roi trouvoit à propos qu'elle vînt jusques à Madrid.... »

Louis XIV répondit[3] : « Ma vue a toujours été.... qu'elle demeureroit ensuite à Madrid en qualité de camarera-mayor, et.... il est très nécessaire d'empêcher que cette place ne soit remplie par une autre. » Pour le public cependant, en Espagne comme en France, il resta convenu que la mission finirait à Madrid. Peu importait à notre princesse; elle se « croyait reine d'Antioche, » comme l'écrivait Torcy, sûre de gouverner l'Espagne avant quelques mois[4], et, en attendant, elle prenait rang dans la diplomatie officielle : de ce jour, Torcy crut devoir lire au Roi les lettres qu'elle lui adressait. On faisait grand bruit de toutes parts qu'il y aurait coalition entre les grandes dames de Madrid contre l'intruse[5]; comme Torcy essayait de rassurer son amie, elle lui répondit en femme vaillante[6] : « Vous vous raillez agréablement de moi en regardant comme une chose bien facile que je puisse ne pas déplaire à une nation aussi pleine de défauts qu'est celle chez qui vous m'envoyez. Je ne la reconnois plus, et je crois qu'il ne m'arrivera pas moins d'aventures qu'à don Quichotte dans l'entreprise que vous me donnez de détruire l'étiquette. Tout cela ne m'épouvante pas néanmoins, pourvu que S. M. C. ait de la confiance en moi. »

Sans retard elle s'était mise aux préparatifs et avait composé sa

1. Vol. *Espagne* 90, fol. 123. — 2. Portocarrero et Arias.

3. Lettre du 28 juin, à Blécourt : vol. *Espagne* 90, fol. 341.

4. *Mémoires de Louville*, tome I, p. 170 et 177.

5. Lettres de Louville et de Montviel, vol. *Espagne* 96, fol. 274, et vol. 97, fol. 18.

6. Affaires étrangères, vol. *Espagne* 93, fol. 122, lettre du 6 septembre, citée seulement en partie par l'abbé Millot, p. 99, et par Fr. Combes, p. 78-79.

maison, gentilshommes, pages, aumônier, laquais, livrées, carrosses, dames, demoiselles et femmes de chambre. « Je ne crois pas, écrivait-elle à la maréchale[1], qu'il y ait de femme au monde plus affairée que moi, soit par les ordres qu'il faut que je laisse ici pour cent mille procès, soit par les mesures qu'il faut que je prenne pour un si grand voyage.... Je ne sais s'il n'y a point trop de vanité à vous dire que je ne vois que des gens qui applaudissent à l'honneur que le Roi m'a fait. Je n'ai osé encore en donner part à personne, parce que je crois devoir attendre que S. M. m'ait fait savoir ses intentions. Tout le monde vient cependant me faire des compliments, et le Pape même, à qui je n'ai pu m'empêcher de communiquer la lettre de S. M. C., puisque l'ambassadeur d'Espagne l'avoit rendue publique, m'a envoyé le même jour un prélat me témoigner une joie infinie et m'assurer qu'il vouloit être mon procureur pendant mon absence. Les Espagnols, de leur côté, regardent ce choix comme une chose très avantageuse à leur nation. Pardonnez-moi cette vanité : je me la suis permise parce que je trouve qu'elle fait honneur au choix du Roi et à votre ouvrage.... »

Après cette lettre s'ouvre une lacune assez considérable dans la correspondance de Mme des Ursins avec la maréchale de Noailles. On y pourrait remédier à l'aide des lettres à Torcy; mais les *Mémoires* ou leur commentaire nous ont mis déjà au courant des principaux incidents du voyage par mer, voyage fort dur, fort fatigant, où la princesse n'eut pas trop de toute sa vigueur pour tenir tête à tout, aux femmes piémontaises ou aux « Italiens espagnolisés, » comme aux punaises ou à la fureur des flots. D'Antibes à Toulon surtout, un vent horrible qui, malgré la mer contraire, faisait faire aux galères huit ou neuf milles par heure, éprouva singulièrement la jeune reine et ses femmes. Seule inaccessible au mal ou à la peur, Mme des Ursins put se consacrer à sa maîtresse autant que le roulis le permettait. Puis vinrent l'anxiété, la crainte de voir se prolonger indéfiniment le mauvais temps et de se risquer à une traversée du golfe que les marins déclaraient difficile en équinoxe. On finit, d'un accord unanime, par demander la permission de prendre la voie de terre, et Versailles y consentit.

La correspondance reprend son intérêt à partir de l'arrivée à Figuières; nous en pouvons emprunter quelques fragments au recueil préparé par les soins de M. le duc de la Trémoïlle, et dont il a bien voulu m'accorder la libre disposition.

C'est d'abord cette lettre du 4 novembre[2], trop peu explicite à notre gré sur les scènes de la première soirée[3] :

« La reine, Monsieur, est enfin arrivée en Espagne, et j'ai eu la satisfaction de la remettre en parfaite santé entre les mains de S. M. Catholique. Hier, les dernières cérémonies du mariage se firent dans

1. Lettre du 28 juin 1701, publiée dans le recueil Geffroy, p. 112.
2. Affaires étrangères, vol. *Espagne* 94, fol. 37.
3. Ci-dessus, p. 107-108.

l'église, sur les cinq heures du soir. Ne me questionnez point sur ce qui s'est passé depuis; outre que je ne le sais pas, M. le marquis de Louville, qui vous rendra cette lettre, pourra vous en informer. Je vous avouerai cependant que je pris la liberté de représenter au roi que la reine étoit très fatiguée et qu'elle avoit besoin de repos. S. M. m'a dit ce matin qu'elle avoit suivi mes conseils; mais je lui ai répondu que j'en doutois fort.

« Nous avons eu une scène assez fâcheuse à Perpignan. Il fallut, mardi au soir, déclarer à la reine que le roi, par l'avis de son Conseil, nous ordonnoit, au marquis de Castel-Rodrigue et à moi, de licencier toute la maison piémontoise. Cette nouvelle la mit proprement au désespoir. Elle ne voulut point souper, et elle passa presque toute la nuit à pleurer. J'avois prié Mme des Noyers et le confesseur de se servir du crédit qu'ils avoient sur son esprit pour lui faire recevoir ce coup avec plus de modération; mais tous les deux firent précisément le contraire. La dame est une femme intéressée, qui croyoit s'enrichir beaucoup en Espagne, et l'autre, qui avoit ses vues aussi, ne put cacher la douleur qu'il avoit de voir ses desseins échoués. La première me dit, en présence de la reine, que ce coup venoit de France, et le bon père parla si mal, qu'ayant trouvé le moyen de le faire sortir de la chambre de la reine, je ne lui permis plus d'y rentrer.

« Les ambassadeurs de Savoie, c'est-à-dire le commandeur Opperti et M. de Sirié, se présentèrent le matin pour entrer chez la reine. Ayant à ordonner quelque chose dans l'antichambre, je les trouvai à la porte. Ils m'attaquèrent, exagérant la dureté avec laquelle on en usoit avec S. M. Je leur répondis des choses qui devoient les obliger à entrer dans les sentiments du Conseil d'Espagne; et enfin, trouvant que le dernier m'offensoit personnellement en me disant qu'il ne restoit personne à qui la reine pût donner sa confiance, je rentrai dans la chambre après lui avoir dit qu'il ne pensoit pas que j'y restois, et je ne les laissai parler à S. M. que lorsqu'elle sortit pour monter dans sa litière. J'ai su qu'ils avoient dépêché un courrier à Turin, sur cette affaire, avant que de venir chez la reine. J'employai tout le temps que je fus avec S. M. à lui représenter tout ce qui pouvoit remettre son esprit dans un état plus tranquille, et je profitai de l'occasion pour lui faire sentir adroitement la différence qu'il y a entre un roi d'Espagne, petit-fils du nôtre, et une princesse de Savoie. Elle me donna lieu à cela par de certains discours hautains qu'elle me tenoit.

« Elle trouva enfin sa maison espagnole au Boulou. Après le dîner, il y eut encore quelques pleurs versés, parce que ses femmes de chambre ne purent être licenciées que dans ce lieu-là. Mais, depuis, tout s'est calmé, et je crois qu'elle ne pense plus à elles présentement.

« La reine, voulant procurer au chevalier des Pennes, dont elle étoit extrêmement contente, une occasion de baiser la main au roi d'Espagne, lui donna, à la Jonquière, une lettre pour porter à S. M. C'est lui qui commandoit les gardes qui l'ont servie depuis Marseille jusqu'à la fron tière. Je croirois faire une injustice, Monsieur, si je ne vous rendois pas témoignage de la bonne conduite de ce gentilhomme. Il s'est attiré l'estime et l'amitié de tout le monde, et je ne crois pas, en vérité, qu'aucun autre eût pu plaire aussi généralement qu'il a fait par sa modestie et par son attention à tout ce qui pouvoit regarder les fonctions de sa charge[1].

« J'aurois mille choses à vous dire, Monsieur; mais, le temps me manquant, vous me permettrez, je vous supplie, de différer jusqu'au premier ordinaire, que je me donnerai l'honneur de vous écrire. Je me trouve si accablée des devoirs que j'ai à remplir et des compliments que j'ai à recevoir, que je ne sais même comme ma tête m'a pu permettre de vous faire une lettre si longue. Toute notre cour me paroît assez contente de moi, et, jusqu'à présent, je ne vois ni homme ni femme qui ne soit très disposé à me souffrir volontiers dans la place que j'occupe. Le roi est un prince charmant, dont je compte de gagner la confiance. Plût à Dieu que la reine lui ressemblât! Je me suis déjà mise sur le pied de plaisanter avec lui; je me mettrai bientôt sur celui de lui dire ses vérités avec tout le respect que je lui dois. Vous savez, Monsieur, par expérience, que je suis fort bonne pour cela; car la sincère amitié que j'ai toujours eue pour vous ne m'a jamais empêchée de vous reprocher vos défauts, quand j'en ai pu découvrir quelqu'un, et je n'ai cessé de le faire que quand je ne vous en ai plus trouvé.

« LA PRINCESSE DES URSINS.

« Depuis ma lettre écrite, Monsieur, il s'est passé une chose entre LL. MM. qui demande toute votre attention. Permettez-moi de me remettre à ce que M. le marquis de Louville pourra vous en dire, et à ce que M. le comte de Marcin vous écrira; car je ne pourrai point trouver le temps de le faire moi-même. Mon sentiment est qu'il faut, dès cette première fois, ôter à la reine l'espérance de pouvoir obtenir du roi la moindre chose par ces sortes d'artifices. Je ne ferai rien que de concert avec M. le comte de Marcin, que je fis appeler aussitôt pour m'aider de ses conseils. Nous allons partir dans ce moment. »

En même temps, le jeune roi écrivait à son aïeul une lettre toute brève et concise[2] :

« J'envoie Louville à Votre Majesté pour lui porter la nouvelle de mon mariage et lui faire mes remerciements sur les bons ordres qu'elle a donnés pour la réception de la reine. Comme il vous rendra compte de toutes choses en détail, je ne vous en ferai aucun. Ce que je puis vous dire seulement est que la reine est arrivée en bonne santé, qu'elle me paroît avoir beaucoup d'esprit, et que sa figure est agréable. J'ai ren-

1. Nous le verrons devenir l'une des créatures affidées de Mme des Ursins, peut-être quelque chose de plus.

2. Vol. *Espagne* 94, fol. 41. Voyez ci-après, p. 408, la lettre au duc de Beauvillier, et, p. 435, la lettre à Mme de Maintenon.

voyé toute sa maison à Turin, et n'ai pas permis qu'il passât ici ni homme ni femme de cette cour. Le peu de temps que j'ai ne me permet pas de vous en dire davantage, outre que je suis si troublé et si fâché de ce qui m'arrive aujourd'hui, que je me remets à Louville du surplus.... »

Mais, tout s'étant heureusement et promptement arrangé et pacifié, Mme des Ursins, au comble de la joie, écrit à Torcy, le 12 novembre, de Barcelone[1] :

« M. le comte de Marcin vous aura informé, Monsieur, que le roi d'Espagne eut la bonté de faire tout ce que nous lui conseillâmes, lui et moi, dans l'affaire dont M. de Louville vit les commencements avant que de partir pour France. Il vous aura écrit aussi que tout cela nous a réussi à merveille; car je m'en suis reposée sur lui, n'ayant ni le temps d'écrire, ni celui de parler à mon secrétaire. J'ai fait observer au roi combien cette conduite lui a été utile, et à quoi il se seroit exposé, s'il s'étoit laissé attendrir par des larmes feintes et par des discours étudiés qui n'avoient d'autre but que de le tromper. Il se sait le meilleur gré du monde d'avoir su jouer le fâché, et la reine, de son côté, est, je crois, bien persuadée qu'elle ne doit pas dorénavant se servir de ces artifices pour obtenir ce qu'elle pourra souhaiter. Je suis très contente de M. le comte de Marcin, du P. Daubenton et des autres François qui font ici quelque figure. J'ai trouvé une conformité de sentiments entre eux que je n'ai vue nulle part ailleurs parmi les François, et qui m'a d'abord persuadée que leur première intention est le service des deux rois.

« Le premier m'a parlé du dessein qu'il auroit de mettre une première femme de chambre françoise auprès de la reine. Cela seroit bon pour plusieurs choses, et peut-être m'en trouverois-je plus soulagée ; cependant je ne crois pas qu'on le doive faire, par le dépit que cela causeroit aux dames qui servent S. M. Elles ont toutes un respect très grand pour moi, quoique je ne sois pas déclarée camarera-mayor, parce qu'aucune d'elles n'aspire peut-être à ce poste ; mais je doute qu'elles fussent aussi dociles, si une autre Françoise venoit occuper une place qu'elles se croient toutes capables de pouvoir remplir. D'ailleurs, la fidélité étant la seule chose qu'il y a à desirer dans une première femme de chambre, le reste de la nation souffriroit peut-être mal volontiers qu'on lui préférât une étrangère. Je me soumets pourtant, Monsieur, à ce qu'il vous plaira d'en décider, et, si vous n'êtes pas de mon sentiment, je tâcherai à faire agréer le vôtre ici avant que cette femme soit arrivée. Le roi me témoigne déjà beaucoup de confiance. Vous m'avez fait l'honneur de m'écrire, Monsieur, de tâcher à le gouverner ; je crois que j'en viendrai à bout, quoique la reine me permette rarement de lui parler en particulier. Je lui fais la même guerre que je vous faisois, quand vous me paroissiez trop timide ; car je trouve qu'il n'a pas assez bonne opinion de lui-même.

1. Vol. *Espagne* 94, fol. 92.

Il souffre avec bonté les libertés que je prends avec lui, et, pour me faire plus de grâce, si j'avois voulu lui obéir, il m'auroit fait l'honneur de me mener dans son carrosse, quand il sort avec la reine dans cette ville, comme il a voulu faire depuis Figuières jusques ici. Les grands d'Espagne ont fort loué en cela ma modestie. Je ne vois pas ce qu'ils ont dans le cœur; mais ils paroissent, en dehors, être très contents de m'avoir.

« Vous trouverez dans ce paquet, Monsieur, une lettre de la reine pour Monseigneur. Le roi n'étoit pas content qu'elle ne lui écrivît pas, et il m'a témoigné une extrême satisfaction, quand j'ai eu l'honneur de lui dire que je l'avois obligée à le faire.

« Non seulement S. M. a eu la bonté de me remercier d'avoir mis ses armes sur la porte de mon palais à Rome, mais don Antonio Ubilla est venu aussi, par ordre du Conseil, m'en faire des remerciements en forme. Ainsi, voilà un exemple pour tous les autres. La reine douairière a envoyé ici le marquis de la Roque faire des compliments à LL. MM. Le même gentilhomme m'en a fait de sa part, avec des termes si obligeants, que j'ai cru devoir y répondre par une lettre très respectueuse. Quand je serai à Madrid, j'envoierai un de mes gentilhommes l'assurer de mes respects, à moins que vous ne m'ordonniez de ne le pas faire. M. de Marcin m'a déjà dit que le service du Roi ne m'empêche point d'être en commerce avec elle. Ma maxime est, comme vous savez, Monsieur, d'être amie de tout le monde, et de plus j'ai l'étoile des reines; j'attends avec impatience qu'elle me donne la confiance de celle que je sers. Elle vient très lentement, quoique je fasse tout ce que je puis pour me l'attirer. Apparemment que le sort et mes soins ne s'accordent pas ensemble. Mes occupations augmentent tous les jours, et je n'espère plus de trouver, tant que je serai en Espagne, le temps de vous écrire une lettre à tête reposée....

« Honorez-moi toujours de votre amitié, Monsieur, et rendez-moi la justice de croire que je la mérite plus que personne du monde, quand ce ne seroit que par le cas que j'en fais.

« LA PRINCESSE DES URSINS. »

Le roi Philippe fut plus lent à chanter victoire; c'est seulement le 21 novembre[1] qu'il accusa réception de la belle et forte lettre de son aïeul[2] :

« C'est avec bien du plaisir que j'apprends à Votre Majesté que le petit chagrin de la reine n'a duré qu'un demi-jour. Elle a été toujours très raisonnable depuis, et nous vivons dans une union parfaite. Elle ne m'a point parlé des Piémontoises qu'on a renvoyées, ni de son confesseur, et elle a consenti de fort bonne grâce qu'on mît un jésuite espagnol en sa place.... »

1. Affaires étrangères, vol. *Espagne* 94, fol. 146.
2. La lettre du 13, insérée dans les *Mémoires de Noailles*, p. 99-100.

Torcy répondit, le 13 novembre, à la lettre de Mme des Ursins du 4[1] :

« M. de Louville arriva hier au soir, Madame; il vit aussitôt le Roi. Il étoit attendu avec impatience, et tous les portraits qu'on avoit faits de la reine faisoient attendre des nouvelles agréables. Le récit de M. de Louville n'a point détruit ce qu'on a mandé de tous côtés des qualités personnelles de S. M. C. ; mais vous jugerez aisément que la scène du lendemain des noces n'a nullement plu. Le Roi la regarde cependant comme l'effet des mauvais conseils de Turin et des intrigues de ceux que l'on a renvoyés. Mais, en même temps, S. M. voit toute l'importance d'empêcher, dans ces commencements-là, l'ascendant qu'il semble que la reine veuille prendre sur l'esprit du roi d'Espagne par des artifices bien au-dessus de la simplicité ordinaire de son âge. Vous avez pris, Madame, en cette occasion difficile, le seul parti qu'il y avoit à prendre. La séparation du roi aura servi apparemment à faire voir à la reine qu'on lui avoit donné de mauvais conseils. Elle a trop d'esprit pour ne pas suivre une route différente, et j'espère que, n'ayant plus désormais d'autres conseils que les vôtres, ni que vous en qui prendre confiance, les choses en iront beaucoup mieux. Le roi d'Espagne se rendroit malheureux pour toute sa vie, si la reine obtenoit par ses plaintes la moindre grâce de lui. En vérité, Madame, vous ne pouvez leur être plus utile à l'un et à l'autre qu'en empêchant, s'il est possible, des complaisances qui, dans la suite, coûteroient cher à tous deux. Le Roi donne ses ordres sur ce sujet à M. le comte de Marcin, et S. M. lui ordonne d'agir de concert avec vous. Elle écrit aussi au roi d'Espagne de la manière dont je suis assuré que vous lui parlerez; car il faut, si vous voulez, comme à vos premières élèves, lui découvrir ses défauts pour l'en corriger.

« Le Roi a été fort aise d'apprendre que, malgré l'étiquette, vous deviez aller avec le roi et avec la reine dans leur carrosse. Rien n'étoit plus important que de vous y mettre en tiers. Il y a encore une autre occasion où vous devez rompre la règle de l'étiquette : c'est dans les audiences que la reine donnera aux ministres étrangers. Quoiqu'il n'y ait jamais personne auprès de la reine d'Espagne qui puisse entendre ce que les ministres étrangers lui disent, le Roi croit que l'âge de la reine ne comporte pas que cette règle soit observée de quelques années, et qu'il est très important que vous soyez toujours en état d'entendre ce que les ministres étrangers pourroient dire à cette princesse. Ce changement est bien nécessaire, s'il est vrai qu'un avis donné par le marquis de Sirié ait causé tout le vacarme que la reine a fait, sans même en dire la raison.

« Le Roi m'a ordonné de faire des plaintes à l'ambassadeur de Savoie de la manière impolie dont les ministres de ce prince vous parlèrent à Perpignan, et du soin qu'ils parurent prendre d'exciter la reine contre les ordres venus du roi d'Espagne. Apparemment, je ne

1. Affaires étrangères, vol. *Espagne* 93, fol. 544.

ferai que prévenir les plaintes que M. le duc de Savoie ne manquera pas de faire aussi de son côté.

« En vérité, l'on n'a jamais pris de résolution plus utile, et plus à propos, que celle de renvoyer Piémontois et Piémontoises....

« Je n'aurai pas l'honneur de vous écrire davantage aujourd'hui, le courrier étant prêt à partir. Je vous supplie seulement de ne jamais oublier mon respect pour vous, et que personne n'est avec plus d'attachement que je suis

« Votre très humble et très obéissant serviteur.

« Torcy. »

Voici encore deux ou trois lettres qui termineront, sans épuiser la matière, notre commentaire de cet épisode.

La première, de Mme des Ursins, est adressée à Torcy, et sent quelque peu le marivaudage[1] :

« A Barcelone, le 19 novembre 1701.

« Il me semble, Monsieur, que vous ne me louez jamais davantage que quand vous n'avez pas intention de le faire. J'en tire la vanité que vous ne voulez pas me donner, et j'ai, en même temps, la satisfaction de voir que vous vous repentez bientôt d'une mauvaise résolution que vous prenez. La lettre que vous m'avez fait l'honneur de m'écrire le 8e de ce mois est celle qui m'a découvert cette bonne qualité que je ne vous connoissois pas encore; car ou votre plume vous a trahi en me l'écrivant, ou votre cœur, encore meilleur que votre esprit, ne vous a pas laissé suivre vos premières intentions. Ce discours marque peut-être trop combien je suis sensible à vos louanges; mais il doit vous marquer aussi que je crois les mériter.

« En vérité, je fais des merveilles. J'ai déjà gagné le cœur de tous les Catalans : femmes, hommes, enfants, remplissent continuellement mon antichambre, et à peine me laissent-ils le temps d'employer à faire un mauvais repas quelques moments que le roi et la reine ont la bonté de me donner. Notre cour est très tranquille. LL. MM. s'aiment fort, et ces peuples, qui, à ce qu'on m'a dit, étoient peu affectionnés au gouvernement présent, sont peut-être aujourd'hui les plus zélés de leurs sujets. La présence du roi a fait ce miracle. C'est un exemple dont je me sers pour l'animer à passer en Italie, quoique cela ne soit pas nécessaire, car S. M. brûle d'envie d'aller combattre le roi des Romains, s'il vient au printemps commander l'armée de l'Empereur. Je prends pourtant la liberté de lui dire que je n'en crois rien. La reine entre dans cette plaisanterie, et nous le tourmentons souvent là-dessus. Il me disoit hier que, si il étoit de glace en Espagne, il seroit tout de feu en ce pays-là, et voulut gager contre moi qu'il amèneroit mon ami le roi des Romains prisonnier à Milan.

« J'ai le plaisir de voir que S. M. est déjà accoutumée à moi comme

1. Affaires étrangères, vol. *Espagne* 94, fol. 123.

si j'avois eu l'honneur de la servir toute sa vie. La reine me témoigne aussi plus de confiance. Elle me donne quelquefois des bagatelles, et elle aime à se servir de mes domestiques autant qu'elle le peut faire, pour donner de la jalousie aux Espagnols. Cette princesse a plus d'esprit et est plus fine qu'on ne peut croire. Il faut la ménager, et, en même temps, bien prendre garde qu'elle ne prenne un trop grand ascendant sur l'esprit du roi. Heureusement, M. le comte de Marcin, le Père confesseur et moi, nous nous entendons très bien, et je crois que nous serons toujours d'accord, parce que nous avons les mêmes intentions.

« Je commençai avant-hier, contre l'étiquette, à faire entrer des grands d'Espagne à la toilette de la reine, leur ayant dit auparavant qu'ils ne lui faisoient point assez leur cour, et que c'étoit par un faux respect qu'ils se privoient d'avoir cet honneur aussi souvent qu'ils le pouvoient. Cela donnera à M. de Marcin la liberté d'y venir plus souvent sans qu'ils en aient de la jalousie. J'ai aussi obligé le roi d'y venir, faisant accroire aux dames du palais que je le faisois pour leur procurer l'honneur de voir plus souvent S. M. Ces dames m'obéissent très ponctuellement dans tout ce que je leur commande, et toute la maison de la reine m'est également soumise. Je suis bien plus contente de ces gens-ci que je ne l'étois des Piémontois et Piémontoises. Hors que je passois devant Mme des Noyers, en toute autre chose on tâchoit de l'égaler à moi. Je le souffrois parce que je savois que cela ne pouvoit pas durer, et pour gagner l'esprit de la reine, que je voyois bien qu'on avoit prévenue contre moi. Si je trouve à Madrid les mêmes dispositions où l'on est ici à mon égard, parmi les fatigues que je souffre, et que vous m'annoncez cruellement, Monsieur, devoir durer des années, j'aurai au moins la satisfaction de ne point voir d'envieuses, ni de gens qui disent du mal de moi ; car tous mes espions me rapportent qu'on me loue encore plus ici que vous ne savez faire dans votre cabinet.

« En reprenant cette lettre, que j'ai été obligée d'interrompre ce matin, je vous dirai, Monsieur, que je viens de recevoir la vôtre du 13e de ce mois. Avant que d'y répondre, je vous rendrai compte de notre après-dînée, qui s'est passée à danser. Contre l'étiquette encore, le roi et la reine ont dansé en présence des grands d'Espagne, et j'ai fait danser, après LL. MM., quelques dames du palais avec le duc d'Ossone. Il est nécessaire de donner de ces divertissements au roi, et j'ai voulu que les grands y fussent, pour avoir leur approbation et les accoutumer à ces sortes d'amusements. Ils m'en ont fort remerciée. Voyant que S. M. se reposoit après le quatrième menuet, je lui ai dit qu'un roi qui se lassoit si aisément à la danse me paroissoit peu propre pour souffrir les fatigues de la guerre. Il m'a répondu que les menuets pouvoient bien le lasser, mais qu'il lasseroit le roi des Romains. Cette réponse a charmé les grands d'Espagne, qui l'ont entendue, et qui savent que j'anime toujours S. M. contre ce prince.

« Vous aurez vu, Monsieur, par la dernière lettre que je me suis donné l'honneur de vous écrire, que la scène dont le marquis de Louville vit les commencements n'a pas eu de suite. La reine a très bien compris que ces sortes de voies ne lui réussiroient pas, et, depuis ce temps-là, elle n'a songé qu'à plaire au roi. C'étoit certainement un reste des mauvais conseils de Turin. Il ne faut pas attendre des simplicités de cette princesse : elle est plus adroite que vous ne pouvez vous imaginer. Je chercherai avec les grands d'Espagne quelque moyen de pouvoir rester sur l'estrade dans les audiences. Si je m'en étois avisée d'abord, la chose auroit été moins difficile. Dans la place que l'étiquette prescrit à la camarera-mayor, il est impossible de rien entendre, et un ambassadeur peut dire tout ce qui lui plaît....

« L'habitude que vous avez prise, Monsieur, de lire mes lettres au Roi me fait faire réflexion que je me loue trop dans celle-ci. Mais, puisque vous savez supprimer ce qui regarde vos défauts corrigés, je crois que vous voudrez bien faire aussi ce qui pourroit découvrir les miens.

« Servez-vous de telle main qu'il vous plaira pour m'écrire; puisque je le fais, vous le pouvez bien faire, et vous savez d'ailleurs que je me contente de tout, pourvu que vous m'aimiez, Monsieur, autant que je vous honore.

« La princesse des Ursins. »

S'apercevant qu'elle était en retard avec le Roi, voici ce qu'elle lui écrivit de Barcelone, le 27 novembre[1] :

« Sire,

« Je ne me suis point donné l'honneur de remercier Votre Majesté de l'emploi qu'elle m'a confié et du présent qu'elle a eu la bonté de me faire[2]. Je ne savois où j'allois, et je tremblois en me voyant destinée à servir un roi et une reine que je ne connoissois point. Aujourd'hui, Sire, que je me trouve presque également honorée de la confiance de l'un et de l'autre, que je vois que LL. MM. ne cherchent qu'à se plaire, et qu'il paroît que ces peuples vous regardent comme le protecteur de leur monarchie, revenue de mes craintes, je sens vos bienfaits dans toute leur étendue, et je prends la liberté d'en rendre mille humbles grâces à Votre Majesté.

« Je crois, Sire, pouvoir vous annoncer que la reine, désormais uniquement occupée de ce qui pourra la faire aimer du roi et de ses sujets, remplira parfaitement tous ses devoirs. Elle a connu à quoi elle s'exposoit en suivant les mauvais conseils qu'on lui avoit donnés, et, son bon esprit lui ayant fait prendre de plus justes mesures, elle semble goûter le bonheur dont elle jouit, sans penser plus loin. J'apporterai tous mes soins, Sire, pour l'entretenir dans ces sentiments. Je ferai aussi tout ce qui me sera possible pour que le roi, donnant place à chaque chose, laisse sa tendresse à la reine et reste toujours le maître

1. Original appartenant à M. le duc de la Trémoïlle; copie aux Affaires étrangères, vol. *Espagne* (mémoires et documents) 105, fol. 201.

2. Peut-être l'ordonnance de trente mille livres signée le 30 juillet : ci-dessus, p. 100, fin de note.

de son autorité. Si j'y réussis, j'admirerai encore davantage Votre Majesté, Sire, qui sait mettre les gens qui ont l'honneur de la servir en état de faire, par la force de leur zèle et de leur reconnoissance, ce qu'ils ne pourroient pas attendre de la médiocrité de leur esprit. Je suis, etc.

« La princesse des Ursins[1]. »

Un mois plus tard, Louis XIV lui répondit[2] :

« Ma cousine, j'ai toujours été persuadé que personne ne réussiroit mieux que vous auprès de la reine ma petite-fille, qu'elle avoit besoin de vos services dans un âge aussi peu avancé que le sien, et que votre zèle et votre attention éloigneroient d'elle tous les mauvais conseils. Vous répondez parfaitement à la confiance que j'ai prise en vous. J'en remarque avec plaisir le bon effet, et vous ne devez pas douter que ce nouveau service, joint aux autres preuves que j'ai de votre attachement, ne m'engagent à vous faire connoître en toutes occasions l'estime et l'affection que j'ai pour vous. Et je prie Dieu qu'il vous ait, ma cousine, en sa sainte et digne garde.

« LOUIS. »

Enfin, le 24 janvier 1702, l'ambassadeur exposa à Torcy[3] que Mme des Ursins n'attendait plus qu'un ordre de Versailles, une lettre autographe du Roi, « forte et obligeante, » pour se qualifier officiellement du titre de camarera-mayor; qu'elle se résignait à prendre ce fardeau si lourd et à en assumer la responsabilité pour servir son maître : « Une lettre de sa main feroit des merveilles, car cela flatte..., et la vie qu'elle est obligée de mener en ce pays-ci, qui est celle d'un chien, ou même d'un crocheteur, mérite bien quelques distinctions et quelques agréments, à quoi on n'est jamais insensible, particulièrement les femmes.... » La réponse tardant à venir, Mme des Ursins s'inquiéta, craignit qu'il n'y eût eu quelque opposition, et demanda à M. de Marcin d'écrire une lettre de rappel[4]. Nous verrons en 1703 ce qu'il advint de cette consolidation du pouvoir entre les mains de la princesse.

1. Comparez à cette lettre celles du 12 et du 16 décembre, à Torcy et à la maréchale de Noailles, qui sont imprimées dans le recueil de l'abbé Millot, p. 100, 132, 133 et 398, et dans le recueil de M. Geffroy, p. 113-114 et 118-119.

2. Affaires étrangères, vol. *Espagne* 94, fol. 280; de Versailles, 25 décembre.

3. Vol. *Espagne* 100, fol. 70.

4. Lettre du 2 avril 1702, vol. *Espagne* 100, fol. 339. C'est avec stupéfaction que l'on relève dans le livre de Combes (p. 84-85) cette suite d'erreurs : « Ils quittèrent Figuières, s'arrêtèrent un instant à Barcelone, et de là se rendirent à Madrid, où ils firent leur entrée triomphale par la porte d'Alcala, vers la fin d'octobre 1701. Là aussi, la princesse des Ursins fut installée définitivement dans ses fonctions de camarera-mayor. » On verra, dans le tome X, que la reine n'entra à Madrid que le 30 juin 1702, toute seule, et que son mari ne l'y rejoignit que le 17 janvier 1703. Quant à la date de nomination de camarera-mayor, elle fut, comme on voit, postérieure au mois d'avril 1702; mais je ne l'ai trouvée nulle part.

X

LETTRES SUR PHILIPPE V ET L'ESPAGNE.

Lettre du P. Daubenton[1].

« A Madrid, le 9e mai 1701.

« Hier, 8e, le roi et ses sujets firent leur serment dans l'église du Buen-Retiro, desservie par les religieux de Saint-Jérôme[2]. M. le cardinal Portocarrero dit la messe, après laquelle il descendit de l'autel et alla au roi, qui étoit sous un dais entouré de courtines. Il présenta à S. M. le livre des Évangiles, sur lequel le roi, à genoux, jura qu'il défendroit ses sujets, qu'il conserveroit leurs privilèges, etc.

« Ensuite S. É. s'assit auprès de l'autel, ayant devant lui le livre des Évangiles, et à sa gauche le comte de Benavente, grand chambellan, nommé par le roi pour recevoir les hommages de tous ceux dont je parlerai. Alors un huissier, s'avançant sur le bord du théâtre où étoient le roi, M. le cardinal et le comte de Benavente, cria à haute voix que les prélats montent pour faire le serment. Le cardinal Borgia et les évêques présents montèrent sur le théâtre, et firent l'un après l'autre trois choses :

« 1° Ils se mirent à genoux devant M. le cardinal, mirent les mains sur les Évangiles et jurèrent;

« 2° Ceux qui étoient seigneurs temporels rendirent hommage au comte de Benavente, étant debout et joignant les mains entre les mains du comte;

« 3° Ils allèrent à genoux baiser la main au roi, qui étoit assis et couvert.

« Après les prélats, l'huissier cria que les grands d'Espagne montent pour faire le serment. Les grands montèrent, chacun portant le collier de son ordre, et firent les uns après les autres ce qu'avoient fait les prélats.

« Il n'y avoit que cinq prélats, et environ quarante grands.

« Après les grands, suivirent les gens qu'ils appellent *titrés*, c'est-à-dire ceux qui, sans être grands, sont traités d'*Excellence* et de *Seigneurie*, qui ont été vice-rois, généraux d'armées, de flotte, etc., les cadets des maisons des grands d'Espagne.

« L'huissier appela ensuite les commissaires des villes. Il y en avoit deux de chaque ville de Castille, d'Andalousie, de Grenade, etc. Il n'y

1. Cette pièce et trois des lettres qui suivent font partie du recueil de copies du P. Léonard sur le roi Philippe V : Arch. nat., K 1332, n° 1[1], fol. 130-133 et 144-146.

2. Ci-dessus, p. 26, note 1.

en avoit point d'Aragon, ni de Catalogne, parce qu'il y a une autre cérémonie, semblable à celle-ci, pour le royaume d'Aragon.

« Après les villes, le grand maître et les maîtres d'hôtel firent leurs serments. Le comte de Benavente, grand chambellan, fit son serment entre les mains du grand maître.

« Tous ayant prêté le serment de fidélité, M. le cardinal Portocarrero mit bas ses habits pontificaux, et, ayant pris ses habits ordinaires, il fit le serment entre les mains du cardinal Borgia, habillé pontificalement.

« Tout étant fait, M. le cardinal Borgia entonna le *Te Deum*, qui fut chanté par la musique du roi.

« On ne sait pas encore qui portera les bijoux et les compliments du roi à la princesse de Savoie. On brigue fort cet emploi. Je souhaite que le mariage se fasse au plus tôt pour tirer le roi de la triste et affreuse solitude où il est. Hier, selon son ordre, j'allai à quatre heures au palais. Je ne trouvai pas un seul homme dans toutes les galeries, ni dans son appartement, ni dans son antichambre, excepté un gentilhomme de la chambre, qui dormoit. Le roi étoit seul dans son cabinet. Si ce prince n'étoit d'un naturel doux, souple, qui se plie à tout ce qu'on veut, il mourroit de tristesse; mais il s'accommode à tout.

« Nous sommes toujours entre la crainte et l'espérance au sujet de M. le duc d'Harcourt, ambassadeur de France. Il est au trente-troisième jour d'une fièvre double-tierce. Le redoublement, qui vint hier à quatre heures du soir, a duré quatorze heures. Il me parla hier de bon sens et avec beaucoup de bonté. »

Relation de la cérémonie du 8 mai 1701[1].

« A Madrid, ce 9 mai 1701.

« Monsieur,

« On avoit toujours cru que le roi iroit à Saragosse, capitale d'Aragon, pour prêter le serment de conserver les droits et les privilèges de ce royaume, suivant l'ancienne coutume de ses rois, et pour recevoir en même temps le serment de fidélité de ses sujets ; mais, S. M. n'ayant pas jugé à propos d'y aller, elle fit hier assembler à Madrid les députés des royaumes et des principales villes dépendant de sa couronne, où elle fit ce que les rois ses prédécesseurs ont toujours fait en Aragon, hormis que l'on ne l'y a pas couronnée : ce que l'on fera à Saragosse, quand elle y passera en allant au-devant de la reine.

« La cérémonie commença à huit heures du matin. Le roi, qui étoit vêtu de noir à l'espagnole, et qui portoit le cordon de l'ordre du Saint-Esprit et celui de la Toison, que S. M. avoit pris deux jours auparavant, entra dans l'église du palais du Buen-Retiro, qui est un convent de l'ordre de Saint-Jérôme. Elle étoit suivie du cardinal Borgia, de

1. Lettre imprimée à Paris, avec permission du lieutenant général de police, le 27 mai.

M. le Nonce, de quatre prélats, des grands du royaume et de quantité de noblesse. Elle monta ensuite vers le maître-autel, et se plaça sous un dais brodé de soie à petit point et doublé d'un damas cramoisi à fleurs d'or, sous lequel il y avoit un prie-Dieu et un fauteuil de velours relevé de galons et de crépines d'or. Les grands, qui avoient chacun sur leur habit, à l'endroit du cœur, une plaque d'argent large comme deux fois la main, couverte de diamants d'une grosseur extraordinaire et d'un prix inestimable, prirent place un peu plus bas dans la nef, sur des bancs couverts de riches tapis.

« Le cardinal Portocarrero, régent du royaume pendant la minorité du roi, revêtu d'ornements blancs, monta aussitôt à l'autel et commença la messe, qui fut chantée en musique.

« Dès que la messe fut finie, S. É. se plaça proche du roi, et ensuite un roi d'armes se tourna vers les grands, en criant par trois fois que l'on écoutât le serment que le roi alloit faire de conserver les droits et les privilèges du royaume. Après que S. M. eut fait ce serment et qu'un officier en eut fait la lecture tout haut, le même roi d'armes appela les prélats pour venir baiser la main au roi, ensuite les grands, pour lui venir prêter serment de fidélité, ce qu'ils ont fait à genoux, et enfin les députés, dont j'ai déjà parlé, pour l'assurer de leur obéissance.

« Cette cérémonie dura l'espace de trois heures : après quoi l'on chanta un hymne en musique en action de grâces. Dès qu'il fut fini, S. M. s'étant levée pour sortir de l'église, les prélats et les grands se mirent en haie devant les gardes pour empêcher qu'elle ne fût incommodée par l'affluence du peuple qui étoit dans l'église et qui s'empressoit pour la voir sortir. Elle étoit accompagnée du cardinal Portocarrero, du cardinal Borgia, de M. le Nonce et du duc de Medina-Sidonia, son grand écuyer, qui lui donnoit la main et qui tenoit une épée nue devant elle, pour marquer que c'étoit à lui de venger S. M., si quelque ennemi particulier entreprenoit quelque chose contre elle. »

Nouvelles de la cour d'Espagne[1].

« Le roi catholique a prêté les serments selon la coutume des rois à leur avènement à la couronne. C'est un beau commencement, et agréable aux peuples. Ces sortes de cérémonies leur font espérer de jouir de quelques ombres de privilèges et libertés, et cette espérance dure, parmi les peuples, durant qu'on voit que ces ombres n'y sont point dissipées par l'éclat du pouvoir arbitraire et de l'artifice qui abolit de pleine autorité les serments, les édits, les contrats et les traités. Les grands l'ont prêté au roi catholique ; voilà une belle soumission, et digne des Espagnols modernes! Autrefois, les grands d'Espagne se seroient crus piqués, selon que quelques personnes disent, si, avec

1. Article de *l'Esprit des cours de l'Europe* (par Gueudeville), mois de juin 1701, 2e partie, p. 283.

de pareils devoirs, on n'avoit pas conservé pour eux des égards qu'ils prétendoient inséparables de leur naissance, je veux dire si le ministère, le Conseil et les charges maritimes, militaires et civiles n'avoient été réservés pour eux; mais, à présent, c'est toute autre chose : on ne parle que de réforme, de retranchements de *mercedes* ou pensions, et les emplois sont donnés à des étrangers comme si les natifs en étoient incapables. Aussi y a-t-il quelques Espagnols qui sont extrêmement scandalisés que le comte d'Estrées ait été fait lieutenant général des mers d'Espagne, et que M. de Châteaurenault le soit de ceux (*sic*) de l'Amérique. La foiblesse de l'Espagne sur mer, depuis la décadence de ses flottes, commencée par la perte de l'Armée invincible de Philippe II, semble avoir empêché les Espagnols de s'exercer dans la marine; mais du moins ils prendroient en bonne part qu'on couvrît leur incapacité aux affaires maritimes par des méthodes usitées par la sage république de Venise, qui se sert de généraux étrangers, mais le titre de généralissime est réservé pour un du corps du Sénat, sous le nom duquel les étrangers agissent. Cependant, si les circonstances des temps ont réduit les Espagnols à être peu versés dans le commandement maritime, ils prétendent tous qu'on ne sauroit leur ôter l'avantage d'avoir toujours continué d'être bons politiques : c'est ce dont on ne sauroit presque disconvenir; mais le ministère qui est destiné au duc de Beauvillier fait une brèche très grande à l'habileté des Espagnols. Aussi regardent-ils cette destination d'un œil qui indique assez leurs mécontentements. Cependant il y a des personnes qui ne feignent point de dire que les Espagnols ont fait un pas de clerc dans le testament que l'avant-coureur du manifeste de Sa Majesté Impériale dit avoir été forgé par des gens du ministère espagnol qui vouloient s'enrichir sans aller au Pérou. Ils méritent bien d'être envoyés à l'école des François, qui se sont montrés, en cette occasion-là, plus habiles qu'eux. Les Espagnols semblent pourtant ne dire mot, et on peut bien leur appliquer, par ce qu'ils font, ce que Tacite dit au Ier de ses *Annales : Igitur, verso Imperii statu, nihil usquam prisci* [*et*] *integri moris ; omnes, exuta equalitate, jussa principis expectare.*

« Sa Majesté Catholique a fait continuer les réjouissances qu'on avoit commencées pour son arrivée en Espagne et pour son couronnement, par la déclaration qu'il a faite de son mariage avec la princesse de Savoie. Voilà déjà pour la deuxième fois que le duc de Savoie a été pris à l'hameçon par un pareil appât. Son vicariat de l'Empire ne l'empêche point de se déclarer contre les intérêts de l'Empereur et de l'Empire, et il trouve du charme à faire figure dans le monde, bonne ou mauvaise. Avec tout cela, il n'y a pas grand fonds à faire sur le parti que ce duc prend, la situation de ses États voulant qu'il soit toujours du parti du plus fort. Si les troupes impériales ont le dessus dans le Milanois, bien des gens qui savent les intérêts héréditaires et personnels de ce duc disent, avec le vulgaire, qu'il tournera bientôt casaque. Quelques personnes à réflexions trouvent que les conjonctures du temps ont été favorables à ce duc; mais ils ne savent décider si c'est par sagesse ou par inconstance que ce duc en a su profiter.

« La réforme que S. M. C. veut faire dans le luxe passe auprès de quelques personnes pour un avant-coureur de la misère qu'on veut augmenter en Espagne. Les grands sont trop à leur aise : il est de l'intérêt du nouveau roi de les tondre. Un cheval trop fringant ne fait pas grand mal, s'il regimbe après avoir été déferré.

« On a reçu à Madrid la protestation que M. le duc d'Orléans a faite contre le testament du feu roi Charles II afin qu'on y eût égard[1]. On ne doute nullement que ceux qui ont été les plus ardents pour le testament, et qui l'ont forgé, comme disent les Impériaux, ne soient encore les premiers à approuver la protestation, qui rejaillit sur le testament même, de sorte qu'on pourra s'écrier avec raison, avec Tacite : *Ea sola species adulandi supererat!* Cette protestation, qui sera fameuse, et qui sera peut-être cause, dans les siècles à venir, qu'on versera des torrents de sang, contient en substance : « Que S. A. R. proteste que l'omission « faite de sa personne et de ses descendants dans le testament du « roi catholique, daté à Madrid le 2 octobre 1700, ne pourra donner « aucune atteinte ni préjudice à ses droits, et à ceux de ses descen- « dants, sur les royaumes, États, terres et dominations de la couronne « d'Espagne, selon l'ordre des successions légitimes et le droit commun « dudit royaume, approuvé et reconnu par ledit testament, lequel annule « expressément les renonciations faites par les contrats de mariage « des sérénissimes infantes Anne et Marie-Thérèse, successivement « reines de France, à la succession des royaumes d'Espagne, etc. »

« Ceux qui ont examiné cette protestation la trouvent singulière, et, sans rapporter beaucoup de réflexions qu'on fait dessus, on s'arrête seulement sur ce qu'on y dit que l'ordre des successions légitimes et le droit commun du royaume d'Espagne est approuvé et reconnu par le testament, qui annule expressément les renonciations, etc. Si le Conseil d'Espagne approuve et enregistre cette protestation, ainsi qu'on ne doute nullement, ce sera, disent-ils, justement avouer que le présent roi d'Espagne est monté sur le trône par une voie contraire à cet ordre : c'étoit au Dauphin à y monter, et, avant que les droits que le duc d'Orléans veut réserver en son entier par cette protestation puissent avoir lieu, ceux de S. M. T. Chr. Louis XIV doivent aller devant. Ainsi l'union des deux royaumes en une même personne, et qui a servi d'un frivole prétexte à tout ce qu'on voit à présent, est plus ouverte que jamais, et le testament, qui a été accepté, ne sert de règle qu'autant qu'on le veut et autant qu'il est utile. »

Lettre du P. Daubenton.

« A Saragosse, le 17 septembre 1701.

« Nous arrivâmes hier en bonne santé, et le roi a fait aujourd'hui

1. Ci-dessus, p. 33-34.

ses serments, avec toutes les cérémonies accoutumées. Il étoit accompagné de tous les ordres du royaume. S. M. fit hier une espèce d'entrée, le peuple l'ayant voulu ainsi absolument, quoiqu'il en doive faire une solennelle à son retour, et qu'il doive y tenir les états.

« Vous ne sauriez vous imaginer jusqu'où va l'amour que les peuples témoignent au roi malgré toute la malice des moines et des prêtres, qui ne nous sont pas favorables, et qui avoient répandu le bruit ici que le roi étoit bossu, borgne et boiteux, pour désoler ces pauvres gens-là [1].

« La noblesse et le peuple, qui sont ici bien intentionnés, ne sauroient s'empêcher de marquer leur indignation pour tous les mauvais contes qu'on leur a faits. Ils trouvent le roi si beau, qu'ils ne sauroient s'en taire, les femmes surtout. Un pauvre malheureux peintre ayant fait le portrait du roi sur le rapport d'une méchante copie, et l'ayant fait laid, une multitude de gens ont été chez lui et lui ont fait si grand'peur en le menaçant, qu'il en est mort de saisissement, et on l'enterre à l'heure que je vous écris.

« Mais les passions de ces peuples, soit pour l'amour ou pour la haine, sont si outrées, que le roi, toutes les fois qu'il sort ou qu'il se fait voir, est sur le point d'être écrasé, et, hier, en arrivant, il étoit obligé, à tous moments, de faire arrêter son carrosse ou son cheval.

« Il y avoit ce matin nombre d'hommes et de femmes pendus à ses mains. En sortant d'une église, les femmes grosses se sont jetées sur lui à corps perdu, comme des bacchantes, et sont entrées jusque dans sa chambre pour l'embrasser.

« Hier, tous ceux qui purent s'approcher de son cheval touchoient la selle ou la croupe avec les mains, ou ses étriers, ou sa jambe, et se portoient ensuite les mains aux yeux, à la bouche et au cœur, comme si c'eût été une relique.

« J'entendis une femme, à un village en deçà de Saragosse, lorsque le roi tiroit aux pigeons, [dire] qu'elle voudroit de tout son cœur être pigeon pour que le roi la tuât, et que, par ce moyen, elle pût servir à son plaisir. Et un vieillard de quatre-vingts ans poussa l'impiété si loin, et sa folie, que, le duc de Sessa et moi l'ayant vu transporté hors de lui, et lui ayant demandé s'il étoit bien aise d'avoir vu le roi, il répondit, comme un fou, qu'il étoit plus aise de l'avoir vu que Dieu, la Trinité et tous ses saints. Mais le peuple, ici, est si outré dans ses passions, et si porté à l'idolâtrie, que cela ne vous doit pas surprendre. Il y a cent mille autres choses que j'ai vues et entendues de ce peuple, qu'on ne peut ni imaginer, ni comprendre [2].

« Nous partirons d'ici le 20, quoique nous n'ayons pas encore de nouvelles de l'embarquement de la reine, pour nous rendre à Barcelone. »

1. C'est ce que racontent les *Mémoires de Sourches*, tome VII, p. 122.
2. Comparez les *Mémoires de Noailles*, p. 96, et le tome I de l'ouvrage de M. Alfred Baudrillart sur *Philippe V*, p. 84.

Lettre du P. Bertrand, jésuite, compagnon du P. Daubenton.

« A Barcelone, ce 17 octobre 1701.

« Le R. P. confesseur de S. M. C. reçoit tous les jours des caresses et des marques d'estime et d'amitié au delà de ce que l'on se peut imaginer. Ce prince se fait admirer de tous les Espagnols, et les Catalans n'en parlent qu'en termes emphatiques. Pour le Père confesseur, il a tellement gagné le cœur de tous les jésuites de cette maison, qu'ils ne peuvent se lasser de le louer, et que, tant qu'ils peuvent être avec lui, ils ne le quittent point. Nous avons toujours une cour jésuitique à nos repas, et chacun s'empresse à nous servir.

« La Catalogne est un pays fort montagneux. Les plaines, qui ne sont pas de grande étendue, sont fort fécondes en vins, blés, oliviers, figuiers, orangers. Les montagnes sont remplies de lapins, perdrix, grives, etc. La ville de Girone est fort petite. Nous y avons un collège; j'y [ai] soupé, et fus servi de tant de mets, que je croyois que cela ne finiroit point. Ils soupent à huit heures, se couchent à dix, se lèvent à cinq; les litanies se disent à sept heures trois quarts. Les villages [sont] tous fort petits, les auberges détestables, les paysans sans chapeaux, sans bas et sans souliers, fort noirs. Ils ont tous une gibecière à leur côté, avec une *adaga:* c'est une espèce de bayonnette. Les femmes, de la couleur de leurs maris, vont tête nue; quelques-unes ont un voile sur la tête, leurs cheveux cordelés passés derrière leurs oreilles. La ville de Barcelone est grande comme le quart de Paris; de petites rues, peu de belles maisons; celle du vice-roi, où loge S. M., est un gros pavillon avec des balcons, des croisées assez grandes, contre l'ordinaire de ce pays, qui sont toutes fort petites, sans fenêtre ni châssis. Le port est fort beau, et l'on voit la mer sans craindre ses flots, qui viennent se briser à vos pieds. La ville est fort riche, les églises assez belles, mais si peu éclairées, qu'il y faut de la lumière en plein jour pour y dire la messe; cela rend les lieux plus augustes selon eux. En faisant le tour de la ville, j'ai vu les brèches que nos troupes y ont faites, qui sont en bon nombre; il y en a, entre autres, trois ou quatre où l'on auroit pu monter à l'assaut. Les débris des tours, des bastions, des redoutes sont fâcheux à voir pour ces Messieurs, qui, avec leur bravoure, n'ont pu empêcher nos troupes de prendre une ville qu'ils croyoient imprenable. L'on ne sait point ici où est la reine, ni quand elle arrivera, si ce sera par terre ou par mer. Les uns la disent à Toulon, les autres à Marseille. »

Lettre de l'abbé Vittement à M. Chamillart[1].

« A Barcelone, le 19 octobre 1701.

« Monseigneur,

« Quelque diligence que j'aie faite, avant que de sortir de Versailles,

1. Original autographe, dans les papiers du Contrôle général des finances,

pour prendre congé de vous et vous remercier des marques d'estime et d'affection que vous m'avez données, j'ai eu le déplaisir de ne le pouvoir faire, à cause d'une indisposition dont vous fûtes pour lors attaqué, et qui, grâces à Dieu, n'a point eu de suite. Je me suis consolé dans la pensée que vous ne trouveriez pas mauvais que je vous écrivisse : ce que je fais aujourd'hui d'autant plus volontiers, qu'en m'acquittant de mon devoir, je pourrai rendre compte de la manière dont j'ai été reçu ici. Les parents de M. l'ambassadeur, à qui j'avois des lettres à rendre de la part de Son Excellence, m'ont fait toute sorte d'amitiés ; le commerce que j'ai eu avec eux m'a donné occasion de voir plusieurs gentilshommes, dans lesquels j'ai trouvé beaucoup de bon sens et de très bonnes intentions pour le roi. Les échevins et les juges qui composent le conseil souverain n'avoient pas la réputation d'être dans de semblables dispositions : ce sont des gens qui, sous prétexte de zèle pour la conservation de leurs privilèges, feront tout ce qu'ils pourront pour empêcher qu'on ne rétablisse l'ordre dans la province, qui, à ce qu'on dit, a besoin d'une réforme générale. Mais vous êtes parfaitement instruit de toutes ces choses. Cela n'a pas empêché que le roi n'ait été bien reçu, et sa présence fait un effet admirable sur l'esprit des peuples. Ils le trouvent fort bien fait, ils sont charmés de sa douceur et de sa modestie; mais rien ne les gagne tant que sa vertu et la piété dont il donne partout des marques très édifiantes. Je l'avois attendu dans les appartements. J'eus l'honneur de lui baiser la main, lorsqu'il y entra ; il me fit beaucoup d'amitiés, et me dit qu'il étoit bien aise de me voir. Je l'entretins pendant une fort légère collation qu'il fit, et ensuite il me mena dans son cabinet, où la première chose que je fis fut ce que le Roi, son grand-père, m'avoit ordonné expressément de lui recommander : sur quoi il fit grande attention, et me parla très raisonnablement. Je lui présentai ensuite les lettres que j'avois à lui rendre, et il les lut toutes avec beaucoup d'application. Je fus ravi de voir ce bon prince, qui, n'ayant jamais été fier, n'a jamais été plus modeste que depuis qu'il est roi. Je me souvins de ce que Corneille Tacite dit de Vespasien : *Solus fuit quem principatus mutavit in melius.* Vous pardonnerez ce mot de latin à un ancien recteur de l'Université qui a eu l'honneur de parler autrefois cette langue avec vous. Il m'ordonna de revenir le lendemain, à deux heures : ce que je fis. Je restai seul avec

Arch. nat., G^7 553. — Jean Vittement, l'ancien précepteur de l'abbé de Louvois, puis recteur de l'Université de Paris, et enfin, en 1698 (voyez notre tome V, p. 157-158), lecteur des enfants de France, avait donné quelques leçons d'histoire au duc d'Anjou, qui, au mois de juillet 1701, demanda qu'on lui permît de venir à Madrid; mais le caractère et les tendances jansénistes de l'abbé ne s'accordèrent pas avec les vues du P. Daubenton, et, au commencement de 1702, profitant de ce que son ancien élève allait passer en Italie, Vittement se hâta de renoncer à cette brillante situation pour regagner Paris. Avant de partir, il demanda à l'Académie des inscriptions d'envoyer des devises pour le roi et pour la reine.

S. M., qui ferma elle-même la porte de sa chambre en dedans. J'avois beaucoup de choses à lui dire, et encore plus à lui lire. Je ne m'ennuyois point, il me sembloit aussi que S. M. ne s'ennuyoit pas. Il me dit d'ailleurs qu'il ne sortiroit point ce jour-là, parce qu'il étoit *incognito* dans la ville, ne devant faire son entrée que le lendemain. Je demeurai donc avec lui jusques à huit heures. Le bon Père confesseur étoit venu à son ordinaire, un peu avant huit heures, et avoit fait ce qu'il a accoutumé.

« Si on ne s'ennuyoit pas dans le cabinet, il n'en étoit pas de même dehors. Les grands d'Espagne laissent volontiers leur roi tout seul; mais ils ne peuvent souffrir qu'il soit enfermé avec un étranger, et, quand ils le pourroient souffrir, ce ne seroit pas pour si longtemps. Je me doutois bien de cela, et je disois au roi que, quelque plaisir que j'eusse d'être avec S. M., je croyois que la prudence vouloit que je me retirasse afin de ne donner de l'ombrage à personne. S. M. me disoit qu'on n'en prendroit point de moi, que c'étoit la première fois que je le voyois; que, les autres jours, il iroit tirer, et que, pour le présent, il n'avoit rien à faire. Je ne m'étois point trompé. Les Espagnols, venant à la porte du roi, et la trouvant toujours fermée, demandoient, avec un air de surprise, avec qui le roi étoit, et, quand on leur avoit dit qu'il étoit *con su maestro*, car c'est là mon nom espagnol, quelques-uns disoient : « Bien, bien ! » Les autres ne répondoient rien; mais ils paraissoient tous inquiets. Un François ne manqua pas de m'avertir de tout ce qui s'étoit passé; je le dis au roi, qui me répondit qu'il y avoit de certaines choses dans lesquelles il falloit ménager les Espagnols (et en effet il le fait lui-même avec une prudence qui me surprend), mais que, dans celle-là, il ne s'en falloit pas mettre en peine. L'avis, dans le fonds, quoique donné à propos, étoit inutile pour la suite; cela ne pouvoit arriver qu'une fois. Je vais tous les jours chez le roi, à la même heure, et j'y demeure tout au plus une heure et demie. Je tâche d'entretenir S. M. de quelque lecture qui lui soit utile et agréable. Du reste, je ne parois point au palais, et ma vie ici n'est en rien différente de celle que je menois à Versailles. J'y demeurerai tant qu'il plaira au roi, non seulement sans déplaisir, mais avec la plus grande satisfaction du monde, si je suis assez heureux pour lui être utile à quelque chose; à cette condition, je serai toujours très content, et ne demande rien, parce que, grâces à Dieu et à notre grand roi, je n'ai besoin de rien.

« Mais, si je ne demande rien ici pour moi, j'ai une grâce à vous demander, Monseigneur, pour un cousin à qui vous avez eu déjà la charité de donner du pain en voulant bien, à ma considération, lu faire donner un emploi, il y a déjà quatre ans. Beaucoup d'honnêtes gens dont il est connu m'ont écrit que l'emploi ne suffisoit pas pour entretenir sa petite famille et pour assister une pauvre mère qui est encore à sa charge. En effet, ses enfants me retombent sur les bras, et sa mère, sans quelque secours qu'elle tire de moi, ne pourroit pas subsister. Ils m'assurent d'ailleurs que, ne manquant ni de probité, ni d'esprit, il est capable de quelque chose de mieux. Ceux qui savent l'honneur que j'ai d'être connu de vous me disent qu'il faut que je manque d'amitié pour mes parents, si je ne fais rien pour eux. J'avois eu la pensée d'employer auprès de vous Mgr le duc de Beauvillier, à qui je suis assuré que vous ne refuserez jamais rien, bien moins à cause du haut rang qu'il tient, que de l'étroite liaison qu'a mise entre vous la vertu et le desir sincère de procurer le bien de l'Église et de l'État; mais je me suis ressouvenu des reproches que vous me fîtes, lorsque j'employai auprès de vous un ami pour obtenir la grâce dont je vous remercie aujourd'hui. Toutes ces raisons, Monseigneur, l'ont emporté par-dessus ma retenue, que mes amis traitent d'imbécillité, et me donnent la hardiesse de vous prier de vouloir dire un mot pour le pauvre garçon; vous ne l'aurez pas plus tôt dit, qu'il aura un emploi suffisant pour entretenir honnêtement sa petite famille. Il porte mon nom, et est employé dans les aides à Vertus, en Champagne.

« Je crains, Monseigneur, de passer d'un peu trop de retenue à un excès d'hardiesse. Je ne saurois pourtant m'empêcher de vous témoigner qu'il y a un commissaire des guerres employé depuis un assez long temps à Grenoble, et depuis sept ou huit mois en Italie, qui est un de mes plus anciens amis. Je lui avois donné la protection de M. l'abbé de Louvois, dont il s'est servi utilement, et à qui il n'a point fait de déshonneur; rien n'a plus contribué à me faire continuer le petit commerce que nous avions commencé dans l'Université, que e bien qu'il a fait dire de lui dans les emplois où il a été. M. Bouchu, sous les yeux duquel il a longtemps été, l'honore de son estime, et, je l'ose dire, de son amitié, et je suis assuré que, s'il vous disoit ce qu'il m'a fait l'honneur de m'en dire, vous l'honoreriez bientôt de votre protection, que vous ne donnez qu'au mérite. Il s'appelle Blanchet, et sert actuellement en Italie.

« Je m'aperçois bien, présentement, que le papier ne rougit point; car non seulement je rougirois de vous dire ce que je viens de prendre la liberté de vous écrire, mais même je ne pus avoir la liberté de vous le dire, quand j'allai vous remercier de l'expédition de l'ordonnance que le Roi m'avoit fait la grâce de me donner pour mon voyage; et, quelque forte résolution que j'eus faite d'être plus hardi en prenant congé de vous, je crois en vérité, Monseigneur, que je n'en serois jamais venu à bout. Il ne me reste plus qu'à vous demander pardon de vous avoir dérobé tant de temps, d'un temps si précieux, à la lecture d'une aussi longue et si ennuyeuse lettre.

« Je prie Dieu de tout mon cœur qu'il ajoute autant aux grâces qu'il vous a faites jusques ici, que le Roi a ajouté à vos charges et à vos honneurs.

« Je suis, avec tout le respect et la vénération que je vous dois,

« Monseigneur,

« Votre très humble et très obéissant serviteur.

« VITTEMENT. »

Lettre de la princesse des Ursins à M. de Torcy[1].

« A Barcelone, le 28 novembre 1701.

« J'ai communiqué à M. de Marcin ce que vous me faites l'honneur de m'écrire, Monsieur, sur les audiences de la reine. Nous trouvons qu'il n'est pas possible d'y rien changer, par la jalousie qu'auroient les grandes d'Espagne qui assistent dans ces fonctions, si elles me voyoient sur l'estrade où est le fauteuil de S. M. N'étant pas à propos de leur dire les raisons qui vous obligent à desirer ce changement, elles s'imagineroient que ce seroit une distinction que je voudrois avoir sur elles, et elles ne le souffriroient pas. D'un autre côté, la reine se croit très capable de répondre aux ambassadeurs, et véritablement elle a assez d'esprit pour cela. Ainsi elle trouveroit mauvais elle-même que je voulusse introduire cette nouveauté sous prétexte d'un service dont elle n'a pas besoin. Je verrai bien plutôt si je pourrai faire retrancher quelque chose de cette longue estrade, afin que je ne sois pas si éloignée. Notre cour ambulante se trouvera souvent dans des lieux où il le faudra faire par nécessité; peut-être me sera-t-il plus facile ensuite d'établir que cette estrade soit partout la même[2].

« Heureusement, S. M. paroît contente. Elle aime fort le roi, et, depuis notre séjour dans Barcelone, il est certain que j'ai beaucoup acquis sur son esprit. Elle écoute volontiers les conseils que je prends la liberté de lui donner; je vois même qu'elle les suit. Comme naturellement elle est défiante et cachée, je ne puis gagner qu'avec le temps qu'elle ait avec moi une entière ouverture. Je crois être en bon chemin pour cela.

« J'ai déjà eu l'honneur de vous écrire, Monsieur, que l'ambassadeur de Savoie recherche mon amitié en galant homme. Je découvre tous les jours qu'il pense comme il faut sur la conduite que doit tenir S. M., et, en ma présence, il lui a donné des conseils très conformes à vos intentions. La bonne correspondance qui sera entre nous deux augmentera encore la confiance de la reine pour moi.

« Nous partirons d'ici après-demain pour aller tenir les états d'Aragon à Fraga, lieu très mauvais, plus malsain encore, et où la moitié des gens sera peut-être obligée de coucher en pleine campagne. Le roi retourne malvolontiers à Madrid, appréhendant que les Castillans ne trouvent le moyen d'empêcher son voyage d'Italie. Ils exagèrent si fort le préjudice que son absence apporte à ses affaires, qu'il est aisé de voir le peu d'envie qu'ils auront que S. M. les perde de vue et qu'elle connoisse par elle-même ses autres sujets. Afin que vous puissiez

1. Dépôt des affaires étrangères, vol. *Espagne* 94, fol. 165; copie communiquée par M. le duc de la Trémoïlle.

2. Voyez ci-dessus, p. 395. La princesse finit, non sans peine, par obtenir des cortès l' « assistance au trône, » privilège que jadis les Catalans avaient refusé à un petit-fils du roi saint Ferdinand (*Mercure* de janvier 1702, p. 333).

prendre des mesures justes au cas que le Roi notre maître souhaite véritablement que S. M. C. aille, au printemps, commander son armée, je vous envoie, Monsieur, deux lettres de mon ami le cardinal Portocarrero, par lesquelles vous jugerez que notre crainte n'est pas sans fondement; car, s'il trouve qu'une absence de quatre mois est si dommageable à l'État, comment regardera-t-il que le roi sorte du royaume? C'est celui pourtant, de tous les Castillans, qui a les meilleures intentions.

« La reine compte de suivre le roi, et je l'estime nécessaire. Pour moi, je tremble en pensant, même de loin, aux fatigues d'un si long voyage. Mais, comme je suis persuadée, par la connoissance que j'ai de l'esprit des Italiens, que la présence du roi peut seule dissiper les cabales de ses ennemis, je lui parle continuellement de la nécessité qu'il y a de l'entreprendre, et je lui montre plusieurs lettres que je reçois de différents endroits de ce pays-là, qui me marquent toute la crainte où l'on est de voir de nouveaux et de plus grands troubles, si S. M. ne les prévient par sa présence. Tout ceci passe peut-être ma commission, Monsieur; cependant je ne puis m'empêcher de vous l'écrire, persuadée que vous louerez mes intentions, quand le reste ne méritera pas votre attention. Je veux toujours être louée, comme vous voyez; mais, si je vous honorois moins, je ne me soucierois pas tant de vos louanges.

« La princesse des Ursins.

« Je prends la liberté de mettre ces lettres dans votre paquet, parce qu'elles en renferment presque toutes une du roi d'Espagne. »

Lettre du roi d'Espagne au duc de Beauvillier[1].

« A Barcelone, ce 29e novembre 1701.

« Comme je suis bien persuadé de la part que vous prenez à tout ce qui me regarde, je vous écris ce petit mot pour vous assurer que je suis on ne peut pas plus content de la reine, et que nous vivons fort heureux et fort unis. Je crois que Dieu a exaucé mes prières, et qu'il m'a donné une princesse avec qui je pourrai faire mon salut. Je l'en remercie tous les jours, et je vous prie de l'en bien remercier aussi pour moi; et je me sers en même temps de cette occasion pour vous assurer de l'amitié, de l'estime et de l'affection que j'ai pour vous.

« PHILIPPE. »

Lettre de la princesse des Ursins[2].

« A Barcelone, le 6 décembre 1701.

« Je souhaite trop d'apprendre de vos nouvelles, Monsieur, pour ne

1. Original autographe, dans le recueil conservé au château de Saint-Aignan.

2. Lettre sans nom de destinataire. L'original a passé, le 30 juin 1884,

me pas apercevoir qu'il y a bien longtemps que Votre Excellence ne m'a fait l'honneur de m'écrire. Les embarras de notre voyage et les occupations continuelles que me donne l'emploi pénible où je suis ne m'ont pas permis de vous en demander plus tôt; mais je n'ai pas moins pensé, pour cela, à tout ce qui peut vous faire plaisir. Si les apparences ne sont point trompeuses, je dois croire, Monsieur, qu'on me voit ici avec satisfaction. Tout ce qui dépend de moi m'obéit avec une entière soumission; les autres, si je l'ose dire, me font leur cour avec empressement, et LL. MM. me font l'honneur de me témoigner une confiance très grande. Je dois ce petit détail à l'amitié dont vous m'honorez, Monsieur, et à l'obligation où je crois être d'informer Votre Excellence de tout ce qui me regarde.

« LL. MM. vivent dans une union si parfaite, que les peuples doivent espérer qu'un mariage si heureux les comblera de félicités[1]. La reine, qui a infiniment plus d'esprit et de solidité qu'on ne sauroit en supposer dans une princesse si jeune, plaît extrêmement par sa vivacité et par les bontés qu'elle témoigne à ses sujets. Vous connoissez le roi, Monsieur, et vous devez juger combien sa présence avance ses affaires partout où il paroît. C'est à S. M. seule à qui on doit attribuer l'heureux succès des états de cette province, puisque les peuples, qui n'étoient pas des mieux disposés dans le commencement, s'efforcent aujourd'hui de donner, par leurs libéralités, des preuves de leur zèle et de leur entière satisfaction[2]. Après cet exemple, les bien intentionnés et ceux qui connoissent les affaires d'Italie desirent passionnément que S. M. y aille elle-même commander son armée. Ce voyage me paroît presque aussi assuré qu'il est nécessaire.

« Je vous demande, Monsieur, la continuation de votre amitié, et je vous supplie de croire que personne n'honore Votre Excellence plus parfaitement que

« La princesse des Ursins.

« Je ne reçois jamais de lettre de Mme la duchesse de Noailles,

dans la vente de la collection d'autographes de feu M. Dubrunfaut, et a été acquis par M. le duc de la Trémoïlle. Une copie est au Dépôt des affaires étrangères, vol. *Espagne* (mémoires et documents) 105, fol. 249.

1. Philippe V ayant eu une atteinte bénigne de rougeole ou de petite vérole au commencement de 1702, la reine le soigna parfaitement (*Mémoires de Louville*, tome I, p. 210-211; *Diario* d'Ubilla, p. 364-365). Une fois guéri, le roi prit perruque, pour cacher la perte de ses cheveux, et il y gagna beaucoup en bonne mine (*Lettres de Tessé*, p. 117; *Gazette d'Amsterdam*, 1702, n° XI; *Gazette de Rotterdam*, n° 5). De leur côté, les dames, à l'exemple de la reine, quittèrent la coiffure espagnole, pour porter les cheveux nattés : Arch. nat., K 1332, n° 1[1], fol. 160. Cinq lettres écrites par la reine dans ce temps-là, janvier et février 1702, à son oncle le nouveau duc d'Orléans, ont été publiées par le comte de Seilhac dans *l'Abbé Dubois*, tome I, p. 298-301.

2. Nous les verrons finir régulièrement leur session en janvier 1702. Pen-

qu'elles ne soient remplies de vos louanges. En vérité, Monsieur, je commence à être jalouse de vous, car j'appréhende que l'on ne vous aime mieux que moi[1]. »

Lettre autographe de la reine d'Espagne[2].

« De Barcelonne ce 17 januier 1702.

« Vous n'auies pas besoin de la permission de la Princesse des Ursins pour m'ecrire car i'ay receu auec grand plaisir uotre lettre et si uous uoules continuer elle seront toujours receüe de meme. L'on ne peut pas etre plus transportée de joie que ie suis de ce que ie contribue un peu au bonheur du Roy. Le mien est fort grand et ie ne pouuois pas souhaitter dauantage que ce que i'ay car le Roy me marque fort l'amitié qu'il a pour moi. Comme ie suis persuadée que uous aues contribuée a me mettre dans la place ou ie suis uous uoules bien que ie uous en remercie et que ie uous prie de uouloir bien contribuer aussi a la continuation de mon bonheur me randant des bons offices aupres du Roy mon grand pere. Ie uous assure que i'ay pour lui touts les sentimens que ie dois auoir comme aussi pour Monsieur le Dauphin et apres les Princes. Ie ne uous parle pas de ma sœur car ie crois bien que uous saues qu'elle ne m'est pas la plus indifferente. I'ay une amitié pour elle qui ne peut pas s'exprimer. Dans la maladie du Roy i'ay suiui mon inclination qui est de le seruir en tout ce que ie m'appercauois qui lui faisoit plaisir. Ie uous assure que ie me trouue fort heureuse d'auoir aupres de moi une dame d'aussi bonne qualites qu'est la Princesse des Ursins. Soyes persuadée ie uous en conjure de l'estime et de l'amitié que i'auray toujours pour uous.

« MARIE LOUISE. »

dant ce mois, Philippe V commença à tenir appartement, comme on le faisait chez son grand-père, trois jours par semaine (*Gazette de Rotterdam*, n° 6).

1. Le recueil de *Lettres inédites de la princesse des Ursins* publié par M. Geffroy contient (p. 113-117) une lettre très curieuse, à la maréchale de Noailles, daté du 12 décembre, sur les étranges fonctions que la future camarera-mayor avait à remplir auprès de LL. MM., et sur « la vie de forçat » dont elle faisait le premier essai. C'est la même lettre dont l'abbé Millot avait donné un fragment dans les *Mémoires de Noailles* (p. 100), mais avec la date du 12 novembre, qui est la vraie. Une lettre à Torcy, publiée en entier par l'abbé Millot (p. 398-400), donne des détails analogues à ceux qui font l'intérêt de la lettre du 12 à la maréchale de Noailles.

2. Original autographe, sans nom de destinataire, appartenant à M. le duc de la Trémoïlle.

XI

RÉCEPTION DES DUCS D'ARCOS ET DE BAÑOS A LA COUR DE FRANCE[1].

« Avant d'écrire ce qui s'est passé au sujet des ducs d'Arcos et de Baños, il faut dire qu'il y a trois ou quatre mois qu'on est convenu entre la cour de France et celle de Madrid qu'à l'avenir les ducs de France auroient à la cour de Madrid le même traitement, pour les honneurs, que les grands d'Espagne de la première classe ont accoutumé d'y avoir, et que les grands d'Espagne recevroient à notre cour les mêmes traitements et honneurs dont les ducs et pairs y jouissent. »

Du lundi 10 octobre 1701[2].

« Don Joachim Ponce de Léon, duc d'Arcos, et don Gabriel Ponce de Léon, son frère, duc de Baños, grands d'Espagne, étant arrivés hier au soir à Fontainebleau, et M. de Sainctot ayant pris l'ordre du Roi, nous sommes allés les prendre ce matin sur la terrasse de la cour des Fontaines, où ils étoient avec M. l'ambassadeur d'Espagne. Le Roi étant entré dans son cabinet, nous les avons introduits. M. l'ambassadeur d'Espagne et M. de Sainctot les ont présentés à S. M., qui étoit debout, sans chapeau et sans gants, devant le bas bout de son bureau. Le Roi a répondu avec beaucoup de majesté, de grâce et de bonté à leurs compliments : après quoi, MM. les ducs d'Arcos et de Baños se sont retirés dans le même ordre qu'ils étoient entrés. M. l'envoyé d'Espagne et son fils ont entré dans le cabinet, où étoient plusieurs seigneurs de la cour et autres personnes qui entrent dans le cabinet du Roi.

« M. le duc de Baños a été à la gauche de M. le duc d'Arcos en présence du Roi.

« Nous avons ensuite conduit MM. les ducs d'Arcos et de Baños dans le cabinet de Mgr le duc de Berry. M. l'ambassadeur et M. de Sainctot les ont présentés à Mgr le duc de Berry, qui les a reçus debout, sans chapeau et sans gants.

« Nous les avons aussi conduits à la chambre de Madame, qui les a reçus debout. Ils lui ont été présentés par M. l'ambassadeur d'Espagne et M. de Sainctot, et ont salué et baisé Madame, que Sainctot avoit avertie de la volonté du Roi.

1. Ci-dessus, p. 110-111. — Cette relation est tirée des *Mémoires du baron de Breteuil*, ms. Arsenal 3861, p. 261-275.

2. En marge : « Ceci est extrait des registres de M. de Villeras. » Villeras était le secrétaire à la conduite des ambassadeurs, autrement dit sous-introducteur.

« MM. les ducs d'Arcos et de Baños, accompagnés de M. l'ambassadeur d'Espagne, se sont rendus à onze heures et demie dans la salle des cent-suisses.

« Lorsque Mme la duchesse de Bourgogne, après avoir quitté sa toilette, a été dans son cabinet, où elle a tenu son cercle à cause de l'audience qu'elle a donnée à MM. les envoyés d'Espagne et de Gênes, nous y avons conduit MM. les ducs d'Arcos et de Baños. Ils ont été présentés par l'ambassadeur d'Espagne et M. de Sainctot. Mme la duchesse de Bourgogne étoit debout devant son fauteuil; ils l'ont saluée et baisée.

« MM. les ducs d'Arcos et de Baños ont fait leur cour au Roi pendant son dîner. »

Suit le compte rendu des audiences données par Monseigneur et par le duc de Bourgogne, le mercredi 12.

« J'ai fait voir à ces Messieurs l'appartement de Mgr le Dauphin : après quoi ils ont desiré rester encore quelque temps au château ; mais ils n'ont pas voulu s'asseoir ni dans le cabinet ni dans la chambre de Mgr le Dauphin, et, quoi qu'on ait pu leur dire, ils sont restés très longtemps sur une forme dans l'antichambre, me disant qu'un grand d'Espagne ne peut pas se résoudre à s'asseoir dans la chambre du père du roi son maître. »

Le jeudi 13, audience chez M. le duc et chez Mme la duchesse d'Orléans.

Le dimanche 16, audience de congé après le dîner du Roi.

« Ils allèrent hier visiter M. le duc de Beauvillier, non en qualité de ministre d'État, mais en qualité de duc et pair. Il leur a rendu aujourd'hui sa visite. M. le duc d'Arcos avoit prétendu jusque-là que c'étoit [à] M. le duc de Beauvillier à le visiter le premier selon l'usage d'Espagne; mais, ayant été bien informé que l'usage de la cour de France est que le dernier arrivé commence les visites, il s'y est conformé. »

Le lundi 17, audiences de congé chez les princes.

« Nous les avons aussi conduits chez Mme la duchesse d'Orléans. Elle étoit dans son cabinet, assise dans un fauteuil, entre la fenêtre et la cheminée qui est à droite en entrant. Mme la maréchale de Rochefort, sa dame d'honneur, et deux ou trois autres dames étoient sur des tabourets entre le fauteuil et la porte. Mme la duchesse d'Orléans s'est levée pour recevoir les deux ducs, et, en se remettant dans son fauteuil, les a fait asseoir sur des tabourets près de la fenêtre. A la fin de la conversation, elle s'est levée, et les deux ducs l'ont saluée et baisée. »

XII

RÉPONSE DES DUCS ET PAIRS DE FRANCE AU MÉMOIRE DU DUC D'ARCOS[1].

« Sire,

« Lorsqu'il a plu au roi d'Espagne régler, du consentement de Votre Majesté, que les grands d'Espagne seroient traités en France comme les ducs et pairs, et que les ducs et pairs auroient en Espagne les mêmes traitements que les grands, les ducs et pairs de France se sont tus, et, quelque juste sujet qu'ils eussent de se plaindre qu'on ne leur conservât pas la prééminence qu'ils prétendent, et avec justice, avoir sur les grands d'Espagne, ils ne se sont point avisés de faire des remontrances, ni de vous supplier que les choses demeurassent dans l'état qu'elles ont toujours été. Il leur a suffi de savoir votre volonté pour s'y soumettre. Mais, aujourd'hui que les grands d'Espagne prétendent être lésés de cette égalité que l'on met entre les ducs et pairs et eux, les ducs et pairs ne peuvent demeurer dans le silence, et ils se croient d'autant plus obligés de répondre au mémoire qui court sous le nom du duc d'Arcos, qu'on y attaque non seulement les ducs et pairs de France, mais toute votre noblesse et les princes de votre sang.

« M. le duc d'Arcos dit, dans son mémoire, que ni lui ni aucun grand d'Espagne ne peuvent trouver mauvais qu'on ait donné les honneurs de la grandesse aux ducs et pairs de France; que, de faire des grands, c'est un droit qui est incontestable à tous les rois d'Espagne, et que la nation entière doit être bien aise que S. M. C. ait élevé au premier degré de la noblesse des personnes d'un mérite si distingué et d'une si excellente qualité; qu'il auroit seulement souhaité qu'en établissant une règle pour les honneurs et les traitements, S. M. eût bien voulu considérer qu'en Espagne il n'y a ni ne peut avoir aucun grade, aucun rang, aucune dignité, entre le roi et les grands, si ce n'est pour le prince héritier de la couronne et pour les Infants[2]; qu'au contraire, entre le Roi très chrétien et les ducs et pairs, il y a quatre autres classes, savoir : les princes immédiats, les princes du sang, les princes ou qui sont fils naturels des Rois ou qui descendent de ces fils naturels, les princes étrangers : de sorte qu'en donnant aux ducs et pairs le premier rang en Espagne, ce n'est pas traiter également les grands d'Espagne de leur donner le quatrième rang en France.

1. Arch. nat., registres de la Pairie, KK 600, p. 797-855; Dépôt des affaires étrangères, vol. Saint-Simon 62 (aujourd'hui *France* 217), fol. 71-101. Voyez ci-dessus, p. 110, note 8, et p. 111, note 4.
2. Les manuscrits portent : *enfans*.

« Ce n'est pas, continue-t-il, qu'on prétende disputer aux princes immédiats l'honneur d'être les plus proches héritiers de la couronne de France, ou aux princes du sang celui de descendre des Rois, aux enfants naturels celui d'avoir pour père un si glorieux monarque, ni enfin aux princes étrangers celui de descendre des souverains; mais c'est par là même que les grands d'Espagne ont droit de demander d'être traités d'une autre manière que les ducs et pairs, parce qu'en mettant à part les princes immédiats, qui doivent être considérés comme les Infants, S. M. C. trouvera dans les grands tout ce qu'il trouve dans les trois autres classes, plusieurs grands d'Espagne étant sans contredit du sang royal de Castille, d'Aragon, de Léon, de Portugal, de Navarre, parce que les uns descendent, ou par femmes, des rois qui ont régné dans ces pays-là, et que d'autres viennent de fils naturels de ces mêmes rois, dont les descendants ont tous été traités comme princes, et que plusieurs sont sortis de maisons souveraines libres et indépendantes.

« Il paroît, par ce début de M. le duc d'Arcos, qu'il n'en veut pas moins aux premiers princes du sang qu'aux ducs et pairs de France. Il paroît ou qu'il connoît mal et les usages et les coutumes de France, ou qu'il prétend introduire ici les manières d'Espagne, nous assujettir à leur style et à leur coutume, et nous donner des lois. Il paroît enfin qu'il est également mal informé et des grandes maisons de France et de celles d'Espagne. C'est donc pour le tirer de l'erreur où il peut être qu'on va tâcher de lui faire connoître ce que c'est qu'un prince du sang, ce que c'est qu'un duc et pair, ce que c'est que la noblesse françoise. Peut-être ne pouvoit-on trouver une occasion plus favorable pour faire connoître aux grands d'Espagne la grandeur de notre monarchie, la dignité des grands officiers et l'excellence de la noblesse françoise, les charges et les dignités que les gentilshommes françois ont eues en Espagne, et l'union qui a presque toujours été entre la France et la Castille avant que la couronne d'Espagne fût tombée dans la maison d'Autriche.

« Pénétrés comme sont les ducs et pairs de France du profond respect qu'ils doivent à Votre Majesté, ils ne peuvent, Sire, voir sans étonnement qu'un particulier ose écrire au roi d'Espagne, votre petit-fils, qu'il y a parmi ses sujets des seigneurs d'une aussi illustre origine que les princes du sang auguste dont il est sorti. On ne disputera point aux grands d'Espagne, ni leur naissance, ni leur qualité, et, quelque chose qu'ait autrefois écrit là-dessus le cardinal de Mendoça[1], on ne s'en servira pas. Mais on ne peut pas [ne pas] répondre que, quand tout ce que M. le duc d'Arcos avance seroit incontestable, on n'a jamais fait une telle comparaison, ou, pour mieux dire, on n'a jamais fait un tel outrage à la royale maison de Bourbon.

« Outre qu'il n'y a point dans le monde de maison souveraine aussi

1. Dans *el Tizon de España :* ci-dessus, p. 158.

ancienne, aussi grande, aussi illustre que celle de Votre Majesté, les princes de votre sang ont cet avantage que la première couronne de l'univers ne peut sortir de leur maison, qu'ils y sont tous appelés, et qu'ils n'auront jamais pour maîtres que les aînés de cette même maison : ce qui les relève tellement au-dessus de tous les autres princes, qu'on peut dire qu'il n'y a véritablement qu'en France où il y ait des princes du sang. En effet, on ne sait ce que c'est que princes du sang dans les pays où les femmes peuvent hériter de la couronne et la porter dans une maison étrangère. En Angleterre, les rangs se règlent par les titres, et non autrement; là, il ne s'agit point de naissance. Les descendants de Marie d'Angleterre et du duc de Suffolk, bien plus proches héritiers de la couronne d'Angleterre qu'aucun grand d'Espagne ne le peut être de celle d'Aragon et de Castille, ne se disent point princes du sang. Les Guldensteins, en Suède[1], ne se disent point princes; et ainsi des autres. M. le duc d'Arcos reconnoît que la même chose se pratique en Espagne. Les grands ne peuvent donc point alléguer, pour soutenir leurs prétentions, qu'ils descendent des anciens rois goths; car, de dire, comme il fait, que, hors les Infants, personne n'a de rang que par la grandesse, et, en même temps, vouloir se prévaloir de sa naissance, c'est reconnoître des princes et n'en reconnoître pas, et se contredire manifestement.

« Mais, Sire, quand il y auroit des princes en Espagne, en Angleterre ou ailleurs, y a-t-il quelque maison dans le monde qui ose s'égaler à la vôtre? Et, si le grand pape saint Grégoire a dit, en parlant des petits-fils de Clovis, que les rois de France sont autant au-dessus des autres rois que les rois sont au-dessus du reste des hommes, que diroit-il de la postérité de saint Louis, des petits-fils de Henri le Grand? Que diroit-il de Votre Majesté et de ceux qui ont l'honneur d'être de même sang qu'elle?

« On n'emploiera point dans ce mémoire le témoignage d'aucun écrivain de notre nation; mais qu'il nous soit permis de rapporter ici ce que les étrangers en ont dit, et dans tous les temps. Qu'on consulte Libanius, Procope, Agathias, Ménandre, Théophylacte Simoncatta, tous auteurs grecs qui ont vécu au commencement de notre monarchie, on verra avec quels éloges ils en parlent, quelle préférence ils donnent aux François sur tous les autres peuples qui se sont établis sur les ruines de l'empire romain. Suidas, qui est venu longtemps après, écrit que, quand on dit *le Roi* seulement, on entend le roi de France. Mathieu Paris, auteur anglois, dit que le roi de France passe pour le plus digne de tous les rois. On lit dans ce même auteur que, le pape Grégoire ayant offert l'Empire à Robert, fils de France, comte d'Artois, le roi saint Louis, son frère, voulut avoir l'avis de ses principaux barons, qui tous répondirent qu'un roi de France étoit plus excellent que tout roi et empereur qui dépendoit d'une élection volontaire, et

1. Sans doute les Guldenlew, en Danemark : ci-dessus, p. 163.

qu'il suffisoit au comte d'Artois d'être frère d'un si puissant prince. C'est un Anglois qui rapporte ceci, et un Anglois qui ne peut être soupçonné d'aucune partialité pour la France. Balde, jurisconsulte italien qui vivoit il y a plus de trois cents ans, n'a point craint d'avancer, quoique sujet de l'Empire, qu'il est constant que le roi de France est au-dessus de tous les autres rois.

« Ce même jurisconsulte que l'on vient de citer paroît avoir été inspiré, lorsqu'il a dit dans un autre endroit que, si toute la famille royale périssoit en France, et qu'il ne restât qu'un seul prince de l'ancienne tige, comme de la maison de Bourbon, et qu'il n'y en eût point de plus proche, fût-il au millième degré, néanmoins, par le droit du sang et par une coutume inviolable, il succéderoit à la couronne. Cela est arrivé environ deux cents ans après la mort de Balde : la maison de Bourbon est montée sur le trône, elle a rétabli les maux que nos guerres civiles avoient causé, elle a donné un nouveau lustre à cette monarchie; et cette sage loi, cette coutume inviolable qui fait notre sûreté, notre gloire, fait la grandeur des princes du sang. Ni le temps, ni l'éloignement de la ligne ou du degré n'établit point de prescription. Nos princes naissent avec le droit de pouvoir porter la première couronne de l'univers; rien ne peut leur faire perdre ce droit, et ce droit les met au-dessus de tous les princes du monde, si on en excepte les rois. En effet, les princes du sang ne souffrent aucune égalité avec personne. Monsieur le Prince, étant à Bruxelles, ayant le malheur d'être privé des bonnes grâces de Votre Majesté et de se voir à la merci de la maison d'Autriche, ne voulut jamais souffrir que l'archiduc Léopold, gouverneur des Pays-Bas et frère de l'Empereur, eût la main sur lui, pendant que le duc de Lorraine, quoique souverain, ne marchoit qu'après cet archiduc. Cependant ces princes qui ont le pas sur les souverains, sur les frères des Empereurs, ces princes dont les pères ont refusé l'Empire, ceux mêmes qui sont rois, ne dédaignent pas le titre de duc ou comte et pair de France, et reconnoissent, par leurs provisions mêmes, que c'est le plus haut titre d'honneur dont les rois puissent les décorer.

« Robert d'Artois, fils de celui qui avoit refusé l'Empire, Charles second, roi de Naples, comte d'Anjou, Charles de Valois, frère du Roi et empereur titulaire de Constantinople, et roi pareillement titulaire d'Aragon, Louis, comte d'Évreux, père de Philippe roi de Navarre, Jean second, duc de Bretagne, un des plus puissants princes de son temps, sont les premiers pairs héréditaires que nos Rois ont créés, et nos Rois les ont créés sur le pied des anciens, qui étoient les ducs de Bourgogne, de Normandie, d'Aquitaine. Les lettres d'érection portent que, le nombre des anciens pairs étant diminué par la réunion du duché de Normandie et des comtés de Champagne et de Toulouse à la couronne, le Roi croit que, pour soutenir l'éclat et la splendeur de sa couronne, il doit créer de nouveaux pairs qui jouiront des mêmes rangs, droits et avantages que le duc de Bourgogne, et déclare que la pairie est le plus haut degré d'honneur où il puisse élever personne. Le Roi n'a rien augmenté ni diminué à cette dignité; toutes les érections qui ont été faites depuis sont sur le même pied que ces premières. Les comtes d'Artois, d'Anjou, de Valois, ont joui, comme pairs, des mêmes avantages que les ducs de Bourgogne, et les lettres de Jacques d'Armagnac, du grand maître de Boisy, du connétable de Montmorency, qui sont les premiers seigneurs françois qu'on ait fait pairs, ne sont point différentes de celles du comte d'Artois, du comte de Valois, ni de toutes les autres premières érections. Si ces terres ne sont pas d'une aussi grande étendue que les duchés de Bourgogne, de Normandie, d'Aquitaine, etc., elles relèvent néanmoins nûment du Roi comme elles, elles sont susceptibles des mêmes honneurs, et ceux qui les possèdent sont pairs comme l'étoient les six premiers pairs du Royaume, avec cette différence seulement que les premières pairies étoient des usurpations auxquelles les Rois avoient été obligés d'acquiescer, et que celles d'aujourd'hui sont ou des récompenses de services ou des témoignages illustres et éclatants de la fidélité du sujet et du pouvoir et de la bienveillance du Prince.

« Nos Rois sont-ils moins puissants aujourd'hui? Ont-ils moins d'autorité que n'en avoient leurs prédécesseurs? La noblesse de France est-elle d'une pire condition qu'elle n'étoit dans la naissance de notre monarchie?

« Les duchés et les comtés ont été toujours les premières dignités de l'État, toujours les récompenses de la noblesse. Les ducs et comtes étoient amovibles sous la première race de nos Rois; mais, tant qu'ils étoient comtes ou ducs, ils rendoient la justice, ils administroient les finances, ils conduisoient les troupes, ils commandoient les armées, enfin ils ne reconnoissoient que les Rois au-dessus d'eux. Les maires du palais, tout puissants qu'ils étoient sur le déclin de la première race, ne prenoient que la qualité de ducs et étoient choisis et tirés du corps de la noblesse, comme tous les autres comtes et les autres ducs; mais, ayant abusé de l'autorité que les Rois leur donnèrent dans la suite, ils usurpèrent la couronne: ce que les autres seigneurs souffrirent d'autant plus patiemment que, la postérité de Clovis étant finie, ils aimoient mieux obéir à un François qu'à un étranger.

« Pépin, le dernier maire du palais et celui qui usurpa la couronne, Charlemagne, son fils, et son successeur Louis le Débonnaire diminuèrent bien le nombre des ducs et augmentèrent celui des comtes; mais tous ces empereurs ne touchèrent point à leur autorité. Au contraire, comme nos Rois assembloient ces comtes souvent, qu'ils n'entreprenoient rien sans les consulter, qu'ils ne les changeoient plus ainsi qu'on avoit fait sous la première race, qu'on assuroit au fils la comté du père, cette dignité devint bien plus considérable, et s'augmenta beaucoup par les divisions qui furent entre les enfants de Louis le Débonnaire, et par la nécessité où l'on se trouva de rendre ces comtes et ces ducs assez puissants pour résister aux Normands qui ravageoient alors le Royaume. Enfin, après qu'on eut, pendant quelque temps, assuré au fils le gouvernement du père, on rendit et les terres et les comtés héréditaires. Ces ducs et ces comtes s'allièrent par des mariages, et entassèrent ainsi duchés sur duchés, comtés sur comtés : de sorte que ces ducs et ces comtes devinrent bientôt plus puissants que les Rois, qui, par la foiblesse de leur âge et par le peu de pays qui leur resta en propre, se trouvèrent à la merci, tantôt d'un comte de Vermandois, tantôt d'un duc de France, tantôt d'un duc de Bourgogne.

« Eudes, duc, comte et marquis de France, fut roi de France, et mourut revêtu de ce titre. Son frère Robert crut que le Royaume devoit lui appartenir, et se fit sacrer en 922; il fut tué l'année suivante. Raoul, duc de Bourgogne, son gendre, voulut aussi être roi après lui. Ce Raoul étoit beau-frère de Hugues le Grand, duc de France, cousin germain de Herbert second, comte de Vermandois. Ces alliances les rendoient redoutables aux Rois; mais elles ne suffisoient pas pour assurer la couronne à aucun d'eux. Hugues le Grand, duc des François, qui l'avoit vue entrer deux fois dans sa maison et en sortir sans la pouvoir posséder, prit des mesures assez justes pour qu'elle demeurât à son fils. Il donna des biens considérables à Thibaud le Tricheur, comte de Blois et de Tours, gendre d'Héribert, comte de Vermandois, qui devint comte de Champagne; il laissa à Hugues Capet, son fils aîné, le duché de France; il fit épouser à Othon, son second fils, Leutgarde, fille aînée et héritière de Gilbert, duc de Bourgogne, qui, par son mariage, apporta la Bourgogne dans sa maison : de sorte que, Hugues Capet étant de son chef duc de France, ayant son frère duc de Bourgogne, et étant sûr du comte de Champagne, il fit rentrer la couronne de France dans sa maison, d'où elle n'est plus sortie. Guillaume, quatrième duc de Guyenne, son beau-frère, fit semblant de s'y opposer, et s'apaisa aussitôt, content de demeurer duc de Guyenne comme il étoit. Richard Sans-Peur, duc de Normandie, pareillement son beau-frère, en fit de même, et Hugues, de son côté, se contenta qu'ils lui rendissent hommage. On nomma, dans la suite, ces ducs et comtes de Bourgogne, de Normandie et de Guyenne, les comtes de Flandre, de Champagne, de Toulouse, pairs du Royaume, et, parce qu'ils ne relevoient que du Roi, qu'ils dépendoient également de lui, qu'ils devoient assister à son sacre, juger et connoître des principales affaires du Royaume, et d'autant que, suivant l'usage du Royaume, on nommoit ordinairement douze juges pour décider une affaire, et que les évêques et gens d'Église ont tenu un rang très considérable en France, on y ajouta six évêques dont les fiefs relevoient aussi immédiatement du Roi : ce qui est l'origine des ducs et pairs de France. Quoique ceux-ci fussent les premiers pairs du Royaume, il y en avoit d'autres qui possédoient des fiefs mouvants nûment du Roi et jouissoient des mêmes avantages. En effet, on ne voit aucune occasion où les ducs et pairs se soient trouvés, qu'on n'ajoute en même temps que plusieurs autres comtes et barons du Royaume étoient avec eux. »

Le mémoire rappelle ensuite que les rois de Castille, d'Aragon et de Navarre descendent de la maison de Bourgogne, et que beaucoup de seigneurs français ont, sur les royaumes d'Espagne, plus de droits que n'en auraient les grands eux-mêmes. D'ailleurs, la plupart des meilleures maisons espagnoles sont issues de maisons françaises, d'où l'union qui exista jadis entre la France et la Castille.

« Les François et les Castillans ont ainsi vécu dans une parfaite intelligence jusqu'au mariage de Jeanne d'Aragon et de Philippe d'Autriche. Alors cette grande union a cessé entre la France et l'Espagne, et ce n'est pas le seul changement qui soit arrivé. Les titrés en Espagne n'ont plus joui des mêmes avantages qu'ils avoient eus jusqu'à ce temps-là; l'empereur Charles-Quint institua une nouvelle espèce de grandesse, y attacha des honneurs arbitraires, et voici comme la chose se passa.

« Le duc de Najara, à la sollicitation de don Jean Manuel, se tint découvert devant Philippe Ier, roi de Castille, et invita plusieurs autres grands, par son exemple, à faire la même chose. Charles V, fils et successeur de Philippe Ier, employa le duc d'Albe pour obliger, à quelque temps de là, les mêmes titrés à lui rendre le même honneur qu'ils rendoient à son père. Il avoit d'autant plus de raison de le prétendre, qu'il avoit avec lui grand nombre de princes d'Allemagne, qui protestoient qu'ils ne se trouveroient plus avec les grands d'Espagne, si ceux-ci continuoient à se couvrir. Le duc d'Albe négocia cette affaire, et réussit. Les grands d'Espagne se tinrent découverts sous la promesse que l'Empereur leur fit que cela ne tireroit point à conséquence. Cependant il ne tint pas ce qu'il avoit promis : il se contenta seulement, à quelque temps de là, de permettre à un très petit nombre des principaux seigneurs de se couvrir, et cela se fit sans lettres patentes, et avec si peu de bruit et de cérémonie, que, de son temps même, on disputoit quels étoient les premiers à qui il avoit accordé cet honneur, et on ne convient pas encore à combien il l'avoit accordé[1].

« Depuis ce temps, ce même empereur et les rois ses successeurs ont fait un si grand nombre de grands, qu'on a peine à en retenir le nom, et, comme les femmes héritent des majorasques auxquels la grandesse est attachée, il n'y a pas d'apparence que le nombre des grands diminue jamais. Le roi d'Espagne qui règne présentement et ceux qui régneront après lui ne pourront se dispenser d'en augmenter le nombre, par l'obligation où ils se trouveront de récompenser la fidélité et le zèle des personnes considérables qui s'attacheront à leur service; et, quoique la grandesse soit le plus sublime honneur où les rois d'Espagne puissent élever un sujet, il n'y a point de récompense qui leur coûte moins, ni qu'ils doivent accorder plus aisément. Un grand d'Espagne, de quelque classe qu'il soit, n'oseroit se couvrir

1. Voyez ci-après le *Traité de l'origine des Grands*, p. 448.

qu'après que le roi le lui a commandé : de sorte que, un grand d'Espagne s'étant couvert avant que le roi lui eût fait signe, le roi lui déclara que, si cela lui arrivoit une autre fois, il ne se couvriroit jamais. Un grand ne peut non plus se dire grand, lorsqu'il hérite d'un majorasque auquel la grandesse est attachée, qu'il n'ait salué le roi d'Espagne, s'il est sur les lieux, ou qu'il ne lui ait écrit, et que S. M. ne lui ait répondu et ne lui ait donné dans sa réponse le titre qu'il doit porter : de sorte que le roi d'Espagne peut, seulement en ne répondant pas, ou en ne faisant pas signe à un grand de se couvrir, suspendre les honneurs de la grandesse et l'empêcher d'en jouir. Et voilà ce que c'est que cette dignité qu'on oppose à celle de duc et pair de France!

« Depuis que Votre Majesté a bien voulu faire un duc et pair de France et ériger sa terre en duché-pairie, que les lettres en ont été vérifiées et registrées au Parlement, que ce duc et pair a prêté serment au Parlement, il jouit de plein droit des honneurs attachés à sa dignité; il jouit de tous les honneurs du Louvre; sa femme a le tabouret; il a sa justice, qui ne ressortit qu'au parlement de Paris; il ne peut, s'il s'agit de son état et de sa dignité, être jugé que par ses pairs, comme il devient leur juge en pareil cas; il a séance au Parlement; il peut se trouver aux lits de justice, et être là assis et couvert en présence de Votre Majesté. Bien plus, comme pair de France, il a droit d'avoir la couronne sur la tête au couronnement de Votre Majesté le jour de son sacre. Les ducs de Candalle, de Rouannez, de Bournonville, eurent cet honneur au sacre de Votre Majesté; le duc d'Épernon l'avoit eu à celui de Louis XIII, votre père, de glorieuse mémoire, et les ducs de Retz et de Ventadour avoient fait la même fonction au sacre du roi Henri IV votre aïeul. Combien de fois Votre Majesté a-t-elle vu les ducs et pairs assis et couverts, lorsqu'elle a tenu ses lits de justice? C'est dans ces occasions que les ducs et pairs de France paroissent avec toute leur dignité, et on ne croit pas que les grands d'Espagne puissent se vanter d'avoir chez eux les mêmes honneurs. »

Aux grands qui prétendent venir des anciennes maisons royales, soit par les femmes, soit par des bâtards, les ducs et pairs répondent : 1° qu'il n'est point si honorable de venir des rois par bâtards; 2° que la descendance par les femmes n'a jamais été comparée à la descendance par les mâles; 3° qu'il serait difficile de prouver que certaines maisons sortent des anciens rois goths. Le mémoire se termine ainsi :

« Nous ne disputons point aux grands d'Espagne ni leur naissance ni leur grandesse, nous ne diminuons point leur majorasque; mais nous les prions de se souvenir que leur grandeur a toujours été renfermée en eux, et qu'on doit mettre quelque différence entre les officiers d'un royaume d'Aragon, ou d'un royaume de Castille, ou d'un royaume de Navarre, qui n'étoient pas d'une grande étendue, et les grands officiers de la couronne de France. Nous les prions de se souvenir que, depuis que la maison d'Autriche est sur le trône d'Espagne, ils n'ont aucune alliance avec elle, si ce n'est par le moyen de la maison de Bragance, qui s'est trouvée confondue avec eux dans le temps qu'elle étoit opprimée par les rois d'Espagne ; que, depuis ce temps-là, Guy de Laval, XVIe du nom, a épousé Charlotte d'Aragon, fille et héritière de Frédéric second, roi de Naples ; que René de Rohan a épousé Isabelle d'Albret, fille de Jean d'Albret, roi de Navarre ; qu'ainsi, s'il y a des grands d'Espagne qui descendent de ces rois qui ont régné en Espagne, il y a des ducs et des seigneurs en France, non seulement qui en descendent, mais qui sont beaucoup plus proches héritiers qu'eux de toutes ces couronnes ; que jamais grand d'Espagne n'a régné ni en Espagne ni ailleurs ; qu'au contraire, plusieurs seigneurs françois ont régné en Espagne et en beaucoup d'autres pays ; que les seigneurs françois peuvent aisément devenir les rois des grands d'Espagne, et qu'un grand d'Espagne ne sauroit régner en France ; que, si les grands d'Espagne paroissent avoir quelques avantages chez eux que les ducs et pairs n'aient pas en France, les ducs et pairs en ont et de plus grands et de plus considérables ; que cette différence vient véritablement de la différence des mœurs et du gouvernement des deux nations.

« Mais, Sire, quelque avantage que nous puissions avoir dans le parallèle qu'on pourroit faire entre les grands d'Espagne et nous, nous regardons l'honneur que nous fait le roi d'Espagne de vouloir bien faire couvrir et asseoir les ducs en sa présence comme une grâce, mais qui n'est pas nouvelle. Le roi Philippe IIIe fit couvrir le duc de Piney, qui alla à Madrid, avec le duc de Mayenne, en 1614, et c'est un usage établi en Espagne que tous les titrés de Portugal, et même les fils des ducs, se couvrent devant les rois d'Espagne : de sorte que le roi d'Espagne a bien jugé que les ducs et pairs de France, si zélés pour sa personne, et qui considèrent encore plus sa naissance et sa qualité de petit-fils de Votre Majesté que toutes ses couronnes, ne devoient pas demeurer tête nue et debout en sa présence pendant que tant de seigneurs espagnols et étrangers seroient assis et couverts. Mais cette grâce, dont nous connoissons le prix, ne donne pas de droit aux grands d'Espagne de demander aucun rang en France, et encore moins de prétendre qu'en leur considération on change nos manières et nos usages[1]. »

1. Quel peut être l'auteur de ce mémoire ? On hésite entre l'abbé le Grand, Clairambault, d'Hozier, le P. Daniel. Mais, en 1701, Joachim le Grand revenait d'un long séjour à Lisbonne avec son protecteur l'abbé d'Estrées ; il le rejoignit à l'ambassade de Madrid en 1702, rentra avec lui en France en 1704, et fut nommé alors secrétaire général de la Pairie, puis attaché en 1705 au service du ministère des affaires étrangères, dont il créa et organisa le Dépôt. Ces faits me porteraient à préférer son nom.

XIII

PREMIÈRE RÉDACTION DE LA DIGRESSION SUR LES GRANDS D'ESPAGNE[1].

« Avant que les divers royaumes qui, à l'exception du Portugal, fussent[2] tombés à Ferdinand et à Isabelle, et qui composent aujourd'hui le royaume d'Espagne, les grands seigneurs de chacun, les plus puissants, et qui relevoient immédiatement du roi, s'appeloient *ricos-hombres*, comme qui diroit : « riches hommes. » Ils étoient les premiers sujets et les grands vassaux, et ils se couvroient en présence de leurs rois et s'y asseoyoient[3]. Leur postérité, en héritant de ces premiers fiefs immédiats, héritoient[4] aussi du même honneur. Le besoin qu'avoient souvent d'eux ces petits rois particuliers les engagea à souffrir quelque multiplication en faveur de quelques cadets de ces puissants vassaux, et d'accorder le même honneur au[5] service et au mérite, quoi[que] sans fondement de fief. Il n'y avoit encore en ces pays-là aucuns titres de duc, de marquis, de comte, etc., et celui de *rico-hombre* étoit le seul distinctif. Dans la suite, il se fit des érections de ces autres titres qui néanmoins n'emportoient pas la qualité ni les prérogatives de *rico-hombre*, mais dont le nom étant devenu trop commun, les plus puissants et les plus nobles qui avoient obtenu des rois la bannière et la chaudière, c'est-à-dire le pouvoir de lever des troupes et le moyen de les entretenir, commencèrent à se distinguer des autres par le nom nouveau de grands, qui n'étoit, en autre terme, que ce que signifioit celui de *rico-hombre*, parce que le terme de *riche* étoit, en ce temps-là, pris pour le même que *grand* et que *puissant*. Peu à peu, ces premiers seigneurs de chaque royaume se trouvèrent insensiblement partagés en trois classes : par le sang, et c'étoit les possesseurs par succession de ces premiers fiefs immédiats; par le mérite, c'étoit ou ces cadets de grands seigneurs, ou ces personnes dont le service et le mérite avoit reçu les honneurs de *rico-hombre* sans que ce fût à titre de ces fiefs[6] immédiats, qu'ils ne possédoient point; la troisième, de ceux, en petit nombre, qui, ne l'étant ni par leurs fiefs, ni par la grâce

1. Voyez ci-dessus, p. 111, note 5. Ce fragment, biffé après coup, va de la page 284 à la page 285 du manuscrit autographe des *Mémoires*. En marge : « Disgression sur la dignité de grand d'Espagne. »
2. Ce mot est en interligne, sur un premier *fussent*, surchargeant *eussent esté*. De toute façon, la phrase est incorrecte jusqu'à la troisième ligne.
3. Dans le manuscrit, *asseoyent*.
4. Ce pluriel est bien au manuscrit.
5. *Aux*, au pluriel, par mégarde.
6. La troisième lettre de *fiefs* surcharge une *f*.

ou la récompense du roi, jouissoient pourtant des mêmes honneurs à cause[1] des premières charges de l'État dont ils étoient revêtus; et c'est de cette dernière qu'est venue la troisième classe des grands, qui n'est qu'à vie ou qu'à temps pour une, deux, au plus trois générations. Ces trois classes se couvroient donc et avoient séance et voix dans les états. Mais, peu à peu, ce nom étant devenu plus à la mode que celui de *rico-hombre*, les ducs, les marquis et les comtes l'usurpèrent avec les honneurs qui y étoient attachés. La mort d'Isabelle rendit chancelante en Castille l'autorité de Ferdinand, roi d'Aragon, son mari, à qui elle en avoit laissé la régence en l'absence de Philippe[2] le Beau, fils de l'empereur Maximilien Ier et mari de leur fille, folle enfermée, et[3] Ferdinand, qui se sentoit haï et qui se vouloit faire un parti, laissa monter cet abus au comble. L'arrivée de Philippe en Castille y changea la face des affaires. Tout abandonna Ferdinand pour se tourner du côté du soleil levant. Il fut reçu, en haine de Ferdinand, avec des applaudissements universels, et tous se piquèrent de lui porter tout un autre respect qu'ils n'avoient fait à son beau-père : en sorte que tous les grands ne se couvrirent point devant lui. Il en trouva le nombre si excessif, qu'il les fit consentir sans peine à en retrancher un grand nombre de ces nouveaux intrus, et cela subsista de la sorte jusqu'après sa mort, qui ne fut pas éloignée, et à l'arrivée de son fils en Espagne, qui fut ce fameux Charles V[4]. Ce prince, qui y essuya d'abord des contradictions des partis et des révoltes, se proposa bien de diminuer le nombre et les forces des grands seigneurs. Il y travailla peu à peu, mais délicatement, en ce premier voyage : d'où allant recevoir la couronne impériale, il en mena tant qu'il put sous prétexte d'en grossir sa cour pour une cérémonie si auguste, et en effet pour les consommer en dépense et laisser l'Espagne plus tranquille et les ministres qu'il y laissoit plus maîtres par leur absence. Parmi eux il y avoit des grands qui, depuis la diminution qui avoit été faite de leur nombre abusif, avoient recommencé à se couvrir. Cette distinction alarma les princes en Allemagne, qui représentèrent à Charles V que, si ces grands se couvroient pendant la cérémonie de son couronnement, ils n'y pourroient pas assister. L'Empereur reçut cette remontrance avec joie, persuada aux grands de sa suite, par le duc d'Albe, son majordome-major, qui l'étoit lui-même et par soi et par sa charge, et qui avoit grand crédit avec eux : tellement que, sans violence, ils se trouvèrent à son couronnement sans se couvrir. De ce moment, il ne souffrit plus qu'aucun se couvrît devant lui, et en prit occasion de diminuer leur nombre et leurs prérogatives : en sorte qu'aucun des grands, tant de ceux qui l'avoient suivi, que de ceux qui étoient demeurés en Espagne, ne fut plus grand

1. *Causes*, avec le pluriel à demi marqué, dans le manuscrit.
2. *Ph.*, en abrégé, comme ensuite *Max. I* et *Ferd.*
3. On pourrait lire : *ce*.
4. *Ch. V.*, dans le manuscrit.

parce qu'il l'étoit, mais ou cessa de l'être, ou le redevint par une concession particulière. Il prit garde à l'accorder aux plus anciens et aux plus distingués dans cette possession, mais non à tous, pour marquer son choix et son pouvoir, et il en mêla d'autres avec eux, même qui ne l'avoient jamais été; et comme il avoit les Pays-Bas et[1] une partie de l'Italie, il y fit peu à peu quelques grands des plus puissants seigneurs, et de ceux dont il espéroit ou dont il espéroit[2] le plus de services. En même temps qu'il prit un soin très jaloux de réduire entièrement cette dignité dans sa dépendance, et pour ainsi dire dans sa main et dans celle de ses successeurs, il prit le même de porter leur rang au plus haut qu'il put pour se relever lui-même davantage et donner plus d'émulation à mériter de lui une dignité d'un si grand éclat. Sa puissance et son autorité par toute l'Europe lui en[3] rendit l'exécution facile. Rome n'osa lui résister, et, pour lui en imposer davantage sur cette dignité, il voulut que, de quelque âge ou de quelque grade militaire que fût un grand qui arrive à Milan, à Naples ou en Sicile, il fût aussitôt après visité le premier par le vice-roi en cérémonie, qu'il eût une garde pareille à la sienne et tous les saluts du canon et des troupes, qu'ensuite[4] il allât rendre la visite au vice-roi, qui le recevroit également en cérémonie comme il en avoit été reçu; et qu'aussi, après tous ces honneurs militaires et civils reçus, il ne fût plus question que du grade qu'il avoit, et de faire ou son service ou sa cour au vice-roi, et de vivre sous son autorité comme tous les autres seigneurs, avec la prérogative ordinaire des grands, qui, à cette réception près, ne sont guères différentes[5] chez les vice-rois de celles qu'ils ont avec le roi même. La cour de Rome, si accoutumée alors à respecter ces puissants et trop voisins vice-rois, ne put refuser de grandes distinctions aux grands d'Espagne, jusque-là qu'ils ont un siège toutes les fois qu'ils sont admis à l'audience du Pape, sur lequel ils s'asseoient comme font les souverains et les ambassadeurs des têtes couronnées; et, comme la maison d'Autriche a conservé l'Empire et presque toute l'Italie, et une union intime entre ses deux branches jusqu'à l'extinction de celle d'Espagne à la fin de 1700, les grands d'Espagne sont aussi demeurés en possession de ces honneurs à Rome, et de la main sur les souverains chez eux, à qui, en lieu tiers, ils disent qu'ils ne céderoient pas, mais ils évitent de s'y rencontrer. Charles V leur donna un lustre, dans sa cour, qui répondoit à celui qu'il vouloit qu'ils eussent dans toutes les autres, et ils en sont demeurés en possession jusqu'à présent et sans interruption. »

1. *Et* est répété deux fois, au bas de la page 284 et au haut de la suivante.
2. Tel est le texte.
3. *En* est en interligne.
4. L'abréviation de *que* et les premières lettres d'*ensuite* surchargent *en ar*[*rivant*].
5. Ce féminin pluriel est bien au manuscrit, malgré le sujet singulier.

XIV

MALADIE ET MORT DU ROI JACQUES II D'ANGLETERRE[1].

Lettre du duc de Perth à l'abbé de la Trappe[2].

« 10 septembre 1701.

« Monsieur mon révérend et très honoré père,

« Il y a, au moment que j'écris, six jours que le roi mon maître croyoit m'avoir ordonné de vous mander l'état où il se trouvoit. Il en avoit parlé à la reine comme étant une chose qui lui tenoit fort au cœur; mais ce n'est que d'aujourd'hui seulement que la reine l'a fait souvenir que c'étoit à elle qu'il en avoit parlé, et non pas à moi. Cette après-dînée, il m'a appelé en présence de la reine, et m'a donné ordre de vous écrire de sa part qu'il est très sensible à toutes les grâces que Dieu lui a faites à la Trappe[3]; que c'étoit à feu Monsieur votre prédécesseur, et aux exemples d'édification et de sainteté qu'il avoit remarqués dans votre maison, qu'il devoit tout ce qu'il avoit dans le cœur de sentiments véritablement chrétiens, et qu'il vous avoit, vous, Monsieur, et tous vos saints religieux, présents à son esprit, avec beaucoup d'amitié et de tendresse, dans l'état où il se trouve. Il m'a ordonné encore de vous dire qu'il a toujours ressenti une consolation très grande en se souvenant qu'il est soutenu par vos prières, et qu'il se recommande à la continuation de vos saints sacrifices et prières dans l'état languissant où il est. C'est là précisément ce qu'il m'a commandé de vous écrire de sa part, et la reine vous prie aussi de vous souvenir de l'affliction dont elle est accablée dans une si triste occasion, et de vous souvenir de Mgr le prince de Galles et de Madame sa sœur.

« Mais, pour vous apprendre l'état où est le roi mon maître plus précisément que vous ne le pouvez savoir par la voix publique, je vous

1. Ci-dessus, p. 286-293.

2. Copie conservée dans les Papiers du P. Léonard, mais datée à tort du 17 : Arch. nat., carton K 1717, n° 26. Comparez K 1301, n° 32. Le carton 1717 contient encore une relation du prieur-curé dans le même dossier n° 26.

3. Chaque année, Jacques II, seul ou accompagné de la reine Marie, était allé faire des visites plus ou moins longues à M. de Rancé, depuis l'année 1690 jusqu'à l'année 1698. Le souvenir en fut consacré par des estampes et des relations, et il en est parlé dans plusieurs lettres de la reine à la mère Priolo : K 1302, n°s 138, 150, 161, etc. Voyez aussi les notes du P. Léonard sur la Trappe : Bibl. nat., ms. Fr. 22222, fol. 37 et suivants, et le Chansonnier : ms. Fr. 12690, p. 435. Le *Mercure* de février 1691 contient (p. 258-269) une lettre de Rancé au roi lui-même et l'indication d'une autre lettre au maréchal de Bellefonds, sur la visite de 1690, où le maré-

dirai que, vendredi dernier, 2e du présent mois, le roi se trouva mal à la messe ; qu'il eut une foiblesse, que nous espérions ne pas avoir de suite ; que, le samedi, il se ressentit de sa langueur toute la journée. Il s'habilla pourtant le dimanche ; il mangea d'une aile de perdrix que Monsieur le Prince son fils avoit tirée le jour précédent ; il se croyoit en assez bon état. Mais, entre midi et une heure, il tomba en une si grande foiblesse, qu'on le crut mort. Son apothicaire, le voyant en cet état, lui ouvrit les dents avec un couteau et une cuiller, et lui poussa le doigt dans la gorge pour le faire vomir. Cela réussit et lui sauva la vie pour cette fois. Il vomit ensuite du sang caillé, et après du sang tout pur comme s'il étoit sorti d'une veine rompue. Après ce vomissement, il recouvra ses sens et demanda le saint viatique, et qu'on fît venir le prince de Galles son fils. Quand on nous vint avertir chez M. le prince de Galles, on ne nous dit pas l'état où étoit le roi : de sorte que, le prince entrant et voyant le roi, mourant et tout couvert de sang, le regarder fixement, il commença à jeter de grands cris, en se jetant tout en larmes entre ses bras. Le roi l'embrassa tendrement et lui dit : « Mon fils, je n'ai que quatre paroles à vous dire en vous « donnant ma bénédiction, que je vous donne de tout mon cœur : « soyez bon catholique, craignez Dieu, obéissez à la reine votre mère, « et, après Dieu, soyez dans une entière dépendance du roi de France. » Les médecins crioient de toute leur force : « Milord Perth, ôtez Mon-« sieur le Prince ; vous voyez que le roi est tout ému ; » et en vérité il fondoit en larmes, et il étoit à craindre que l'émotion ne fît revenir le vomissement de sang et ne mît le roi hors d'état de communier. Je voulois, sur cela, arracher le prince d'entre les bras du roi son père ; l'un et l'autre pleuroient d'une manière à attendrir le prince d'Orange lui-même, et c'est tout dire. Mais le roi, avec le peu de force qui lui restoit, embrassa son fils, et me dit : « Ne m'ôtez pas mon fils ; laissez-« moi le bénir encore une fois ; » et, en lui disant : « Ne vous séparez « jamais de la religion catholique ; on ne peut trop perdre pour Dieu, » il le bénit avec le signe de la croix, et je le retirai d'auprès du roi. La reine, à demi-morte, étoit couchée sur le plancher, la tête appuyée sur le lit. Ayant conduit le prince chez lui, je revins auprès du roi, qui parloit encore à tous ses officiers protestants, les exhortant à se faire bons catholiques, et leur disant que les consolations qu'il ressentoit ne pouvoient se trouver que dans la véritable religion. Il les nommoit par leur nom et les conjuroit de penser à leur salut[1]. Quand on l'avertit

chal avait suivi Jacques II. Cette seconde lettre se trouve dans l'histoire publiée par le P. Bretonneau, en 1703, dont il sera parlé plus loin, avec des souvenirs du roi Jacques sur la Trappe et ses sentiments sur divers sujets de piété. On verra p. 432 que la correspondance du roi avec Rancé avait été conservée à la Trappe.

1. Lord Middleton, son premier ministre, dont la femme était déjà catholique, se convertit, avec son fils, en 1702, pour satisfaire au vœu du mourant (*Dangeau*, tome VIII, p. 480).

que le prieur lui apportoit le saint viatique pour lui aider à bien finir la carrière qu'il avoit fournie avec tant de fidélité à son Dieu et à sa religion, il lui dit : « Ah ! Monsieur, je meurs content; voici le bien- « heureux temps qui est arrivé. » M. le prieur lui parla avec beaucoup d'onction et de prudence; les protestants en furent même édifiés. Après avoir communié, et après avoir reçu les saintes huiles dans des sentiments tout à fait édifiants, il parla encore à ses officiers. Il leur recommanda la fidélité à son fils et à la reine, et se servit, pour cela, des motifs de la religion pour les catholiques. « Je suis sûr, dit-il, « qu'ils ne peuvent manquer de fidélité, car je connois leurs principes; « et pour les protestants, je leur recommande de se faire instruire. » Me voyant auprès de lui, il me dit avec beaucoup de bonté : « Milord, « je vous recommande mon fils. » Mes larmes m'empêchèrent de lui répondre; c'est ce qui l'obligea de me répéter la même chose. Ne pouvant plus contenir mes larmes, je me retirois, quand il m'appela encore et me dit pour la troisième fois, en me donnant sa main : « Milord, je vous recommande mon fils; je lui ai donné un bon gou- « verneur. » Le Père confesseur lui dit : « Sire, Votre Majesté n'a- « t-elle rien à ordonner davantage? » Il ordonna qu'on me fît venir; car je m'étois retiré dans un coin de la chambre. Quand il me vit, il me dit : « Approchez-vous. » Je me mis à genoux, et il me chargea d'une commission pour le roi de France : c'étoit la dernière prière qu'il faisoit à S. M. Son unique entretien fut ensuite avec Dieu, et il parloit du bonheur de la vie future avec des expressions très touchantes et dignes de sa piété. Comme nous vîmes qu'il ne s'affoiblissoit pas si vite que nous l'avions appréhendé, on le laissa en repos, et, la nuit, il se trouva soulagé. Le lundi, on le purgea, et il eut de grandes évacuations de sang. Mais, le mardi, tout cela changea, de manière que nous commencions à espérer de sa guérison. Après tout, ce n'étoit pas la volonté de Dieu; car, ces deux jours passés, nous perdîmes toute espérance. Le jeudi, me voyant auprès de son lit, il dit : « Le quinquina « a un goût qui me choque plus qu'aucune médecine que j'aie jamais « prise, et, si ce n'étoit pour la reine, assurément je ne voudrois « pas me tourmenter pour soulager une vie qui ne pourra durer que « quelques moments, et qui ne peut être que d'une très petite utilité « pour ceux même pour qui je tâche de la prolonger. Je ne souhaite « rien tant que de ne pouvoir plus offenser Dieu, et, tant que l'on est « dans cette vie, il est toujours dangereux, et on est toujours dans l'oc- « casion de le faire. » Il dit la même chose à plusieurs personnes.

« On avoit laissé entrer dans sa chambre quelques officiers de qualité, pour voir leur roi, et, apercevant M. Murray (c'est le cousin germain de feu frère Alexis qui étoit avec moi à la Trappe), il m'envoya chercher, et me dit : « Je vois là M. de Murray; dites-lui que je le conjure « de faire réflexion sur l'état où il me voit. Ce n'est ni mon courage « naturel, ni mes propres forces, qui me soutiennent au milieu de tant « de maux et de tant de souffrances; il n'y a que la vraie foi qui puisse

« faire une chose si peu proportionnée à mes propres forces. Dites-lui « qu'il quitte toutes ses vues mondaines d'honneur et de vanité qui « l'empêchent de se faire catholique, et que c'est son roi mourant « qui lui fait cette exhortation. »

« Vous voyez, Monsieur, qu'il soutient jusqu'au bout son caractère de roi vrai chrétien et de zélé catholique. Il est, à l'heure que je vous écris, dans une tranquillité de patience et de résignation d'un religieux de la Trappe. Aucune plainte n'échappe de sa bouche; il ne demande rien, il ne refuse rien du tout de ce que les médecins lui ordonnent. Il ne paroît sensible qu'à ce qui touche la reine, Monsieur le Prince et Madame la Princesse. Sa sensibilité paroît même particulièrement sur ce qui regarde la reine et Monsieur le Prince; car, lorsqu'on les nomme, et qu'il en parle lui-même, il ne sauroit retenir les mouvements de son cœur. Sa religion n'a pas moins paru sur le pardon de ses ennemis. « Je leur pardonne à tous, dit-il, même au prince d'Orange « et à la princesse de Danemark. Je pardonne aussi à l'Empereur tout « ce qu'il a fait contre mes intérêts, et je prie Dieu de leur accorder « à tous la grâce de faire pénitence. »

« Enfin le roi mourant meurt en saint, et il ne lui échappe pas la moindre parole qui blesse sa dignité royale et son caractère de vrai chrétien.

« Il y a quelque temps qu'un principal d'un collège anglois de Douay, qui est un fort homme de bien, lui parloit de la récompense qu'il falloit attendre après avoir tout quitté pour Dieu. Le roi lui dit : « Monsieur, « je n'ai rien quitté. J'ai été un grand pécheur. La prospérité m'auroit « gâté le cœur, j'aurois vécu dans le désordre, ou, si, dans un âge « avancé, j'avois quitté le mal, au moins je n'aurois pas eu le temps ni « les occasions de rentrer en moi-même, de faire réflexion sur mon état « malheureux, et je n'aurois peut-être jamais fait aucune pénitence. Mais « Dieu, par sa miséricorde, m'a affligé; il m'a donné la grâce et le « loisir de songer à mon salut, et je n'ai jamais souhaité pour moi-« même d'être rétabli sur mon trône. » Ces sentiments sont dignes d'un vrai pénitent. Mais que dirai-je de notre sainte et excellente reine? Elle est assurément dans un état déplorable. Son affliction est au delà de l'imagination, et il n'y a que Dieu qui puisse la conserver à sa famille royale, qui, sans elle, seroit fort à plaindre. Il est vrai que cette famille royale a un protecteur généreux, puissant, et d'une piété consommée; mais, à l'âge où sont ses enfants, leur mère leur est nécessaire. Demandez à Dieu qu'il la conserve pour être non seulement la mère de ses propres enfants, mais aussi celle de ses sujets affligés, qui sont à plaindre par mille endroits....

« Perth. »

Du même au même.

« 9 octobre 1701.

« Monsieur,

« Ne vous ayant rendu compte de la maladie du roi mon maître que jusqu'au dimanche[1] 10e septembre dernier, je vais continuer de vous rapporter ce qui s'est passé de plus considérable jusqu'à sa mort. Il y a bien de l'apparence que M. Dodart, médecin de Mgr le duc d'Orléans, avertit M. Fagon, médecin de S. M. T. Chr., qu'il n'y avoit plus rien à espérer pour la vie de S. M. B.; car le Roi T. Chr. se rendit le lendemain[2] à Saint-Germain, sur les trois heures après midi, et entra par le balcon chez la reine, sans passer par la chambre du roi mon maître. Il n'y eut pas été un quart d'heure, qu'il m'appela par la fenêtre, et m'ordonna de faire venir le prince de Galles, qui, un quart d'heure après, sortit par la même fenêtre d'avec LL. MM., tout baigné de ses pleurs. Et comme, en le conduisant dans son appartement, je lui demandai, sans me douter de ce qui s'étoit passé, ce que le Roi lui avoit dit, ce jeune prince me répondit, avec une présence d'esprit surprenante : « Monsieur, le « Roi m'a ordonné de n'en parler à qui que ce soit, et je ne vous en « dirai pas même un mot, car je veux lui obéir en toutes choses. » Je ne l'eus pas plus tôt ramené chez lui, que je retournai auprès du roi mon maître, où, contre notre attente, le Roi T. Chr. entra aussi, et, s'approchant du lit du malade : « Je suis venu, Monsieur, lui dit-il, « pour m'informer de l'état de votre santé et pour vous témoigner « que je souhaite de voir traité de tout le monde le prince de Galles « comme je le traiterai moi-même. J'aurai toujours pour lui les mêmes « considérations que j'ai eues pour vous, Monsieur, et, après la mort « de Votre Majesté, je le reconnoîtrai pour roi d'Angleterre. » A cette parole, la chambre, qui étoit pleine jusqu'à la porte, retentit de cris de joie, mêlés de larmes et d'acclamations de « Vive le Roi, qui vient « de faire l'action du monde la plus généreuse ! » Quelques-uns se jetèrent à genoux pour lui baiser les pieds, et d'autres levèrent les mains vers le ciel pour remercier Dieu d'avoir inspiré au Roi de nous donner si à propos une consolation qui nous étoit si nécessaire, et lui demander de nous conserver aussi, en nous consolant, notre sainte reine, pour être la protectrice et l'ange gardien de ses enfants. Enfin notre transport étoit tel, que ni le triste objet de notre très cher roi et maître mourant, ni l'auguste présence de notre généreux protecteur ne furent pas capables de réprimer les éclats et les saillies. En effet, les acclamations et les battements de mains, les pleurs mêlés de cris de joie, enfin la surprise d'une si agréable nouvelle, empêchèrent le Roi d'entendre les remerciements du roi mourant. Au sortir de l'appartement du roi, S. M. T. Chr. descendit à son carrosse, et, m'ayant aperçu marcher devant lui avec ceux qui avoient l'honneur de lui faire la cour, il me parla de la manière la plus obligeante du monde, en louant toujours le prince de Galles de sa discrétion, de sa sagesse et de ses réponses tout à fait spirituelles; qu'au reste, ne sachant que le roi mon maître fût en état d'entendre tout ce qu'il lui avoit dit sur le sujet du prince de Galles, il avoit parlé plutôt pour en faire sa déclaration

1. Lisez : *Samedi*. — 2. Mardi 13 septembre.

que pour l'en informer. A peine fut-il entré dans son carrosse, qui étoit hors de la porte du château, que deux officiers vinrent, l'un après l'autre, m'avertir que le roi mon maître me demandoit. J'y courus, et, au moment où j'entrai dans sa chambre, il me dit d'un ton de voix ferme et assuré : « Milord, savez-vous la bonne nouvelle? Le Roi veut « reconnoître mon fils pour roi sitôt que je serai mort. Allez vite le « conduire au Roi, qu'il se jette à ses pieds pour l'en remercier et pour « lui marquer sa reconnoissance de la bonté et de la générosité qu'il « lui témoigne en cette occasion. » Le roi croyoit que S. M. étoit encore dans la chambre de la reine ; mais je lui contai de quelle manière le Roi T. Chr. lui-même en avoit donné la nouvelle au prince de Galles avant de venir voir S. M., et qu'il étoit déjà parti.

« J'oubliois de vous dire que, le mardi au matin, le roi mon maître avoit demandé le saint viatique, « pour se fortifier, disoit-il, contre les « impatiences qu'il craignoit dans ses dernières heures, et les attaques « de ses ennemis dans son passage ; » et ce fut après avoir communié qu'il déclara qu'il pardonnoit au prince d'Orange, à sa fille la princesse de Danemark et à l'Empereur. Il demanda aussi pardon à ses officiers, s'il les avoit scandalisés ou offensés en quoi que ce soit.

« Il n'est pas nécessaire de vous rapporter en détail toutes les honnêtetés qu'il fit à Mme la duchesse de Bourgogne, à Mme de Maintenon et à tous les grands de la cour de France, et avec quelle édification il parla à tout le monde. Mais il est à remarquer que, pendant toute sa maladie, il n'a demandé ni refusé rien, il n'a jamais changé le ton de sa voix, parlant toujours comme il avoit fait en pleine santé, sans qu'il soit sorti une seule plainte de sa bouche. Quoiqu'on lui ait souvent donné des remèdes pour qui il sentoit naturellement de la répugnance, il les a cependant tous pris sans témoigner la moindre impatience. Les vésicatoires lui enlevèrent la peau à cinq ou six endroits, et, comme il a demeuré quatorze à quinze jours couché sur le dos, une situation si continue, jointe à sa prodigieuse maigreur, l'a écorché en plusieurs endroits, sans qu'il ait dit une seule fois qu'il avoit la moindre incommodité. Il conserva toujours auprès de lui la croix de Monsieur de la Trappe, et la vénération qu'il avoit pour ce saint homme a duré dans son cœur jusqu'à la fin.

« Depuis deux heures après midi du mercredi, jusqu'à trois heures du vendredi après dîné, il a été dans de grands tremblements, et quelquefois même dans des convulsions.

« Je lui dis, le mercredi au matin, que M. le prince de Galles m'avoit envoyé pour demander comment S. M. se portoit, et pour obtenir permission de le venir voir. « Milord, dit le roi, j'ai la fièvre ; « je ne suis pas d'avis qu'il vienne. Demandez cependant aux mé- « decins ce qu'ils en pensent. » Et comme ils me témoignèrent qu'il n'y avoit rien à craindre, j'allai querir le prince.

« Le roi, le voyant s'approcher de son lit, s'attendrit un peu et lui dit : « Dieu vous bénisse, mon fils! Je ne vous ai point vu depuis que S. M.

« T. Chr. a déclaré qu'il vous veut reconnoître pour roi après ma mort. « N'oubliez jamais sa bonté, et soyez-en toujours reconnoissant. »

« Mgr le duc de Bourgogne arriva sur les onze heures, et l'on ne peut exprimer avec quelle bonté il parla à Mgr le prince de Galles. Il me fit aussi l'honneur de me dire que le Roi n'avoit jamais fait d'action qui l'eût pénétré davantage que celle qu'il venoit de faire pour Mgr le prince de Galles, et je serois prêt de me révolter contre tous ceux qui auroient été d'un avis contraire.

« Il vint après midi beaucoup de Messeigneurs les princes et des premiers de la cour de France pour voir le roi mon maître, qui les reconnut tous et leur parla avec sa piété, son zèle et son honnêteté ordinaire; car, il faut que je le répète encore, S. M. n'a rien fait ni dit, pendant sa maladie, qui n'ait été capable de soutenir son caractère de roi, de confesseur et de pénitent.

« Depuis jusqu'au mercredi (*sic*), l'on avoit fait accroire au roi, quand il demandoit la reine, qu'elle se reposoit, pendant que, d'un autre côté, l'on disoit à la reine, lorsqu'elle vouloit voir le roi, qu'il en seroit incommodé; mais, le mercredi, elle voulut, malgré tout le monde, aller le voir, son confesseur y ayant consenti lorsqu'elle eut donné parole de ne point affliger le roi par ses pleurs ordinaires.

« Quand la reine entra, on lavoit le visage du roi avec une éponge. Elle la prit et en frotta doucement les yeux du roi, qui les ouvrit aussitôt, et lui dit en la voyant : « Je ne vous savois point ici, Madame. « Comment vous portez-vous? » — « Monsieur, dit-elle, je serois ici « nuit et jour, si vous me le permettiez; car mon plus grand plaisir « seroit de vous servir. Que voulez-vous que je fasse? » — « Ce qui « est le meilleur pour votre santé, repartit le roi. » — « Vous suis-je « incommode? » repartit la reine. — « Point du tout, Madame; mais « c'est afin que vous puissiez être un peu plus à votre aise; » car il connoissoit le cœur de la reine et combien elle souffroit de le voir en cet état.

« M'ayant aperçu auprès de son lit, il me demanda comment se portoit son fils, et, en le nommant, il a paru un peu touché. Il ajouta : « Malgré toutes sortes d'oppositions, cet enfant sera heureux. » Il avoit grand soin de demander, de demi-heure en demi-heure, qu'on récitât les prières des agonisants, les litanies des saints et les sept psaumes pénitentiaux, ou quelques autres prières. On le vit, pendant tout ce temps-là, remuer toujours les lèvres : car il étoit dans une attention et une méditation continuelles.

« Le vendredi, après dîné, ses convulsions devinrent plus fréquentes, et il fut saisi d'un tremblement presque général de toutes les parties de son corps. Il commença alors à perdre la parole, quoiqu'il ait toujours conservé la connoissance jusqu'à la dernière demi-heure avant sa mort, qui arriva sur les trois heures et vingt minutes, après une heure d'agonie, et, une heure après cet heureux passage, son visage devint riant et bien plus beau qu'il n'avoit coutume de l'avoir.

« Quoique la reine sente plus vivement qu'on ne le sauroit croire la perte irréparable qu'elle vient de faire, elle est cependant tout à fait résignée et soumise à la volonté de Dieu. Le soleil s'est retiré de ses yeux, et elle est devenue maigre jusqu'à un point qui nous fait presque craindre pour sa vie. Elle se recommande à vos saintes prières et à celles de votre communauté.

« Il y a quinze jours que j'ai commencé cette lettre, sans que j'aie pu, jusqu'à présent, trouver le temps pour l'achever, et bien moins pour la mettre au net.

« La reine m'a ordonné, Monsieur, de vous prier de faire copier au plus tôt les lettres que le roi son mari a écrites à feu Monsieur l'abbé votre saint père, et de lui en envoyer les copies, marquées de votre seing et de celui de M. Maisne. Je vous prie instamment de prier pour moi. Le roi vous fait ses compliments et se recommande à vos saintes prières et à celles de votre monastère.

« Il faut que je vous dise que non seulement le roi de France et Messeigneurs les ducs de Bourgogne et de Berry, mais encore tous les princes du sang, ont été obligeants au delà de tout ce qu'on peut dire, et surtout M. le prince de Conti, cousin germain de la reine, car il a passé les trois dernières nuits de la maladie du roi à veiller auprès de son lit et à faire tout ce que son bon cœur et sa générosité ordinaire ont pu lui suggérer.

« Enfin nous sommes dans l'affliction et dans la consolation en même temps. Nous avons perdu notre bon et saint roi, le meilleur maître du monde ; mais nous sommes heureux que le Roi T. Chr., en reconnoissant notre jeune prince pour roi légitime de la Grande-Bretagne, nous a donné tout ce qu'il falloit pour nous conserver la vie dans une si triste conjoncture. Je suis honteux de vous envoyer une lettre où il n'y a que confusion, et tout en désordre; mais vous aurez de la bonté pour moi, et c'est tout ce que je puis souhaiter pour vous disposer à m'en accorder le pardon, comme étant,

« Monsieur,

« Votre très humble et très obéissant serviteur.

« PERTH. »

XV

RECONNAISSANCE DU ROI JACQUES III D'ANGLETERRE[1].

Mémoire historique

comment le roi de France Louis XIV, dit le Grand, *reconnut pour roi de la Grande-Bretagne le prince de Galles, fils de Jacques II, mort à Saint-Germain-en-Laye le 16 septembre 1701*[2].

« Le lundi 11[3] septembre 1701, le Roi alla voir le roi d'Angleterre, qui étoit fort mal. La reine demanda à l'entretenir en particulier; le Roi voulut bien l'entendre. Elle lui dit : « Vous voyez, Monsieur, l'état « où je suis. Pénétrée de la plus vive douleur, je suis prête à perdre « ce qui me reste de plus cher : mais perdrai-je aussi mon fils, et le « fils d'un roi retournera-t-il dans l'état d'un simple particulier? » Le Roi lui dit que cela méritoit quelque réflexion; qu'il avoit toujours beaucoup respecté la vertu de son mari, qu'il regardoit comme un saint; qu'il avoit eu pour elle une très profonde estime, et une très grande inclination pour le prince de Galles, mais qu'il ne le pouvoit reconnoître sans assembler son Conseil, et qu'il lui en rendroit compte le lendemain.

« En effet, le lendemain, le Conseil fut tenu, composé du Roi, de Monseigneur, de M. le Chancelier et des ministres. M. le Chancelier et la plupart des ministres s'opposèrent à la reconnoissance; mais le Roi et Monseigneur prirent le parti du prince de Galles, et le Roi dit plusieurs raisons pour montrer que cela n'étoit point contraire au traité de Ryswyk; que le prince d'Orange étoit roi de fait, mais le prince de Galles étoit roi de droit, et, qu'étant fils de roi, et d'un roi dont la couronne est héréditaire, c'est un droit que la nature lui donne, et qu'on ne peut jamais lui ôter qu'en lui ôtant la qualité de fils; et qu'au surplus il ne prétendoit pas l'assister pour rentrer dans ses États, parce que cela étoit contraire à la paix[4].

« Le mardi 13, le Roi vint à Saint-Germain, annoncer cette nouvelle à la reine. Elle en fut transportée de joie, et pria le Roi de la vouloir bien dire lui-même au roi d'Angleterre, qui se mouroit.

« Le prince de Galles entra en ce moment, à qui le Roi dit « Monsieur, je viens vous dire que je vous reconnois pour roi d'Angle-

1. Ci-dessus, p. 287, note 6.
2. Papiers du P. Léonard : Arch. nat., K 121, n° 35 *ter*.
3. Lisez : *dimanche 11*.
4. Comparez la traduction de la *Vie de Jacques II*, par le R. P. Clarke 1819), tome IV, p. 459-469.

« terre en cas que Dieu dispose de votre père; qu'en cette occasion je « sacrifie toutes les voies humaines et politiques à la religion. Sou« venez-vous donc que c'est la religion qui vous fait roi, et qu'il y « auroit une extrême lâcheté à vous d'abandonner cette religion à qui « vous devez tant. »

« La reine lui dit de se jeter aux pieds du Roi et de lui rendre grâces de tant de bontés; il s'y jeta et se prosterna deux ou trois fois.

« Ensuite ils allèrent au lit du roi d'Angleterre, à qui le Roi dit : « Monsieur, en l'état où vous êtes, je ne crois pas pouvoir vous donner « une consolation plus grande de vous dire que je reconnois votre fils « pour roi d'Angleterre en cas que Dieu vous appelle à lui. » Aussitôt, le roi mourant leva les yeux au ciel, et dit[1] : « Je prie Dieu qu'il vous « rende au centuple, en ce monde et en l'autre, tout ce que vous avez « fait pour moi : il n'y a que lui qui vous puisse récompenser. » Tous les officiers anglois qui étoient dans la chambre, et qui se comptoient tous perdus à la mort du roi, ayant entendu cette nouvelle, et ne pensant point où ils étoient, se mirent à crier : « Vive le Roi ! » et cela avec des larmes de joie et d'admiration dont le Roi dut être bien content.

« Ainsi c'est peut-être la première fois que, dans la chambre d'un roi mourant, on a entendu crier : Vive le Roi! et voilà une des plus belles scènes et des plus touchantes qui se soit depuis longtemps représentée sur le théâtre du monde, et par de plus grands acteurs[2].

« Le roi d'Angleterre mourut vendredi dernier, 16 de ce mois, à trois heures après midi. Son corps a été apporté aux Bénédictins anglois à Paris, samedi au soir, sur le minuit; il y reposera jusqu'à ce qu'on sache ce que les Anglois en veulent faire.

« Aujourd'hui, mardi 20 septembre 1701, le prince de Galles reçoit les honneurs de roi (de Monseigneur le Dauphin; voyez la *Gazette de France* du 24 septembre 1701, à l'article de Paris).

« Le Roi a fait mettre entre les mains de l'ambassadeur d'Angleterre un mémoire des raisons qu'il a eues d'agir ainsi. Je ne sais pas si ces raisons seront trouvées bonnes à Londres; mais elles ne peuvent que servir au prince de Galles, qui, étant une fois reconnu par la France, et bientôt par l'Espagne, ne manquera pas un jour de puissante protection. »

« Aussitôt[3] que le roi d'Angleterre eut expiré, le nonce du Pape, qui n'avoit point quitté S. M. pendant les quatre ou six derniers jours

1. Les autres relations affirment que le mourant n'était point, à ce moment-là, en état d'entendre ni de répondre. Le duc de Perth est seul à dire, dans sa lettre à l'abbé de la Trappe, ci-dessus, p. 429, qu'il répondit, et que ses paroles furent couvertes par les acclamations et les cris de joie des assistants.

2. Le peintre Richard Westall fit un tableau de cette scène.

3. Ceci est écrit d'une autre main.

de sa maladie, salua le nouveau roi selon l'ordre qu'il en avoit reçu de S. S., et l'abbé Rizzini le complimenta aussi en cette qualité de la part du duc de Modène, neveu de sa mère.

« Le 21, il (le nouveau roi d'Angleterre) alla rendre visite au Roi.

« Le Roi l'a reconnu pour établir le droit des rois, qui prétendent que, quand leur couronne est héréditaire, elle ne dépend plus des peuples. On ne doit donc pas dire que c'est à cause de la religion qu'on l'a reconnu roi d'Angleterre.

« Il est né le 20 juin 1688. Le Roi lui continue la même pension qu'à son père : cinquante mille livres par mois, le même nombre de gardes, le château de Saint-Germain, etc. »

Nous devons placer ici une importante lettre de Philippe V à Mme de Maintenon qui vient d'être publiée dans le catalogue de la collection d'autographes de M. Morrison, à Londres, tome V, p. 151 :

« Figueras, 4 novembre 1701.

« Je ne puis, Madame, envoyer Louville en France sans le charger d'une lettre et d'un compliment pour vous. J'ai reçu celle que vous m'avez écrite, et je vous assure que vous m'avez fait un plaisir très sensible en me faisant un détail exact des circonstances et des suites de la mort du saint roi d'Angleterre. Il n'y a que mon frère qui m'en a mandé quelque chose, et qui m'a paru aussi touché que moi de ce que le Roi a fait pour le roi son fils. Je ne suis point étonné des marques de vénération qu'on lui a données après sa mort. J'en aurois fait autant, si j'y avois été, et je compte que c'est un bon ami que nous avons dans le ciel. Je ne sais même si je ne lui dois pas la couronne d'Espagne, et si Dieu n'en a pas exclu la maison d'Autriche, qui lui a ôté injustement les siennes, pour la donner à la maison de France, qui l'a secouru. Je ne dirois pas cela publiquement; mais je ne puis m'empêcher de vous le dire, car je le pense et le crois. Vous croyez bien que ces sentiments-là m'engageront à ne jamais abandonner le roi son fils. Je ne puis encore vous rien mander de la reine, car elle n'est pas arrivée, et je vous écris d'avance, de peur de n'avoir pas le loisir de le faire lorsqu'elle arrivera; mais j'ajouterai un mot au bas de cette lettre pour vous mander ce que j'en penserai, et ne la fermerai que quand Louville partira. Je me fais un grand plaisir d'aller l'année qui vient en Italie, et je vous prie, Madame, d'être persuadée que je suis fort sensible à l'amitié que vous avez pour moi.

« La reine est enfin arrivée. C'est tout ce que j'ai le temps d'ajouter à cette lettre[1]. »

1. Voyez ci-dessus, appendice IX, p. 389.

XVI

LETTRES DE LA REINE D'ANGLETERRE[1].

Le volumineux dossier de lettres adressées par la reine Marie à ses amies de Chaillot qui nous a déjà fourni une pièce pour l'Appendice du tome VIII, en contient beaucoup d'autres particulièrement propres à faire connaître et la tendresse exaltée de cette princesse pour son royal époux, et les tendances à une piété profonde que la mort pieuse de Jacques II ne put que développer en elle. Il suffira d'en reproduire quelques-unes, prises presque au hasard, car le dossier n'est pas rigoureusement classé, et beaucoup de lettres, dépourvues de date d'année, ainsi que de nom de destinataire, n'offrent aucun moyen de faire un choix plus sûr.

Lettre à la mère Priolo[2].

« De Saint-Germain, ce 28 novembre (1699?).

« Quoiqu'il m'en coûta de vous quitter si promptement l'autre jour, ma chère mère, je ne m'en repens pourtant pas; car le roi étoit trop mal pour que je fusse loin de lui. Il fut surpris et très aise de me voir arriver. Il a eu de très mauvaises nuits et a beaucoup souffert pendant trois ou quatre jours; mais, Dieu merci! depuis hier, cela va beaucoup mieux. Il a eu pendant quelques jours un peu de fièvre; mais hier elle fut presque imperceptible. On est étonné qu'il ne l'ait eue[3] plus forte, car le mal a été grand. Félix dit qu'il est de la même nature que celui que le roi son maître eut au col, il y a environ deux ans[4]. Il en sort depuis trois jours beaucoup de matières d'une senteur très mauvaise; mais le bourbillon n'est pas encore sorti[5]. Il n'y a que deux nuits que je dors à part dans un petit lit dans la chambre; j'en ai eu de mauvaises avant que de prendre ce parti-là, et vous pouvez croire, ma chère mère, que je n'ai pas peu souffert de voir tant souffrir le roi. Mais j'espère que cela lui fera un grand bien et lui donnera une longue et bonne santé à l'avenir, que j'attribuerai principalement aux prières de Chaillot. J'en remercie de tout mon cœur notre chère mère et toutes nos sœurs, et leur en demande la continuation. Pour ma santé, elle est bonne. Dieu n'envoie pas toutes sortes d'afflictions à la fois; il connoît ma foiblesse, et il la ménage. C'est une grande grâce qu'il m'a faite[6] de faire finir si tôt le mal du roi, et sans aucun accident. Remerciez-le

1. Ci-dessus, p. 294, note 2. — 2. Arch. nat., K 1302, n° 75.
3. Sans accord dans l'original.
4. En septembre 1696 : voyez notre tome III, p. 153.
5. La *Gazette d'Amsterdam* de l'année 1700, n° v, dit que le roi Jacques se fit ouvrir des clous au commencement du mois de janvier.
6. Sans accord dans l'original.

pour moi, ma chère mère, et obtenez-moi la grâce d'être reconnoissante envers sa miséricorde de tout ce qu'elle fait pour moi. *Mortificat et vivificat.* Qu'elle soit à jamais louée, et de vous et de moi, qui suis à vous, ma toute chère mère, de tout mon cœur. Je recommande mon fils à vos prières, qui fera sa première communion à Noël, s'il plait à Dieu. »

Au dos : « A ma sœur la Déposée. »

Lettre à la mère Supérieure[1].

« A Saint-Germain, ce mercredi (novembre 1700 ?).

« J'espère que ma très bonne et toute chère mère n'aura pas de peine à croire que d'avoir été si longtemps sans vous écrire a été une véritable peine pour moi ; car, quoique je n'aime pas à écrire, je souffre pourtant quand je n'écris pas à ceux que j'aime. J'ai été malade un mois entier, et il n'y a pas plus de quatre ou cinq jours que je puis dire d'être entièrement guérie ; même, depuis deux jours, j'ai une fluxion à une joue et d'un côté de la gorge, qui est assez incommode.

1. Arch. nat., K 1302, n° 111. La supérieure de ce « refuge demi-mondain, demi-sacré, qui n'imposait point à ses hôtes les austérités du Carmel, et qui ouvrait ses portes non seulement au repentir, mais à l'infortune » (*Madame de la Fayette*, par le comte d'Haussonville, p. 35), était alors Claire-Angélique de Beauvais, cette fille de Catau *la Borgnesse* qui, « par son mérite et par sa vertu, avoit acquis dans l'estime de la Reine l'avantage d'être préférée à sa mère dans les confiances d'honneur et de distinction » (*Mémoires de Mme de Motteville*, tome IV, p. 398). Dernière confidente de sa maîtresse, elle avait reçu en dépôt son testament et l'avait assistée tendrement au lit de mort. Renommée aussi pour son esprit, qui avait vivement séduit jadis le galant comte de Guiche, elle se retira au couvent de Chaillot aussitôt après la mort de la Reine mère, employa à sa dot la somme qui lui avait été léguée comme aux autres familières, et fit profession le 12 août 1668, sous le nom de sœur Claire. Devenue supérieure en 1695, à la place de la mère Priolo, elle resta en fonctions jusqu'au 7 mai 1701, et c'est elle qui, à partir de cette date, est appelée *la mère Déposée* par la reine d'Angleterre. Elle mourut le 23 mars 1709, à soixante et onze ans. Nombre de lettres de Marie d'Este, dans le carton K 1302, lui sont adressées. Mme de Maintenon avait eu recours à ses services, comme à ceux de la mère Priolo, pour la première organisation de Saint-Cyr. La Beaumelle a raconté, dans le chapitre XVII et dernier du livre VIII de ses *Mémoires sur Mme de Maintenon* (tome III, p. 228), comment celle-ci fut amenée à prendre les religieuses de Chaillot, et à leur tête Mme Priolo, pour former ses dames novices. Le Roi suivit l'œuvre de près, et en félicita plusieurs fois la bonne mère : « Madame Angélique de Beauvais, religieuse de la Visitation, fille de la femme de chambre qu'il avoit aimée, et secrétaire de Mme Priolo, parut surprise de le voir si instruit des obligations des religieuses. « Quand vous voudrez, lui dit le Roi, j'aurai avec vous une « conférence, que je soutiendrai fort bien ; vous la soutiendrez encore « mieux, car votre vocation a été bonne. La Reine ma mère s'y opposoit ; « vous avez bien soutenu ce que vous avez bien commencé. C'est un grand « bonheur de se donner à Dieu dès ses premières années. »

Mais cela n'est rien auprès de l'autre mal que j'ai eu, qui m'avoit si fort abattue et rendue si paresseuse, que je n'étois bonne à rien. Et voilà l'état dans lequel Dieu a permis que je sois presque tout le temps que j'ai été à Fontainebleau! C'est par là que j'ai éprouvé doublement la bonté et la patience du Roi, qui est allée au delà de ce qu'on peut s'imaginer. J'ai aussi été comblée d'honnêtetés par tout le monde; mais Monsieur et Madame se sont surpassés[1] eux-mêmes dans l'amitié extrême qu'ils m'ont témoignée, et que je n'oublierai de ma vie. Mme de Maintenon a fait des merveilles à mon égard; mais, en cela, il n'y a rien de nouveau.

« Après tout cela, ma chère mère, je conviens avec vous, et j'en suis convaincue, dans le fond de mon cœur, encore plus dans ce temps présent que je ne l'ai jamais été, que tout n'est que vanité. Je n'ose me aisser aller en vous écrivant; je me réserve à vous parler sans réserve, quand j'aurai le plaisir de vous entretenir, qui sera mardi prochain, s'il plaît à Dieu, jusques à jeudi. Mais il faut pourtant que je vous dise un petit mot sur ce qui vous regarde vous-même : c'est que, si l'on peut juger du cœur par la langue, je crois que l'on en peut juger aussi par l'écriture, et, si cela est, j'ai lieu d'espérer que votre pauvre cœur est en meilleur état et plus au large qu'il ne l'a été de longtemps; car, de votre vie, vous n'avez si bien écrit que les deux dernières lettres que j'ai reçues[2] de vous. Il me paroît que vous ne vous repentez pas d'avoir été en solitude. Je suis toujours dans l'espérance que vous en tirerez un grand profit. Il me semble que, si vous n'y avez pas été dans la joie, vous y avez tout au moins été en paix et fort soumise aux ordres de Dieu. Tenez-vous-en là, ma très chère mère, et prenez courage, puisque tous ceux qui en savent plus que nous assurent que cette soumission vaut mieux que toutes les douceurs, et que, si ce n'est pas le chemin le plus agréable pour nous, c'est pourtant le plus sûr, à cause qu'il est plus humiliant et qu'il y a moins de notre choix, et par conséquent plus agréable à Dieu. Cela étant, je ne crois pas que nous devions en chercher ou en souhaiter d'autres. Je vous laisse donc aux pieds de la croix, ma chère mère; je vous y embrasse en esprit, j'y demeure avec vous, et suis prête à y demeurer même toute seule, quand Dieu le voudroit, jusques au dernier soupir de ma vie.

« M. »

« J'ai oublié de nommer ma chère concierge dans la lettre de notre mère. Dites-lui quelque petit bon mot de ma part en attendant que je le fasse moi-même. Ma maladie m'a empêchée[3] de lui écrire le petit billet que je lui avois promis pour sa retraite. J'espère que Dieu lui aura tenu lieu de tout; je souhaite qu'il soit de même pour vous et pour moi. »

1. Sans accord dans l'original.
2. *Reçue*, dans l'original.
3. Sans accord dans l'original.

Lettre à une religieuse[1].

« A Saint-Germain, ce 6e octobre (1701).

« Vous avez tort, ma chère mère, de dire que je ne suis pas en état de vous donner moi-même de mes nouvelles; car je puis faire pour vous ce que je ne puis pas faire pour les autres. Vous êtes ma mère très chère depuis longtemps, et la tendresse et les soins que vous avez eus pour moi dans cette dernière terrible occasion augmente, s'il se peut, mon amour filial envers vous. Ma santé est bonne au delà de ce que j'aurois jamais pu espérer dans l'état où je me trouve; car je vous avouerai franchement que mon cœur et mon âme sont tristes jusques à la mort, et qu'à mesure que les jours passent, au lieu de sentir diminuer mon affliction, je la sens augmenter; car je sens toujours plus la privation et la séparation de celui qui m'étoit plus cher que ma propre vie, et qui seul me rendoit la vie douce et supportable. Il me manque tous les jours davantage[2] dans mille sortes de rencontres, et, au lieu qu'au commencement de ma douleur, je sentois dans le fond quelque sorte de calme, il me semble qu'ast heure[3], quoique peut-être cela ne paroît pas tant au dehors, je sens plus de tristesse dans le fond. J'ai fait hier, jour de ma naissance, le jour de ma retraite, mais avec tant de peine, d'ennui et de tiédeur, que, bien loin de me sentir soulagée, j'en étois accablée. Je la suis fort aussi du côté des affaires : si bien qu'en vérité mon état est digne de pitié. J'espère que le Dieu de miséricorde en aura pour moi et qu'il viendra à mon secours; mais, jusqu'ici, je ne le sens pas, et il ne permet pas encore que je trouve du soulagement ni de la terre ni du ciel. Je meurs d'envie de me retirer chez vous pour la fête de la Toussaint. Je ne sais si cela me réussira; mais je sens que cela me feroit plus de bien que toute autre chose. Adieu, ma chère mère; ne manquez pas de faire mille amitiés de ma part à notre chère mère, à la chère Déposée et à l'Angélique solitaire. Jamais personne n'a eu un si grand besoin de prières que j'en ai. Je prie Dieu qu'il exauce celles que vous lui faites pour moi, et qu'il daigne avoir pitié et prendre soin de moi.

« M. »

Lettre à une religieuse[4].

« A Saint-Germain, ce 17e février (1702).

« Vous me faites une si juste et exacte description de l'état de mon pauvre cœur, ma très chère mère, que je n'ai rien à y ajouter, si ce n'est de vous prier de le représenter souvent à notre bon Dieu et le supplier instamment d'en avoir pitié. Je suis honteuse de vous avouer que, depuis quelques jours, je dors moins et je pleure plus que je n'avois fait pendant quelque temps auparavant. Je me trouve dans un

1. Arch. nat., K 1302, n° 85.
2. *D'avantage*, avec apostrophe, dans le manuscrit.
3. Ainsi à l'original. — 4. Arch. nat., K 1302, n° 52.

extrême accablement, sans pouvoir trouver consolation ni du ciel ni de la terre. J'espère toujours que mon cher et saint roi m'obtiendra le secours de Dieu, et je l'attends peut-être avec trop d'empressement, car mes besoins sont violents et pressants. Il n'y a rien de meilleur ni de plus juste à dire que tout ce que vous dites sur les lettres du saint roi au saint abbé[1]. Nous aurons le temps d'en parler ensemble, car je ne pense pas encore à les publier. Je suis étonnée que ni vous ni Monsieur d'Autun ne nommez pas seulement l'abbé de Roquette. L'abbé Albani a enfin prononcé l'oraison funèbre dans la chapelle du Pape le 24 du mois passé. Le service fut très solennel : tous les cardinaux y assistèrent; Barberini chanta la messe, et N. S. P. dit lui-même le *Libera*[2]. J'ai l'oraison en latin; je la ferai traduire, et vous l'enverrai une autre fois. J'ai été charmée de votre brouillon, que je vous renvoie; on y voit l'esprit du saint roi plus que dans aucun écrit que j'aie encore vu. Ma santé est une merveille. J'en remercie Dieu, et le prie de me faire la grâce de l'employer, et tout ce qui est en moi, à son seul service. Mille amitiés de ma part à notre chère mère, et à nos sœurs, surtout à notre chère Déposée, à la chère concierge et la petite Françoise-Angélique, sans oublier Mlle de la Motte. Je demande quelques prières particulières pour obtenir les lumières et la bénédiction de Dieu sur des affaires que nous avons à présent sur les bras, qui me mettent à bout et augmentent mon accablement. Ceci est pour vous seule; mais demandez les prières à notre mère. Je n'entreprends pas de vous envoyer les nouvelles d'Angleterre : ils sont toujours dans le même train; cela ne va pourtant pas si vite qu'au commencement. Je suis à vous, ma chère et bonne mère, au delà de ce que je puis vous dire et que vous pouvez croire. »

Lettre à une religieuse[3].

« A Saint-Germain, ce 4e d'octobre (1702).

« Je croyois avoir fait merveille de vous envoyer toutes mes réponses par Monsieur d'Autun, étant persuadée qu'il les expliqueroit mieux que je ne le pourrois faire par mes lettres, l'ayant consulté lui-même sur toutes les questions que vous me faites. Mais je vois bien que je me suis trompée, et que le bon évêque ne vous y a répondu que très confusément. Je m'en vais donc le faire moi-même le mieux que je pourrai.

« Pour ce qui regarde l'épitaphe sur le cœur de notre saint roi, je ne suis pas d'avis qu'on le doive faire si tôt, puisqu'il n'est pas permis d'exposer au public ce cher cœur, ni le révérer comme une relique, ce qui pourtant sera un jour, s'il plaît à Dieu, et je crois qu'il faut attendre à ce temps-là. Monsieur d'Autun me parut du même avis, et M. le cardinal[4], que j'ai vu hier pendant deux heures en sortant de sa retraite, m'a décidée absolument là-dessus, disant qu'il n'est pas encore temps.

1. L'abbé de la Trappe, que Jacques II était allé voir : p. 425 et 432.
2. Ci-dessus, p. 292, note 11. — 3. Arch. nat., K 1302, n° 83.
4. M. de Noailles, archevêque de Paris.

Cependant on va faire cela à notre paroisse ici : ce que j'oubliai hier de lui dire, ou plutôt de l'en faire souvenir, car il le sait bien. Pour ce qui est de la nouvelle impression de votre lettre circulaire, je vous prie de dire à notre mère, car je crois qu'elle veut bien que cette lettre serve pour elle comme pour nous, qu'il est vrai que j'avois dit à Monsieur d'Autun que nous parlerions de cela ensemble à la fin du mois, ne croyant pas que vous fussiez pressées de la faire imprimer plus tôt, et même M. le cardinal me dit hier qu'à moins que je n'en souhaitasse moi-même l'impression, il ne voyoit point de raison pour l'imprimer de nouveau. Mais, si on vous presse là-dessus, ou si vous craignez que l'imprimeur vous fasse quelque autre tour, je n'ai rien à dire contre la première partie, pourvu qu'on laisse tout ce qui me regarde, c'est-à-dire que l'on se contente de nommer mon nom et de dire que j'étois parmi vous pendant trois jours. Au reste, je vous avoue que je ne suis point d'avis qu'on ajoute aucune chose nouvelle à [cette] lettre, au moins non pas devant que l'*Abrégé* que je fais imprimer soit sorti[1], et Monsieur d'Autun étoit tout à fait du même avis, aussi bien que M. le cardinal. Mais, en vérité, je crois que tout cela ne presse pas assez pour ne pouvoir pas attendre que nous en parlions ensemble ; car je compte, s'il plaît à Dieu, d'aller à Chaillot le 23, jusques au 27, et alors peut-être mes raisons vous feront être de mon avis, ou les vôtres me feront changer ; car il me semble que, d'ordinaire, vous et moi sommes assez du même avis. Je remercie notre mère et toutes nos sœurs de tout mon cœur, et vous en particulier, ma très chère mère, de ce que vous avez fait pour l'anniversaire du saint roi. Tous ceux qui ont été présents ont trouvé que tout a été très bien exécuté et avec beaucoup d'ordre, ce qui m'a fait plaisir; car, s'il me reste aucune sensibilité, ce n'est que pour ce qui regarde la mémoire de ce cher roi. J'ai lu avec plaisir, quoique non pas sans larmes, l'oraison funèbre, que j'ai trouvée très belle, et que j'ai prié l'abbé de Roquette de faire imprimer. Je prie notre mère de m'envoyer les billets de toutes les dépenses, sans en oublier les plus petites non plus que les plus grandes, que je tâcherai de payer immédiatement, au moins une bonne partie. Après quoi, je vous devrois encore beaucoup ; car le cœur et l'affection avec lesquels vous avez fait tout cela est au delà de tout payement, et me tiendra redevable envers vous autres tant que je vivrai. Mme de Maintenon a été fort mal depuis qu'elle est à Fontainebleau ; mais, jeudi dernier, la fièvre l'a quittée, et elle a été pendant quatre jours de bien en mieux, en sorte que dimanche elle fut à la messe, et on la croyoit guérie[2]; mais, lundi, la fièvre lui reprit, et j'en attends aujourd'hui avec impatience des nouvelles, ayant envoyé hier exprès. Monsieur d'Autun s'étoit chargé de prier le P. Massillon de ma part pour le sermon de saint François de Sales ; j'espère qu'il ne l'aura pas oublié. En relisant ma lettre, je la

1. Sans doute l'*Abrégé de l'histoire du roi Jacques*, par le P. Bretonneau, que la reine faisait imprimer au Louvre : Arch. nat., O^1 363, fol. 182 et 200.
2. Sans accord dans l'original.

trouve si mal écrite de toute manière, que je ne sais si vous y comprendrez rien. A force de ne pas écrire, je crois que j'oublierai tout à fait de le faire. J'en suis honteuse; mais, avec vous, ma chère mère, qui connoissez mon cœur, il faut moins de paroles. Ne croyez pas que ce pauvre cœur puisse jamais changer à votre égard. La petite plainte que j'ai faite[1] contre vous ne va pas jusque-là, quoique je la trouve raisonnable; mais je veux bien tout pardonner nonobstant votre peu de contrition, qui sera plus grande quand vous y ferez réflexion, et qui méritera, non seulement mon pardon, mais, s'il se peut, l'augmentation de mon amitié.

« M. R. »

Aux lettres qui précèdent on peut joindre celle-ci, qui appartient à un dossier voisin et se rattache à la légende des miracles constatés sur le tombeau du roi Jacques :

Copie d'une lettre du cardinal de Bouillon à l'évêque d'Autun[2].

« A Tournus, le 13 novembre 1701.

« La vertu du feu roi d'Angleterre étoit telle, qu'il n'y a pas lieu d'être surpris que Dieu, pour la récompenser d'une gloire accidentelle, la voulût manifester par des miracles, et que le premier fait à son intercession soit en faveur d'un prélat dont la vertu étoit si estimée par ce saint roi, et la personne si chérie par lui[3]. C'est ce qui fait, Monsieur, qu'ayant lu dans la *Gazette d'Hollande* imprimée à Rotterdam l'article ci-joint[4], j'ai cru que vous voudriez bien m'informer vous-même de la vérité ou de la fausseté du fait qui y est rapporté, et auquel personne ne s'intéresse tant que moi, par la profonde vénération que j'ai et j'aurai toute ma vie pour la personne sacrée de ce saint roi, que je suis persuadé que l'Église, un jour, mettra au nombre des plus grands saints, et par l'intérêt sincère et vif que je prends au rétablissement de votre santé, qui ne m'est pas moins précieuse que la mienne, puisque personne ne vous est plus essentiellement et plus absolument acquis que

« Le cardinal de Bouillon. »

1. Sans accord dans l'original. — 2. Arch. nat., K 1303, n° 31.
3. M. de Roquette : ci-dessus, p. 294, note 2, et p. 440.
4. Cette feuille, dans sa correspondance de Paris du 28 octobre, après avoir annoncé que le cardinal de Bouillon devait venir en cour avant que d'aller à Rome, annonce insérée sans doute sur la demande du cardinal lui-même, racontait, comme bruit courant, que l'évêque d'Autun, étant allé demander sa guérison d'une fistule lacrymale au couvent des bénédictins anglais (ci-dessus, p. 293) sur le conseil des carmélites, avait vu son mal disparaître instantanément. Selon la même gazette (n° 42 de 1702), le curé de l'église Saint-Sulpice attesta les miracles qui s'étaient produits.

XVII

LE COMTE DE BISSY[1].

(Fragment inédit de Saint-Simon[2].)

« .... M. de Bissy[3] père du cardinal étoit fils d'un autre M. de Bissy guidon de la compagnie des gendarmes du duc de Bellegarde, grand écuyer de France, et d'une Bouton fort éloignée des Chamilly du maréchal. M. de Bissy étoit homme d'honneur, de guerre et de mérite, qui parvint à être lieutenant général, gouverneur d'Auxonne, lieutenant général au gouvernement de Lorraine, et commandant en chef en Lorraine, dans les Trois-Évêchés et sur toute cette frontière, où il se fit fort aimer et honorer. Dans ce grand poste, il fut un des militaires que M. de Louvois fit faire chevaliers de l'Ordre à la fin de 1688. Sa femme étoit Neuchèze, d'une bonne noblesse. Il en eut beaucoup d'enfants, dont il vit celui dont nous allons parler évêque de Toul. Il maria l'aîné, qui vit encore[4] et est devenu lieutenant général et gouverneur d'Auxonne, à la fille du marquis d'Haraucourt, maréchal de Lorraine, et d'une Bassompierre, et profita d'autant mieux de son poste pour un si grand mariage, que, par l'événement, cette Haraucourt est devenue héritière de toute son illustre maison. Elle a laissé un fils, gendre de M. Chauvelin conseiller d'État, et beau-frère du garde des sceaux associé au premier ministère, puis dépouillé de tout, hors de sa charge de président à mortier au parlement de Paris, et exilé à Bourges en 1737. Bissy[5] a un fils, à qui ces puissants oncles pour lors, le cardinal et le garde des sceaux, procurèrent la charge de commissaire général de la cavalerie dans sa première jeunesse, en 1736[6].

1. Ci-dessus, p. 319 et Addition n° 411, p. 340.
2. Extrait des *Cardinaux françois sous Louis XIV*, vol. 45 des Papiers de Saint-Simon (aujourd'hui *France* 200), fol. 165 v°. Nous ne donnons ici que la partie de ce morceau relative au père du cardinal et aux débuts de celui-ci. Dans les *Chevaliers de l'Ordre* (*France* 189, fol. 134 v°), Saint-Simon s'est borné à dire que ce comte de Bissy mourut à Metz, le 3 novembre 1701, âgé de plus de quatre-vingts ans, et a renvoyé, pour les détails, à la notice déjà faite sur le cardinal et sa maison.
3. Ce morceau est dressé, pour la filiation, à l'aide de l'*Histoire généalogique*, tome IX, p. 236.
4. Mort en 1743.
5. Ce mot surcharge *qui*, biffé.
6. C'est Anne-Louis, marquis de Bissy, dont l'*Histoire généalogique* dit seulement qu'il naquit le 8 mai 1715 et eut une compagnie de cavalerie au régiment de Villars. Il devint, lui aussi, lieutenant général, fut nommé chevalier des ordres en 1744, et reçut le collier peu avant de mourir au siège de Maëstricht, en 1748.

« Les autres enfants de Bissy le chevalier de l'Ordre furent deux chevaliers de Malte morts, le cardinal, et l'abbé de Bissy, religieux profès de l'abbaye de Saint-Claude, que son frère le cardinal défroqua déjà vieux, le prit chez lui, et le fit pourvoir de bénéfices et de l'abbaye de Saint-Faron de Meaux : il vit encore ; et un autre, dit le comte de Bissy, qui n'a été que mestre de camp de cavalerie, quoiqu'il ait assez vécu, qui, d'une le Maistre[1], a laissé un fils mort 1723, dans la gendarmerie, qui, de la fille de Langeron lieutenant général des armées navales, a laissé deux fils[2]. Venons maintenant au cardinal de Bissy.

« Il naquit 25 mai 1657, et fut destiné à l'Église. Il étoit sur les bancs de Sorbonne, lorsque, étant allé voir son père en Lorraine, il y fut fêté en fils du commandant en chef par tout ce qui se trouva à Nancy. Un jour que chacun le louoit à l'envi en présence de son père, ce vieux François s'en impatienta. « Messieurs, leur dit-il, vous dites « là des merveilles ; mais vous ne connoissez pas ce jeune garçon-là. « Regardez-le bien : je vous réponds qu'il a une telle ambition dans « la tête, que, pour la satisfaire, il mettra l'Église et l'État en com« bustion. Je le connois bien ; il n'y manquera pas. » La compagnie fut bien étourdie. Après cette prophétie prononcée d'un visage allumé, le père se tut ; puis on parla d'autre chose. Ce fait est si singulier, qu'il n'auroit pas trouvé place ici, si je ne l'avois su de gens dignes de foi et témoins de la chose. Il a plus tenu sans doute que son père encore ne l'a cru, quoiqu'il l'ait déjà vu dans quelque chemin de vérifier sa prophétie, n'étant mort que le 3 novembre 1701, à Metz, à plus de quatre-vingts ans[3].... »

1. Marie le Féron, et non *le Maistre*.
2. Tous deux encore devinrent lieutenants généraux.
3. La suite sera donnée quand les *Mémoires* reparleront du cardinal.

XVIII

TRAITÉ DE L'ORIGINE DES GRANDS D'ESPAGNE[1].

Ce traité, quoique indiqué comme l'œuvre de *M. de G****, doit être considéré comme celle de Jean le Laboureur (1623-1675), aussi bien que l'*Histoire de la pairie et du parlement de France*, et que le *Traité de la pairie d'Angleterre*, avec lesquels il ne fait jamais qu'un seul corps, soit dans les manuscrits, soit dans les impressions que l'éditeur Harding fit paraître à Londres en 1740, 1745 et 1753, et dans l'impression de la Haye et Francfort, 1743, qui porte cet autre titre : « *Histoire du gouvernement de la France, de l'origine et de l'autorité des pairs du Royaume et du Parlement*, par M. le Laboureur, » avec ce sous-titre : « On y a joint un traité des pairies d'Angleterre, et un autre de la grandesse d'Espagne. » Or, un des manuscrits de ces trois traités que l'on possède encore actuellement se trouve dans les Papiers de Saint-Simon, au Dépôt des affaires étrangères (vol. 59, aujourd'hui *France* 214), et une note de notre auteur nous apprend que cet exemplaire avait été donné à son père par J. le Laboureur lui-même, sans doute dans le temps où le célèbre généalogiste travaillait pour soutenir les droits des ducs et pairs contre le Parlement, en 1663-64[2]. Nul doute donc que ce texte n'ait été consulté et utilisé par Saint-Simon, quoiqu'il n'en dise rien. Ce silence est dans ses habitudes : il ne parle jamais non plus du *Journal de Dangeau*, son guide de tous les instants. Mais la comparaison du texte de J. le Laboureur avec la digression sur les grands, ci-dessus p. 111-286, prouvera sans peine qu'il y a fait beaucoup d'emprunts, et que, sur bien des points, le Laboureur lui a fourni ce qui manquait dans Imhof. Du reste, les trois traités, composés d'après les meilleurs auteurs, comme l'indiquent les références marginales, étaient fort estimés des curieux ou des savants et faisaient autorité : c'est pour cette raison que Clairambault en avait placé des copies soit dans les Papiers de la Pairie (Arch. nat., KK 624), soit dans sa propre collection (Bibl. nat., ms. Clairambault 720), et que Sainctot avait copié, lui aussi, une partie du *Traité de l'origine des grands* (ms. Fr. 14 119, fol. 313-341), pour comparer nos ducs avec les grands d'Espagne. Malheureusement, manuscrits ou imprimés sont également incorrects, et il nous a fallu établir un texte critique, en quelque sorte, par la comparaison des différentes variantes que présentent les manuscrits des Archives nationales et de la

1. Ci-dessus, p. 112, note, etc.
2. *Écrits inédits de Saint-Simon*, tome III, p. 508.

Bibliothèque nationale, ou celui des Affaires étrangères (Papiers Saint-Simon, *France* 214, fol. 246-360), avec la première édition de 1740. M. Morel-Fatio a bien voulu me prêter son concours pour l'annotation, et me signaler une impression antérieure du traité dans un petit livre de 1717[1].

« On prétend[2] qu'ils répondent aux anciens *magnates* dont il est parlé dans le quatrième concile de Tolède, en cette opinion de MORALÈS[3] : *MAGNATES quieren grandes dezir, y este fue el origen de este titulo, que, con mucha dignidad y preeminencias, hasta aora dura en España;* appelés aussi *primates* dans le *Fuero juzgo;* avoient droit d'élire les rois sous les Goths.

« On demande si ce sont les mêmes que les *ricos-hombres*. C'est l'avis de quelques auteurs, comme de saint Thomas, *De reg. Princ.*, l. III. *Ricos-hombres*, dit la loi d'Alfonse le Sage, lib. VI, t. IX, *segun costumbre de España son llamados los que, en otras tierras, dizen condes o varones.*

« Cependant il paroît certain que la différence est comme du genre à l'espèce; car tous les grands étoient *ricos-hombres*, mais tous les *ricos-hombres* n'étoient pas grands.

« Les *ricos-hombres*, dans une loi de Jean Ier publiée à Guadalaxara[4], sont nommés après les infants, les ducs, les comtes, les maîtres, les prieurs et les marquis, et ce style s'observe encore dans les cédules royales.

« Les grands peuvent avoir rapport aux *ricos-hombres de pendon et de caldera*[5] qui étoient créés par les rois, comme Alvar Nuñez Osorio, comte de Trastamara, Lemos et Sarria, par Alfonse XI; Alonzo Fernandez Coronel, par D. Pedro.

« Ainsi, avec cette distinction, on peut concilier l'opinion des auteurs qui confondent la *rico-hombria* avec la grandesse.

« Le titre de *rico-hombre* n'étoit ordinairement qu'à vie. Cependant le nom de grand n'étoit pas inconnu autrefois, quoique le titre n'en fût pas donné par lettres. On en trouve plusieurs dans les histoires, nommés *altos-homes;* dans les *Partidas*, loi 4, t. 18, *grandes*. Pedro

1. *État présent d'Espagne; l'origine des grands; avec un voyage d'Angleterre;* à Villefranche, 1717; p. 161-189.

2. En note : « Salazar, *Dignidades seglares*, lib. 1, ch. 9. » C'est Pierre de Salazar, chanoine de Tolède, qui mourut en 1629, auteur d'un traité classique sur l'*Origine des dignités séculières de Castille et de Léon*. Voyez ci-dessus, p. 200, note 1.

3. En note : « Lib. 13, ch. 14. » C'est Ambroise de Moralès, mort en 1590, auteur des *Antigüedades de las ciudades de España*, et d'une continuation de la *Cronica general de España*, commencée par Ocampo et reprise, après Moralès, par Sandoval. L'abbé de Vayrac s'en est servi.

4. En note : « Joann. Garcia, *de Nobilitate; Chron. de D. Ped.*, an. 2, c. 20. » C'est le traité *de Hispanorum nobilitate et exemptione*, impr. 1597.

5. Ci-dessus, p. 114 et suivantes.

Lopez de Ayala, dans les *Chroniques de D. Pedro, D. Enrique et D. Juan Ier*[1], faisant un dénombrement de plusieurs seigneurs exécutés à mort sans forme de procès, ne met au nombre des grands que les princes parents des rois, maîtres de Saint-Jacques, princes de Biscaye et autres États possédés par *grandes ricos-hombres*.

« Garcia de Santa-Maria, dans la *Chronique de Juan second*, parle de grands qui se trouvèrent à *las cortes de Guadalaxara*, et en nomme dix dont les successeurs le sont[2]. Du temps de D. Juan second, il y en avoit neuf appelés *grandes de Don Juan el Secundo*.

« Les *ricos-hombres* finissent sous Ferdinand et Isabelle.

« Les grands, avant Charles-Quint, avoient le privilège de se couvrir; mais cet honneur étoit commun à tous les *titulados* ou *titulos* sous Ferdinand et Isabelle, et c'est par cette raison qu'ils le conservent encore en Portugal. Cependant il y avoit quelque distinction, en ce que les grands seuls étoient traités de *primos*, cousins, et les autres de *parientes*[3].

« Le changement qui a donné lieu au cérémonial qui est présentement en usage arriva sous Charles-Quint, au commencement de son règne. Dès 1505, après la mort d'Isabelle, Philippe, archiduc d'Autriche, vint en Espagne : peu de seigneurs demeurèrent près du roi Ferdinand, et conservèrent la possession de se couvrir; d'autres, en plus grand nombre, firent la cour au jeune roi, et demeurèrent découverts en sa présence, à l'usage d'Allemagne et des Pays-Bas.

« Philippe mourut en 1506. Ferdinand revint de Naples. Les grands, tant à sa cour qu'à celle de Charles-Quint, demeurèrent couverts, et cela dura jusqu'à ce qu'il passât en Allemagne pour être couronné empereur. Les princes allemands et autres étrangers qui étoient à sa cour, particulièrement les Électeurs, furent choqués de la fierté des Espagnols qui se couvroient, et les Allemands déclarèrent qu'ils ne se trouveroient point au couronnement à Aix-la-Chapelle en concurrence des grands espagnols couverts.

« Charles-Quint, par le moyen de D. Fadrique[4] de Tolède, duc d'Alva, persuada aux Espagnols de se découvrir, leur promettant de leur rendre cet honneur. En effet, quelque temps après, il en fit couvrir quelques-uns, tant en Allemagne qu'en Espagne; mais il en restreignit le nombre à quelques seigneurs chefs des principales maisons, et rendit plus rare l'honneur qui étoit auparavant commun à tous. Il le communiqua aux principaux seigneurs napolitains, quand il alla à Naples.

1. Pierre Lopez de Ayala (1332-1407). Ces chroniques furent imprimées pour la première fois en 1591.
2. « Alonzo de Palencia, *Chron. de H. IV*; an. 6, c. 3, 4, 5, 12; an. 8, c. 58. » Cet historien du quinzième siècle (1423-1495) a fait la chronique du règne d'Henri IV, roi de Castille.
3. Ci-dessus, p. 125 et 220.
4. Frédéric. Voyez Imhof, *Grands d'Espagne*, p. VI et VII.

« On distingue ordinairement trois classes de grands[1] :

« La première est de ceux à qui le roi ordonne de se couvrir avant qu'ils lui parlent et qu'il leur réponde ;

« La seconde, de ceux à qui il commande de se couvrir après qu'ils ont parlé, écoutant le roi couverts ;

« Et la troisième, de ceux qui ne parlent ni n'écoutent couverts, mais qui ne se couvrent qu'après qu'ils se sont rangés contre la muraille avec les autres grands.

« On prétend que la première classe comprend ceux qui descendent des premiers que Charles-Quint fit couvrir. Cela est néanmoins fort incertain, puisque présentement on n'en sait pas le nombre, et même on ne le savoit pas du temps de Philippe II. Diego de Mendoza dit qu'ils étoient douze ; d'autres en mettent neuf, d'autres davantage[2].

« C'est cette prérogative de se couvrir qui est considérée comme la principale. Les autres sont : les couronnes, un héraut, faire porter l'épée devant soi, vêtir une robe longue conforme à leur dignité, porter une manière de sceptre, et s'asseoir au banc de la chapelle royale[3].

« Tous ducs généralement sont grands[4].

« Outre ceux-là, il y a d'autres personnes qui se couvrent et sont aux mêmes honneurs que les grands d'Espagne[5], comme tous les *titulos* de Portugal, parce que c'est l'usage de ce royaume, qui leur fut conservé dans la réunion par Philippe II[6], les fils aînés, seconds et troisièmes des ducs. Les ducs, marquis et comtes de Portugal ont, outre cela, une prérogative en ce que le roi se découvre quand ils arrivent en sa présence.

« Les fils des marquis jouissent des honneurs de la grandesse, comme il fut décidé en faveur de D. Luis de Noronha, fils du marquis de Villareal.

« Les cardinaux nonces de S. S., les ambassadeurs des têtes couronnées, les archevêques, le grand prieur de Castille, les généraux de Saint-Dominique et de Saint-François, le patriarche des Indes, les chevaliers de la Toison d'or et ceux de Saint-Jacques, les premiers quand ils sont revêtus du grand collier, et les autres quand ils sont capitulairement assemblés en présence du roi[7].

1. Ci-dessus, p. 186-187 et 240.

2. Ci-dessus, p. 125, 148 et 447.

3. Saint-Simon a omis ci-dessus, p. 235, les cinq premiers détails. Ils sont dans l'*État présent* de Vayrac, tome III, p. 294.

4. Ci-dessus, p. 151-152.

5. « Voyez Lavanha, *Histoire du voyage de Philippe III en Portugal*, 1619. » C'est le mathématicien-historien J.-B. Lavanha, historiographe du roi Philippe III, mort en 1625.

6. « Brandao, *Mon. Lus.*, part. 3, l. II, c. 12. » C'est Antoine Brandao, historien portugais (1584-1637), auteur de la *Terceira parte da Monarchia Lusitana*, dédiée au roi Philippe III en 1632.

7. Saint-Simon n'a pas parlé des extensions du privilège énumérées dans ces trois derniers paragraphes.

« La ville de Barcelone prétend que ses conseillers sortent couverts en présence du roi. En 1661, cela leur fut refusé.

« Quelque droit que puisse donner la grandesse, on ne peut se mettre en possession des honneurs, quoique attachés au titre, sans ordre du roi. Sur cela, on cite les paroles d'un mémoire donné à la ville de Barcelone sur sa prétention : *En España es regla general que todos los vassallos assistan descubiertos delante de su rey; y esta regla no tiene mas exception ny limitation que la que el rey quiere darle por su voluntad, porque en esta parte todos los vassallos son yguales. El principe jurado no se cubre delante S. M., si no selo ordena; assi los señores infantes se cubren quando S. M. selo permite; los embaxadores y grandes, quando selo manda. Pues no basta para cubrirse siempre que se aian cubierto alguna vez, porque, en cada acto y en cada occasion, es necessario que S. M. selo mande de nuevo. Y esto se entiende aun con el mismo principe jurado, y se executa con los señores infantes, grandes y embaxadores, sin exeptar nadie. Todos llegan descubiertos a la presencia real, y, si no gusta S. M. de que se cubran con no mandarles « cubrios », se quedan descubiertos, aunque lo aya mandado y permitido en todas las occasiones anteriores. Divertido uno de los grandes, se cubrio una vez delante del rey, y mandole advertir de aquel descuydo, y que si otra vez caya en el, no se cubriria mas.*

« Cependant, quoiqu'il soit de pure grâce, on n'a jamais vu que, quand la grandesse a été accordée à une maison, ses descendants en aient été privés[1].

« Il a même été permis à quelques seigneurs de disputer ce droit par les voies ordinaires de la justice, comme leur étant acquis. Le duc de Sessa obtint ainsi d'être déclaré grand, aussi bien que le marquis de Mondejar et le marquis de Comarès.

« Outre ces grands, dont la dignité est héréditaire, et passe même aux filles, il y a les grands par privilège, comme de parenté[2]. D. Juan d'Autriche, fils naturel de Charles-Quint, fut traité comme grand par Philippe II; le dernier D. Juan de même, quoiqu'il eût cette qualité comme grand prieur de Castille; Charles d'Autriche, fils naturel de l'empereur Rodolphe second; D. Manuel, frère de D. Antoine, prieur de Crato; le duc de Lennox; le prince de Maroc; D. Pierre de Médicis, fils de Côme Ier; Philippe-Guillaume, prince d'Orange; Charles de Lorraine, duc d'Aumale; Charles de Lorraine, duc d'Elbeuf; D. Duarte de Portugal, qui épousa l'héritière d'Oropesa; le duc Rodolphe de Saxe-Lauenbourg, en 1624; le prince Frédéric, landgrave de Hesse, depuis cardinal; Octave Farnèse, frère de Paul III, avant que d'être duc de Parme, et Horace, son frère, l'Empereur étant à Rome; le comte de

1. Ceci est écrit avant la disgrâce de Valenzuela : ci-dessus, p. 141.
2. Ci-dessus, p. 132. Voyez le Supplément du *Corps diplomatique*, tome V, p. 823-824.

Santa-Fiore, son neveu; Jacques Buoncompagni, duc de Sora; Jean-François Aldobrandin, neveu de Clément VIII; D. Christoval de Moura, marquis de Castel-Rodrigo[1]. Les comtes de Monterey et d'Oñate, et les marquis de Torrecuso et de Leganès l'eurent d'abord pour leur vie, et fut depuis continué à leurs descendants; enfin le comte de Fuentès, D. Augustin Mexia, comte de Santa-Coloma, et quelques autres.

« Cela s'appelle *grandeza personal*, qui, quoique cela donne les mêmes honneurs, prééminences et titre de *Señoria*, selon la *Pragmatica de cortesias*, ne constitue pas néanmoins la grandesse proprement dite; mais on entend ceux qui en sont revêtus par le terme de cette même loi : *las personas que mandamos cubrir*. La forme, comme l'investiture, est : *Cubrios*.

« La cérémonie de la prise de possession est telle[2]. Le grand va au palais accompagné de plusieurs grands, et ordinairement[3] il y en a un qui le conduit, et qui est le *padrino*. Les gardes prennent les armes; les portiers et huissiers font faire place et ouvrent les portes entièrement jusqu'à la salle des audiences. Là, il se range contre la muraille, à côté gauche de l'estrade. Lorsque le roi est venu, il lui baise la main après trois profondes révérences. Le roi le fait couvrir; puis il se découvre, et se retire près de la muraille avec les autres grands, et, quand le roi se retire, il l'accompagne avec les autres jusqu'à sa chambre.

« Du temps que les *cortes* ou états généraux se tenoient[4], les grands étoient assis après les prélats, devant les *titulos* et les députés des villes. Les dernières qui se tinrent en la forme ancienne furent celles de Tolède, l'an 1538, où les villes furent réduites à dix-huit par Charles-Quint. Le royaume de Galice y fut depuis joint comme cité[5].

« Pour la chapelle royale, telle en est la disposition[6] :

« La courtine du roi est au côté de l'Évangile; près du siège du roi, la *silla rasa* du *majordomo-major*, et auprès, un banc couvert de tapisserie pour les grands.

« Au côté de l'épître est le banc des ambassadeurs, vis-à-vis la courtine. Devant les grands, et après les ambassadeurs, sont les confesseurs, les chapelains d'honneur, les prédicateurs, etc.

1. Ci-dessus, p. 90-91. — En note : « Le marquis de Caracène, à Milan, au passage de la reine, en 1650. » Ci-dessus, p. 134.

2. Ci-dessus, p. 181 et suivantes.

3. « Comme il fut décidé, lorsque le marquis de Priego fut mis en possession. »

4. « G. de Cespedès, *Hist. de Phil. IV*, liv. 4, 21; Ant. de Mendoza, *Relac. del juramento del principe Baltasar-Carlos*, 1632. » Le premier auteur est Gonsalve de Cespedès y Menezès, auteur d'une histoire de Philippe III imprimée à Lisbonne en 1631, à Barcelone en 1634. Le second ouvrage a trait à la reconnaissance solennelle du fils aîné de Philippe IV issu du premier mariage avec Élisabeth de France, et dont parlent les *Mémoires de Mme de Motteville*, tome I, p. 293. Il mourut dès 1646.

5. Ci-dessus, p. 219. — 6. Ci-dessus, p. 206 et suivantes.

« Dans les chapelles de la Toison tenues à Bruxelles, on met un banc en travers, au milieu de l'église, pour les chevaliers, au-dessous de celui des grands.

« A Madrid, aux fêtes de l'ordre, et surtout à celle de saint André, les grands s'absentent, et les chevaliers sont à leur banc.

« On cite[1] des exemples pour établir aux grands le droit de s'asseoir en présence du roi autre part qu'à l'église. Ce fut lorsque Charles-Quint remit ses États à Philippe II, dans le grand salon de Bruxelles; il fit asseoir le duc de Savoie et les grands.

« Lorsque la cérémonie de jurer la paix avec l'Angleterre se fit à Valladolid, sous Philippe III, à côté du trône, à droite, étoit le cardinal de Sandoval, assis *en una silla alta*, et après étoit le banc des grands, couvert de tapisserie; et de l'autre côté étoit le comte de Nottingham, ambassadeur extraordinaire d'Angleterre, et l'ambassadeur ordinaire, sur un banc parallèle à celui des grands[2].

« Comme il y a des personnes qui se couvrent sans être grands, il y en a aussi qui s'asseoient sans l'être.

« Le *majordomo-major* s'assit à la chapelle, entre la courtine et le banc des grands, quand il ne seroit pas grand, comme le comte de Castro et le marquis de la Laguna, qui étoit *majordomo-major* de la reine Marguerite d'Autriche, qui s'assit vis-à-vis les cardinaux[3];

« Le conseil d'État, duquel il y a plusieurs particularités;

« Les procureurs des villes de Léon et de Castille appelés *en cortes;* quand le roi est arrivé, *manda cubrir al Berno*, et le président, s'il est archevêque, se couvre le premier, avant que les autres soient assis[4].

« Charles-Quint fit asseoir le marquis de Pescara, lorsqu'il vint en Espagne, et François de Borgia étant général des Jésuites. Philippe III fit asseoir Jean-François Aldobrandin, neveu de Clément VIII.

« La maison de Rivadeo, fondue en celle des ducs d'Hijar[5], a privilège de manger à la table du roi le jour de l'Épiphanie, et le duc, en qualité de seigneur de Villandrando et de Rivadeo, eut cet honneur en 1626 : il s'assit *en vanco raso*, la tête nue. On tient que l'origine de cette coutume est du temps de Jean II.

« Les jours de chapelle, le roi sort, accompagné des grands couverts,

1. « Sandoval, l. 32, § 33. » C'est Prudent de Sandoval (1560-1621), le continuateur de Moralès et de Mariana, qui fit paraître une histoire de Charles-Quint entre 1604 et 1606.

2. « D. Diego de Guzman, dans la *Vie de Marguerite d'Autriche*, p. 2, c. 15. » Ce cardinal mourut en 1631.

3. Ci-dessus, p. 173, 264-266, etc.

4. « *Rel. del juramento del principe Dom Baltasar, 1632.* »

5. « Voyez Solorzano, *Memor. por las plaças honorarias*, 157, n. 339; *Chron. de Jean II*, ann. 41, c. 1. » La chronique de Jean II est l'œuvre du poète Fernand Perez de Guzman (1450). Juan de Solorzano Pereira publia en 1642 le *Memorial de los derechos, honores*, etc.

dans la demi-lune que font les gardes du corps; après le roi marchent les ambassadeurs, aussi couverts. En toutes les cérémonies de l'église, le roi ne reçoit les palmes, cierges, cendres, etc., qu'après le dernier clerc; ensuite les ambassadeurs, puis les grands.

« Ils assistent aussi avec les mêmes honneurs aux baptêmes des princes, dont ordinairement ils sont parrains.

« Aux cérémonies de serment pour reconnoître un prince des Asturies, tous font serment pour les titres qu'ils ont en Castille et Léon, leurs fils aînés de même, quoique sans titres; les absents, sur une lettre du roi, le prêtent entre les mains de quelqu'un envoyé de sa part.

« Lorsque le roi n'est pas présent à quelque cérémonie, le prince qui en fait les honneurs prend l'ordre pour faire couvrir les grands.

« Ce sont eux qui sont envoyés pour faire la demande des princesses que les rois choisissent pour épouses dans les pays étrangers. Outre cela, on leur accorde, à cette occasion, quelque prérogative singulière. Le duc de Lerme, dans l'instruction qu'il reçut de Philippe III, eut cette distinction, qu'il précéderoit tous les autres grands aux entrées et au baiser de la main, et qu'à la première visite qu'il feroit à la princesse, elle le feroit asseoir sur un siège plat et couvrir.

« Le duc d'Uceda, qui fit cette fonction en place du duc de Lerme, son père, eut tous ces honneurs.

« Aux cérémonies funèbres, ils ont les mêmes honneurs, étant assis et couverts autour du corps, quand il est dans le salon, couverts de *gorras y chias*. Ils portent le corps au tombeau, et se peuvent faire aider par les *monteros de Espinosa*, qui ont le droit de porter le corps de la chambre du trépas jusqu'au lit de parade, qui est dans le salon[1].

« On met dans le Panthéon les corps des rois, reines, princes, princesses, *cuya succesion llego a portar la corona;* on y mit en 1654 le corps d'Isabelle de Bourbon, avec dispense[2].

« Les grands ont des places marquées dans les fêtes pour les courses de taureaux, à côté droit du balcon royal[3].

« Ils ont l'entrée dans le palais à Madrid jusqu'à la galerie qui s'appelle *de los Retratos*, qui est dans l'intérieur de l'appartement du roi, deux pièces devant le lieu où il s'habille, où entrent seulement les gentilshommes de la chambre.

« Quand ils entrent lorsque le roi s'habille et lave ses mains, un gentilhomme, *por cortesia usada, y non devida*, donne la serviette à un grand, afin qu'il la présente au roi, de même que font les gentilshommes de la bouche, quand le roi mange en public, à celui que leur marque le *majordomo* qui est en semaine.

« Personne ne se couvre dans l'appartement intérieur du roi, ni dans

1. Saint-Simon n'a point fait usage de tous ces derniers articles.

2. « Relat. de cette cérémonie, Franc. de los Sanctos, 158. » Le P. Fr. de los Santos avait fait une *Descripcion del real monasterio del Escorial.*

3. Ci-dessus, p. 216.

cette galerie où le roi donne ordinairement les audiences particulières aux grands. D. Francisco de Mello, gouverneur des Pays-Bas, ayant prétention de se couvrir, pour n'y pas préjudicier, demandoit audience à Philippe IV dans cette galerie, et l'avoit ainsi.

« Quand le roi est malade, les grands ont droit d'entrer dans sa chambre, quand on lui porte à manger ; ils demeurent le long du jour dans la première chambre voisine ; le roi en fait entrer ordinairement quelques-uns.

« Le président du conseil de Castille a droit d'y entrer à la sortie du Conseil, et de s'approcher du lit pour savoir des nouvelles de la santé du roi. Le Conseil demeure dans la chambre voisine.

« Les chevaliers de la Toison d'or ont le même droit d'entrée dans la chambre du roi.

« À l'égard de cette entrée, il y a une autre prérogative qui est accordée selon le bon plaisir du roi, qui est celle de la clef d'or, dont il y a trois classes :

« La première, *llave dorada con exercicio;*

« La seconde, *sin exercicio y que tiene entrada hasta donde el rey se viste, pero no llega a su persona, ni haze mas que mirar y estarle arrimado;*

« La troisième, *ad honorem*, appelée *capona, tiene sola la entrada en la camara del rey, quando no se alla en cama*[1].

« Les grands ont aussi droit de baiser la main du roi[2] aux fêtes solennelles, réjouissances, voyages, etc.

« Le roi donne les entrées de grand à qui il lui plaît, par un décret, comme en 1648 au comte de Chinchon : *Al conde de Chinchon, hago merced de que con la llave que tiene entre en la galeria de los Retratos, hasta adonde le es permitido a los grandes.*

« L'ordre est adressé au *majordomo-major*, qui en donne copie à celui en faveur duquel il est expédié.

« Les femmes des grands, ou celles qui héritent de la grandesse, ont à proportion les mêmes honneurs[3].

« Lorsqu'elles arrivent, la reine se lève de son estrade et leur fait donner un carreau, *la almohada*, ce qui se pratique aussi à l'égard des femmes des fils aînés des grands, des ambassadrices et des marquises de Portugal.

« Hors d'Espagne, où les *almohadas* ne sont pas en usage, on leur donne un siège sur l'estrade, quoiqu'il y ait eu quelque changement en Sicile et à Naples à cause des contestations que causoit cette distinction entre les Espagnols et les principales maisons du pays. Il y eut sur cela un décret en 1637, adressé au duc de Montalto.

1. Il a été parlé de ces clefs des gentilshommes de la chambre dans notre tome VIII, p. 179-181.
2. « Les ecclésiastiques ne baisent pas la main depuis Philippe II. »
3. Ci-dessus, p. 201, etc.

« Les femmes de grands conservent ces honneurs, non seulement durant leur viduité, mais encore quand elles épouseroient un homme qui ne seroit pas grand. Doña Catalina de Zuñiga y Sandoval, veuve de D. Philippe Pacheco, duc d'Escalone, y fut maintenue ayant épousé en secondes noces le marquis de Cañete, qui n'étoit pas grand.

« De même, les maris des femmes qui ont porté la grandesse de leur chef jouissent des honneurs des grands même en viduité. Le comte de Salinas, veuf de la duchesse de Hijar, en jouissoit en même temps que son fils le duc de Hijar.

« D. Carlos de Borgia, comte de Ficallo, veuf de l'héritière de Villahermosa, en jouissoit aussi.

« De même, ceux qui ont eu les honneurs en jouissent quoiqu'ils changent d'état et passent à un moindre. Gonzalez de Mendoza, archevêque de Saragosse et de Grenade, étant passé à l'évêché de Siguença, continua à se couvrir comme archevêque. D. Alonzo de Alencastro, duc d'Abrantès, s'étant fait prêtre, conserva les mêmes honneurs.

« Le comte de Lemos, qui se rendit bénédictin, fut traité de même sous Philippe IV.

« Le duc de Montalto eut ce traitement par lettres.

« Le duc de Gandie fut conservé aux mêmes honneurs en 1654, ayant demandé permission d'entrer dans les ordres : ce qu'il obtint à condition qu'il ne se mettroit pas au banc des grands, où ils concourent militairement, mais qu'autre part il les auroit.

« Lorsque le roi écrit aux grands, il les traite de cousin, *primo*[1]. L'origine de cette coutume est que véritablement les principaux seigneurs et ceux qui remplissoient les principales charges sous les rois Henri III, Jean II, Henri IV, etc., étoient parents de la maison royale : ainsi ils étoient presque tous qualifiés *tios*, *primos* ou *sobrinos*, ce qui dura jusqu'à Ferdinand et Isabelle[2].

« Alors on commença d'appeler les *titulos parientes*, et de même les *ricos-hombres*, et *primos* les plus grands seigneurs. Suivant cette coutume, durant l'union du Portugal avec la Castille, le roi traitoit de *tio*, *sobrino* ou *primo* les grands de Portugal, selon leurs rangs : ainsi le marquis de Villescas, D. Francisco de Mello, étoit traité de *sobrino*.

« Avant que de recevoir ce traitement, lorsqu'on n'a pas encore pris possession de la grandesse, les seigneurs à qui la grandesse est dévolue par succession écrivent au roi, et, en signant, ils ne mettent que leur nom, sans faire mention des titres auxquels ils succèdent, jusqu'à ce que le roi, répondant à leur lettre, les leur donne[3], et en même temps la qualité de *primo*, *pariente*, etc. Le marquis de Villanueva del Fresno,

1. Ci-dessus, p. 220 et 241.
2. « Voyez *Hist. de Grenade*, de Pedrasa, p. 3, ch. 48. » C'est François Bermudez de Pedrasa.
3. Ci-dessus, p. 140.

le comte de Castro, le comte de Saldaña sont traités de *primos* sans être grands, par un privilège spécial.

« On a quelquefois accordé ce même honneur pour la vie, comme à D. Francisco de Mello, gouverneur des Pays-Bas, et autres. Lorsque le cardinal-landgrave de Hesse fut promu au cardinalat, le roi le traita comme les cardinaux : *muy reverendo en Christo padre.* Il s'en plaignit, et prétendit que le cardinalat ne lui devoit pas ôter les honneurs de grand qu'il avoit à la cour d'Espagne. Ainsi on lui écrivit, et, outre le premier titre, on y ajouta celui d'*ilustre primo*, comme grand.

« On donne la même qualité d'*ilustre primo* aux vice-rois, particulièrement à ceux de Naples et Sicile[1].

« Les maisons de Segorbe et de Lerin sont en possession du titre d'*ilustre primo*[2].

« Les grands ont droit d'assister comme conseillers-nés aux séances des justices[3] qui se tiennent pour leurs affaires civiles. Par une loi de Ferdinand et d'Isabelle, ils sont traités d'*Excellence;* mais les vice-rois de Naples et de Sicile ne donnent pas ce titre aux sujets de ces deux couronnes durant leur vice-royauté. D. Juan d'Autriche et le prince Philibert de Savoie le donnèrent néanmoins à ces grands; mais ce fut par une espèce d'accommodement, parce que les autres leur donnèrent de l'*Altesse.*

« Il y a encore une autre exception, qui est, lorsqu'un de ces seigneurs sujets est pourvu d'une ambassade, vice-royauté, etc., qui porte l'*Excellence*, l'on ne la leur donne point; ce n'est que du jour de leur départ qu'ils les doivent traiter comme égaux, et ces honneurs durent jusqu'à ce qu'ils soient revenus à la cour. Les vice-rois d'Aragon, de Valence, et autrefois de Portugal, gouverneurs des armes en Flandres et dans le Milanois, ambassadeurs, traitent les grands avec tous les honneurs possibles, vont au-devant d'eux, leur donnent la main, arrêtent leurs carrosses à leur rencontre, quoique ce dernier article ne regarde que l'Italie.

« On excepte l'ambassadeur d'Espagne à Rome et le président de Castille, qui ne donnent la main chez eux à aucun grand, mais les traitent d'*Excellence.*

« Les infants de Castille, fils ou frères des rois, traitent les grands de *vos;* les autres princes de la maison royale les traitent de *Señoria.* Les archiducs Albert, frère de l'empereur Mathias, Wenceslas, frère de Rodolphe, neveux de Philippe II, l'archiduc Léopold, frère de Ferdinand III, l'archiduc Albert, etc., en ont usé de même. L'empereur Fer-

1. « Lettre de Philippe III au comte de Benavente, vice-roi de Naples, 1606 : *Ilustre conde de Benavente, primo ilustre grande.* De Madrid, p. 81. »

2. « Dans la lettre circulaire pour la réception de Charles Ier, prince de Galles : *Duque primo*, 16, p. 194. »

3. Ou bien, « conseils de justice. »

dinand III, écrivant aux grands, les traita d'*illustris sincere nobis dilecte*. Ferdinand II les a traités de *Seigneurie*, titre qui fut perdu à la cour de Vienne par la faute du marquis de Castañeda, qui n'étoit pas grand; et depuis on l'a contesté aux grands mêmes, quoiqu'on citât l'exemple du comte d'Oñate qui, n'étant pas grand, mais étant ambassadeur à Rome, eut la *Señoria* ainsi que d'autres grands qui l'avoient précédé en cette ambassade.

« Le Pape, à ce que dit l'auteur, reçoit les grands debout et leur donne un siège, *vanco raso*, dans sa chambre, et les traite de *Seigneurie*. Le premier est faux[1], car le Pape ne se lève pas, et, pour le siège, la plupart de ceux qui l'ont eu ne l'ont pas eu en qualité de grands, mais comme ambassadeurs, vice-rois de Naples, etc.

« L'on ne peut emprisonner les grands en vertu d'une sentence des juges ordinaires, mais seulement d'une cédule signée du roi, et, dans les procédures criminelles, on leur rend toujours les honneurs dus à leur rang.

« Ils sont obligés, en temps de guerre, de servir avec quarante lances, les *titulos* avec vingt.

« En minorité, on ne peut leur nommer un tuteur sans l'ordre du roi, et de même ils ne peuvent sortir du royaume, ni se marier, sans la même permission.

« Ils sont obligés de payer au roi le droit de la *media anata*, qui est de six mille écus à chaque nouvelle création et en cas de translinéation, par le décret du 22 mai 1631, et quatre mille écus à chaque succession, même en ligne directe; mais les maisons dont la grandesse étoit établie avant ce décret, qui taxe toutes les grâces, ne payent qu'en cas de succession collatérale ou translinéation. Les comtes et les marquis payent autant que les ducs[2].

« Ils peuvent tous porter une couronne semblable à celle des ducs, sur le casque de front. Ils peuvent aussi avoir le *dozel*, ou dais, dans leur maison. Ils ont le choix des logements à la suite de la cour, préférablement aux conseillers de robe. On ne peut loger, en pareil cas, dans leurs maisons qu'après qu'ils ont choisi le lieu qu'ils veulent occuper; mais ce privilège leur est commun avec les majordomes et plusieurs autres.

« Cette dignité se confère par un simple brevet ou décret adressé au *majordomo-major*. On expédie aussi des brevets de future grandesse, comme on fit au duc de Tursis, aux marquis del Carpio et de Aytona, qui eurent des cédules, ou lettres publiées, comme le marquis d'Alcañicès[3]. Il s'en expédie aussi quand, avec la grandesse, le roi donne le titre de marquis ou de comte : ce qui ne se pratique pas à la création des ducs, dont le seul titre porte avec soi la grandesse. Les plus anciens grands n'ont pas même de décret, et la possession leur vaut titre.

1. « Ces faits demandent éclaircissement. »
2. Ci-dessus, p. 144-147. — 3. Détail omis par Saint-Simon.

« Ambroise Spinola, marquis del Sesto, obtint des lettres qui marquent ce que dessus en ces termes : *La merced y honra que os tenemos echa del tratamiento de grande sea y se entienda con esta calidad de marques de los Valvases.*

« Dans les cérémonies et à l'église, ils se placent sans observer aucun rang, selon qu'ils arrivent; mais, au Conseil, chacun observe son rang.

« Les grands prétendent aller de pair avec les princes d'Italie, parce, disent-ils, qu'ils sont sujets du plus puissant roi de la terre, et que les princes d'Italie sont en quelque dépendance de l'Empereur.

« Ce fut par cette raison qu'ils demandèrent à Philippe II qu'il ne traitât pas le duc de Savoie autrement que les grands. Cependant il le traita d'*Altesse* une fois, continuant le discours par *vos*. Il fit, disent-ils, cet honneur au duc son gendre en faveur de la parenté avec sa maison, et c'est de là que tous les potentats d'Italie ont tiré les avantages qu'ils ont par-dessus les grands. C'est par cette raison de parenté que le duc de Segorbe, comme descendu de la maison d'Aragon, ainsi que le comte de Lerin, sont traités de *muy ilustre primo* dans les lettres que leur écrit la chambre de Castille, titre que n'ont pas les autres grands de la première classe, s'ils ne sont vice-rois.

« En conséquence de cette parenté, D. Duarte de Portugal, tige des comtes d'Oropesa, frère de D. Théodore, duc de Bragance, eut la grandesse personnelle, qui néanmoins ne fut pas accordée à l'autre D. Duarte qui mourut prisonnier à Milan.

« Les grands, pour établir cette égalité avec les princes d'Italie, et même avec les princes allemands, disent que Charles-Quint ne faisoit pas de différence entre eux, et qu'à son couronnement à Bologne, les seigneurs espagnols portoient les honneurs, le marquis d'Astorga ayant porté le sceptre, le duc d'Escalona l'estoc, le marquis de Montferrat la couronne, Alexandre de Médicis, depuis duc de Florence, le globe, etc.

« Les ducs de Toscane et de Parme, étant à la cour d'Espagne, se sont placés au banc des grands, qui leur cédoient le haut bout, en 1624. Le duc de Neubourg, Wolfgang, fut traité de même; il fut traité d'*Altesse*, et donna aux grands l'*Excellence*.

« Le duc de Lorraine, étant à Bruxelles, lorsqu'on fit la cérémonie de jurer la paix de Cateau-Cambrésis, en 1559, s'assit de même au haut bout du banc; mais il s'en absenta depuis, voulant être sous la courtine.

« L'auteur prétend que les princes du sang de France, non seulement les aînés, mais encore les cadets, *sin mas pragmatica ny autoridad, se han arrogado tractamiento de Alteza, en cuya vanidad non an incurrido aun los grandes de España, y quando acontece ser necessario corresponderse con algun potentado el principe de la sangre, observan, en materia de los tractamientos, para no perjudicarse en la igualdad o ciertos terminos de indiferencia, o se escriven por medios de sus secretarios, y esta forma estilan los primeros ministros de esta corona.* Il cite, à cette occasion, que cette égalité a été observée avec le duc de

Savoie, Philibert-Emmanuel, et François de Médicis, qui même traita ce dernier à Gênes de *merced*, quoiqu'il n'eût aucun caractère.

« Les ducs d'Urbin et de Parme, étant à Valladolid en 1601, reçurent l'*Excellence* et la donnèrent aux grands.

« Ils prétendent aussi traiter les cardinaux avec égalité, leur donner de l'*Éminence* et de l'*Éminentissime*, et être traités d'*Excellence* et d'*Excellentissime*.

« Les cardinaux ont prétendu ne pas leur donner la main chez eux, et les grands les visitèrent pour la prendre.

« C'est ce que fit D. Iñigo Ladron de Guevara, comte d'Oñate, à l'égard du cardinal Borgia, archevêque de Tolède, et le duc de Medina-Celi en fit autant au même, *aunque en Italia esta en disputa y aun dudosa la materia*.

« En 1648, D. Philippe de Tunis, étant passé en Espagne et s'étant fait chrétien, demanda et ne put obtenir les honneurs de la grandesse, quoique fils aîné du roi de Tunis.

« Ce sont là les principales matières qui regardent les grands d'Espagne. »

ADDITIONS ET CORRECTIONS

Page 6, note 2. Parmi les satires dirigées contre l'évêque de Saint-Papoul, il y a des *Entretiens de Mme la marquise de *** et de M. le chevalier de ****, dont un exemplaire se trouve aux Archives nationales, L 13, n° 1.

Page 14, note 4. Voyez une première note dans le tome II, p. 263.

Page 18, note 2. Rigaud peignit encore M. d'Armenonville en 1709, pour le prix de cinq cents livres.

Page 20, note 3. C'est Rouillé du Coudray que J.-B. Rousseau a dû viser dans l'épigramme v du livre III de ses *Œuvres*, qui commence par ce vers :

> Myrtes d'amour, pampres du dieu de l'Inde....

D'autre part, on a cru à tort qu'il lui avait dédié l'ode III du livre II :

> Digne et noble héros des premières vertus
> Qu'on adora jadis sous l'empire de Rhée....

Le véritable destinataire était Caumartin.

Page 22, note 1. Ajoutez : « L'auteur des *Mémoires de Sourches* dit ceci, en 1682 (tome I, p. 138, note 1) : « Comme peu de gens avoient « de l'argent, chacun cherchoit les moyens d'en avoir, et, en ce temps-là, « il y avoit certaines gens qui ne vivoient que de donner des avis aux « courtisans, c'est-à-dire d'inventer des affaires qui pouvoient faire ve-« nir de l'argent. Les courtisans les demandoient au Roi, qui souvent « les prenoit pour lui, quand elles étoient trop bonnes, et leur donnoit « quelque récompense. » Il s'agit d'un « avis considérable que Mon-« sieur le Grand (ci-après, p. 37) avoit demandé au Roi, et que S. M. « avoit pris pour elle. »

Page 26, note 1. Sur les cortès du 8 mai 1701, voyez l'appendice X, p. 397-399.

Ibidem, note 4. Le duc d'Orléans remercia Philippe V par l'envoi de deux lettres non autographes, dont une « particulière. » Elles font partie du volume de correspondances formé par Louville et appartenant aujourd'hui à M. le duc de la Trémoïlle.

Page 28, note 3, ligne 6. Outre la lettre du 27 juin, il y en a une autre, du 13 juillet, également de Louis XIV à Philippe V, et qui fait partie du volume appartenant à M. le duc de la Trémoïlle. Elle a été imprimée par Grimoard, à la suite de celle du 27 juin, dans les *Œuvres de Louis XIV*.

Page 30, note 1. Sur Marcin, lié à Condé comme le soldat romain au général qui avait reçu son serment, et devenu son *alter ego*, voyez encore le tome VI de l'*Histoire des princes de Condé*, par Mgr le duc d'Aumale, p. 113-115, 123, 124, 287-289, 295, 296, 314, 315, 338, etc., et son portrait en 1670, dans les *Comptes rendus de la Commission royale d'histoire de Belgique*, 3e série, tome X, p. 339-340.

Ibidem, note 3. Les *Mémoires* apocryphes *de M. le C. de R[ochefort]*, par G. des Courtilz de Sandras, donnent d'assez longs détails (p. 185-193) sur les tentatives faites par Mazarin pour détacher Marcin du parti de Condé.

Page 33, note 4. Il s'agit là, non pas de « traité, » comme le dit Saint-Simon, mais de « contrat de mariage, » à proprement parler. Le traité pour la jonction des troupes des deux couronnes et du duc lui-même, faisant fonction de généralissime, était signé depuis le 6 avril précédent, et il en a été parlé dans notre tome VIII, p. 257. L'original est aux Affaires étrangères, vol. *Turin* 109, fol. 136-146. L'article IV conférait à Victor-Amédée le titre de généralissime des deux couronnes, devant avoir sous lui un ou plusieurs généraux français. L'article VIII lui allouait cinquante mille écus par mois. L'article IX stipulait qu'il fournirait deux mille cinq cents chevaux et huit mille hommes de pied.

Page 37, note 2. Voyez ci-derrière l'addition à la page 22.

Page 62, note 2. La *Gazette de Rotterdam* nomme l'huissier qui expulsa Lauzun : c'était Charles Soulaigre du Fossé, un des quatre huissiers de la chambre de la duchesse de Bourgogne. « Il y a quelques jours, dit cette feuille, que, M. de Lauzun étant entré avec le Roi, par la galerie, dans la chambre de Mme la duchesse de Bourgogne, de même que MM. de Noailles, de Lorge, de Gesvres et de Courtenvaux, le sieur Desfossés, huissier, fit sortir M. de Lauzun, qui ne dit mot; mais il releva l'affaire et demanda une audience à S. M. pour s'en plaindre. Le Roi l'écouta si favorablement, que, le même soir, il le mena chez Mme la duchesse de Bourgogne. » (*Gazette de Rotterdam*, n° 2, correspondance de Paris, 2 janvier 1702.) Villars obtint les mêmes entrées après la conclusion de la paix de Rastadt.

Page 76, note 5. Le portrait de 1729 fut payé trois mille livres.

Page 78, note 1. Le maréchal de Villeroy, dès son arrivée à l'armée d'Italie, écrivit au Roi, le 24 août : « M. le prince de Vaudémont, M. le maréchal de Catinat et moi, n'avons qu'un même esprit et qu'une même intention. Toute la différence qu'il peut y avoir, c'est que M. le prince de Vaudémont témoigne beaucoup plus d'affection et de zèle pour votre service que nous n'en avons, et que ses lumières sont fort au-dessus des nôtres. M. le duc de Savoie renchérit sur nous trois pour marquer son zèle et sa fidélité pour votre service. Ainsi tout va d'un branle, et il est impossible que le succès ne soit pas heureux. » (Pelet, *Mémoires militaires*, tome I, p. 302.) Et le 28 (p. 310) : « Je n'ai fait que suivre le plan et les vues de M. le prince de Vaudémont, qui est bien digne de toute la confiance et de l'estime dont vous l'honorez. »

Page 89, note 3. Ajoutez : « En un autre endroit (tome III, p. 226-227), Tallemant semble dire que c'est le frère aîné, Joseph-Emmanuel, mort en 1656, qui était sourd-muet et avait appris d'un Catalan à entendre et à écrire, tandis que le second, dont il s'agit ici, n'aurait été que bègue. »

Page 94, note 4. Ajoutez : « En 1687 (*Gazette*, p. 275), Mme de Bracciano semble recevoir chez le cardinal lui-même. »

Pages 94-96. Dans sa notice inédite sur MM. DE LA FRETTE (Dépôt des affaires étrangères, vol. *France* 189, fol. 88), contrairement aux récits contemporains, qui placent la scène chez Monsieur, aux Tuileries, Saint-Simon dit que le bal où l'altercation prit naissance se donnait chez le Roi, et que le duel eut lieu à deux jours de là : d'un côté, la Frette, son frère Amilly ou Warty, Argenlieu et d'Antin, contre Chalais, Noirmoutier, Flamarens et Séry Saint-Aignan. Le duel n'eut pas lieu à deux jours de là, mais le matin même après le bal. Quant aux résultats, tantôt, comme dans notre tome V, p. 102, Saint-Simon dit que le fils du duc de Saint-Aignan fut tué, tantôt, qu'il tua d'Antin, tantôt, que Noirmoutier et Argenlieu succombèrent. La vérité est que d'Antin seul resta sur le terrain, ayant eu la veine cave coupée, selon G. des Courtilz de Sandras, qui a raconté deux fois ce duel; mais, selon la dépêche de l'ambassadeur vénitien datée du 24 janvier, Chalais et ses deux autres tenants avaient été blessés, tandis qu'aucun de leurs quatre adversaires n'avait rien reçu. Ce combat fit grand bruit, à cause de la qualité des huit coupables, et le Roi voulut que les survivants fussent poursuivis avec une extrême rigueur, quoique l'un d'eux se trouvât être le fils de son intime familier Saint-Aignan, et que le duc de Noirmoutier perdît à la fois fils et gendre. Mais déjà tous avaient pris la fuite vers les frontières. Ce fut, dit notre auteur dans la notice LA FRETTE, ce fut l'origine de la fortune de Mme de Chalais : « Elle étoit belle, et encore plus agréable et spirituelle. Le cardinal d'Estrées étoit à Rome, qui en devint amoureux, et le cardinal Portocarrero aussi.... Ces deux cardinaux, touchés de l'état d'une veuve de ce mérite et de cette qualité si éloignée de son pays, attirèrent chez elle le duc de Bracciano,... et firent si bien, qu'ils la lui firent épouser.... » Dans les autres textes, il nomme le cardinal de Bouillon, au lieu de Portocarrero.

Page 107, note 2. Le récit du voyage de la reine inséré au tome V du Supplément du *Corps diplomatique*, p. 347-348, contient une allusion à ses premières bouderies.

Page 112, note 2. Saint-Simon n'a pas connu le règlement général fait en 1651, sous Philippe IV, pour l'étiquette de la cour. Cet important document avait été imprimé, avec additions et pièces justificatives, dès 1739, dans le tome V du Supplément du *Corps diplomatique* de Du Mont, et il vient d'être publié de nouveau, comme s'il eût été inédit, par don Ant. Rodriguez Villa, bibliothécaire du marquis d'Alcañicès actuel.

Pages 113-116. Le président Hénault a dit, un peu différemment de Saint-Simon, dans l'*Abrégé chronologique de l'histoire de France*, année 1701 : « Le Roi et le roi d'Espagne accordent réciproquement aux ducs, grands d'Espagne, et à leurs femmes, les mêmes honneurs dans leurs cours. C'est l'occasion de dire un mot de la grandesse. Le titre de grands, *magnates*, aussi ancien que la nation, n'étoit donné qu'aux princes du sang et à quelques maisons puissantes. Sous le règne de Ferdinand le Catholique, les principaux seigneurs castillans y parvinrent. Leur plus beau droit étoit l'honneur de se couvrir devant le roi. Charles-Quint en réduisit le nombre, et, parmi les hommes titrés, n'y admit plus que les ducs, quoique les titres de marquis et de comtes ne soient pas en Espagne des titres vains et arbitraires comme ils le sont devenus en France et en Italie. Cette distinction forma, par la suite, les différentes classes de grands qui subsistent encore aujourd'hui. »

Page 123, note 2. Charles-Quint, d'abord titré prince d'Espagne, puis Roi Catholique à la mort de son père, fut proclamé et reçu roi de Castille, Léon, Grenade, Navarre, etc., prince et comte de Catalogne, de Roussillon, etc., avant que la nouvelle de la mort de l'empereur Maximilien fût arrivée. Ce sont les titres qu'il conserva toujours, et que ses successeurs gardèrent, y compris même les Bourbons Au traité de Cambray, Charles s'intitule : « Par la divine clémence empereur des Romains toujours auguste, roi de Germanie, de Castille, de Léon, de Grenade, d'Aragon, de Navarre, de Naples, de Sicile, de Majorque, de Sardaigne, des îles, Indes et terre ferme de la mer Océane, archiduc d'Autriche, duc de Bourgogne, de Lothier, de Brabant, de Limbourg, de Luxembourg et de Gueldres, comte de Flandres, d'Artois, de Bourgogne, Palatin, et de Hainaut, de Hollande, de Zélande, de Ferrette, de Haguenau, de Namur et de Zütphen, prince de Thérouanne, marquis du Saint-Empire, seigneur de Frise, de Salins, de Malines, et dominateur en Asie et en Afrique. » Et Philippe V, dans l'intitulé du traité d'Utrecht, est qualifié : « Don Philippe, par la grâce de Dieu roi de Castille, de Léon, d'Aragon, des Deux-Siciles, de Jérusalem, de Navarre, de Grenade, de Tolède, de Valence, de Galice, de Majorque, de Séville, de Sardaigne, de Cordoue, de Corsique, de Murcie, de Jaen, des Algarves, d'Alger, de Gibraltar, des îles de Canaries, des Indes orientales et occidentales, îles et terres fermes de la mer Océane, archiduc d'Autriche, duc de Bourgogne, de Brabant et de Milan, comte d'Apsbourg, de Flandres, de Tyrol et de Barcelone, seigneur de Biscaye, de Molina, etc. » C'est seulement sur les sceaux que l'on trouve le titre de *Rex Hispaniæ et utriusque Siciliæ*.

Page 130, note 6. Le *Dictionnaire de Moréri* de 1718 disait, à l'article ESPAGNE : « A l'égard du rang, ils (les grands) n'en ont point entre eux, et, lorsque les plus jeunes et ceux de la dernière classe sont assis sur le banc qui est du côté de l'Évangile, dans l'église, les plus anciens et ceux de la première, entrant après eux, ne se mettent point au-dessus, quoique les autres leur offrent leur place par civilité. »

Page 132, note 4. On a vu ci-dessus, p. 449, que d'autres personnages cités par J. le Laboureur eurent le privilège de la *grandeza personal.* Philippe V, dans son voyage en Italie (*Diario* d'Ubilla, p. 559 et 644), accorda les honneurs de la *grandeza personal* à deux dames, la marquise de Caravaggio, pour elle et ses enfants, et doña Livia Doria. En 1737, par considération pour Mme de Ventadour, il traita de même son arrière-petite-fille Mlle de Guéméné, qui épousait M. de Crèvecœur, fils du prince de Masseran, et lui conféra la grandesse personnelle pour le cas où elle deviendrait veuve avant la mort de ce dernier (*Mémoires du duc de Luynes*, tome I, p. 372).

Page 143, dernière ligne. Nous ne savons si le P. Gabriel-Marie Valenzuela, barnabite, nommé consulteur de la visite apostolique en juin 1723 (*Gazette*, p. 332), était un descendant du favori déchu. Il y avait un marquisat de Valenzuela, créé en 1624-25 pour les Cordova, et aujourd'hui possédé par le comte de Luque.

Page 144, dernière ligne, et page 238, ligne 9. Dans la *Revue des Deux Mondes* de juin 1892, p. 791, M. le vicomte d'Avenel a exposé quelle était la différence de la monnaie *forte* à la monnaie courante. En 1725 (*Gazette*, p. 275), onze florins d'argent de change équivalaient à douze florins seize sous et demi d'argent courant, valant un louis de France.

Page 146, note 2. La *Gazette* de 1722 annonce (p. 293) que le duc de Saint-Michel est arrivé de Sicile à Madrid, et qu'il sera fait grand avec une pension considérable. Il s'agit probablement de la couverture à prendre pour la grandesse conférée l'année précédente. François-Xavier de Gravina, fils du duc, fut fait colonel du régiment d'Afrique en août 1726 (*Gazette*, p. 401).

Ibidem, note 3. La *Storia chronologica de' vice-rè di Sicilia* ne cite (tome IV, p. 68, 164 et 170), en fait de Gravina ayant marqué dans les événements du commencement du dix-huitième siècle, que François-Ferdinand, prince de Palagonia, qui, étant préteur de Palerme, seconda M. de los Balbasès lors de la révolte de 1708, puis, en 1718, fut nommé ambassadeur de cette ville auprès du marquis de Lede, avec Jérôme Gravina, prince de Montevago, fut fait conseiller d'État par le roi Charles III, en 1720, ensuite président de la junte de Sicile à Naples, et mourut avant d'avoir pris possession de cette charge, le 1er février 1736. C'était donc un adversaire du gouvernement de Philippe V.

Page 148, note 2. Dans *Ruy Blas*, acte IV, scène VIII :

> .... Les deux châteaux, et puis les deux chaudières,
> Henriquez et Guzman....

Page 154, note 1. Dangeau dit, en 1709 : « Il n'y a, je crois, que deux grandesses en Espagne qui ne passent point aux filles, et qui vont aux collatéraux, qui sont le duché de Frias, dans la maison du connétable de Castille, dont le nom est Velasco, et le duché de Riosecco, dans la maison de l'Amirante, dont le nom est Henriquez. »

Page 156, note 2. Dans un article de la gazette recueilli par le

P. Léonard (K 1332[1], n° 1[1], fol. 180 v°; comparez la *Gazette de Rotterdam*, 1702, n° 4, de Paris le 4 août), on lit ceci : « La reine d'Espagne a quatre cent cinquante femmes, veuves ou filles, à son service, toutes logées au palais, dont la plus grande partie ne font rien autre chose que de prendre du chocolat du matin au soir, de sorte qu'en été comme en hiver il y a toujours du feu dans leurs chambres. Ces femmes sont de vieilles domestiques qui ont servi la reine défunte. C'est la coutume ici de les entretenir jusqu'à la mort. Ces femmes sortent très rarement. On a voulu mettre celles qui sont venues de Turin et de France sur le même pied; mais, la princesse des Ursins s'étant aperçue que cela leur faisoit de la peine, elle leur a permis de recevoir des visites d'hommes et d'aller se promener dans les jardins, avec une forte recommandation de se conduire sagement, ayant pour cet effet une *duegna* qui les observe. Elles espèrent qu'au retour du roi on retranchera, à leur égard, beaucoup d'articles de l'étiquette, qui paroît une loi trop dure pour des filles qui sortent des pays où l'on vit sans contrainte. »

Page 160, note 5. Dans *Hernani*, acte II, scène I :

D. Matias.
Mais que fera le roi, la belle une fois prise?
D. Sancho.
Il la fera comtesse, et puis dame d'honneur.
Puis, qu'il ait un fils, il sera roi.

Et plus loin :

D. Matias.
On garde les bâtards pour les pays conquis;
On les fait vice-rois. C'est à cela qu'ils servent.

Page 172, note 2. Seuls, les ambassadeurs des têtes couronnées et le grand écuyer entraient à quatre chevaux dans la cour du palais : *Gazette* de 1649, p. 595.

Page 180, note 1. Dans *Hernani*, acte IV, scène I, D. Ricardo dit à Carlos :

Seigneur, vous m'avez tutoyé;
Me voilà grand d'Espagne.

Et plus loin, Hernani aux conjurés (acte IV, scène IV) :

Couvrons-nous, grands d'Espagne. Oui, nos têtes, ô roi,
Ont le droit de tomber couvertes devant toi.

Page 201, note 5. Dans sa lettre du 19 août 1702 à M. de Torcy, la princesse des Ursins raconte le fait suivant : « Le marquis de Santa-Cruz, grand d'Espagne, épousa la fille unique du comte de Lences, parente de M. de Villafranca et du duc de Montalto. Six ans après, cette dame prétend faire casser son mariage, et en vient à bout, parce que son mari, par mépris, ne se défend pas et aquiesce à la première sentence. Elle se remarie et demande qu'on lui continue le traitement de grande d'Espagne quoique son nouveau mari n'ait pas cette qualité. Toute la junte (de régence) décide en sa faveur. Le comte de Fuensalida, oncle du marquis, en est averti et supplie la reine, au nom de son neveu, qui est absent et qui doit se remarier au premier jour, de suspendre l'effet d'une résolution fondée sur aucun exemple et préjudiciable à une famille illustre qui appartient aux premières maisons du royaume. L'affaire se propose une seconde fois dans la junte : la reine est d'avis qu'on laisse la décision au roi ; le marquis de Villafranca dit avec hauteur que c'est offenser sa parenté que de douter seulement de son droit ; les autres donnent dans son sens, pour lui faire plaisir, et, l'après-dînée même, la reine est obligée, contre son sentiment, de recevoir cette femme et de lui accorder l'*almohada....* »

Page 213, note 5. Le fauteuil du patriarche est décrit plus exactement dans l'Addition n° 400, p. 534.

Page 222, note 6. Le Cérémonial imprimé dans le Supplément du *Corps diplomatique* dit (tome V, p. 278-279 et 348-350) que ce sont des grands qui portent les vases et honneurs du baptême, chemise bénite, cierge armorié, bassin à laver, salière, nappe. Voyez aussi la *Gazette* de 1658, p. 47. C'était donc comme en France (même page, note 4).

Ibidem, note 7. En 1649 (*Gazette*, p. 299 et 312), le général Piccolomini arrivant à Nürenberg, les habitants lui offrent deux pièces de vin, un baril de Malvoisie, de l'avoine et du poisson. En 1725 (*Gazette*, p. 606), le marquis de Monteleon reçoit le vin d'honneur à Hambourg.

Page 223, note 7. Sur le traitement des grands et la qualification de *Señoria* qu'ils recevaient chez le Pape, voyez le traité de J. le Laboureur, dans notre appendice XVIII, p. 455.

Page 224, note 4. Il est à remarquer que nulle part Saint-Simon n'a dit que les grands de Portugal jouissaient de tous leurs privilèges en Espagne. Cela est raconté dans le traité de J. le Laboureur, ci-dessus, p. 447, 448 et 454, et aussi dans la réponse au mémoire du duc d'Arcos, p. 421.

Page 225, note 3. Le cérémonial de la réception du prince de Galles en 1623 se trouve dans le Supplément du *Corps diplomatique*, tome V, p. 303-304.

Page 226. C'est ici, et non dans notre tome IV, p. 290-291, qu'il eût convenu de placer l'Addition n° 224, quoique, dans cet endroit-là, à propos du prince de Darmstadt, Saint-Simon ait parlé assez longuement du traitement de grandesse personnelle accordé à certains princes étrangers.

Ibidem, note 8. La *Gazette* de 1728 parle (p. 490) d'un comte-*régent* de Hohenlohe-Psadelbach. Le Laboureur, dans son *Traité de la Pairie*, se sert du terme de *princes régnants* d'Allemagne.

Page 228, ligne 4. Dans une Addition au *Journal de Dangeau* (tome IX, p. 398) sur le duc et la duchesse de Saint-Pierre, Saint-Simon avait dit : « En Espagne, il n'y a d'*Altesse* que le fils du roi, et, depuis que toutes les Espagnes ont été réunies sur la tête de Charles-Quint, il n'y a jamais eu de fils d'aucun fils de roi. Ainsi l'on ne sait quel traitement ils avoient, encore moins ceux que nous appelons princes du sang en France, dans un pays où la loi salique n'a point lieu. C'est pour cette raison de l'*Altesse* simple des fils des rois que les grands d'Espagne, qui ne cèdent point aux souverains, leur refusent l'*Altesse*, et parce encore que leur traitement est de tout temps l'*Excellence* depuis que ce titre est en usage.... »

Page 228, note 2. Le *Moréri*, tome I, p. 419, dit que le Cardinal-Infant, passant par l'Italie, obtint de M. de Savoie l'*Altesse Royale*.

Ibidem, note 5. Dans une lettre qui fait partie du recueil de M. de la Trémoïlle, le prince de Condé dit à Louville, en janvier 1703 « M. le marquis de Torcy écrit par ce courrier à M. le cardinal d'Estrées sur la difficulté que les grands d'Espagne font aux princes du sang de leur roi. Il me semble qu'ils ne devroient pas nous disputer les honneurs qu'ils rendoient aux princes de la maison d'Autriche. Ce sang-ci est assurément meilleur que l'autrichien, et ce qu'ils feront en considération de la maison de leur roi ne peut tirer à conséquence pour aucune autre maison du monde. »

Ibidem, note 6. Sur la situation de Condé en Flandre, et sur les difficultés d'étiquette auxquelles il était exposé, voyez l'*Histoire des princes de Condé*, par Mgr le duc d'Aumale, tome VI, p. 326-335, 368-372 et 700-708, la *Gazette* de 1658, p. 530, et les *Mémoires de Lenet*, p. 617.

Page 230, notes 2 et 3. En 1649, dans un repas à Compiègne, où il y avait la nef pour le Roi, trois cadenas pour sa mère, pour la reine mère d'Angleterre et pour le roi d'Angleterre, plus quatre assiettes parées pour Monsieur, le duc d'Anjou, Madame et Mademoiselle, les trois personnes royales honorées du cadenas purent laver ensemble par une adresse particulière du maître d'hôtel, qui présenta subtilement la serviette mouillée sur autant d'assiettes accommodées à un bassin fait exprès pour cela (*Gazette*, p. 499).

Ibidem, note 3. Dans le mémoire sur les princes du sang au temps de Louis XV que nous avons cité ailleurs (Arch. nat., O[1] 1049), il est dit que feu Madame la Duchesse renonça la première à laver, que Mme la duchesse du Maine y persista plus longtemps, que Mme la princesse de Condé et sa fille la princesse de Conti n'y renoncèrent point, et que le Régent voulut maintenir ce privilège lorsque Mme de Brancas conduisit sa fille au duc de Modène.

Page 233, ligne 6. Cependant on voit plus loin (p. 249 et 456) que les grands ne pouvaient être arrêtés et poursuivis au criminel sans un ordre du roi, qui ne se donnait qu'en cas de lèse-majesté ou de crime d'État grave : Vayrac, *État présent d'Espagne*, tome III, p. 297. De plus, la grandesse, comme les biens substitués, était censée alors avoir passé une heure auparavant à l'héritier naturel. Cette clause est dans les patentes de grandesse pour Saint-Simon : tome XXI, p. 354.

Page 234, note 6. La *Gazette d'Amsterdam*, année 1702, n° LXXII, article de Rome, parle de « difficultés de *cérémoniel*. » Les *Nouvelles des cours* de 1702 disent (tome VI, p. 342) : « Cette lettre n'est pas d'un style de routine, ni de *cérémoniel.* » On trouve aussi le même substantif dans la *Gazette de Rotterdam* de 1702, n° 21, et, alternant avec *cérémonial,* dans le Supplément du *Corps diplomatique*, tome V, p. 335.

Page 235, note 3. On peut voir ci-dessus, p. 399, que, selon une relation de la cérémonie du 8 mai 1701, chacun des grands aurait porté sur son habit, à l'endroit du cœur, une plaque d'argent large comme deux mains et couverte de diamants; mais, d'après la relation du P. Daubenton (p. 397), était-ce autre chose que le collier de l'ordre?

Page 238, ligne 9. Voyez l'addition mise plus haut pour la page 144.

Page 244, ligne 19. « Ils prêtent serment de fidélité entre les mains du roi, après les évêques, et reçoivent le serment des titres de Castille. Mais il faut remarquer qu'il n'y a que ceux qui ont leur grandesse en Castille, ou dans les autres royaumes qui sont incorporés à cette couronne, qui prêtent serment. » (Vayrac, *État présent*, tome III, p. 294.)

Page 259, ligne antépénultième. Les grands devaient prendre la permission du roi pour épouser une étrangère : *Gazette* de 1691, p. 138.

Page 264, note 5. Voyez une réception d'ambassadeur turc dans le Supplément du *Corps diplomatique*, tome V, p. 325-327.

Page 278, note 2. Philippe V, après l'arrivée de la flotte, prit pour aides de camp en surnombre le marquis de Chalais et le chevalier de Francine, tous deux marins, et envoya le premier en mission à la cour de France (*Mercure* d'avril 1702, p. 393; *Gazette de Rotterdam*, n° 16).

Page 290-292. Le 21 mars 1702, il y eut une discussion à l'Académie des inscriptions sur la médaille à frapper en mémoire de la reconnaissance du prince de Galles, et on rejeta tout ce qui parut, dans les symboles ou dans les légendes, « trop fort, trop magnifique, trop menaçant, et, en un mot, trop peu convenable à l'état présent de la France. »

Page 297, ligne 7. Au premier souper du Roi où le fils et successeur de Jacques II assista, le 26 avril 1703, à Marly, « il eut un fauteuil à la droite, la reine d'Angleterre un fauteuil au milieu, et le Roi un fauteuil à main gauche, suivant ce qui s'étoit pratiqué du temps du défunt roi Jacques. » (*Mémoires de Sourches*, tome VIII, p. 70.)

Page 299, note 1. Cet autre mot de Guillaume III, « qu'il n'y avait plus ni politique ni bon sens à la cour de France, qu'elle radotait, et que tout y était sur le retour, » est rapporté dans l'*Histoire de la république des Provinces-Unies*, par Jennet (1704), tome IV, p. 671. Suivant une dépêche de l'ambassadeur vénitien en France (ms. Ital. 1919, p. 446), la santé de Guillaume empêcha ou retarda la venue du duc de Zell, de l'évêque d'Osnabrück, du fils aîné du duc de Hanovre et de l'électeur de Brandebourg, qui devaient se réunir au château de Loo, sous prétexte de chasse, vers le 18 septembre. Spanheim, l'ancien ministre de Brandebourg à Paris, y était déjà allé.

Page 302, note 1. Le P. Léonard avait (K 1324, n° 123, fol. 73 v°) un portefeuille sur la conspiration de Naples; mais je n'ai pu le retrouver.

Page 306, note 3. Dominique Judice ou Giudice, duc de Giovenazzo (espagnol : *Jubenazo*), chevalier de Saint-Jacques, d'abord trésorier général du royaume de Naples, envoyé extraordinaire en Savoie de 1675 à 1680, nommé en mai 1680 ambassadeur extraordinaire en France, mais maintenu encore à Turin jusqu'en 1681, envoyé alors à l'ambassade de Lisbonne, et gratifié d'une place au conseil d'Italie en mars 1682, avait été fait vice-roi d'Aragon en janvier 1694, et, au mois de janvier 1698, avait eu la patente de la grandesse dont il jouissait déjà comme vice-roi. Philippe V ne le fit conseiller d'État que le 18 juin 1706. Il mourut à Madrid, le 25 avril 1718, âgé de quatre-vingt-un ans.

Page 324, note 1. M. le marquis de Mortemart possède une râpe à tabac en bois sculpté, qu'on croit venir de M. de Montespan d'après les indices suivants : au dos, le médaillon de Louis XIV (?), avec les armes de France, puis deux bustes de jeunes gens, garçon et fille, et enfin, au-dessous, les armes de Pardaillan d'Antin, surmontées de la couronne ducale; à l'intérieur, un cerf branchu, poursuivi par deux chiens, avec cette devise, qui serait une allusion à la retraite de M. de Montespan loin de la cour : « Mon sort dépend de ma course. » Madame écrivait en 1720 : « Montespan n'était pas quelque chose de bon. Il ne faisait rien que jouer. Il était fort intéressé; je crois que, si le Roi avait voulu donner beaucoup, il se serait apaisé. C'était une drôle de chose à voir, lorsque lui et son fils d'Antin jouaient avec Mme d'Orléans et Madame la Duchesse, et qu'il donnait très respectueusement, et avec des baisements de mains, les cartes à ces princesses qui passaient pour ses enfants. Il trouvait lui-même cela plaisant; il se retournait, et riait toujours un peu. » (Recueil Brunet, tome II, p. 292.)

Page 385, note 2. Voici une lettre qui a déjà été citée, mais qui se rapporte trop intimement à notre sujet pour qu'on la néglige. C'est Blécourt qui écrit à Torcy, le 9 mai 1702 : « Monseigneur, j'ai donné à lire au roi d'Espagne la lettre que vous avez écrite à M. d'Harcourt au sujet de Mme de Brachiane. Je lui demandai ensuite ce qu'il lui plaisoit que je répondisse. Il se mit à rire en me regardant. Je lui dis que je voyois bien qu'il se conformeroit aux bonnes intentions du Roi. Il me dit que oui. Je pris aussi la liberté de lui dire que le Roi ne trouvoit pas à propos qu'il vînt aucune Piémontoise avec la princesse, et lui citai les désordres qu'avoit excités en Espagne la Berliptz. Il me répondit qu'il voyoit bien de quelle conséquence cela étoit. Je crois que personne ne trouvera à redire à cette sage disposition, d'autant plus qu'il seroit difficile de trouver en Espagne une veuve pour camarera-mayor, capable d'être auprès d'une jeune princesse, et qui ne voulût pas trop élever ses parents.... » (Affaires étrangères, vol. *Espagne* 89, fol. 82.)

Pages 422-424, appendice XIII. On vient de nous communiquer encore une autre rédaction abrégée de la digression sur les grands, que Saint-Simon fit vers 1750, pour son cousin l'évêque de Metz.

TABLES

I

TABLE DES SOMMAIRES

QUI SONT EN MARGE DU MANUSCRIT AUTOGRAPHE.

(Fin de 1701.)

II

TABLE ALPHABÉTIQUE

DES NOMS PROPRES

ET DES MOTS OU LOCUTIONS ANNOTÉS DANS LES *MÉMOIRES*

N. B. Nous donnons en italique l'orthographe de Saint-Simon, lorsqu'elle diffère de celle que nous avons adoptée.

Le chiffre de la page où se trouve la note principale relative à chaque mo est marqué d'un astérisque.

L'indication (Add.) renvoie aux Additions et Corrections.

A

B

D

E

F

G

H

I

M

N

O

P

Q

R

S

T

U

V

X

Y

III

TABLE DE L'APPENDICE

PREMIÈRE PARTIE

ADDITIONS DE SAINT-SIMON AU *JOURNAL DE DANGEAU*.

(Les chiffres placés entre parenthèses renvoient au passage des *Mémoires* qui correspond à l'Addition.)

SECONDE PARTIE

TABLE DES MATIÈRES

CONTENUES DANS LE NEUVIÈME VOLUME.

FIN DU TOME NEUVIÈME.

22 979. — Imprimerie LAHURE, 9, rue de Fleurus, à Paris.

www.ingramcontent.com/pod-product-compliance
Ingram Content Group UK Ltd.
Pitfield, Milton Keynes, MK11 3LW, UK
UKHW020151250726
13967UKWH00002B/992

9 782011 938107